全国高职高专院校药学类与食品药品类专业“十三五”规划教材

药学服务综合实训

（供药学类、药品服务与管理、药品质量与安全、食品药品管理类专业使用）

主　编　张　庆　曹　红

副主编　苏湲淇　姚永萍　邓元荣　曲　蕾

编　者　（以姓氏笔画为序）

刁爱芹（泰州职业技术学院）
于　勇（湖南食品药品职业学院）
邓元荣（福建卫生职业技术学院）
邓　媚（湖南食品药品职业学院）
曲　蕾（济南护理职业学院）
朱链链（乐山职业技术学院）
任亚丽（江苏省南通卫生高等职业技术学校）
阳　剑（昆明医科大学药学院）
苏湲淇（重庆医药高等专科学校）
李　娟（山西药科职业学院）
张　庆（济南护理职业学院）
郑　磊（山东省立三院）
赵丽霞（山东医学高等专科学校）
姚永萍（四川护理职业学院）
黄泓轲（乐山职业技术学院）
曹　红（山东医学高等专科学校）
常　静（无锡卫生高等职业技术学校）
舒　阳（长沙卫生职业学院）
谢玉惠（重庆市沙坪坝区陈家桥医院）
熊存全（江苏医药职业学院）
薛　强（重庆医药高等专科学校）

中国健康传媒集团
中国医药科技出版社

内容提要

本书为“全国高职高专院校药学类与食品药品类专业‘十三五’规划教材”增补教材，是在2018年药学类与食品药品类专业新标准颁布后，结合执业药师资格考试大纲新要求，在调研各地专业建设新需要的基础上组织编写完成的。本书突出“综合实训”特点，紧扣药学服务岗位任务和执业药师资格考试大纲，采取“任务驱动式”模式，按照“理论知识”“技能训练”“目标检测”的结构编写，系统介绍了医疗机构、社会药房有关岗位中的药学服务任务和要求，重点设计了针对岗位任务开展的技能训练项目，将药学服务考核进行了“流程单”式的设计。本书大量增加了配套的数字资源，包括微课、PPT、思维导图等，并配有考点提示、药考模拟题。全书内容紧密联系岗位，形式新颖独特，层次分明，可以使学生在任务情境中尽快具备药学服务的基本知识和技能，为强化药学专业综合知识技能，提高药学职业能力打好基础。

本书适用于高等职业教育（含中高职衔接层次）药学类与食品药品类专业教学使用，可以作为参加国家执业药师资格考试的参考书，也可作为药学类与食品药品类专业职业技能鉴定和在职药学人员的药学服务、临床药学、社会药学相关知识的参考书。

图书在版编目（CIP）数据

药学服务综合实训/张庆，曹红主编．—北京：中国医药科技出版社，2019.7

全国高职高专院校药学类与食品药品类专业“十三五”规划教材

ISBN 978－7－5214－0998－7

Ⅰ.①药…　Ⅱ.①张…②曹…　Ⅲ.①药物学—高等职业教育—教材　Ⅳ.①R9

中国版本图书馆CIP数据核字（2019）第126677号

美术编辑　陈君杞
版式设计　诚达誉高

出版　**中国健康传媒集团**｜中国医药科技出版社
地址　北京市海淀区文慧园北路甲22号
邮编　100082
电话　发行：010－62227427　邮购：010－62236938
网址　www.cmstp.com
规格　889×1194mm $\frac{1}{16}$
印张　28
字数　608千字
版次　2019年7月第1版
印次　2022年12月第3次印刷
印刷　北京市密东印刷有限公司
经销　全国各地新华书店
书号　ISBN 978－7－5214－0998－7
定价　65.00元

获取新书信息、投稿、为图书纠错，请扫码联系我们。

数字化教材编委会

主　编　张　庆　姚永萍

副主编　邓元荣　苏湲淇　舒　阳　赵丽霞

编　者　（以姓氏笔画为序）

刁爱芹（泰州职业技术学院）

于　勇（湖南食品药品职业学院）

邓元荣（福建卫生职业技术学院）

邓　媚（湖南食品药品职业学院）

曲　蕾（济南护理职业学院）

朱链链（乐山职业技术学院）

任亚丽（江苏省南通卫生高等职业技术学校）

阳　剑（昆明医科大学药学院）

苏湲淇（重庆医药高等专科学校）

李　娟（山西药科职业学院）

张　庆（济南护理职业学院）

赵丽霞（山东医学高等专科学校）

施　蕊（四川护理职业学院）

姚永萍（四川护理职业学院）

黄泓轲（乐山职业技术学院）

曹　红（山东医学高等专科学校）

常　静（无锡卫生高等职业技术学校）

彭香婷（重庆市沙坪坝区陈家桥医院）

舒　阳（长沙卫生职业学院）

谢玉惠（重庆市沙坪坝区陈家桥医院）

熊存全（江苏医药职业学院）

薛　强（重庆医药高等专科学校）

出 版 说 明

全国高职高专院校药学类与食品药品类专业“十三五”规划教材（第三轮规划教材），是在教育部、国家药品监督管理局领导下，在全国食品药品职业教育教学指导委员会和全国卫生职业教育教学指导委员会专家的指导下，在全国高职高专院校药学类与食品药品类专业“十三五”规划教材建设指导委员会的支持下，在2013年修订出版“全国医药高等职业教育药学类规划教材”（第二轮规划教材）（共40门教材，其中24门为教育部“十二五”国家规划教材）的基础上，根据高等职业教育教改新精神和《普通高等学校高等职业教育（专科）专业目录（2015年）》（以下简称《专业目录（2015年）》）的新要求，组织全国80余所高职高专院校及相关单位和企业1000余名教学与实践经验丰富的专家、教师悉心编撰而成。

本套教材于2017年出版57种，2018年根据新修订的《高等职业教育药学专业教学标准》，启动增补了10种教材的编写工作，分别为《临床医学概论》《药学综合知识与技能》《药品流通与营销》《医学基础》《基础化学》《药物制剂技术专业综合技能训练（技能鉴定）》《药物分析技术技能综合实训》《药学服务综合实训》《生物制药技术专业综合技能训练（技能鉴定）》《中药制剂技术与设备养护综合实训》，目前本套教材共计67种。主要供全国高职高专院校药学类、药品制造类、食品药品管理类、食品类及其相关专业师生使用，也可供医药卫生行业从业人员继续教育和培训使用。

本套教材定位清晰，特点鲜明，主要体现在如下几个方面。

1. 坚持职教改革精神，科学规划准确定位

编写教材，坚持现代职教改革方向，体现高职教育特色，根据《专业目录（2015年）》要求，以培养目标为依据，以岗位需求为导向，以学生就业创业能力培养为核心，以培养满足岗位需求、教学需求和社会需求的高素质技能型人才为根本，并做到衔接中职相应专业、接续本科相关专业。科学规划、准确定位教材。

2. 体现行业准入要求，注重学生持续发展

紧密结合最新版《中国药典》、国家执业药师资格考试、GSP（2016年）、《中华人民共和国职业分类大典》（2015年版）等标准要求，按照行业用人要求，以职业资格准入为指导，做到教考、课证融合。同时注重职业素质教育和培养可持续发展能力，满足培养应用型、复合型、技能型人才的要求，为学生持续发展奠定扎实基础。

3. 遵循教材编写规律，强化实践技能训练

遵循“三基、五性、三特定”的教材编写规律。准确把握教材理论知识的深浅度，做到理论知识“必需、够用”为度；坚持与时俱进，重视吸收新知识、新技术、新方法；注重实践技能训

练，将实验实训类内容与主干教材贯穿一起。

4. 注重教材科学架构，有机衔接前后内容

科学设计教材内容，既体现专业课程的培养目标与任务要求，又符合教学规律、循序渐进。使相关教材之间有机衔接，坚持上游课程教材为下游服务，专业课教材内容与学生就业岗位的知识和能力要求相对接。

5. 工学结合产教对接，优化编者组建团队

专业技能课教材，吸纳具有丰富实践经验的医疗、食品药品监管与质量检测单位及食品药品生产与经营企业人员参与编写，保证教材内容与岗位实际密切衔接。

6. 创新教材编写形式，设计模块便教易学

在保持教材主体内容基础上，设计了“案例导入”“案例讨论”“课堂互动”“拓展阅读”“岗位对接”等编写模块。通过“案例导入”或“案例讨论”模块，列举在专业岗位或现实生活中常见的问题，引导学生讨论与思考，提升教材的可读性，提高学生的学习兴趣和联系实际的能力。

7. 纸质数字教材同步，多媒融合增值服务

本套教材全部为书网融合教材，即纸质教材与数字教材、配套教学资源、题库系统，数字化教学服务有机融合。通过“一书一码”的强关联，为读者提供全免费增值服务。按教材封底的提示激活教材后，读者可通过 PC、手机阅读电子教材和配套课程资源，并可在线进行同步练习，实时反馈答案和解析。其中后增补的 10 个品种，读者可以直接扫描书中二维码（“扫码学一学”，轻松学习 PPT 课件；扫码“看一看”，即刻浏览微课、视频等教学资源；“扫码练一练”，随时做题检测学习效果），阅读与教材内容关联的课程资源，从而丰富学习体验，使学习更便捷。教师可通过 PC 在线创建课程，与学生互动，开展在线课程内容定制、布置和批改作业、在线组织考试、讨论与答疑等教学活动，学生通过 PC、手机均可实现在线作业、在线考试，提升学习效率，使教与学更轻松。此外，平台尚有数据分析、教学诊断等功能，可为教学研究与管理提供技术和数据支撑。

8. 教材大纲配套开发，方便教师开展教学

依据教改精神和行业要求，在科学、准确定位各门课程之后，研究起草了各门课程的《教学大纲》(《课程标准》)，并以此为依据编写相应教材，使教材与《教学大纲》相配套。同时，有利于教师参考《教学大纲》开展教学。

编写出版本套高质量教材，得到了全国食品药品职业教育教学指导委员会和全国卫生职业教育教学指导委员会有关专家和全国各有关院校领导与编者的大力支持，在此一并表示衷心感谢。出版发行本套教材，希望受到广大师生欢迎，并在教学中积极使用本套教材和提出宝贵意见，以便修订完善，共同打造精品教材，为促进我国高职高专院校药学类与食品药品类相关专业教育教学改革和人才培养作出积极贡献。

中国医药科技出版社

2019 年 5 月

教材目录

序号	书名	主编	序号	书名	主编
1	高等数学（第 2 版）	方媛璐　孙永霞	36	实用发酵工程技术	臧学丽　胡莉娟
2	医药数理统计*（第 3 版）	高祖新　刘更新	37	生物制药工艺技术	陈梁军
3	计算机基础（第 2 版）	叶　青　刘中军	38	生物药物检测技术	杨元娟
4	文献检索	章新友	39	医药市场营销实务*（第 3 版）	甘湘宁　周凤莲
5	医药英语（第 2 版）	崔成红　李正亚	40	实用医药商务礼仪（第 3 版）	张　丽　位汶军
6	公共关系实务	李朝霞　李占文	41	药店经营与管理（第 2 版）	梁春贤　俞双燕
7	医药应用文写作（第 2 版）	廖楚珍　梁建青	42	医药伦理学	周鸿艳　郝军燕
8	大学生就业创业指导	贾　强　包有或	43	医药商品学*（第 2 版）	王雁群
9	大学生心理健康	徐贤淑	44	制药过程原理与设备*（第 2 版）	姜爱霞　吴建明
10	人体解剖生理学*（第 3 版）	唐晓伟　唐省三	45	中医学基础（第 2 版）	周少林　宋诚挚
11	无机化学（第 3 版）	蔡自由　叶国华	46	中药学（第 3 版）	陈信云　黄丽平
12	有机化学（第 3 版）	张雪昀　宋海南	47	实用方剂与中成药	赵宝林　陆鸿奎
13	分析化学*（第 3 版）	冉启文　黄月君	48	中药调剂技术*（第 2 版）	黄欣碧　傅　红
14	生物化学*（第 3 版）	毕见州　何文胜	49	中药药剂学（第 2 版）	易东阳　刘　葵
15	药用微生物学基础（第 3 版）	陈明琪	50	中药制剂检测技术*（第 2 版）	卓　菊　宋金玉
16	病原生物与免疫学	甘晓玲　刘文辉	51	中药鉴定技术*（第 3 版）	姚荣林　刘耀武
17	天然药物学	祖炬雄　李本俊	52	中药炮制技术（第 3 版）	陈秀瑷　吕桂凤
18	药学服务实务	陈地龙　张　庆	53	中药药膳技术	梁　军　许慧艳
19	天然药物化学（第 3 版）	张雷红　杨　红	54	化学基础与分析技术	林　珍　潘志斌
20	药物化学*（第 3 版）	刘文娟　李群力	55	食品化学	马丽杰
21	药理学*（第 3 版）	张　虹　秦红兵	56	公共营养学	周建军　詹　杰
22	临床药物治疗学	方士英　赵　文	57	食品理化分析技术	胡雪琴
23	药剂学	朱照静　张荷兰	58	临床医学概论	赵　冰
24	仪器分析技术*（第 2 版）	毛金银　杜学勤	59	药学综合知识与技能	葛淑兰　黄　欣
25	药物分析*（第 3 版）	欧阳卉　唐　倩	60	药品流通与营销	黄素臻　武卫红
26	药品储存与养护技术（第 3 版）	秦泽平　张万隆	61	医学基础	梁碧涛
27	GMP 实务教程*（第 3 版）	何思煌　罗文华	62	基础化学	张雪昀　董会钰　俞晨秀
28	GSP 实用教程（第 2 版）	丛淑芹　丁　静			
29	药事管理与法规*（第 3 版）	沈　力　吴美香	63	药物制剂技术专业综合技能训练（技能鉴定）	李忠文
30	实用药物学基础	邸利芝　邓庆华			
31	药物制剂技术*（第 3 版）	胡　英　王晓娟	64	药物分析技术技能综合实训	欧阳卉　王启海
32	药物检测技术	王文洁　张亚红	65	药学服务综合实训	张　庆　曹　红
33	药物制剂辅料与包装材料	关志宇	66	生物制药技术专业综合技能训练（技能鉴定）	王玉亭　李艳萍
34	药物制剂设备（第 2 版）	杨宗发　董天梅			
35	化工制图技术	朱金艳	67	中药制剂技术与设备养护综合实训	颜仁梁　周在富

*为“十二五”职业教育国家规划教材。

建设指导委员会

张健泓（广东食品药品职业学院）
范继业（河北化工医药职业技术学院）
明广奇（中国药科大学高等职业技术学院）
罗兴洪（先声药业集团政策事务部）
罗跃娥（天津医学高等专科学校）
郝晶晶（北京卫生职业学院）
贾　平（益阳医学高等专科学校）
徐宣富（江苏恒瑞医药股份有限公司）
黄丽平（安徽中医药高等专科学校）
黄家利（中国药科大学高等职业技术学院）
崔山风（浙江医药高等专科学校）
潘志斌（福建生物工程职业技术学院）

前言
PREFACE

随着社会经济的发展和我国卫生健康事业改革的迫切需要，特别是2019年1月国务院颁布了《国家职业教育改革实施方案》（国发〔2019〕4号）对职业教育改革做了重大部署。作为职业教育的重要组成部分，药学人才培养模式正在发生新转变，国家有关部委也及时修订了执业药师资格考试大纲，调整了药学类与食品药品类专业人才培养标准，药学职业教育改革正在加速推进。我们在调研各地各校药学类与食品药品类专业教学改革与课程建设需求的基础上，及时增补了《药学服务综合实训》。本书紧紧围绕“培养与我国社会主义现代化建设要求相适应，德、智、体全面发展，具有综合职业能力，在第一线工作的高素质、高技能的药学类与食品药品类专业人才”的目标，根据改革新要求、新特点，特别是充分领会《国家职业教育改革实施方案》对教材建设的新精神，借鉴近年来药学类与食品药品类专业教学改革成果，科学分析药学岗位需求，充分依托“医药大学堂”这个国家级的网络信息平台，大幅度增加数字资源，增加对接未来“1+X”岗位证书考试需要的模拟练习内容，将未来药学岗位需要与医药知识技能融合为“药学服务综合技能”核心内容，在采用“任务驱动”模式的基础上，力求打造全新的“书网融合”创新型教材，为全国药学类与食品药品类专业职业教育改革发挥应有作用。

本教材在编写过程中始终坚持体现三基（基本理论、基本知识、基本技能）、五性（思想性、科学性、先进性、启发性、适用性）、三特定（特定对象、特定要求、特定限制）的原则，在主要面对专科层次的同时，根据《国家职业教育改革实施方案》要求加强中高职衔接办学层次的指示，扩大了适用范围，在药学服务框架基础上，围绕“综合技能”这个核心任务，力求在专业特色上下功夫，以求更好满足专业需求，体现专业水平。在药学专家的指导下，采取“任务驱动式”模式，按照“理论知识”“技能训练”“目标检测”的结构编写，系统介绍了医疗机构、社会药房有关岗位中的药学服务任务和要求，重点设计了针对岗位任务开展的技能训练项目，将药学服务考核进行了“流程单”式的设计，提高了药学服务实训的可操作性和标准化程度，并配合数字资源进行展示，这是本书适应新要求的主要创新点，也是我们对药学服务教材采取“活页式”“清单式”编写的一次尝试。同时结合药学工作实际和执业药师资格考试大纲，优化案例导入，配以案例解析和目标检测答案解析的数字资源，以利于学以致用，融会贯通；在编写内容上，适当增加“两新”（新药物、新应用），对岗位已经少用的药物和陈旧知识点予以删略，尤其是对近年来药学领域较为重视的药物的基因检测技术、个体化治疗、血药浓度检测、不良反应上报、静脉用药集中配置、药品仓储养护、化验单解读、避孕药具、社区慢病（如高血压、糖尿病、抑郁症、帕金森病）进行了补充更新，优化了“常见病症”“常见疾病”等两部分内容，力求与《药理学》《临床药物治疗学》的阐述方式和阐述重点有明显区别，弱化药理作用和机制，更加突出药学服务中的“治疗药物选用”“不良反应及对策”“用药教育”等与药学服务关系密切的内容，突出专业特色和工作岗位情境。

本教材按照“项目－任务”的结构编写，力求“以工作任务引导教学活动”“在工作情境中完成教学任务”。通过“学习目标”明确知识和技能要求，用“案例导入”引入典型工作任务，通过“理论知识”介绍“必需”“够用”的知识，通过“技能训练”完成工作任务，最后用“目标检测”评价学习效果，专门设计了“技能考核流程表”以体现实训教材的特色，也为各校开展各类技能大赛打好基础。本书大幅度增加数字资源，利于师生开展交流互动、情景模拟、任务驱动模式和 PBL 教学等教学方法，数字资源专门配有大量的目标检测题，均采用执业药师资格考试模拟题型，配合用“考点提示”突出重点，各校可有选择的使用。

本教材共 6 个工作项目，包含了 39 个药学服务工作任务，均来自岗位实际，药物名称、制剂、用法均参照《中华人民共和国药典》（2015 年版）和《新编药物学》（第 18 版），专业术语均采用全国自然科学名词审定委员会公布的科技名词。在编写过程中，借鉴参考了部分国内外本科、专科《药学服务实务》《药理学》《临床药物治疗学》等教材，特向各教材的编写专家表示崇高的敬意。本教材收录的药物剂量和用法仅供临床用药参考，不具备法律效力，特此声明。

由于时间仓促，本书及配套资源多有不足，敬请广大师生批评指正。同时，我们由衷地感谢济南护理职业学院、山东医学高等专科学校及编者所在单位领导的大力支持，特别是各校药学专业的学生积极参加了数字资源有关内容的制作，在此一并表示感谢。

编　者
2019 年 5 月

目录
CONTENTS

项目六

常见疾病用药指导与技能训练

项目一

药学服务基本理论与技能训练

【项目介绍】药学服务（pharmaceutical care，PC）的概念自20世纪70年代提出，即在世界范围内引起了广泛关注，其含义更加科学完整，其工作内容也得到了不断丰富完善。药师通过向患者及公众提供全程化药学服务（integrated pharmaceutical care），实现改善与提高人类生活质量的理想目标。本项目通过介绍对药学服务的认识、药学服务的人际沟通与礼仪训练、药学信息的获取与分享技能训练以及医院药学机构、社会药店和静脉用药配置中心的药学服务内容与技能训练，帮助同学们掌握药学服务基本理论与技能。

任务一　认识药学服务

扫码“学一学”

学习目标

知识要求　**1. 掌握**　药学服务的含义、对象、内容。
　　　　　2. 熟悉　熟悉药学服务的特点、要求。

技能要求　1. 能针对不同的服务对象提供相应的药学服务。
　　　　　2. 会在不同的服务岗位进行相应的药学服务。

案例导入

案例1：患者，男，61岁，口服氯化钾缓释片，每次2片，每日2次，发现大便中排出了原状的整片药，认为药物没有吸收，咨询能否将药片碾碎吃。

案例2：患者，男，58岁，1周前发生前间壁ST段抬高心肌梗死，冠脉造影示前降支中段狭窄90%，置入药物洗脱支架一枚，术后应用阿司匹林、氯吡格雷双联抗血小板，为防止二药引起消化道出血，医师应如何选择质子泵抑制剂。

案例3：左氧氟沙星注射液原给药方案为300mg，b. i. d.，i. v. drip，现给药方案多为500mg，q. d.，i. v. drip，护士咨询其中原因。

讨论：针对案例1中的患者、案例2中的医师、案例3中的护士，药师应如何提供药学服务。

理论知识

药物治疗是疾病治疗的重要手段。伴随着新药品、新剂型的不断涌现以及人类疾病谱的不断变化、人类对疾病认识的不断深入，药物的临床应用越来越复杂，加之社会公众(包括医护人员、患者及其家属、其他关心用药的群体等）的健康需求和用药安全需求不断增强，从客观上促进了临床药学学科的产生和发展，并对药学专业人员的药学服务水平提出了更高要求。药学服务的概念一经提出，即在全世界医疗行业中引起了广泛关注。药学服务已成为全球药师共同追求的目标，实施全程化药学服务是广大药师的神圣使命和共同责任。

知识链接

药学发展历程的三个阶段

1. 药品供应为中心阶段　传统药学以保障药品调配、供应为中心。
2. 临床药学阶段　参与临床用药实践、促进合理用药为主。
3. 药学服务阶段　更高层次的以患者为中心、强调改善患者生命质量。

药学服务反映了现代医药学服务模式和健康理念，体现“以人为本”的宗旨，是时代进步赋予药师的使命，也是科学发展和药学技术进步的结果。

一、药学服务的含义

药学服务（pharmaceutical care，PC）是指在整个医疗卫生保健过程中，在任何场所，在预防疾病、药物治疗之前和过程中以及治愈后恢复等任何时期，药学人员应用药学专业知识和专业技能向社会公众（包括医护人员、患者及其家属、其他关心用药的群体等）提供直接的、负责的、与药物应用相关的服务，以提高药物治疗的安全性、有效性、经济性和适宜性，从而改善和提高人类生活质量。

1975 年 Mikeal 等最早提出药学服务的概念，其理念源自“为药物使用负责（drug - use control)”的思想，以区别之前单纯的药品调配工作（“count and pour” practice)，将其内容界定为满足患者获得安全与合理用药需求的服务。1980 年 Brodie 等强调为保证患者获得最优的安全性与有效性治疗，药学服务还应包括用药决策和提供患者所需药品与治疗前、治疗中、治疗后等三个阶段必要的针对个体的药学服务内容。1987 年美国 Hepler 教授在美国药学院校协会年会上提出了药学服务的初步概念：“药师以负责的态度提供药物治疗，以达到特定的治疗效果，并因而改善患者的生活质量”。1990 年 Hepler 教授和 Strand 教授又进一步明确了药学服务的定义：“药师的使命是提供药学服务，药学服务是提供与药物治疗有关的直接的、负责的服务，目的是获得改善患者生活质量的确定结果。这些结果包括：治愈疾病、消除或减轻患者的症状、阻止或延缓疾病进程、预防疾病或症状的发生”。药师应对药物治疗结果负责，发现潜在的或实际存在的用药问题，解决实际发生的用药问题或防止潜在的用药问题发生。1998 年 Cipolle 和 Strand 等教授认为药学服务是一个过程，包括评估患者的药物治疗需要及其有效性、为实现治疗目标而制定服务监护计划、对治疗结果进行记录与评价，强调药师必须与医师、护师等医护人员开展合作，在团队服务的基础上发挥药学专业特长，体现药师的职业价值。

20 世纪 90 年代初药学服务的概念被我国药学界接受，20 世纪 90 年代后期开始在我国真正付诸实践，经过广大药学工作者的不懈努力，药学服务的理念已经得到广大药学技术人员的认同和接受，药学服务工作已在各级医疗机构和社会药房逐步展开。药学服务模式也进行着“两个转变”，即从“以药品为中心”转变为“以患者为中心”，从“以保障药品供应为中心”转变为“在保障药品供应的基础上，以重点加强药学专业技术服务、参与临床用药为中心”，通过转变模式，促进药学服务贴近患者、贴近临床、贴近社会。

药学服务不仅仅是药师的职业理念，更是药学工作的具体实践，它是一个群体（药学工作者）对另一个群体（社会公众）的关怀和责任。

考点提示

药学服务的内涵。

二、药学服务的对象和内容

（一）药学服务的对象

药学服务的对象是社会公众，包括患者及其家属、医护人员、药品消费者和其他关心用药的群体。药学服务的重点对象主要是：

1. 用药周期长或需要长期甚至终生用药者的慢性病患者 如糖尿病患者需长期用药将血糖控制在正常范围内，以降低并发症的发生率和死亡率。

2. 用药种类多或患有多种疾病者 如老年患者常合并多种疾病，用药较多。

3. 药物治疗效果不佳，需重新选择药物或调整用药方案者 如高血压患者为了将血压控制在合理范围内，需根据降压效果调整用药方案，以达到最佳治疗效益。

4. 使用易出现不良反应药物者 如使用降糖药的患者易出现低血糖反应。

5. 使用治疗指数低、安全范围小、个体差异大的药物需进行治疗药物监测者 如使用强心苷类药物者。

6. 使用特殊剂型、特殊给药途径药物者 如缓、控释制剂不能掰开、碾碎、咀嚼，应整片吞服；如毛果芸香碱、阿托品等滴眼剂滴眼后应压迫内眦 2 ~ 3 分钟，以免流入鼻腔吸收中毒。

扫码“看一看”

案例解析

针对案例 1，应为患者提供关于特殊剂型缓释片的用药指导和咨询：氯化钾缓释片是一种特殊剂型的药片，采用特殊材料形成骨架结构作为药物载体，将主药包裹在里面，药片进入胃肠道吸水膨胀后，包埋在骨架结构中的药物成分能够缓慢释放，被机体吸收后持续作用于机体，发挥缓释功能，同时减轻局部药物浓度过高造成的胃肠道刺激反应。骨架是不能溶于水也不能溶于酸的，当药物成分从药片中释放完毕，骨架就会随着大便排出体外，患者看到的便是骨架。缓释片不能碾碎服用，因为会破坏药物的缓释系统。

7. 特殊人群 主要包括小儿、老人、妊娠期及哺乳期妇女、肝肾功能不全者、特殊体质者、血液透析者等。如肾功能不全者，使用经肾排泄的药物如氨基糖苷类抗生素应特别关注。

8. 临床医务工作者 如临床医生为患者制定给药方案及护士临床给药时，需要了解药物配伍、注射剂溶媒选择、溶解和稀释浓度、静脉给药速度、不良反应、禁忌证、药物相互作用等。

案例解析

针对案例2，应为医师提供氯吡格雷与质子泵抑制剂（PPIs）相互作用的药学服务：氯吡格雷为前体药物，在体内需经过肝脏细胞色素P450酶系（CYP450）（主要是CYP2C19和CYP3A4同工酶）转化成为活性代谢产物，部分PPIs也主要通过CYP2C19和CYP3A4在肝脏代谢，两者合用时可能会因共同竞争CYP2C19的同一结合位点而影响氯吡格雷代谢为活性产物，从而降低氯吡格雷的疗效。目前广泛用于临床的PPIs有5种，分别为奥美拉唑、埃索美拉唑、兰索拉唑、雷贝拉唑和泮托拉唑，5种PPIs对CYP2C19的竞争性抑制作用不尽相同，其中泮托拉唑的抑制作用最弱，且可通过硫酸转移酶的Ⅱ相代谢旁路途径代谢，故应考虑使用药物相互作用较轻的泮托拉唑。

针对案例3，应为护士提供浓度依赖型与时间依赖型抗菌药临床应用的药学服务：左氧氟沙星属氟喹诺酮类抗菌药，氟喹诺酮类抗菌药为浓度依赖型抗菌药，即杀菌作用取决于药峰浓度，在一定范围内血药浓度越高，杀菌活性越强。增加每次给药剂量，使24小时药时曲线下面积/最小抑菌浓度（$AUC_{(0-24)}$/MIC）、最大血药浓度/最小抑菌浓度（C_{max}/MIC）达较高水平，易达到最大杀菌作用。由于其浓度依赖型及持续性抗菌后效应的特性，在临床上应用时应高剂量每日1次给药，药品说明书中进行了相应的修订。

考点提示

药学服务的对象。

（二）药学服务的内容

药学服务的目标是提高人类生活质量，其关注的内容不再局限于治疗药物本身，而是包含与社会公众用药相关的全部需求。药学服务的内容随服务对象和服务场所的不同有所区别和侧重，主要包括以下几个方面：

1. 处方调剂 处方调剂是药学技术人员直接面向患者的最基本工作，是药物治疗的基本保证，包括处方的审核、调配、核对、发药并提供用药指导，使患者获得合格、正确的药品，并掌握用法用量及用药注意事项，从而提高患者用药的有效性与依从性。随着药师工作的转型，处方调剂工作正从“具体操作经验服务型”向“药学知识技术服务型”转变。现行的静脉药物配置（pharmacy intravenous admixture services，PIVAS）也属于药品调剂的一部分，其目的是保证药品质量体系的连续性，提高患者用药的安全性、有效性和经济性。

2. 参与临床药物治疗 药学服务要求药师在药物治疗全过程中为患者争取最好的治疗结果，为患者提供全程化的药学服务。这要求药师积极参与临床药物治疗全过程，运用专业特长，参与制定个体化药物治疗方案，以获得最佳的治疗效果，且承受最低的治疗风险。

3. 治疗药物监测 治疗药物监测（therapeutic drug monitoring，TDM）是在药动学原理指导下，应用快速灵敏的检测技术，分析测定药物在血液或其他体液中的浓度，为制定或调整给药方案提供依据。TDM 是药物治疗发展的必然趋势，也是药师参与临床药物治疗、提供药学服务的重要方式和途径。

4. 药品不良反应监测和报告 药品不良反应监测主要是监测上市后药品的不良反应情况，是药品再评价工作的一部分。监测工作的主要内容是：①收集药品不良反应信息，对药品不良反应的危害情况进行进一步的调查，及时向药品监督管理部门报告，提出对有关药品如何加强管理的意见、建议；②及时向药品生产、经营企业，医疗预防保健机构和社会大众反馈药品不良反应信息，防止其重复发生，保证用药安全。通过药品不良反应的监测和报告把分散的不良反应病例资料汇集起来，并进行因果关系的分析和评价，及时上报。建立和完善药品不良反应监测和报告制度是药品质量管理规范的一项重要内容，也为药学技术人员进行相关药学服务提供准则。

5. 药物利用研究和评价 药物利用研究和评价是从经济学角度出发，综合考虑医疗过程中的各种药物和非药物因素，针对某一类药物，或具有某些特性的药物，或某一疾病的药物治疗方案进行对照和评价，探讨其使用的合理性。包括从医疗方面评价药物的治疗效果以及从社会、经济等方面评价其合理性，以获得最大的药物治疗效益。药物利用研究是保证药学服务的指南，药物经济学、循证医学等的评估是提供药学服务、保证合理用药的科学信息基础和决策依据，药物临床评价是指导临床合理用药、提供药学服务的杠杆。药师结合临床、参与临床药物治疗需要进行药物利用研究和评价。

6. 处方点评 处方点评的目的是提高处方质量，促进合理用药，保障医疗安全。在实践中持续开展并不断完善处方点评制度，从而提高临床药物治疗水平。

7. 药学信息服务 提供药学信息是开展药学服务的基本工作。及时掌握大量和最新的药物信息、建立药学信息系统，是提供药学服务、保证药物合理利用的基础。因此，药师在提供药学服务时应走在药学发展的前沿，密切关注整理国内外药物治疗方面的研究进展和经验总结等药学信息，包括药物疗效、作用机制、不良反应、禁忌证、合理用药、药物相互作用、药物研究和评价信息等，以便应对药物治疗工作中的问题，提供药学信息服务。

8. 健康教育 健康教育是医务人员通过有计划、有目的教育活动，向公众介绍健康知识、进行健康指导，促使公众自觉地采纳有益于健康的生活行为方式，消除或减轻影响健康的危险因素，预防疾病、促进健康和提高生命质量。对公众进行健康教育是药学服务工作的一项重要内容。药师在为患者提供药物治疗的同时，还应为患者及公众提供相关的健康服务。

考点提示

药学服务的内容。

三、药学服务的特点和要求

（一）药学服务的特点

药学服务是药学工作者为提高公众生活质量进行的专业服务，有以下几个基本特征：

1. 与药物治疗有关 药学服务要求药师不仅要提供合格的药品，更重要的是关注疾病的合理治疗，要为临床疾病治疗过程进行决策，包括药品的选择、剂量的确定、给药方法的优化、治疗效果的评估等，同时还应提供人文关怀，以实现药物治疗的安全性、有效性、经济性，提高患者的生命质量。

2. 具有主动性 药学服务强调对患者健康的关注和责任，尽管不需要对患者提供实际照顾，但药师应对服务对象实施发自内心、负责的服务，这种行为方式不同于既往被动的按处方发药的服务方式。

3. 目标明确 药学服务的预期目标明确，包括预防疾病、治愈疾病、消除或减轻症状、阻止或延缓病程，提高公众生命质量，而不只是提供合格的药品，这些目标正是医护人员和公众所期望的，也是医疗卫生保健的最终目标。

4. 关注生命质量 把药物治疗与改善患者生活质量联系起来，体现了对药物治疗本质认识的深化，药物不再仅用于防治疾病，更应以改善患者生命质量为目标。

5. 承担相应责任 公众将药物治疗托付给药师，药师接受委托并承担责任，协助医师或患者制定个体化给药方案，并监督计划的落实，以保障取得预期结果。这一过程中，药师需要倾注身心，直接对药物治疗结果负责。

（二）药学服务的要求

药学服务是围绕公众健康这一目标切实为服务对象解决问题，因此药学服务必须符合高质量、有效性、易获得性、连续性的要求。药学服务作为一种全新的服务，提供高质量的服务是其形成、发展的关键。药学学科的发展为药学服务奠定了重要的理论基础，药师队伍专业技术能力的提高为实施药学服务提供了重要的技术保障。药师以自己独有的专业知识和专业技能来保证药物治疗获得预期的效果，要求药师除了具备丰富的专业知识和较强的工作能力外，还必须具备人文素养、娴熟的交流技巧、丰富的社会经验和良好的职业道德，体现药学服务的社会属性。

1. 职业道德 药师必须恪守药学职业道德的基本原则包括保证药品安全有效、实行社会主义的人道主义、全心全意为人民健康服务。

2. 专业知识 药师必须具备扎实的药学专业知识和相关的医学专业知识。

3. 专业技能 药师必须具备药品调剂技能、药物咨询技能、药品管理技能、药物警戒技能、沟通技能、药历书写技能、投诉与应对能力、自主学习能力。

考点提示

药学服务的能力要求。

知识链接

"八星药师"

世界卫生组织（WHO）和国际药学联合会（FIP）于 2009 年发表联合声明，提出药师的职责是健康服务提供者（Care - giver）、决策制定者（Decision - maker）、信息沟通者（Communicator）、管理者（Manager）、终身学习者（Life - long - learner）、教育者（Teacher）、领导者（Leader）和研究者（Researcher），业内称之为"八星药师"。

技能训练

四、药学服务开展现状调查的技能训练

【实训目的】

1. 熟悉医疗机构和社会药店药学服务的工作内容。
2. 了解医疗机构和社会药店药学服务开展状况。

【实训准备】

1. 带教老师提前与前往调查的医疗机构和社会药店联系，就实训内容、安排与对方沟通，并制定实训计划。
2. 学生复习药学服务含义、内容，查阅资料补充相关知识，以小组为单位制定调查方案。

【实训方法】

1. 实地调查医疗机构在处方调剂、参与临床药物治疗过程中药学服务开展情况。
2. 实地调查医疗机构和社会药店在用药咨询过程中药学服务开展情况。
3. 在学校实训室或模拟药房模拟还原药学服务场景，将理论知识体现在技能中，物化知识，加深理解。

【实训步骤】

1. 实地调查　带教老师带领学生到调查单位，按照调查方案和计划要求，进行药学服务情况调查。
2. 撰写报告　调研完成后，以小组为单位，完成调查报告。将在医院或药店药学服务的工作场景/工作岗位任务模拟复原，要求包括八项工作任务的场景模拟，并介绍出包含的五个工作特点。
3. 场景复原　在模拟药房或综合实训场所进行，随机抽取八项工作任务场景，每组推选出 2 ~ 3 名同学分别模拟工作岗位人员和介绍人员（旁边解说员）；也可以设计为正在进行的药学服务模拟场景，由组长或其他组员介绍其工作任务和服务对象等。
4. 归纳总结　由组长或指定人员就调查情况和岗位模拟情况进行总结发言。带教老师就实地调查情况和调查报告撰写情况进行总结，就模拟情况进行点评。

扫码"看一看"

【实训考核】

任意选取医疗机构/社会药店的药学服务工作岗位场景，根据学生的调查结果，按照以

下考核表完成实训技能的考核。

项目	考核内容		标准分（100）	评分标准	得分
职业素养（5分）	衣帽整洁，仪表端庄		2	着工作服；仪表规范得体，女生不得披头发；男女生不得穿拖鞋等	
	报告班级、姓名、操作项目		1	向观摩者和评判者致礼，汇报清晰	
	举止得体，语言清晰		2	仪态大方，吐字清晰，声音适度	
实训实施（65分）	沟通能力（10分）	模拟者或介绍者的沟通技巧	5	根据不同药学服务岗位特点，学生运用言语性和非言语性沟通技巧，运用一种（1分），最多不超过（5分）	
		不同药学服务岗位的服务礼仪	5	面对服务对象：见面问候（1分），离开道别（1分），其间合理运用礼仪（3分）	
	专业能力（55分）	介绍本医疗机构或社会药店药学服务总体情况	15	介绍本医疗机构或社会药店进行了哪几个方面的药学服务，说出一个方面并简单解释（3分），最多不超过（15分）	
		介绍本模拟岗位药学服务情况	15	详细介绍模拟岗位药学服务情况，说出一个环节并详细解释（3分），最多不超过（15分）	
		展示模拟岗位药学服务	15	展示模拟岗位药学服务，展示一个环节（3分），最多不超过（15分）	
		提示相关注意事项	10	提示不同药学服务岗位的相关注意事项，说出一项（2分），最多不超过（10分）	
理论知识（30分）	药学服务的含义和意义		5	说出药学服务的含义（2分）、意义（2分）	
	医疗机构和社会药店开展药学服务的对象		10	说出医疗机构和社会药店开展药学服务的对象（10分）	
	药学服务的工作内容与特点		15	说出药学服务的工作内容（10分）、特点（5分）	
合计					

备注：

1. 考核方式：教师在学生模拟演示活动中应进行非介入性评分，个别情况可以临时提问，一般一次考核一个模拟演示组（2或3人）；

2. 考核场所：模拟药房或实训室；

3. 学生按学号或随机抽取每次2或3人进入考场，抽取模拟岗位名称，准备5分钟后开考；

4. 待考学生由班级学委维持秩序在考场外准备，不得进入考场，有条件的可以现场录像，进行后期集体学习点评等，各地也可以依据考核要求不同，采取同学现场直接观摩等形式。

【实训思考】

1. 从事药学服务工作的人员应具备哪些素质?

2. 结合调查情况，谈谈对药学服务工作开展有哪些建议。

扫码“看小结”

目标检测

扫码“练一练”

一、选择题

【A_1/A_2 型题】

1. 药学服务的目的在于

A. 提高人类生活质量

B. 依照医师处方给予患者正确用药

C. 快速治愈患者疾病

D. 实现以药品为中心的服务模式

E. 防止药源性疾病的发生

2. 现今我国的药学发展阶段是

A. 以药品供应为中心的阶段

B. 药物治疗管理阶段

C. 以患者为中心、强调改善患者生命质量的药学服务阶段

D. 以提供药物知识和药物信息为中心的药学服务阶段

E. 参与临床用药实践、以促进合理用药为主的临床药学阶段

3. 关于药学服务的特点，错误的是

A. 与药物治疗有关　B. 具有被动性　C. 目标明确

D. 关注生命质量　E. 承担相应责任

【X 型题】

4. 药学服务的对象包括

A. 患者　B. 患者家属　C. 医护人员

D. 药品消费者　E. 关心用药的群体

6. 药学服务对药师的要求包括

A. 职业道德　B. 专业知识　C. 专业技能

D. 人文素养　E. 沟通技巧

7. 药学服务必须符合

A. 高质量　B. 有效性　C. 经济性

D. 易获得性　E. 连续性

扫码“看解析”

二、问答题

1. 何为药学服务？药学服务的内容是什么?

2. 药学服务的重点对象有哪些?

三、案例分析

患者，男，41 岁，高热、咳嗽、咳痰 1 周入院，胸片显示两肺广泛炎症，动脉血气氧分压 42mmHg，pH 和二氧化碳分压正常。给予亚胺培南/西司他汀钠 1.0g，b. i. d. ，伊曲康

唑200mg，q. d. ，i. v. drip。3天后体温开始下降，咳嗽咳痰也减少，因胃部不适给予多潘立酮10mg，t. i. d. ，铝碳酸铋0.5g，t. i. d. ，p. o. 。3天后患者出现纳差，血生化检查ALT1035U/L，AST950U/L。临床药师建议停用多潘立酮，患者ALT、AST恢复正常。请分析临床药师如何为医师提供了药学服务。

（曹　红）

扫码“学一学”

任务二　药学服务的人际沟通与礼仪训练

学习目标

知识要求　**1. 掌握**　药学服务道德规范的基本内容，药学服务的沟通技巧、处理投诉及纠纷的解决方法。

2. 熟悉　药学服务礼仪规范和沟通的目的和内容。

3. 了解　药学服务人际沟通和礼仪的意义。

技能要求　熟练掌握和运用药学服务的沟通技巧和礼仪，为患者提供满意的药学服务。

案例导入

案例：韩大爷，70岁，2型糖尿病史10年，近来早、中、晚三餐前30分钟各服用2片格列吡嗪片（2.5mg/片）控制血糖，效果良好。前几日又到医院开方取药，但医院只有5mg/片的格列吡嗪片，在药房拿到药物后，由于和以前的药物外观不同，强烈要求退药。经过药师与韩大爷的沟通，妥善解决此纠纷，经过对韩大爷的回访，没有出现不良反应。

讨论：针对这个案例，如果你是当值药师，应如何与解决此纠纷。

理论知识

药学服务道德与药学服务礼仪及服务中的沟通技巧成为现代药师的必备素质，将直接影响药学服务工作的质量，与社会公众的生命和健康息息相关。《中国执业药师职业道德准则》中明确指出：药学技术人员应“以专业知识、技能和良知，尽心、尽职、尽责为患者及公众提供药品和药学服务”“保证公众用药安全、有效、经济、适当”。在药学服务过程中，应讲究服务礼仪，主动、周到地为患者提供服务，做好与患者的沟通工作是药学技术人员的基本职业修养和道德要求。

一、药学服务的职业道德和礼仪规范

（一）药学服务的职业道德

1. 药学服务道德的概念 药学服务道德是指药学技术人员在依法开展药学服务活动时必须遵循的道德标准。药学服务道德是一般社会道德在药学服务领域中的表现，是从事药学服务工作者的职业道德，它具有很强的专属性、广泛的适用性和鲜明的时代性。高尚的药学服务道德要求药学技术人员既要掌握扎实的药学知识与技能，又要具有良好的人文精神，和对社会公众健康高度的责任感和献身精神。在药学服务工作中要求认真、仔细关心患者，热忱服务，一视同仁，平等对待；语言亲切，态度和蔼；尊重人格，保护隐私。

2. 药学服务道德的基本原则 药学服务道德的基本原则是药学技术人员在药学服务领域活动实践过程中应遵循的根本指导原则，它调整着药学服务领域中的各种人际关系，统帅药学服务道德的一切规范和范畴，贯穿于药学服务道德发展过程的始，是评价与衡量药学服务领域内所有人员的个人行为和思想品质的最高道德标准。

（1）保证药品安全有效 优质且安全的药品直接关系到社会公众的健康。药学服务道德要求药学技术人员坚持以人为本，从治愈疾病和提高患者生活质量出发，在保证药品安全有效的前提下，尽可能提供经济而合理的药品，真心实意地为患者提供药学服务，以满足社会公众防病治病的需求。

（2）实行人道主义 人道主义的核心是尊重人的生命。一视同仁地维护健康、关心患者是传统医药道德的精华所在。在我国所提倡的人道主义，不仅是对个人的尊重、肯定个人的价值、关心个人的幸福，还应该扩展到对社会群体健康的关怀，并贯穿于整个医药卫生事业之中，从各个方面提供和保证优质的药学服务。

（3）全心全意为公众健康服务 药学技术人员在具体工作过程中，要真正做到全心全意为公众健康服务，必须处理好以下三个方面的关系：①正确处理药学技术人员自身与服务对象的关系。药学技术人员的直接服务对象是患者，需要药学技术人员时刻以患者的利益为重，主动热情地提供与药品使用有关的各种服务，维护和促进社会公众健康。②正确处理个人利益与集体利益的关系。药学服务工作需要依靠集体的力量来完成，药学技术人员之间应密切配合，以广大社会公众的生命健康利益为重，不可因个人或小集体利益损害社会公众的权益。③正确处理“德”与“术”的关系，药学技术人员要做到全心全意为社会公众的生命健康服务，既需要有良好的道德品质，又要有过硬的技术本领，二者缺一不可。

考点提示

药师职业道德的基本原则。

3. 药学服务道德规范的基本内容 药学服务道德规范是指药学技术人员在依法开展药学服务活动时必须遵守的行为准则和道德规范，用以指导人们的言行，协调药学服务领域中的各种人际关系，是社会对药学技术人员行为基本要求的概括，是药学服务道德基本原则的具体表现、延伸展开和补充深入。也是衡量和评价药学技术人员道德水平与行为的具体标准，它体现了社会对药学技术人员道德行为的基本要求。

药学服务道德规范的基本内容包括以下方面。

（1）药学技术人员对服务对象的道德规范　①仁爱救人，文明服务：药学技术人员必须将服务对象的身体健康和安全放在首位，对待服务对象要有仁爱之心，在药学服务工作过程中，尊重服务对象的人格。②严谨治学，理明术精：药学技术人员需要不断完善和扩充自己的专业知识，以科学求真的态度对待具有很强技术性的药学服务工作，全力维护公众用药安全有效。③济世为怀，清廉正派：药学技术人员应为服务对象保守秘密，确保其享有接受安全、有效治疗的权利，解除患者疾苦、促进人体健康；不利用自身在专业上的优势欺诈患者，谋取私利。

（2）药学技术人员对社会的道德规范　①坚持公益原则，维护人类健康：药学技术人员应以发展药学事业为目标，获取与自己服务相对应的公正合理报酬，做到对服务对象负责与对社会负责的高度统一。②宣传医药知识，承担保健职责：药学技术人员应向社会宣传医药卫生知识，积极开展健康教育，实现社会公众的安全、合理用药。

（3）药学技术人员间的道德规范　①谦虚谨慎，团结协作：药学技术人员要钻研业务知识，以谦虚谨慎的态度向他人学习，尊重他人的价值和能力，与有关人员和机构相互帮助、通力合作，以促进药学服务质量的提高。②勇于探索创新，献身医药事业：药学技术人员应树立献身于药学事业的精神，解除人类疾病痛苦，不断满足社会公众对健康的需求，不断在科学发展的道路上探索新理论、新技术、新产品，是药学技术人员的神圣使命和职责。

知识链接

执业药师、药房药师与临床药师

1. 执业药师：是指经全国统一考试合格，取得《执业药师资格证》并经登记注册取得《执业药师注册证》，在药品生产、流通、使用等单位执业的药学技术人员。执业药师主要提供药物知识及药学专业服务，是解答人民大众有关药物问题的最适当人选。

2. 药房药师：又称药剂师，是指具有系统药学专业知识与技能，在医疗机构从事处方调配或用药医嘱审核、校对，用药教育与咨询，医疗机构制剂以及药品质量监控等药学专业技术服务，不直接参与临床药物治疗工作的药学技术人员。

3. 临床药师：是指具有系统丰富的药学、医学专业知识和技能，与医师一起为患者提供和设计最安全、最合理的用药方案的药学专业技术人员。是依托临床药学、探讨药物临床应用规律、实施合理用药的一种职业。

（二）药学服务的礼仪规范

1. 服务礼仪的概念　服务礼仪是指服务人员在工作中，通过言谈、举止、行为等对客户表示尊重和友好的行为规范。服务礼仪是体现服务的过程和手段，使无形的服务有形化、规范化、系统化。做好服务工作，不仅需要职业技能，更需要懂得服务礼仪规范，良好的服务礼仪能让服务人员在与服务对象的交往中赢得理解、好感和信任。服务人员应具备热情周到的态度、敏锐的观察能力、良好的口语表达能力以及灵活、规范的事件处理能力。

2. 药学服务的礼仪要求 药学服务礼仪是礼仪在药学服务行业的具体运用，是药学技术人员在自身工作岗位上向服务对象所提供的标准、正确的药学服务行为，它包括药学技术人员的仪容仪表、着装服饰、形体仪态、语言措辞和岗位规范等基本内容。拥有良好的药学服务礼仪是药学技术人员必备的职业素质之一。

扫码“看一看”

（1）仪容和服饰规范 大方、端庄、稳重的仪容，既能体现自尊自爱，又能表示对他人的尊重与礼貌，包括面部化妆和穿戴、服饰等内容。基本要求如下：①头发整洁，发型美观大方，男性不宜留长发，不烫发；女士头发不应遮住面部。②女士应化淡妆，给人以清新、淡雅和自然的形象，不宜使用香味浓重的香水。③应按规定着工作服上岗，保持服装干净、平整，并佩戴好工作牌。

（2）体态、仪态规范 体态是一种不说话的“语言”，是内涵极为丰富的“语言”。药学工作者待客接物举止庄重大方、动作干净利索，会给人以温文尔雅、彬彬有礼的感觉。详见表1－2－1。

（3）文明礼貌用语 使用文明礼貌的用语，体现了对他人的尊敬和友爱。在药学服务中的文明礼貌用语主要有以下内容。

①打招呼：服务对象进门2m内主动打招呼，落落大方，微笑相迎，使其有宾至如归的感觉。②介绍用语：介绍用语要求热情，诚恳，实事求是，突出药品特点，抓住顾客心理，当好顾客的参谋。③收款：要求唱收唱付，吐字清晰，交付清楚，将找回的差款递送到顾客手中。④包装：要求在包装过程中关照顾客注意事项，双手递交给顾客药品。⑤道别：要求谦逊有礼，和蔼亲切，使顾客感觉愉快和满意。

二、药学服务中的人际沟通技巧

（一）沟通的意义

沟通与交流是人与人之间、人与群体之间思想与感情的传递和反馈过程，以求达成思想和感情的一致。通过药学技术人员与患者之间的沟通与交流，有助于建立相互信任、开放性的医患关系，使患者获得有关用药的指导，以利于疾病的治疗，提高用药的依从性、有效性和安全性，减少药疗事故的发生。同时，药学技术人员从中可获取患者的相关信息和问题，并通过药学技术人员科学、专业、严谨、耐心的回答，有效解决患者在药物治疗过程中的问题，解除患者的疑虑、恐惧、顾忌，形成心理的良性循环。伴随着沟通的深入、交往频率的增加，药学技术人员和患者加强联系并增进情感，药学技术人员的服务更贴近患者，患者对治疗的满意度增加，可确立药学技术人员的价值感，树立药学技术人员职业形象，提高公众对其的认知度。

（二）沟通的内容

1. 回答患者问题，如有关用药目的、服药方法、儿童或老年人剂量与用法、注意事项、药品不良反应、所服用的药品是否影响工作和生活、药品有效期、合并用药等。

2. 普及用药常识、疾病防治知识、合理用药知识。

3. 接待投诉，纠正发药错误，安抚患者情绪，解决纠纷与问题。

4. 获得信息，收集有关药品不良反应、药品质量、服务质量和效果的反馈。

（三）沟通的技巧

灵活应用沟通与交流的技巧可以得到患者的信任、促进疾病康复，又可避免药学服务纠纷。沟通成功与否不仅在于沟通的内容，而且在于沟通的方式。药学技术人员要做到在药学服务中游刃有余，需培养出有效的沟通技巧。常用的沟通和交流技巧有：

1. 运用同理心 同理心是指站在对方立场设身处地思考的一种方式。即在与患者沟通过程中，能够体会患者的情绪和想法、理解患者的立场和感受，体贴患者疾苦，并站在患者的角度思考和处理问题。这是药师与患者进行有效沟通以建立医疗同盟关系最重要的因素。

2. 学会观察 在沟通前认真分析或通过察言观色（包括年龄、服饰、语言、态度、行为等），了解患者的个人特征和需求。

3. 用心倾听 药师应认真倾听患者的陈述，要表现出应有的同情心，设身处地依照患者的表达思路，并将患者引导到所要沟通讨论的议题上来，使患者感到自身价值和尊重。具体注意以下几点：

（1）不断向患者传递接纳、信任与尊重信号，在交谈中不要轻易打断患者谈话的内容或强行转换话题，可适时回应谈话内容，把话题引向预定方向，顺利转换发言者和倾听者角色，达到有效沟通。

（2）端正坐姿，并使身体稍向前倾，面向患者，在对方讲话过程中，不时地做笔记。保持与患者的眼神接触，但又要避免长时间地盯着患者。不要东张西望，若有所思，避免跷着二郎腿、双手抱胸、双目仰视天花板或者斜视。

（3）以热诚、友善的态度倾听，避免任何冷漠、自我优越感、吹毛求疵的行为。

（4）要有心理准备听取不同意见，即使患者所说的话伤害了你，也绝不要马上在脸色、语调上表现出来，至少要让人把话说完。

4. 注意语言表达 在沟通时，应多使用服务用语和通俗易懂的语言，尽量避免使用专业术语，谈话时尽量使用短句子，以便患者领会和理解。在语气语调上应让患者感觉到对他的人格尊重，对他所罹患疾病的同情和理解，以及发自内心的真诚帮助，以增强患者战胜疾病的信心。

5. 运用肢体语言 在沟通时，话语占7%，语气语调占38%，肢体语言占55%。在沟通时注意运用微笑、点头、目光接触、体位、手势等进行信息交流，有更强的表现力和吸引力，更富有感染力，可以获得患者的信任，增加有效沟通。

6. 注意掌握时间 沟通谈话的时间不宜过长，提供的信息也不易过多，否则患者不易掌握。可事先准备好一些宣传资料，如宣传单、页，小册子，展板、壁报等，既可以节省谈话时间，也方便患者阅读了解。

7. 关注特殊人群 对特殊人群，如婴幼儿、孕妇、老年人、少数民族和境外患者，需要特别详细提示服用药物的方法。老年人的视力、听力和用药依从性差，应反复交代药品的用法、禁忌证和注意事项，直至完全明白；同时老年人容易忘服或误服药品，甚至因商品名的不同而致重复用药而致过量的现象时有发生，因此，在用药时宜选择每日仅服用1～2次的药品，书面写清楚用法并交代清晰（或贴附提示标签）。对少数民族患者和境外患者可尽量注明少数民族语言或英语、法语或日语，同时注意民族生活习惯。

（四）接待投诉与处理纠纷

接待患者投诉和处理纠纷是在药学服务过程中经常遇到的棘手问题。患者投诉属于危机事件，需要及时处理。正确妥善地处理患者的投诉，可以改善药学服务效果，增进患者的信任。

1. 投诉的类型及处理方法

（1）服务态度和质量　药学技术人员的服务态度不尽如人意、工作效率低、患者等候时间长，这些问题的存在直接影响患者的心情及药物治疗的安全性和有效性。在以患者为中心的药学服务过程中，要求药学技术人员将责任心、爱心、细心、耐心渗透于整个药学服务过程，从而提高药学服务的质量。

（2）药品数量　这类投诉占比例较大。通过加强药学技术人员的工作责任心，严格执行核对制度，可大幅减少此类投诉的发生。

（3）药品质量　部分患者取药后发现与过去的用药外观有所差异，因此怀疑药品的质量存在问题而投诉。药学技术人员对确定属于药品质量有问题者，应立即予以退换；但对品牌更换、包装改变等导致患者产生疑问时，应耐心、细致地予以解释。

（4）用药后发生严重不良反应　对此类投诉应联合医护人员共同应对，原则上应先处理不良反应，减轻对患者的伤害。

（5）价格异议　医疗机构和社会药房应严格执行国家药品价格政策。如因招标或国家药品价格调整而导致价格上涨时，应耐心向患者解释。但对价格或收费有误时，应立即查明原因并退还多收费用。

（6）退药　《医疗机构药事管理规定》指出，为保证患者用药安全，除药品质量原因外，药品一经发出，不得退换。但遇特殊情况，确需退药时，各医疗机构、社会药房都制定了相关的规章制度。对退药投诉应坚持原则，注意方式方法，妥善处理。

2. 对患者投诉的接待技巧

（1）选择合适地点　接待患者的地点宜选择办公室、会议室等场所，以利于谈话和沟通。发生投诉时，应尽快将患者带离现场，以缓和患者的情绪，转移其注意力，尽量避免事件对其他患者造成影响。

（2）选择合适人员　接待投诉的人员必须具备较强的亲和力、具有一定的经验且善于沟通。一般性质的投诉，可由当事人的主管或同事接待。事件比较复杂或患者反映的问题较严重时，则应由科主任、店长或经理亲自接待，无论是即时或是事后，均不宜由当事人接待患者。

（3）尊重患者　接待患者投诉时，接待者通过行为、语言等细节使患者感到被尊重，使投诉过程由抱怨、谈判变为倾诉和协商，有利于投诉问题的解决。接待者应表现出积极主动处理问题的态度，用自己平和的语气稳定患者激动的情绪，站在患者的立场为对方设想，主动做好投诉细节的记录，重复并确认患者所投诉的问题重点所在，就事论事，援引相关法律法规和政策制度，耐心地解释、处理。对超出权限范围的问题，首先向患者说明，并迅速请示上级管理者。对于确实属于药学技术人员失误者，要迅速与相关的管理者一同处理投诉。暂时无法处理者，可将事情详细记录，留下患者的联系电话，并承诺尽快答复。最后应感谢患者对药学服务工作所提出的不足，并表示今后一定改进工作，对由于服务工作失误而造成患者的不便予以道歉。

（4）重视保全证据　对于患者投诉的问题应有确凿的证据，在工作中应当注意保存有形的证据，如处方、清单、病历、药历或电脑存储的相关信息，以应对患者的投诉。

（5）用适当的语言和方式使患者“移情”　所谓“移情”，是指换位思考。很多投诉是患者对服务方的制度、程序或其他制约条件不够了解，以致对服务不满意。此时，要通过适当的语言或方式使患者尝试若站在药师的立场上，理解、体谅药学服务工作，使双方在一个共同的基础上达成谅解。

案例解析

本任务导入案例中，在与韩大爷的沟通中应：①药师深刻体会到韩大爷作为一位70岁的老年人，对药物的选择认真刻板、缺少灵活性；对降糖药物可能导致低血糖反应过度恐惧，因此才会提出退药请求；②认真解释此次的药物与之前的药物成分是相同的，着重强调这次的药物含量高，每天仍然用三次，但每次只用一片，③坚持不是药品质量问题，不能退药，但是医生或药师没有及时做出必要的解释，还请原谅。

考点提示

药师应具备的沟通技能及应对投诉的处理方法。

技能训练

三、药学服务礼仪与人际沟通训练

【实训目的】

1. 运用所学的理论知识，学会药学服务工作中的基本礼仪，用所学沟通技巧知识面向患者进行药学服务。

2. 掌握药学服务沟通技巧，初步学会接待投诉和处理纠纷。

3. 树立以病人为本的服务理念。

【实训准备】

1. 对教室或模拟药房进行场景布置。

2. 设计问病荐药，药物用法指导、药物质量、疗效、不良反应纠纷等几个药学服务沟通情景。

【实训方法】

1. 结合所学知识，通过小组讨论等形式，表达热情练习、表达尊重练习和有效询问练习，掌握沟通方法和技巧。

2. 通过模拟表演展示各自的药学服务礼仪和沟通技巧，互相点评，教师讲评，达到反馈信息满意。

【实训步骤】

1. 形态仪态训练 分组分解动作练习，建立良好的体态语言体系。

表 1-2-1 形态仪态训练规范和基本要求

内容	操作规范	基本要求
站姿	头抬起，正视前方，微收下颌，挺直颈部、腰部，双肩放松，呼吸自然。脚跟并拢，脚掌分开，两膝并严，双手自然下垂或相交放在小腹部	站得端正，自然，亲切，稳重，即要做到“立如松”
手势	指引：向服务对象介绍或指明方向时，上身稍向前倾，手指自然并拢，手掌向上斜，以肘关节为轴指向目标 展示物品：应将被展示物品的正面面向服务对象，解说时口齿清晰，操作手法干净利索，速度适宜，并进行必要的重复 递接物品：最好以双手递物于服务对象，不方便双手时，尽量采用右手	自然优美，规范适度，手势不宜过多，幅度不宜太大，身体其他部位应与手势协调
表情	眼神：在问候、听取诉说、征求意见、强调要点、表示诚意时应注视服务对象的眼，时间一般以 3~6 秒为宜；注视服务对象的面部时，最好是眼下三角区，以散点为宜；有时根据需要应对服务对象的一部分多加注视，如在递接物品时，应注视手部	在注视服务对象时，应面带微笑，眼神要保持相对稳定，注意自然，体现重视、友好和尊敬

2. 组织学生进行文明用语练习、有效询问练习，建立有效沟通方法和技巧。

3. 案例讨论，4~6 人为一个小组，应用所学理论知识来分析各案例中所要达到的目标、采用的方法和技巧、拟定方案。

4. 每组派代表进行角色扮演（一位同学扮演药师，另一位扮演患者）借助道具等，在班内或实训场所具体实施，由老师和其他各组同学评价实际效果。并根据考核表进行赋分考核。

扫码“看一看”

【实训考核】

任意选取药学服务沟通场景，应用所学理论知识体现药学服务礼仪规范，应用沟通技巧，按照以下考核表完成上述实训技能的考核。

项目	考核内容		标准分（100）	评分标准	得分
职业素养（5分）	衣帽整洁，仪表端庄		2	学生着工作服；女生不得披头发；男女生不得穿拖鞋	
	报告班级、姓名、操作项目		1	向观摩者和评判者致礼，汇报清晰	
	举止得体，语言清晰		2	仪态大方，吐字清晰，声音适度	
实训实施（65分）	形态仪态（20分）	站姿、手势、表情	12	面对考官及角色扮演时面对“患者”符合形态仪态训练基本要求（各2分）	
		服务礼仪	8	面对考官及的面对“患者”：见面问候（各2分），离开道别（各2分）	
	专业能力（45分）	文明用语	10	各阶段使用正确的文明用语，每用对一处2分，总分不超过10分	
		精神状态	5	精神饱满、态度和蔼、热情耐心	
		沟通内容	20	语言通俗易懂（4分）；关注特殊患者（4分）；运用服务和肢体语言（4分）；时间长短（4分）；观察和倾听（4）	
		用药咨询	10	根据患者叙述正确推荐一个/一组正确药物（4分）；针对所推荐药物的用药注意事项，并提出健康指导策略（6分）	
理论知识（30分）	药学服务道德和礼仪		10	药师职业道德和礼仪规范。说出一个正确1分，指出一个错误的并纠正2分，总分不超10分	
	沟通技巧		10	药师应具备的沟通技巧。说出一个正确各1分，总分不超10分	
	投诉处理		10	正确应对投诉并处理。说出一个正确的处理投诉的技巧2分，总分不超10分	
合计					

备注：

1. 考核场所：进行场景布置的模拟药房、实验室或教师；

2. 考核方式：学生按学号或随机抽取，每次一个或两个模拟演示组进入考场，从药学服务案例（问病荐药，药物用法指导、药物质量、疗效、不良反应纠纷）中分别抽取1例，每组准备3分钟后开考；教师在学生模拟演示活动结束后可以临时提问。

3. 待考学生由班级学委维持秩序在考场外准备，不得进入考场，有条件的可以现场录像，进行后期集体学习点评等，也可以依据考核要求不同，采取同学现场直接观摩等形式。

【实训思考】

1. 分析各组在案例模拟中应用到的沟通技巧。
2. 分析服务礼仪在药学服务中的作用。

扫码“看小结”

扫码“练一练”

目标检测

一、选择题

【A_1/A_2型题】

1. 未体现药学服务礼仪的是
   A. 双手递药品给患者　B. 始终直视患者　C. 站姿端正自然
   D. 向患者问好　E. 向患者道别
2. 在接待投诉时，下列不合适的做法是
   A. 选择合适的地点　B. 选择合适的人员　C. 保存证据
   D. 立即答复患者投诉的问题　E. 明确患者投诉的问题
3. 药学技术人员应对“即时投诉”患者时，首先应采取的措施是
   A. 给患者示座、倒水　B. 用微笑化解患者的怨气
   C. 尽快将患者带离现场　D. 使患者换位思考
   E. 认真聆听患者倾诉
4. 不适合接待投诉的人员是
   A. 当事人的同事　B. 当事人
   C. 店长　D. 经理
   E. 主任
5. 面对因排队时间长而情绪激动的患者，较好的表达方式是
   A. 医院有规定，必须排队取药
   B. 都是电脑联网，急也没用
   C. 现在是取药高峰，都在这儿等着呢
   D. 排队取药，天经地义
   E. 请仔细看好大屏幕，出现您的名字就可以取药了，我们会尽快为您服务

【X 型题】

6. 药学服务道德的基本原则包括
   A. 保证药品安全有效
   B. 实行人道主义
   C. 全心全意为公众健康服务
   D. 坚持公益原则，维护人类健康
   E. 宣传医药知识，承担保健职责
7. 应对患者投诉的正确处理是
   A. 尽快将患者带离现场　B. 保存有形的证据
   C. 采用适当的方式和语言　D. 一般投诉由当事人接待
   E. 尊重投诉人

8. 从事药学服务应具备的沟通技巧是
   A. 关注特殊人群　　B. 掌握交流时间　　C. 多使用服务用语
   D. 适当运用非语言方式　　E. 注意语言的表达
9. 药学技术人员在从事药学服务过程中进行沟通的意义在于
   A. 提高公众对药学技术人员的认知度
   B. 加强患者和药学技术人员之间的联系并促进感情
   C. 能获得患者的信息、需求及存在的问题
   D. 患者获得有关用药的指导
   E. 提高用药的依从性、有效性和安全性
10. 患者常就下列哪些方面提出投诉
   A. 药品质量　　B. 药品数量
   C. 药学服务质量　　D. 药房值班制度
   E. 药品不良反应

二、问答题

1. 药学服务中应注意哪些礼仪规范和沟通技巧？
2. 接待投诉与处理纠纷应注意哪些问题？

三、案例分析

扫码“看解析”

试分析在《扁鹊见蔡桓公》的故事中，扁鹊在与蔡桓公进行沟通时为什么没有做到有效沟通。

扫码“学一学”

任务三　药学信息的获取与分享技能训练

学习目标

知识要求　**1. 掌握**　药学信息的分类、特点与评价。
　　　　　2. 熟悉　药品说明书、药学类期刊、专著、数据库、网站等常用药学信息源。

技能要求　1. 熟练掌握获取药学信息的方法。
　　　　　2. 能够对所收集的药学信息进行整理、加工、运用和分享。

案例导入

案例：小王，男，26岁，因长期加班熬夜，用眼过度导致结膜充血，眼痒等，自行到药店购买眼药水使用，并向药师咨询正确使用眼药水的方法。

讨论：结合案例，作为药师，如何收集信息、分享信息。

理论知识

药学信息（pharmaceutical information，PI）也称为药物信息或药品信息（drug information，DI），是指与药学密切相关的各种信息的总称，包括与药物直接相关的信息如药代动力学、药物作用机制、药物不良反应、药物相互作用、妊娠用药危险度、药物经济学等，也包括与药物间接相关的信息如疾病变化、病理生理状态、耐药性、健康保健等，还包括药品研制信息、专利信息、生产和上市信息、价格信息、监督和管理信息以及药学教育信息等。药学信息是开展药学信息服务工作的基础，只有掌握全面、可靠的药学信息，才能有效地开展药学信息服务工作。

一、药学信息概述

（一）药学信息的分类

药学信息的来源丰富多样，信息的类型也有多种，比如印刷型、声像型、缩微型和电子数字型等。随着计算机和互联网技术的应用普及，特别是移动互联网时代的到来，使得药学信息的存储和交流更加方便，药学信息的获取更加快捷。药学信息按照其最初来源通常分为三级，即一级信息、二级信息和三级信息。

1. 一级信息 是指以期刊发表的原创性论著为主的信息资源，主要包括实验研究结果、病例报道以及评价性的或描述性的研究结果。在国内外期刊、学位论文、专利、临床试验药物疗效评价和病例报告等药学资料中可查阅。国内常见的药学类期刊有《中国药学杂志》《中国医院药学杂志》《药物不良反应》《中国新药杂志》《中国药事》等；国外常见的药学类期刊有《American Journal of Health - System Pharmacists》（美国卫生系统药师杂志）、《Journal of the American Pharmacists Association》（美国药师协会杂志）等。

2. 二级信息 是指以引文和摘要服务为主的信息资源。实际上是将一级信息资源的文献进行加工、整理后形成各种目录、索引和文摘。二级信息资源主要用于检索一级信息，可提供摘要、引文、索引（包括或不包括）及目录，全文数据库或文摘数据库是获取文献信息的常用二级信息资源。比如国内最常用的是《中国药学文摘》（CPA）、《中文科技资料目录·医药卫生》《中文科技资料目录·中草药》，国外最常用的是《国际药学文摘》（IPA），此外还有《医学索引》（IM）、《化学文摘》（CA）等。

3. 三级信息 是指从原创性研究中提取出被广泛接受的数据信息，对其进行评估而发表的结果。也就是在一级、二级信息的基础上归纳、综合、整理后的出版物，包括药品集、药典、百科类、教材类、专著类及工具书等医药图书、光盘或在线数据库、药学应用软件以及临床实践指南、系统评价或综述性的文章等。如《中国国家处方集》《中华人民共和国药典》《新编药物学》《马丁代尔药物大典》《药学服务综合实训》等。

（二）药学信息的特点与评价

1. 一级信息的特点与评价 一级信息具有以下三方面的优点：第一，所提供的信息比二、三级信息的内容更新；第二，利用一级信息可以看到有关研究的实验设计方法、实验对象的一般资料和对数据的统计分析，以及对研究结果可靠性的分析；第三，读者可以自己对文献进行评价，不受他人观点的影响。同时，它也存在一些缺点，即如果是单一临床试验得到的信息，其结果或结论有可能是错误的，可能会误导读者；要求读者具有对药学或医学文献进行评价的能力；由于是原始文献，故阅读大量的一级文献需要花费较长时间。

对一级信息的评价是药师必须掌握的专业技能，也是药师在药物信息服务实践活动中向医生、护士或患者提供客观准确答案的保证。药师需要对药物治疗研究的论文的前言、材料与方法、研究结果、讨论和结论部分进行评价，尤其是研究结果、结论部分更需重点评价。

2. 二级信息的特点与评价 二级信息具备两方面的优点：第一，读者利用索引或文摘服务可以对想要的一级文献信息、数据和文章进行筛选；第二，对于查询的药物信息可以提供丰富的内容供读者参考。它的缺点是第一，每一个索引或文摘服务所提供数据库中的期刊量都是有限的，故要想获得更全面的信息只使用一个检索工具是不够的；第二，由于从文章的发表到建立引文索引需要一定时间，故会影响到最新信息的检索服务；第三，文摘是对原始文献的概括，文摘提供的信息不够全面甚至会存在错误，这些都需要药师查阅和评价原文。因此，药师要根据所使用的索引数据库的特点，充分利用检索工具进行检索文献，并利用专业知识分析评价文献。

3. 三级信息的特点与评价 三级信息具备三方面优点：第一，对一个具体的问题所提供的信息全面详实且简明扼要；第二，所涉及内容广泛，使用方便；第三，可提供疾病与药物治疗的基础知识。其缺点则是，由于编写书籍时间长，故教科书中所提供的内容并不一定是该领域最新内容，仍需从其他途径获得更新或补充信息；或者编写书籍时所准备的资料可能不够充分，或篇幅限制，导致书中有些内容的论述不够全面；作者可能对一级文献和二级文献的理解有误，偏倚，这样就会造成作者转录的数据有误。故读者查阅三级文献资源时，需要利用书中列出的参考文献自己去验证内容的真实性和准确性。

有鉴于此，需要从以下五个方面来考虑对三级文献的评价：作者是否为该领域的专家；查看出版日期，判断提供的内容是否为最新；所附参考文献是否支持所提供的信息内容；是否提供相关信息的引文或链接；信息内容有无偏倚或较明显的错误。

考点提示

药学信息的分类与特点。

二、药学信息的获取

（一）药品说明书

药品说明书是包含药品安全性、有效性的重要科学数据、结论和信息，用以指导安全、合理的使用药品。由国家药品监督管理部门在药品注册管理过程中审批，是最重要的药学信息，是医生、药师确定和执行用药方案的依据，具有技术上和法律上的意义。

药品说明书的内容应包括药品名称、成分、性状、药理毒理、药代动力学、适应证或功能主治、用量用法、禁忌证、不良反应和注意事项、特殊人群用药、药物相互作用、规格、贮藏、包装、有效期、批准文号、生产企业等。注射剂和非处方药还应列出所用全部辅料名称。若含有可能引起严重不良反应的成分或辅料，应当予以说明。药品说明书能提供用药信息，是医务人员、患者了解药品有效性、安全性、用法用量等信息的重要途径，其规范程度与医疗质量密切相关。

（二）原始文献

主要包括期刊、报纸、学位论文、会议论文、专利以及医疗机构的病历、药历、药物不良反应报告等相关资料和文件。

1. 期刊 药学类期刊是药学信息的主要来源和载体，也是教材、专著、年鉴等图书编写的主要参考资料，具有内容新、数量大、品种多、周期短和报道快等特点。主要中文类药学核心期刊种类可以查阅北京大学图书馆《中文核心期刊要目总览》或中国科学院文献情报中心《中国科学引文数据库》来源期刊列表；主要外文类药学类核心期刊种类可以查阅美国《科学引文索引》（Science Citation Index，简称 SCI）收录情况。

2. 报纸 医药类的报纸主要宣传医药法律法规，传达医药信息，普及医药卫生知识。报纸刊载的多是科普性文章，与期刊相比，其学术性稍弱。

3. 学位论文 学位论文是高等学校、科研机构的毕业生为获得各级学位所撰写的论文。药学类专业的学位论文以实验型论文为主，多属于自然科学学术论文。

4. 会议论文 会议论文是在会议等正式场合宣读首次发表的论文。会议论文属于公开发表的论文，具有一定的学术价值。国内和国际学术交流会议一般会出版会议论文集。

5. 专利 专利指国家专利主管机关授予的专利权、取得专利权的发明创造及国家颁发的授予专利权的专利证书。分为发明、实用新型和外观设计三种类型。作为信息的有效载体，囊括了大量的最新技术情报。

（三）图书

图书提供信息的时间往往比期刊等原始文献滞后一些，但提供的药学信息内容全面、翔实、规范、系统。

1. 药学信息专著

（1）《中国国家处方集》（化学药品与生物制品卷）（2010 年版）是国家规范处方行为和指导合理用药的法规性和专业性文件。采取“以病带药”的方式，以优先使用基本药物为药物选用原则，充分结合各专业临床经验和国际共识，就临床上常见的 20 个医学系统的 199 种常见疾病的药物治疗方案提出了选药原则（首选、次选和备选）和用药指导（不良反应、注意事项、重要提示、禁忌证和药物相互作用）。针对儿童还有《中国国家处方集》（儿童卷）。

（2）《国家基本药物处方集》（2012 年版）包括了化学药品和生物制品 317 种，中成药 203 种，补充了血液病用药和抗肿瘤药物等。分为总论与各论两部分，各论部分详细介绍了基本药物目录收录的药物的规格、药理作用、临床应用、用法用量、注意事项、不良反应、禁忌证等一系列与临床合理用药相关的内容，对于临床实践具有重要的指导意义。

（3）《新编药物学》，该书已出版 60 余年，修订多次，对国内外常用药品的性状、药理及应用、用法、注意事项及制剂均有简略的介绍，该书中的引论和附录部分有助于解决药学实践中遇到的问题。

（4）《马丁代尔药物大典》由英国皇家药学会出版。收录 5500 余种药物专论、近 13 万种制剂、4 万余篇参考文献，涉及 660 余种疾病和多个国家生产商的信息。这部教科书数据库中的每个药物条目不仅提供用法用量、不良反应、药代动力学、药物相互作用、妊娠及哺乳期用药等常用信息，还可方便快捷地检索药品的分子式、商品名及制造商信息。此外还有关于植物药和其他保健药品以及临时配制制剂的内容。

除以上专著外，还有《美国医院处方集服务：药物信息》《药物事实与比较》《医师案头参考》《美国药典药物信息》《英国国家处方集》《药物信息手册》《药品不良反应》《梅氏药物副作用》《注射药物手册》《药物相互作用的分析与处理》《妊娠期和哺乳期用药》等。

2. 药典

（1）《中华人民共和国药典》（2015 年版）分为四部出版。即一部为中药，二部为化学药，三部为生物制品，四部为通则和药用辅料。内容主要包括凡例、标准正文、通则等。2015 年版药典基本覆盖了国家基本药物目录品种范围，更加适合于临床用药的需求，收载品种的新增幅度和修订幅度均为历版最高。对于部分标准不完善、多年无生产、临床不良反应多的药品，也加大调整力度。

（2）《美国药典－国家处方集》由美国药典委员会编辑出版，是美国政府对药品质量标准和检定方法进行的技术规定。美国药典正文药品名录分别按法定药名字母顺序排列，各药品条目大都列有药名、结构式、分子式、CAS 登记号、成分和含量说明、包装和贮藏规格、鉴定方法、干燥失重、炽灼残渣、检测方法等常规项目，正文之后还有对各种药品进行测试的方法和要求的通用章节及对各种药物的一般要求的通则。

此外，常用的药典还有《英国药典》《欧洲药典》《日本药局方》等。

3. 医学信息专著

（1）《实用内科学》全书分上、下册。内容主要包括各种内科疾病和综合征的诊断方法、诊断标准和成熟的治疗方法。

（2）《西塞尔内科学》是一部世界医学经典名著，该书汇集世界医学研究的最新理论和最新技术，详细介绍了内科各种疾病的概念、发病机制、病理生理学、临床表现、诊断和治疗，充分反映了国际内科学研究的最新成就和最高水平。

此外，常用的医学信息著作还有《哈里逊内科学原理》《默克诊疗手册》等。

（四）治疗指南

临床治疗指南是指将临床经验与文献证据整合起来，为临床医生提供临床诊断和治疗的详细方案。其中主要形成相对标准化的详细诊治流程，能够体现本领域的最佳研究和诊疗现状，指导并规范临床医生的诊断和治疗，故临床治疗指南目前成为临床医生和临床药师极其欢迎的使用工具之一。如《流行性感冒诊疗方案（2018 年版）》《中国 2 型糖尿病防治指南（2017 年版）》。

（五）网络药学信息

1. 数据库和软件 如具有处方审查、合理用药信息支持等功能的电脑集成系统，方便快捷的用药助手类手机 APP 等医药信息化产品，涵盖了国内外药品的基本信息、药品说明书、药物相互作用、注射剂配伍等信息，为医疗卫生专业人员实现对医药信息的有效掌握和利用、预防用药差错，提供了一系列重要的技术手段。

除以上数据库和软件以外，还有一些综合数据库可提供药学信息。如中国知网（CNKI）数据库、万方数据库、维普数据库、Pubmed/Medline 数据库、CA 数据库、ScienceDirect 数据库、SpringerLink 数据库等。这些国内外数据库收载了大量药学相关信息供临床医生和药师查阅。

2. 互联网站和微信公众号 互联网有着非常丰富的药学信息资源，专业网站与普通公共搜索引擎相比，专业性和可信度都较高，且日益成为获取药学信息的重要渠道。

主要的网站包括国家、省药品监督管理部门官方网站，药学类协会、学会官方网站，药学类高等院校官方网站、药学类媒体官方网站等。

随着智能手机的普及，手机阅读成为获取信息的主要方式之一，丰富多样的微信公众号提供了大量的药学信息，以上提到的主要网站大多开通了微信公众号，可根据个人兴趣爱好进行关注。

表 1－3－1　常见药学信息的获取途径

药学信息类型	获取途径
药品说明书	除上市销售的药品最小包装必须附有说明书外，国家药品监督管理局官方网站数据查询模块提供非处方药说明书范本，药智数据等药学类网站也有说明书数据库可供查询
原始文献	文章全文除查阅纸质版期刊外，也可以在某些期刊网站或中国知网等数据库检索下载；不少省市图书馆、高等学校图书馆提供免费文献下载服务
	医药类报纸可通过邮局订阅或关注报社微信公众号获取相关内容
	学位论文可以在相应高等学校图书馆或中国知网等专门数据库博硕士学位论文分库检索下载
	专利可以在国家知识产权局官方网站或中国知网等专利数据库检索查询
图书	图书可以通过各大图书馆查询借阅或网络订购
治疗指南	治疗指南常全文发表在专业期刊上，可以按照相应方法查阅或下载；也可以通过药智数据等网站的治疗指南数据库检索下载

三、药学信息的分享

药学信息的分享一般包括三个环节，即信息寻找与收集、信息整理与分析、信息加工与分享。在医院药学部门和社会药店，药学信息主要以药学信息服务的方式进行分享。包括：

1. 制作宣传资料　制作药学类宣传资料，是药学信息分享的重要方法，其主要的形式有药讯、药学信息宣传栏、POP 海报、科普文章或视频等。

2. 提供咨询服务　药师主要向医生、护士、患者及其家属、公众等提供药学咨询服务。咨询服务的内容主要有药品的用法用量、药代动力学、副作用、相互作用、治疗效果等信息。同时随着移动互联网的发展，网络药学咨询快速涌现，为支持药师用严谨科学的态度积极探索互联网药学服务的新模式，保障药师提供互联网科普与咨询服务的质量，中国药师协会患者教育工作委员会等 5 家机构联合制定了《药师提供互联网科普与咨询服务的专家共识》。

扫码“看一看”

案例解析

本任务导入案例中小王长期加班熬夜，自行购买眼药水使用并想获得眼药水正确使用方法，药师的药学服务主要体现在信息收集与分享两个方面。药师平时应注意收集特殊剂型的使用信息，并通过科普文章、POP 海报或微视频等方式进行分享。

3. 参与临床治疗 药师通过收集、分析药学信息，协助临床医生制订更加合理的用药方案，撰写药历，防范潜在的药物不良反应风险，以通俗的语言向患者讲解用药知识、用药后果、注意事项等，进一步提高患者的用药依从性。

4. 提高社会关注 通过药学知识讲座、药学知识竞赛、科普宣传等方式传播药学信息，提高公众对合理用药的认知与关注。如参与中国药学会药学网络大讲堂、国家药品监督管理部门举办的全国安全用药月等活动。

知识链接

互联网信息的特点与评价

从互联网上虽然可以方便获取许多药学信息，但这些信息良莠不齐，质量差别很大。 主要从以下几个方面衡量：①权威性：是否来自专业人员或专业文献；②归因性：是否尽可能指明其资料来源；③合理性：内容有无偏倚；④新颖性：内容是否及时更新；⑤反馈性：是否方便进一步索取资料或反馈错误；⑥公开性：网站及其所有者是否有违规违法记录，是否如实公开赞助商、广告商信息等。

技能训练

四、药品 POP 海报的制作

【实训目的】

1. 掌握收集药品信息的方式。
2. 掌握药品 POP 海报的制作。
3. 培养学生团队协作精神，养成积极、主动、认真、细致的工作态度。

【实训准备】

引导学生复习药学信息的获取知识，准备制作 POP 海报的文具用品。

【实训方法】

1. 结合所学知识和指导视频，了解 POP 海报制作基础知识等。
2. 通过小组讨论等确定药品 POP 海报选题，进行合理分工并完成作品。
3. 通过作品汇报展示各自的药品 POP 海报，互相点评，教师讲评，优化 POP 海报。

【实训步骤】

扫码“看一看”

1. 确定选题　可以根据兴趣爱好选择一种国内已上市非处方药进行 POP 海报设计。

2. 小组研讨　以 4～10 人为一个小组，根据目的和要求进行合作性研讨，重点分析药品 POP 海报文字表达、配色、排版布局等。

3. 模拟演练　每组派代表在班内或实训场所具体实施，由其他各组同学评价实际效果，教师讲评。

4. 课后完善　课后小组成员根据建议、意见进一步完善作品，并提交。

【实训考核】

选取一种国内已上市非处方药，设计并制作一份 POP 海报，按照以下考核表完成实训技能的考核。

项目	考核内容	标准分（100）	评分标准	得分
职业素养（5分）	衣帽整洁，仪表端庄	2	学生着工作服；女生不得披头发；男女生不得穿拖鞋	
	报告班级、姓名、操作项目	1		
	举止得体，语言清晰	2		
实训实施（80分）	信息收集	10	有至少3种非处方药信息来源，有至少2份POP海报制作资料，缺1种（份）扣2分	
	整体设计	10	整体设计美观大方，内容充实。包含标题（副标题）、说明文、落款、插图等，缺1项扣2分	
		10	主题思想突出，科学合理。出现不科学宣传每处扣5分，出现违法宣传考核按0分处理	
	文字	10	文字通俗易懂、简洁。有错别字每处扣5分，字迹潦草扣5分，过于啰嗦扣5分	
		10	文字紧扣主题。与主题关联不紧密视情况扣2、5、10分	
		10	文字有趣味性或创意。每处趣味或创意得5分，总分不超过10分	
	图画	10	画面生动活泼，有吸引力。视情况得2、5、8、10分	
		10	颜色选择恰当。视情况得2、5、8、10分	
理论知识（15分）	POP海报构成要素	6	全部回答正确得6分，遗漏1处扣2分，最多扣5分	
	POP海报设计注意事项	9	注意事项表述正确每条得3分，总分不超过9分	
合计				

备注：

1. 考核方式：教师与学生一对四考试；
2. 考核场所：模拟药房、教室或实验室；
3. 学生按号数每次4人进入考场，抽取一种非处方药，每人准备5分钟后开考；
4. 待考学生由班级学委维持秩序在考场外准备，不得进入考场。

【实训思考】

1. 如何提高 POP 海报的制作技能？
2. 除了药品 POP 海报，还有哪些药品信息宣传方式？

扫码“看小结”

目标检测

扫码“练一练”

一、选择题

【A_1/A_2型题】

1. 一级信息源资料的最突出特点是
   A. 查阅时需要利用所提供参考文献去验证
   B. 所提供的信息详实和丰富
   C. 所提供的信息最新
   D. 还可提供疾病与药物治疗的基本知识
   E. 信息内容广泛、使用方便
2. 二级信息源资料的最突出特点是
   A. 所提供的信息最新
   B. 所提供的信息丰富
   C. 对一个具体问题提供的信息全面详实
   D. 能提供疾病与药物治疗的基本知识
   E. 读者能自己评价信息免受他人观点影响
3. 现行中国药典是
   A. 2010 版　B. 2013 版　C. 2015 版　D. 2016 版　E. 2017 版
4. 下列专著收录 5500 余种药物专论、4 万多篇参考文献的是
   A.《中国国家处方集》　B.《药物事实与比较》
   C.《美国药典药物信息》　D.《马丁代尔药物大典》
   E.《美国医院处方集服务处：药物信息》
5. 《中国国家处方集》区别于其他药学信息的是
   A. 采取“以病带药”的方式编排
   B. 涵盖临床常见约 200 种疾病
   C. 以优先使用基本药物为药物治疗方案提出选药原则
   D. 是国家规范处方行为和指导临床合理用药的法规性和专业性指导文件
   E. 分为中药卷、化学药品和生物制品卷

【B 型题】

A. 国家药品监督管理局官方网站　B. 中国药师协会官方网站
C. 中国药学会官方网站　D. 国家知识产权局官方网站
E. 中国药科大学官方网站

6. 查询“执业药师注册信息”可在
7. 查询“国药准字对应药品信息”可在
8. 查询“一种肠胃疾病用药组合物专利”可在

【X 型题】

9. 药品说明书必须记载的内容包括

A. 注射剂所用的全部辅料名称

B. 处方药所用的全部辅料名称

C. 全部活性成分或者组方中的全部中药药味

D. 对处方中含有可能引起严重不良反应的成分予以说明

E. 对处方中含有的可能引起严重不良反应的辅料予以说明

10. 作为三级信息源，应该具备的优点是

A. 读者自己可评价信息，以免他人受观点影响

B. 内容广泛、使用方便

C. 可提供疾病与药物治疗的基本知识

D. 对一个具体问题提供的信息全面、详实

E. 读者能看到研究细节如试验设计、数据处理等

二、问答题

1. 药学信息的分类有哪些？

2. 药学信息的特点有哪些？

三、案例分析

患儿，女，7 岁，因“哮喘”医师开具“布地奈德干粉吸入剂 200μg，bid”。2 周后复诊，家长自述认真按医嘱用药，但患儿喘憋症状未见好转。经检查发现，患儿吸药时不能做到快速而深入地吸气，影响了治疗效果。反复指导数次，患儿仍不能掌握吸药技术，故医师处方换用定量气雾剂加储雾罐给药，2 周后再次复诊，患儿病情明显得到控制。

请分析药师应该如何收集药品信息，向患者及家属讲解药品使用方法？能否制作相关药品使用视频或用药资料让患者及家属观看，以更好地指导患者用药？

（于　勇）

扫码“看解析”

任务四　医院药学机构的药学服务内容与技能训练

扫码“学一学”

学习目标

知识要求　**1. 掌握**　处方调配的流程与要求，药品采购、储存与养护的要求。

2. 熟悉　医院制剂的种类与要求；医院药学机构的职责。

3. 了解　医院药学机构的组织结构。

技能要求　能说出医院药学服务的主要内容，初步具备以患者为中心的药学服务意识。会按照医院药学服务规范和药品质量意识进行岗位工作。

案例导入

案例：一名药学专业的优秀毕业生，现在一家三级医院的门诊药房任调剂组组长，应邀回母校对在校生进行职业规划讲座，在谈到自己的工作时，他强调调剂工作对药学人员的要求很高，既要保证配发给患者的药剂准确无误、质量优良，又要提高速度，缩短患者等候时间，最重要的是要指导患者合理使用药物，提高服务质量。他之所以能够在工作中脱颖而出，与在校期间的认真学习和严格执行操作规范和流程密切相关。

讨论：大家知道药品调剂岗位的操作规范和流程是什么吗？

理论知识

医院药学机构是医疗机构的重要组成部分，是为病人服务的重要窗口。医院药学机构有多个岗位，包括药库、制剂、调剂、静脉输液配置、临床药学等，药学人员必须掌握各岗位工作要点，促进药品管理规范化以保证药品使用安全、有效、经济，更好地为患者服务。

一、医院药学机构概述

（一）医院药学机构的组织结构

医院应根据本院的功能、任务、规模设置相应的药学机构，配备和提供与药学机构工作任务相适应的专业技术人员、设备和设施。药学机构的设置应考虑到医院实施以患者为中心的服务模式的需要。

我国医院的药学机构设置详见图1－4－1，图1－4－2，图1－4－3。图示机构设置仅供参考，各院可根据自己的工作特点和开展的医院药学业务水平，适当增减。

（二）医院药学机构的部门职责

医院药学机构在主管院长的领导下，按《药品管理法》及其实施细则监督、检查本院各医疗科室合理使用药品。由于各级医院的规模、性质和任务不同，医院药学机构的部门责任也不完全一致，具体职责有：

1. 保证药品供应 根据本院医疗和科研需要，编制药品采购计划，做好药品的采购、贮存、保管、发放工作。根据临床需求确定合理的药品结构，最大限度保证用药的经济性、合理性。

2. 调剂及制剂 及时准确调配处方，按临床需要制备制剂、加工炮制中药材及开展静脉用药的集中调配服务。

3. 药品质量管理 加强药品质量管理，建立健全药品监督、检验制度和药品质量控制系统，保证临床用药安全有效。

4. 指导合理用药 做好药学信息资料的整理和传递工作，建立和维护药品数据库、药学网站，提供用药咨询、做好合理用药指导。

5. 药品不良反应监测 收集药品不良反应，协助，及时向卫生行政部门汇报并提出需要改进和淘汰品种意见。

6. 科研 根据临床需要，积极研究药品的新剂型、新制剂。开展药物利用评价和药物临床应用研究。

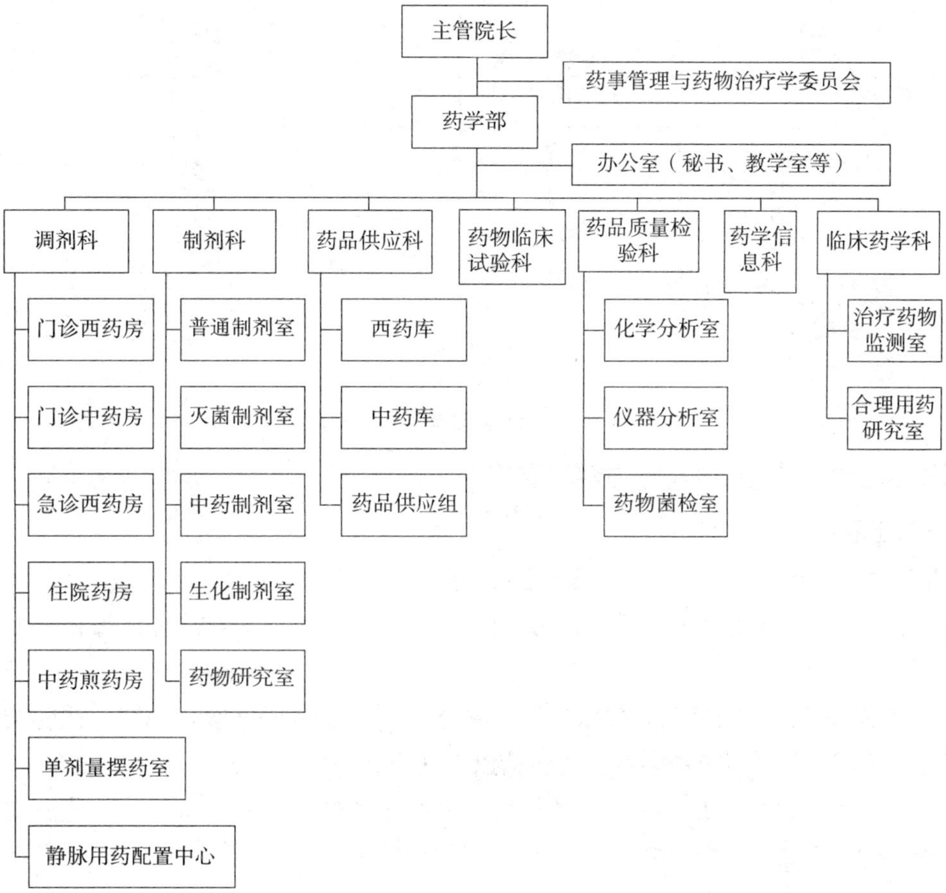

图 1－4－1　三级医院药学机构设置

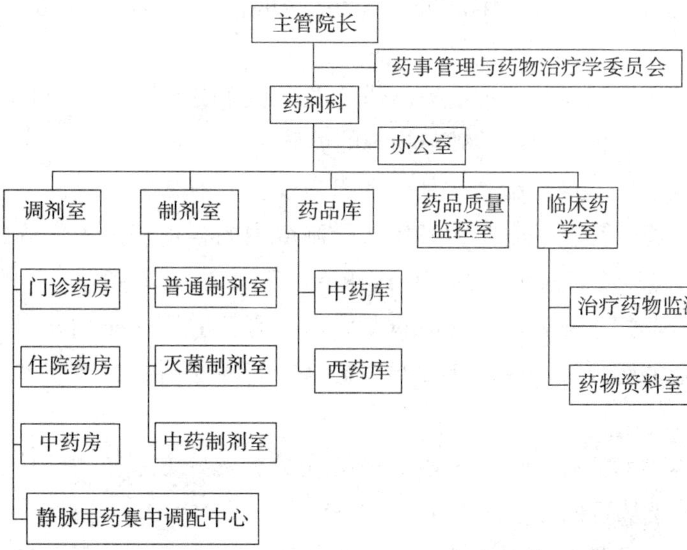

图 1－4－2　二级医院药学机构设置

7. 参与临床药物治疗　参加查房、会诊、病例讨论和疑难、危重患者的救治，结合临床开展药学服务，协同医师做好临床药物遴选。

8. 新药临床研究　承担新药试验和新药临床研究，认真做好新药评价工作。

9. 教学　承担医药院校学生的实习以及药学人员的进修。

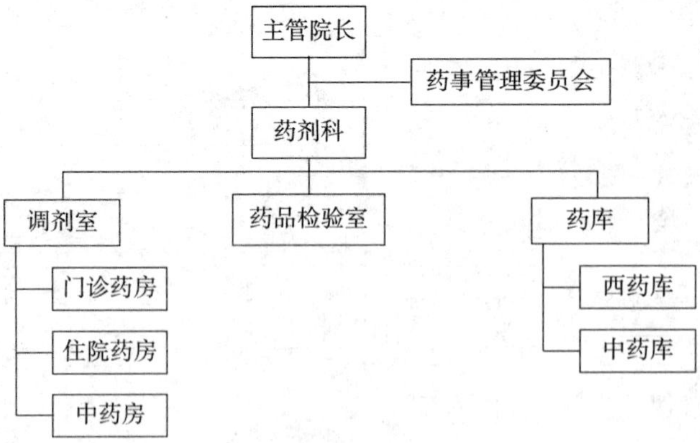

图 1-4-3　一级医院药学机构设置

二、医院药学机构的药学服务内容与要求

（一）药品调剂的内容与要求

药品调剂是指配方发药，又称调配处方，是集专业性、技术性、管理性、法律性、事务性、经济性于一体的活动过程。需要药师、医师、护士、患者（或家属）等相互配合，共同完成。

1. 药品调剂的内容　医院的调剂工作大体分为门诊（包括急诊）调剂、住院调剂和静脉用药集中调配三部分。工作内容主要包括以下几个方面：

（1）根据医师处方为患者提供合格药品，按处方要求向患者说明每一种药品的用法用量、注意事项、可能出现的不良反应及其简单处理方法。

（2）负责临床科室请领单的调配发放工作，监督并协助病区做好药品管理和合理使用工作。

（3）做好药品的请领、保管工作，在保障药品及时供应的同时，防止药品积压和浪费，并做好药品的分装工作。

（4）加强与临床科室的联系，定期提供药品供应信息或新药介绍。

（5）做好肠外营养、抗菌及抗肿瘤药物等的静脉药物配置。

2. 药品调剂的要求　准确调配处方是实现患者安全、有效使用药品的关键，因此，处方调剂应严格执行《处方管理办法》和医疗保险制度中的各项规定，在调配中预防差错的发生，提高药品治疗的安全性。处方调剂的要求有如下几方面。

（1）取得药学专业技术职务任职资格的人员方可从事处方调剂工作。

（2）药师在执业的医疗机构取得处方调剂资格。药师签名或者专用签章式样应当在本机构留样备查。

（3）具有药师以上专业技术职务任职资格的人员负责处方审核、评估、核对、发药以及安全用药指导；药士从事处方调配工作。

（4）药师应当凭医师处方调剂处方药品，非经医师处方不得调剂。对于不规范处方或者不能判定其合法性的处方，不得调剂。

（5）药师应当按照操作规程调剂处方药品：认真审核处方，准确调配药品，正确书写药袋或粘贴标签，注明患者姓名和药品名称、用法、用量，包装；向患者交付药品时，按照药品说明书或者处方用法，进行用药交待与指导，包括每种药品的用法、用量、注意事项等。

(6) 药师应当认真逐项检查处方前记、正文和后记书写是否清晰、完整，并确认处方的合法性，并应对处方用药适宜性进行审核。

(7) 药师经处方审核后，认为存在用药不适宜时，应当告知处方医师，请其确认或者重新开具处方。药师发现严重不合理用药或者用药错误，应当拒绝调剂，及时告知处方医师并记录，按照有关规定报告。

(8) 药师调剂处方时必须做到“四查十对”：查处方，对科别、姓名、年龄；查药品，对药名、剂型、规格、数量；查配伍禁忌，对药品性状、用法用量；查用药合理性，对临床诊断。

(9) 药师在完成处方调剂后，应当在处方上签名或者加盖专用签章。药师应当对麻醉药品和第一类精神药品处方，按年月日逐日编制顺序号。

考点提示

处方调剂的要求。

---

3. 处方调剂的一般流程 调剂人员应当既准确又快速地配方，确保患者用药安全、有效、合理、经济。针对调剂业务工作量大、药物品种多、随机性强的特点，调剂人员应熟悉调剂工作流程，以提高工作效率。

考点提示

处方调剂的一般流程。

---

(1) 门诊药品处方调剂　门诊药房是医院的重要部门，直接为患者调配药品，门诊调剂具有随机性、规律性、终端性、社会性、服务性的特点，该部门的服务质量对治疗质量的优劣和医院的声誉有直接的影响，一般调配流程如下：

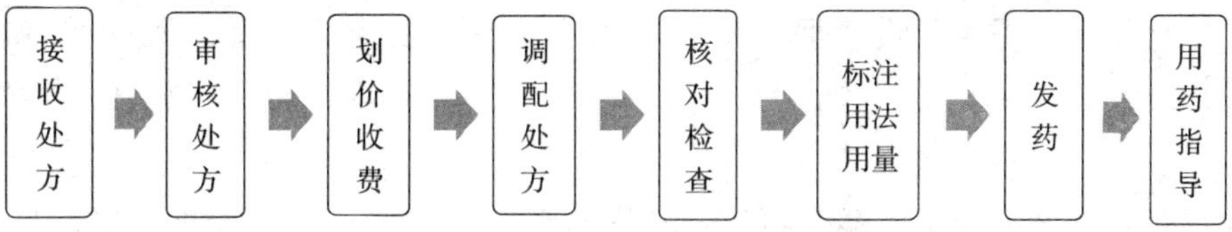

图1-4-4　门诊调剂工作一般流程图

案例解析

本任务导入案例中，药师在处方调剂时应：①按照操作规程调剂处方药品：接受处方→审核处方→调配处方→核对检查→标注用法用量→发药→用药指导；②认真审核处方，准确调配药品，正确书写药袋或粘贴标签；向患者交付药品时，按照药品说明书或者处方用法，进行用药交待与指导，包括每种药品的用法、用量、注意事项等；③药师调剂处方时必须做到“四查十对”。

（2）住院调剂 一般住院患者的用药有医嘱取药和医师处方取药两种形式。住院调剂由于选用的作业方式不同，调剂程序与门诊调剂也有一定的差异。一般程序如下：

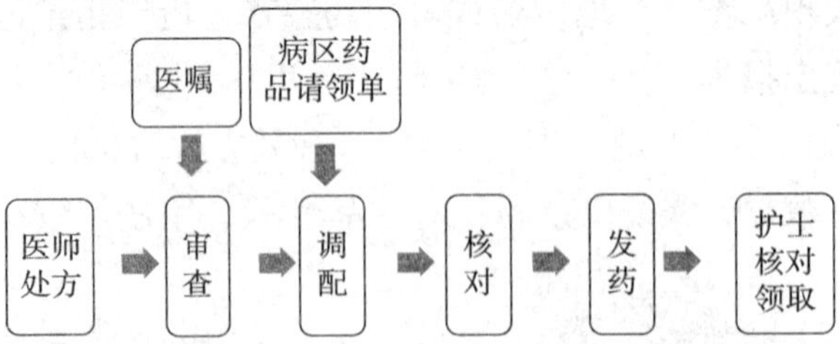

图 1－4－5 住院调剂工作一般流程图

（3）静脉用药集中调配 是指医疗机构药学部门依据医师处方或用药医嘱，经药师适宜性审核，由受过训练的药学和（或）护理人员严格按无菌操作要求，在洁净环境下对静脉用药进行调配，使其成为可供临床直接使用的成品输液的操作过程，是“药品调剂”的组成部分。一般工作流程如下：

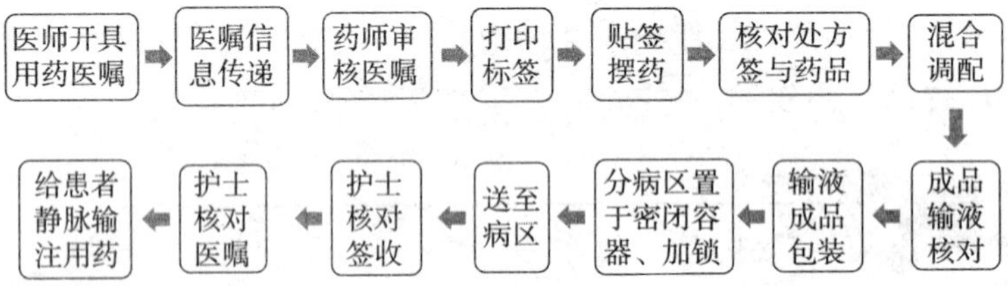

图 1－4－6 静脉用药集中调配工作一般流程图

（二）医院制剂的内容与要求

扫码“看一看”

医院制剂是医疗机构为满足本单位的临床、科研及教学需要，经批准而且按规定制备，供院内使用的固定处方制剂，是对市售药品的补充。配置制剂是医疗机构药学工作的一项重要业务，是提高质量、保证患者用药安全有效的重要环节。医疗机构应充分利用各方面的条件，研究开发一些符合“剂量小、疗效高、副作用小、使用方便”原则的新制剂。

1. 常用医院制剂的种类 医院制剂一般分为普通制剂、无菌制剂和中药制剂。

（1）普通制剂 是医疗机构内应用最广泛的一大类制剂，也是医疗机构配制的主要制剂，通常指除了灭菌制剂外的西药制剂，具有剂型多、品种多、产量小、使用周期短、供应及时、与临床结合紧密等优点。根据剂型特点和生产工艺的不同，可分为液体制剂、半固体制剂和固体制剂三类。

（2）无菌制剂 是指法定制剂质量标准中列有无菌检查项目的制剂，也就是不存在活的生物的制剂产品。主要剂型有：注射剂、眼用制剂、植入剂、创面用制剂、手术止血用制剂和手术用脏器保存液。

（3）中药制剂 是指将中药原料按照某种剂型制成具有一定规格，可直接用于预防、治疗、诊断疾病的药品。主要有：丸剂、散剂、颗粒剂、口服液体制剂、滴丸剂、片剂、膏剂、酒剂等。

知识链接

医疗机构制剂的配置范围

有下列情形之一的，不得作为医疗机构制剂申报：

①市场上已有供应的品种；②含有未经国家食品药品监督管理局批准的活性成分的品种；③除变态反应原外的生物制品；④中药注射剂；⑤中药、化学药组成的复方制剂；⑥麻醉药品、精神药品、医疗用毒性药品、放射性药品；⑦其他不符合国家有关规定的制剂。

2. 医疗机构制剂配制的要求 医疗机构制剂存在品种少、剂型多、产量小、规模小、储存短、周转快等特点，但究其性质，属于药品生产范畴，因此，我国对医疗机构制剂实行生产许可证制度。

（1）医疗机构配制制剂，须经所在地省、自治区、直辖市人民政府卫生行政部门审核同意，由省、自治区、直辖市人民政府药品监督管理部门批准，发给《医疗机构制剂许可证》。无《医疗机构制剂许可证》的，不得配制制剂。《医疗机构制剂许可证》应当标明有效期，到期重新审查发证。

（2）医疗机构配制的制剂，应当是本单位临床需要而市场上没有供应的品种，并须经所在地省、自治区、直辖市人民政府药品监督管理部门批准后方可配制。配制的制剂必须按照规定进行质量检验；合格的，凭医师处方在本医疗机构使用。特殊情况下，经国务院或者省、自治区、直辖市人民政府的药品监督管理部门批准，医疗机构配制的制剂可以在指定的医疗机构之间调剂使用。医疗机构配制的制剂，不得在市场销售。

（3）医疗机构配制制剂，必须具有能够保证制剂质量的设施、管理制度、检验仪器和卫生条件。机构与人员、厂房与设备、卫生等必须符合《药品生产质量管理规范》（GMP）和《医疗机构制剂配制质量管理规范》（GPP）的相关要求。

（4）医疗机构必须配备依法经过资格认定的药学技术人员。非药学技术人员不得直接从事药剂技术工作。

（5）医院制剂质量管理必须以GMP和GPP为准。标准制剂其质量标准和检查方法必须按标准执行，非标准制剂由医院自行参照相关标准制定质量标准和检查方法，并报省级药品质量监督管理主管部门批准后才可执行。医院制剂的一般质量检测流程见图1－4－7。

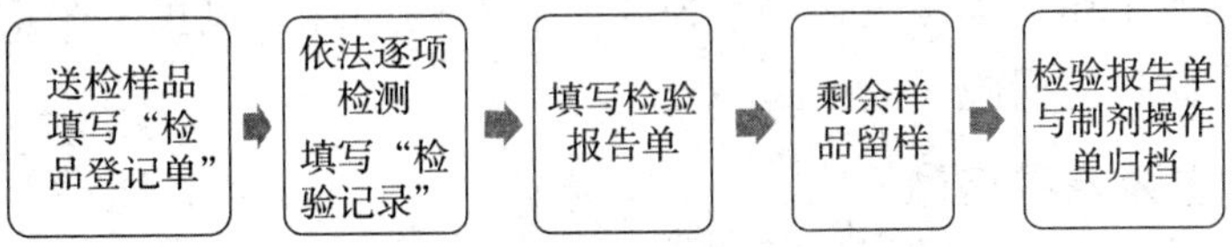

图1－4－7 医院制剂质量检测流程图

（三）医院药库工作的内容与要求

医院使用的药品，除了一小部分来自本院的自制制剂，大部分依靠药库从药品流通市场中采购获得。药库是药学部（科）下属的一个职能单位，主要负责医院药品的采购、仓储养护和供应工作。药库的工作不仅仅是为了保障医院药品的采购和供应，也是医院经济管理工作的一个重要组成部分。

1. 药库工作的内容 药库工作基于对外采购药品，对内储存和供应药品，以药品管理为中心，采购、入库、在库保管、出库、账务管理为主要环节。

（1）药品采购 根据目录和临床需要，及时合理地筹划和采购药品，既要保持院内使用的药品品种和数量的相对稳定，又要注重新药品种的引进和不合理用药的淘汰工作。

（2）药品的收、发、保管 要求收的确实、管的合理、发的及时。一方面要求药品快进快出、及时供应临床，另一方面要求科学管理库存药品，保持药品的原有使用价值，使其质和量两方面都不受损失。

（3）药品的账务管理和经济核算工作 建立和健全科学的管理方法，协调人、微机、药品之间的关系，确保各种药品价格的准确性并做到账物相符。

（4）药品资料的收集和发布工作 对各种新药信息、宣传资料、会议材料等定期进行分类和汇编，为各调剂室、临床药学部门和病区开展合理用药提供药品信息。

（5）负责灾害急救药品和战备药材的装备 要求建立专账，定期检查，保证质量。

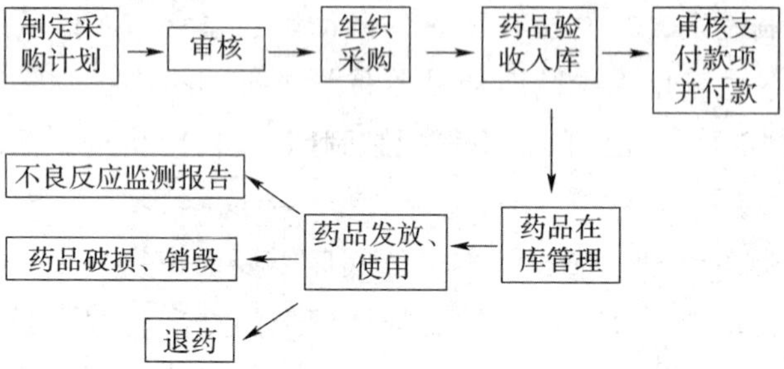

图1-4-8 医疗机构药品供应流程图

2. 药库工作的要求

（1）药品采购采取招标、合同、协议等订购方式，通过招标代理机构或直接从药品流通市场向各级医药公司、大药厂采购药品。采购员多由资历较深的药师或药库组长担任。医疗机构购进药品，必须建立并执行进货检查验收制度，验明药品合格证明和其他标识；不符合规定要求的，不得购进和使用。

（2）药库负责向本院各调剂部门和制剂部门供应药品，原则上不直接给临床治疗科室和患者个人发放药品，但各医技科室可向药库直接领取实验或诊断用药。

（3）药品保管由熟悉业务的药学技术人员负责，主要从事药品的入库验收、在库药品的保管和药品的发放工作。医疗机构必须制定和执行药品保管制度，采取必要的冷藏、防冻、防潮、防虫、防鼠等措施，保证药品质量。

三、临床药学的主要内容与意义

临床药学是将药学与临床相结合，以患者为中心，以合理用药为主要核心内容，以提高药物治疗质量和水平为目的的一门综合性应用学科。它以生物药剂学和药物动力学为基础理论支持，伴随着药剂学、药理学、治疗学等新理论、新技术的发展而形成，通过临床药师深入临床实践而得到实施和发展。临床药学的基本任务是提供药学服务，促进合理用药，保证公众用药的安全、有效、经济、适当。

（一）临床药学的主要内容

1. 参与临床药物治疗 临床药师深入临床，面向医师和患者，参与药物治疗，这是临床药学最基本和最重要的内容。要求临床药师参与医师查房、病例讨论抢救等医疗活动；了解病情；书写药历；审核用药医嘱和处方，与临床医师共同进行个体化用药方案的设计、实施与监护，与医师共同对药物治疗负责。同时对患者进行用药指导，提高药物治疗的质量。

2. 药学信息服务 进行药学信息的收集、整理、评价、管理，向医护人员、卫生行政管理人员和患者等不同人群提供及时、准确、完整和可靠的药学信息，进行药物咨询等药学信息服务，促进安全、有效，科学、合理的用药。

3. 用药指导和用药教育 在临床治疗过程中，对患者和医护人员，进行合理用药教育、指导；深入开展社区药学服务，对公众进行选药、用药、合理用药等方面的宣传和指导，提高药物使用的安全性、有效性、经济性和依从性。

4. 开展药学监护 是指导临床医师直接面向患者，为患者提供直接的、负责的、全程的药学服务，以维护患者的健康，改善其生存质量。对慢性病患者和特殊人群，提供个性化药学服务，制定个体化给药方案。

5. 开展治疗药物监测 采用不同的检测手段，对重点药物进行血药浓度监测，主要研究血液中的药物浓度与毒性的关系，以制订出最佳的给药方案，减少或避免药物不良反应的发生。

6. 药物安全性监测与药品风险管理 包括药品不良反应的收集、整理和报告工作；用药失误和药物不合理应用等的监测；新药上市后的安全性和有效性检测和分析反馈工作；抗菌药物临床应用监测和超常预警等。

7. 处方点评 是指根据我国相关法律法规对处方书写的规范性及药物临床使用的适宜性（用药适应证、药物选择、给药途径、用法用量、药物相互作用、配伍禁忌等）进行评价，发现存在的或潜在的问题，制订并实施干预和改进措施，促进临床药物合理应用的活动过程。目的是提高处方质量，促进合理用药，保障医疗安全。

8. 临床药学教育 参与临床药学教育和临床药师培训，培养临床药学人才，促进临床药学学科和临床药师职业可持续发展。

9. 临床药学研究 进行药物经济学评价，进行临床用药配伍和相互作用的实验研究和咨询，开展药动学和药效学、新剂型开发、急救药学等研究工作，为合理用药和医院药事管理提供依据。

考点提示

临床药学的内容。

（二）临床药学的意义

临床药学是药学学科的重要组成部分和医院药学的主要发展方向。临床药学工作在医院药学工作中占有核心地位，由于它的内容丰富，从药物治疗、药物不良反应监测、药物信息咨询直至药品的质量监控和新制剂、新剂型的研制等，涉及范围很广，大大拓展了医院药学的学科领域。因此，它在临床药物治疗和药学服务中的地位越来越重要。

1. 提升了临床药师在临床治疗中的地位 临床药学工作的主要内容是以患者为中心，

以合理用药为核心，组织药师参与临床药物治疗，提供药学专业技术服务。临床药学工作的开展和药学服务的实施，不仅提高了医疗质量和药物治疗水平，促进了合理用药，也充分发挥了药师在治疗过程中的作用，提升了临床药师在医疗机构中的地位，提高了临床药师的业务素质，为医院药学的发展带来了新的生机。

2. 促进药物合理使用 随着威胁人类健康的疾病谱不断发生变化，药品种类及其信息的快速增加，人类面临的用药问题日益严峻。面对复杂多变的疾病、种类繁多的药品和越来越复杂的药物治疗，药物应用的安全性问题日益突出，用药不当、药物滥用药品不良反应/事件、药源性疾病逐年增加。药物的不合理使用已经成为威胁人类健康的全球性问题。临床药学的产生和临床药师职业的发展，使医疗机构建立了结构合理、分工协作和能提供全方位优质医疗服务的团队，促进药物的合理使用。临床药师参与药物治疗，为患者和医护人员提供专业的药学专业技术服务，可提高药物使用的安全性、有效性、经济性和适当性，提高整体医疗水平。

3. 促进医院药学工作内容和模式的转变 医院药学工作是医院医疗工作的重要组成部分。现代医药科技的发展，医疗卫生体制改革和公众健康需求的发展，要求以服务于患者为宗旨的临床药学工作成为医院药学的主要发展方向。临床药学彻底改变了医院药学以药品保障供应为主的传统工作内容和模式，使医院药学工作重心由“以药物为中心”转移到“以患者为中心”，工作模式从传统的“保障供应为主”向“技术服务为主”转变。药学工作者由传统的药物供应者转变为直接面向医师和患者的药学技术服务者，给患者提供高质量的、负责的药物治疗。这种由临床药师、医师、护士共同参与患者的药物治疗模式，进一步体现了医疗服务以人为本的原则，促进了医疗技术水平的提高。

4. 满足人类健康的需求 疾病已成为人类生命和健康的最可怕威胁，阻碍着人类社会的发展。保护健康，消除疾病是人类永恒的追求。药物治疗是防治疾病最常用、最重要的方法之一。促进人类健康和社会和谐发展成为新时期药学学科的重要任务。临床药学的产生，提供了以患者为中心的高质量、高水平、高效率的药学服务，促进了合理用药，维护了人类健康。

5. 促进药学学科的自身发展 在生命科学发展的大环境下，人们更多地关注药物的应用、疾病、药物在疾病处置中的作用、作用规律和结果。这就要求药师越来越多地参与到药物治疗工作中，加速药学与医学的融合。临床药学将药学学科的关注点由药物转移到人，将学科视野扩大到药物应用环节及应用结果，为药学学科提供了更广阔的发展空间。

技能训练

四、认识医院药学岗位职责与工作流程的技能训练

【实训目的】

1. 运用所学的理论知识，认识医院药学机构设置和各岗位职责。
2. 掌握医院药学岗位的工作流程和工作内容。
3. 树立药品的质量意识和以患者为中心的服务理念。

【实训准备】

1. 医院药学岗位工作视频。
2. 设计几个医院药学岗位（调配、临床药学、药库、制剂）工作情景、案例

【实训方法】

1. 组织学生到医院观察各岗位药师的工作或观看医院各岗位药学技术人员的工作视频。

2. 通过小组讨论的形式，进行医院药学各岗位的工作内容和流程的训练。

3. 通过模拟表演展示各自对各岗位的工作内容和流程的掌握，互相点评，教师讲评，达到反馈信息满意。

【实训步骤】

1. 岗位工作内容和工作流程训练，熟练说出各岗位的工作内容和要求，画出各岗位的工作流程。

2. 4 ~6 人为一个小组，每个小组根据目的和要求进行合作性研讨，分析各岗位工作任务并进行工作流程训练，并制作一个教师分派的岗位工作视频。

3. 每组派代表，借助道具等，在班内或实训场所，通过抽签进行岗位工作模拟，由老师和其他各组同学评价实际效果，并根据考核表进行赋分考核。

4. 组织学生进行案例讨论，引导学生应用所学理论知识来分析问题。

扫码“看一看”

【实训考核】

任意选取医院药学岗位工作场景，应用所学理论知识体现各岗位的工作要求和工作流程，按照以下考核表完成上述实训技能的考核。

项目	考核内容		标准分（100）	评分标准	得分
职业素养（5分）	衣帽整洁，仪表端庄		2	学生着工作服；女生不得披头发；男女生不得穿拖鞋	
	报告班级、姓名、操作项目		1	向观摩者和评判者致礼，汇报清晰	
	举止得体，语言清晰		2	仪态大方，吐字清晰，声音适度	
实训实施（65分）	服务礼仪与沟通技能（15分）	形态仪态	6	站姿、手势、表情符合各岗位工作的基本要求（各2分）	
		服务礼仪	4	面对患者的：见面问候（2分），离开道别（2分）	
		沟通技巧	5	根据不同岗位的工作特点，考生表现出的与患者或同事间的沟通技巧（每个1分，总分不超过5分）	
	专业能力（50分）	对工作场景的判断和解释	9	判断正确（4分）；内容解释正确（5分）	
		岗位工作流程	15	画出该岗位流程图（每个步骤1分，顺序正确1分，总分不超过15分）	
		岗位职责和要求	10	说出该岗位的职责和要求（每个2分，总分不超过10分）	
		制作工作岗位视频	16	工作内容（2分）、特点（2分）、流程（10分）、职责要求（2分）	

续表

项目	考核内容	标准分(100)	评分标准	得分
理论知识(30分)	医院药学机构的工作内容	10	说出一个正确2分，总分不超10分	
	医院药学机构的工作流程	10	说出一个正确2分，总分不超10分	
	医院药学机构设置	10	说出一个正确机构1分，总分不超10分	
合计				

备注：

1. 考核场所：进行场景布置的模拟药房、教室或实验室；

2. 考核方式：学生按学号或随机抽取，每次一个或两个模拟演示组进入考场，从（调配、临床药学、药库、制剂）工作情景、案例中分别抽取1例，每组准备3分钟后开考；教师在学生模拟演示活动结束后可以临时提问。

3. 待考学生由班级学委维持秩序在考场外准备，不得进入考场，有条件的可以现场录像，进行后期集体学习点评等，也可以依据考核要求不同，采取同学现场直接观摩等形式。

【实训思考】

1. 请分析以上案例中应用到的沟通技巧。

2. 案例：女，6岁，近来消化不良，腹胀、腹泻、食欲差，来医院诊治，医师开出下列处方，作为门诊药房药师，能否调配此处方？为什么？

Rp.

氧氟沙星片 0.1g×12 片

Sig. 0.1g b.i.d. p.o.

乳酶生片 0.3g×12 片

Sig. 0.3g t.i.d. p.o. p.c.

扫码“看小结”

目标检测

一、选择题

【A_1/A_2型题】

扫码“练一练”

1. 药学专业技术人员调剂处方药品的过程一般是

   A. 调配处方→核对检查→审核处方→发药→用药指导

   B. 审核处方→调配处方→核对检查→发药→用药指导

   C. 核对检查→调配处方→审核处方→发药→用药指导

   D. 调配处方→发药→核对检查→审核处方→用药指导

   E. 审核处方→发药→核对检查→调配处方→用药指导

2. 发药前首先要

   A. 核对药品与处方相符性　　B. 核对药品规格、剂量、数量

   C. 核对处方药品金额　　D. 核对患者姓名

E. 核对包装

3. 关于处方调配规范“四查十对”中“四查”内容，不正确的是

A. 查处方　B. 查药品　C. 查适应证

D. 查配伍禁忌　E. 查用药合理性

4. 医院制剂的质量标准是

A. 医院自定标准　B. GMP 标准

C. 同类药品的质量标准　D.《中国药典》

E. 医院所在省级地方标准

5. 下列对于医院制剂的销售范围，正确的是

A. 可以随意在市场销售　B. 可以在药店销售

C. 不得在市场销售　D. 只能在医院之间销售

E. 可经得医师同意后在市场销售

【X 型题】

6. 下列属于药学部（科）组成部分的是

A. 调剂室　B. 制剂室　C. 质量检验室

D. 临床药学室　E. 药物研究室

7. 药剂科的基本任务包括

A. 保证药品供应　B. 调剂药品　C. 药品质量管理

D. 指导用药　E. 药学研究

8. 门诊、急诊调剂工作的特点有

A. 随机性　B. 规律性　C. 终端性

D. 社会性　E. 服务性

9. 合理用药的基本要素是

A. 经济性　B. 风险性　C. 安全性

D. 有效性　E. 适当性

10. 临床药学的主要内容有

A. 参与临床药物治疗　B. 开展治疗药物监测

C. 开展药学监护　D. 处方点评

E. 参与医院制剂

二、问答题

1. 简述医院药学机构的机构设置和任务。

2. 简述临床药学的主要内容。

三、案例分析

男，8 岁，感冒、流涕 3 天，在家服药感冒药不见好转，现又伴有剧烈咳嗽，体温 38.7℃，来医院诊治，医师开出下列处方，请分析是否合理？为什么？

Rp.

氧氟沙星胶囊 0.1g×12 粒

Sig.　0.1g　b. i. d.　p. o.

小儿速效感冒片 2g×12 片

Sig.　2g　t. i. d.　温水冲服

扫码“看解析”

小儿百步止咳糖浆 100ml

Sig. 10ml t. i. d. p. o.

（赵丽霞）

任务五 社会药店的药学服务内容与技能训练

扫码“学一学”

学习目标

知识要求 **1. 掌握** 药店选址的基本原则、药店招牌设计类型、药店出入口设计类型、橱窗设计类型、药品分类原则。

2. 熟悉 药品陈列的方法、药品社会药店各岗位的工作职责、药品零售的基本步骤常用方法和技巧。

3. 了解 药店的动线设计。

技能要求 1. 能描述各岗位的工作职责，运用药品销售技巧和药品知识促进药品的销售。

2. 会进行招牌、橱窗、出入口的设计，合理规划和布置药店，运用陈列技巧进行药品的陈列。

案例导入

案例：某药店半年前在某高档小区临街商铺一隅隆重开业，该小区第一期入住率为70%，有3000户居民，第二期正在建设中。该小区内之前已开有一家面积不大的单体药店，同时离该药店300米开外的街口（那里有该街道唯一的公交站台）开有一家大型的药品超市。与该药店并列的主街面以便利型生活超市及餐饮店居多，无其他药店。然而，从开业时的人流拥挤到后来的无人问津，该药店开业半年即走过了一段尴尬。

讨论：作为药师结合该药店店址周边的情况，分析该药店出现无人问津的原因？

理论知识

一、社会药店概述

社会药店属于药品零售企业，是将购进药品直接销售给消费者的药品经营企业。截至2017年底，我国社会零售药店（包括连锁企业下辖药店和单体药店）约为45.4万家，因并购的影响，2018年中国零售药店规模有所缩小，零售药店数量在44.9万家左右，而2019年零售药店数量仍将会小幅下降，达到43.4万家左右，今后的数年间这一指标或将呈现持平甚至转头下行的趋势。

（一）社会药店的选址

1. 药店地址选择的原则 药店选址时应选择客流量大且稳定的区域，如临街铺面、车站或车站附近、大型商场等。注意与其经营规模及品种相适应，小规模的药店，地址不宜选择在繁华的商业区；规模大且品种齐全药店的地址不宜选择在人口密度小且交通不便的地方，要充分考虑与周围药店的相关性和互补性，一般来说，相关店少而互补店较多的区域比较合适。同时选址时也要与药店的经营目标一致，要与企业未来发展战略、市场策略、管理水平、资金状况等相适应。

2. 药店选址应考虑的因素

（1）客流量 客流分为现有客流和潜在客流，药店最好设在潜在客流量最多、最集中的地点，以方便人们就近购买。商业中心、医院附近、大型社区是药店选址的黄金地段。

（2）交通因素 药店应接近主要公路，方便配送中心送货运输。店外具备必要的停车设施。一般而言，药店不应设在交通主干道上，停车不方便，设立的防止行人横穿马路的隔离栏会对客流产生阻隔，快速行驶的车辆也会使行人望而却步。

（3）购买力因素 药店应与所在商圈的购买力水平相适应。

（4）分店与配送中心的关系 要考虑供应系统（配送中心）是否有能力为新设店供货。对于药品零售连锁企业而言，在一个城市中的所有分店应均匀分散在以配送中心供应能力为半径的圆内，方便配送中心送货，减少运输成本，并可调剂各分店药品余缺。

案例解析

该药店出现无人问津的情况主要跟选址失误有关：一是交通不便利，该药店与对面居民小区中间的马路是一条交通主干道，每天车辆如梭，唯一一条人行横道设于离药店近300余米的街口，对于一些严格遵守交通规则的顾客来说，“路障”制约了其来药店消费的打算。二是竞争对手位置优势。小区内的单体药店购买方便，离该药店300米处的药品超市位于公交站台处，也大大增加了顾客购买药品的便利。

3. 连锁药店总店与分店的选址

（1）总店 选择在客流量大，云集众多百货商场、超市、专卖店等人们休闲购物聚集的场所。店铺要面向主要街道，营业面积大，设施完备，药品齐全，能满足不同人群的用药保健需求。

（2）分店（门店） 选择在一般商业街、居民小区、职工宿舍区、旅游景点、车站附近或大型超市内部。经营常用中西成药、保健品，方便群众就近买药。也可在少年宫、儿童乐园、学校附近开儿童药店，在老年人活动场所开老年人常用药品及保健品专店。

（二）社会药店的设计

1. 药店招牌的设计

（1）药店招牌的类型 招牌在不同位置，可以拦截不同方向顾客的注意，对药店可以起到很好的宣传和提示作用。根据招牌安装的位置不同，药店的招牌可以分为：①标志杆招牌，用水泥杆或长钢管矗立在店铺门前。②屋顶招牌，安置在店铺所在建筑物的正面，是最重要的一种招牌。③翼招牌，用于门前道路狭隘的店铺。④活动招牌，放在店前人行道上，可告示营业时间，以及店内消费项目和打折活动。⑤壁上招牌，位于拐角的店铺，临街的可以简单地写上店名或服务项目。⑥遮阳棚招牌，上面印有药品广告。

（2）药店招牌的色彩　招牌，是企业的脸面。招牌上药店全称的文字颜色，象征于自我药店，而招牌的底色，则象征于社会、公众、客户等。另外各种颜色对人的注意力会产生不同的影响。

2. 药店出入口的设计　药店的出入口设计，应该本着既方便顾客又美观的原则。入口选择的好坏是决定药店客流量的关键，不管什么样的药店出入口都要易于出入。药店的出入口设计要综合考虑药店的规模、客流量大小、经营品种的特点、所处地理位置及安全管理等要素。

一般来说，大型药店的出入口可以安置在中央，而小型药店因为店堂狭小，出入口不宜安置在中央，这样会影响店内实际使用面积和顾客的自由流通，可以根据行人一般靠右走的潜意识的习惯，将出入口设计在药店门面的左侧，这样入店和出店的人不会在出入口处产生堵塞。

药店出入口设计应注意：

（1）要考虑行人流动线　出入口设置务必以人流量、路线选择规律、目光辐射取向调查为基础，把出入口开在行人最多、路径最顺畅、最引人注目的地方。

（2）出入口指示要醒目　出入口设计一定要醒目易见，对于一些开设在楼上或地下室的药店，其入口指示尤其重要，一定要设立醒目而有特色的标志，引起顾客的注意，增加客源。

（3）要方便顾客出入　从方便进出考虑，药店的出入口既有出店的顾客，又有进店的顾客，所以必须排除药店门前的一切障碍。

（4）门前地面的设计　药店出入口的地面设计，一定要有利于顾客行走的安全性和便利性，不要妨碍进出药店。

（5）出入口大小要可调　出入口大小设置要根据当地气温情况而发生改变，如要在寒冷季节里，开放程度应当小一些，可把门集中到药店的中央，不完全开放两边的门；夏季开放程度应当大些，可以将门全部打开，保持通风。如果是采用空调调节店内温度，也要考虑门的开放程度。

（6）考虑日光照射和灰尘污染情况　很多药物具有光敏性，会在日光照射下引起变质、变色，因此药店出入口尽量考虑如何减少日光照射。

3. 药店橱窗的设计

（1）橱窗设计考虑因素

①考虑顾客的行走视线　不仅要考虑顾客正面站在橱窗前的展示效果，也要考虑顾客侧向通过橱窗所看到的效果；不仅在橱窗的创意上做到与众不同，主题要简洁，在夜晚还要适当地加大橱窗里的灯光亮度。

②橱窗和卖场要形成一个整体　橱窗是卖场的一个部分，在布局上要和卖场的整体陈列风格相吻合，形成一个整体。特别是通透式的橱窗不仅要考虑和整个卖场的风格相协调，更要考虑和橱窗最靠近的几组货架的色彩协调性。

③要和卖场中的营销活动相呼应　橱窗告知的是一个大概的商业信息，传递卖场内的销售信息，这种信息的传递应该和店铺中的活动相呼应。

（2）橱窗陈列设计类型　药店橱窗的设计，一定要突出药品的特性，同时又能符合顾客的一般心理，让顾客看后有美感、舒适感和向往心情。好的橱窗布置既可起到介绍药品，指导消费，促进销售的作用，又可成为药店门前吸引过往行人的艺术佳作。

①特写陈列：运用不同的艺术表现形式，集中突出宣传某种或某件商品，适于宣传新药品或其他新商品，陈列时应突出特色商品、品牌与商标两方面。

②系统陈列：根据药店商品的类别、性能、用途等因素，将药店商品系统地组织陈列在一起，适合于大中型药店橱窗内药品的陈列。

③综合陈列：通过不同的陈列方法把不同种类的药品综合陈列在一起，药品范围充分反映企业的经营，一般适于小型零售药店。可以分为横向橱窗、纵向橱窗、单元橱窗。

④季节陈列：根据自然界的季节变化，将应季药品集中在一起宣传陈列。节日的保健品，秋末冬初的感冒类和风湿类药品，春末夏初的肠胃类药品展示。但季节性陈列必须在季节到来之前1个月预先陈列出来，向顾客介绍，才能起到应季宣传的作用。

⑤专题式陈列：专题式陈列是以一个广告专题为中心，围绕某一个特定的事情，组织不同类型的物品进行陈列，向媒体大众传输一个诉求主题。可分为：①节日陈列：以庆祝某一个节日为主题组成节日橱窗专题；②事件陈列：以社会上某项活动为主题，将关联药品组合起来的橱窗；③场景陈列：根据药品用途，把有关联性的多种药品在橱窗中设置成特定场景，以诱发顾客的购买行为。

（二）药店组织机构及岗位职责

1. 人员架构及特点　药店的从业人员为店长和店员。店长负责全面的经营管理工作，店员从事具体的进、销、调、存等工作。店员根据功能又可以分为初级店员、中级店员、高级店员三级（或初级、高级二级）、从业药师、药师、执业药师。根据工种可以分为营业员、采购员、保管员、质量员。

2. 各级人员的岗位职责　医药零售是特殊行业，医药零售对从业人员的素质有较高要求。药学专业技术人员是开办和经营药店的必要条件。根据《中华人民共和国药品管理法》和《药品经营质量管理规范》（GSP），药品零售企业和药品零售连锁门店的店长应具有专业技术职称，熟悉有关药品管理的法律法规，具备药学或相应专业知识、现代科学管理知识和一定药品经营实际经验。药品零售企业和药品零售连锁门店的店员应当具有高中（含）以上文化程度，或初中以上文化程度且具有5年以上的药品经营经验。经营处方药的，应配备执业药师或经过资格认定的从业药师进行处方的审核和调配工作。药品零售企业主管质量的负责人必须有药学专业技术职称或药学相关专业（医学、生物、化学）相应职称。大中型药房主管质量的负责人应当具有药师（含药师和中药师）或相关专业助理工程师（含）以上技术职称。小型药房和药品零售连锁门店主管质量的负责人应具有药师（含药师和中药师）或相关专业技术员（含）以上技术职称。药品零售企业和连锁门店中，从事药品质量管理工作的人员，应具有药师（含药师和中药师）以上技术职称，或具有中专（含）以上药学或相关专业学历。

药店内的各级人员要做好本职工作，需要保持良好的工作心态，对自己的工作角色进行恰当的定位。其共同的要求是：认同药店的服务职业性质，愿意用专业知识为顾客服务。体现自我价值，从中获得自我满足，不因不良情绪影响工作。

（1）店经理（店长）　店经理是药店经营目标的实现者，也是药店经营的直接责任人。店经理负责药店的全面工作，是药店的现场指挥者。其职责是：贯彻党的各项方针、政策，认真执行国家有关政策及法规。制定本药店的销售费用、上缴利税计划，落实各项年度计划。采取相应措施，调配好劳动和合理安排各项工作岗位人员，以保证各项计划的完成。制定店规、岗位责任制、文明经商条约和服务公约等规章制度，并督促执行。根据有关规定确定职工的奖金分配。批准费用开支和权限范围内的商品报损，审核药品采购计划，处理经营、服务和管理上出现的特殊问题。组织职工学习国家有关部门政策和法规，学习业务技术知识，提高人员素质。

（2）领班　领班的职责是协助店长做好各项工作，店长不当班时，全面负责店面工作，传达并执行当班期间收到的公司及部门、区域经理的各项文件、通知、指令。负责当班责任区分工及营业现场的管理，督促、指导员工对当班责任区商品的理货、上货、价格牌、POP、卫生、促销、缺货登记等管理。对本班出现的突发事件处理，不能处理的应及时上报。维护顾客关系，做好服务工作，有效地处理好顾客投诉。做好工作交接，真实记录当班发生的事情，以便接班人员知晓并处理。配合药师做好 GSP 的表格填写及近效期药品的催销工作。按要求成为各项优质服务的榜样。

（3）执业药师（药师）　遵守国家药品管理法律、法规，遵守职业道德，忠于职守；熟悉药品性能，掌握专业知识和技能；掌握最新药品信息；负责处方的审核及监督调配；提供用药咨询与信息，指导合理用药；开展治疗药物的监测及药品疗效的评价，保证药品质量合格，患者用药安全，严禁推销药品。参加培训和继续教育，参与社区卫生保健活动。助理药师、药师在执业药师的指导下承担药学服务工作。在社会药店工作的执业药师具体工作包含根据顾客需求提供健康及药品信息，参与药品销售；负责药店商品进货的质量验收、养护工作、近效期药品跟踪管理、制作 GSP 表格等参与药品管理；按照药品分类陈列原则摆放药品，按规范要求在适当位置悬挂标识牌和警示语，参与药店形象（布局与药品分类）管理；负责对本店员工进行药品知识培训。

（4）店员（营业员、健康顾问）　店员是第一线与消费者接触的人，对顾客购买决定有较强的影响。因此店员的基本工作职责是：热情接待顾客，诚实向顾客介绍药品，做好医药商品零售工作。做好处方调剂工作，严格执行审议、划价、计算、收款、配药、复核、包装、发药的一整套处方调剂工作规程。遵守药房的各项规定，时刻保持柜台和货架的干净整洁。做好药店营业销售的内务管理，使之与其他工作衔接紧密。

（5）收银员　收银员的职责是为顾客提供快速、准确的收银服务，规范执行各项收银作业，及时、准确地填写各类收银报表，在收银期间保管本班营业额，并向顾客宣传公司的促销活动。

（6）采购员　根据市场需要、季节特点、患者数量情况以及结合库存余额，编写进货计划，报经理审查同意后进行采购，平时采购则根据仓库及营业柜台缺货品种登记作临时补充。

（7）质量管理员　对购入的药品进行验收和质量把关，凡不符合质量规定的药品，有权并有责任提出拒绝收货。在验收时发现疑问的品种，经本人或与店内其他质管员研究仍不能确定其真伪时，负责将其送上级主管质量部门鉴定。对鉴定为伪劣药的品种，负责执行停止出售，等候上级部门处理。对已出售的伪劣药，负责采取措施，及时追回。在执行药品质量管理工作中受到阻挠或干扰时，有权并且有责任越级向上级质管部门申诉。

(8) 质量验收员　坚持“质量第一”观念，严格执行国家有关法律法规规定，坚决执行药房质量管理制度。严格按药品法定标准和合同质量条款逐批验收购进药品。按规定比例抽验来货数量，明确验收重点、方法、手续。坚持做到不合格药品不入库。验收中发现质量问题及时反馈、上报。努力学习业务知识，提高验收水平。

(9) 保管员　经验收后入库的合格药品，负责按不同种类、不同性质、不同剂型分别采取相应的储存保管方法，妥善存放。

全面掌握在库商品质量情况，对所有品种有效期，哪些品种易发霉、虫蛀，哪些易泛油，哪些易挥发等要心中有数。采取重点检查、经常检查和定期检查等不同方法，把库存品有条理、有计划、有相应措施地管理好。尽量把变异损耗减少到最低限度。

遇到医药商品变异程度严重或数量较大时，及时上报；负责发放营业商品，依照制度，做好商品入库、调出等登记。按照特殊药品管理制度严格管理毒性药品、麻醉药品、精神药品、放射性药品的保管和使用。对验收中发现质量或数量不符的代管品，负责代为妥善保存。未经解决前，不得调出销售，应另类存放，并挂上代管标签，避免错销错调。被确认为伪药、劣药的在库药品，一律不准调出销售，要妥善管理。待上级给出处理意见后，遵照执行。根据药房制度，定期组织人员盘点。

(10) 其他人员　主要包括：①柜组长，负责某一种类产品的销售工作，对销售额及利润负责，同时负责管理本组店员。②中药技工，职责与店员基本相同，但工作区域主要在中药柜。③财务人员，负责收款及按经理意图执行货款给付。

考点提示

药店各岗位职责。

二、社会药店的岗位技能

药店不同于一般的商店，在给群众提供服务的同时，也要能满足药店的促销和追求利益的需要。

（一）药品陈列

药品的陈列会对商品的销售产生很大的影响，有效地利用药店的资源，创造理想的购物空间，最大限度地方便顾客的购买，使药店效益最大化。

药品陈列是指以药品为主体，按照药品经营质量管理规范（GSP）相关规定，利用药品本身的形状、色彩、性能等特点，同时运用一定的艺术方法和技巧，借助一定的道具，有规律地摆设、展示药品，以方便顾客购买。

1. 药店的动线研究　动线研究主要是研究顾客、商品、营业员三者之间关系，其目的按照消费的一般流程可概括为：吸引顾客进入店堂后如何被商品吸引？如何通过动线设计来增加顾客停留时间、回转、购买？如何设计好商品的陈列，来吸引顾客，提高销售率？如何使营业员看好商品及便于向顾客介绍？

卖场内动线又有内外之分，外部动线主要考虑消费者从出了家门进入店堂之前的一系列问题，主要解决顾客的停流率、对商品的注目率和购买率，促进商品销售。通过对顾客从进入店堂直到退出店堂的实际行走轨迹，进行科学的测量、图示和分析，可以有效改善店堂布局。

一般而言，在进行卖场动线设计时，要遵循如下原则：

（1）开门应该开在人流多的地方，如果左右人流均等，开在右面。

（2）药店的台阶应该越低越好，收银台开在门口或客流集中的地方。

（3）门面宽广的药店容易吸引顾客；门面要有通透性，最好是透明玻璃式，从外面可以看到药店里面。

（4）营业时，门最好不要关闭，保持敞开。

（5）顾客进入店堂，一般按逆时针方向行走。

（6）为了吸引顾客，就要从商品的陈列、堆垛、色彩等重点设计。

（7）出入口一般为同一个，最佳的购物路线：顾客进入后沿周边绕行，再进入内侧货架区。顾客穿行货架越多，购买商品几率越大，而在醒目地方设置独特、鲜艳的商品，会起到路标的作用，可让顾客光顾更多货架。

通过上述这些来引导顾客，按动线设计的方向行进，达到合理的通过率、停留率、回转率、购买率。

以一家开架药店A店进行动线设计示例，见图1－5－1和表1－5－1。

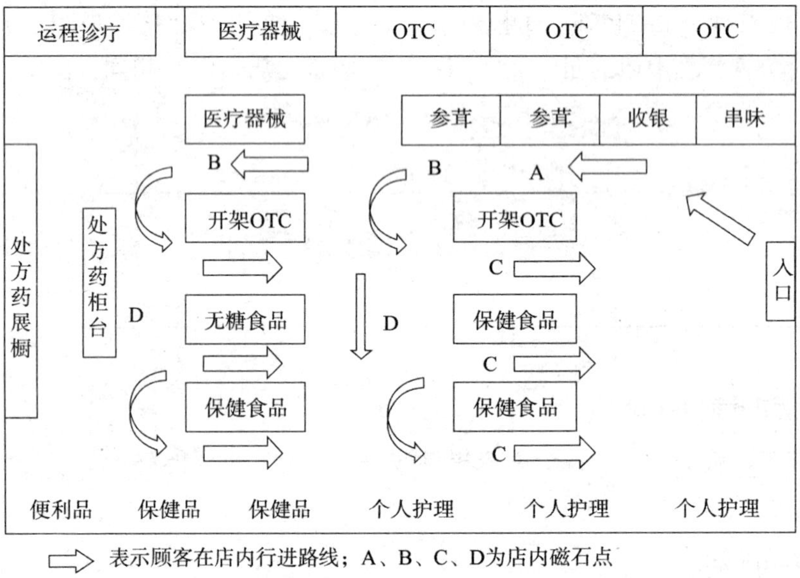

图1－5－1　A药店动线设计

表1－5－1　A店店内磁石点说明

磁石点	位置说明	陈列商品	A店图
一磁石点	药店主要通道两侧	顾客使用频率、购买频率高的商品，店内极力向顾客推荐的商品	A点
二磁石点	主通道的拐角、尽头端头处，尽可能引导顾客流动到药店的纵深处	店内主力宣传的商品	B点
三磁石点	店内的出口位置，尽可能延长顾客的店堂滞留时间，刺激其购买冲动	特价商品、自有品牌商品、季节性商品的有机组合	C点
四磁石点	陈列中间的位置，诱导顾客向药店中部其他货架处流动	特价商品，突出陈列品牌卡，设置POP广告陈列	D点

通过图1－5－1及表1－5－1，可以发现A店的整体陈列规律：

（1）A店第一磁石点为收银台侧通道，左侧开架处陈列感冒消炎、止咳化痰类常用药，右侧柜台陈列参茸虫草类补品，吸引顾客眼球，增加购买力。

（2）感冒类货架端头陈列增强抵抗力的维生素矿物质药品，感冒类、止咳化痰、中药消炎药放在一起便于关联销售。

（3）收银台通道尽头、拐角处是A店的第二磁石点，A店在此通道尽头设置医疗器械专柜；在拐角处的货架端头依次陈列了补肾类、滋补养生类、免疫调节类，并通过商品色彩的搭配，对顾客视觉产生冲击。

（4）店内的出口位置为A店的第三磁石点，A店根据季节销售的特点，在出口处货架的端头陈列减肥瘦身、凉茶类以及夏令商品专柜，以达到延长顾客在店内滞留时间的目的，增加购买。

2. 营业场所的内部辅助区域设计

（1）收银台的位置与设计　药店的收银台一般设在出入口处，由收银台在出入口处分隔成出入口通道。结账通道（出口通道）可根据药店规模的大小设置1～4条，然后根据营业规模的预测分别配置2～6台收银机，最好再设置医保刷卡结账通道，规模大的药店可以设置更多，也可以在不同的楼层的不同位置设置收银台，如处方药或中药饮片等区域。收银台的数量应以满足顾客在购物高峰时能够迅速付款结算为出发点。在条件许可的情况下，还可以设置一条“无购物通道”作为无购物顾客的专门通道，以免出入口处造成拥挤。

（2）执业药师服务台　各零售药店在营业期间应确保执业药师在岗，在岗执业药师切实做好处方的审核、调配工作，主动为顾客提供有关咨询服务。

药店应设立执业药师工作台，一般要求位置显著，有独立的区域空间。大型的药店，执业药师工作台最好能与处方药区域邻近。小型药店执业药师工作台可以与咨询服务台并列设置，也应在药店显眼的位置设置。如果药店经营规模比较大，可以增设药师数量，并且药师工作台可以设置在不同的位置，如果药店配备了2个以上的药师，可以把药师的工作台，一个设置成开放型的，一个设置成封闭型的，这样是考虑到消费者的隐私性。设施上，除放置药师桌椅外，还要设置顾客座位，提供饮水机，一次性纸杯。环境上要有舒适感。服务区的显著位置要悬挂药师服务内容标志，让顾客可以了解到药师的服务内容。

（3）服务台与咨询导购台的设计

①服务台：是退货、缺货药品登记，为需要开发票的顾客开具发票，接待和处理顾客异议的工作台。一般设置在人流较少的地方，如大型药店经常将服务台设置在出口外，离出口要保持一定的距离，不能影响顾客的进出。

②咨询导购台：咨询导购台一般临近进口处，主要是引导顾客购物，达到方便顾客的目的，可以采取人员服务与电子设备服务两种形式，实现不同性质顾客的导购方式互补。

③存包处：规模比较大的药店，尤其是开放式自选药店，一般要设置存包处，存包处一般设置在药店的入口处，配备1～2名工作人员，如果出入口在一个方向，可以将存包处和服务台合并在一处。存包处有人工存包和自动存包柜两种方式，方便不同人群根据实际进行选择。

④健康服务区：健康服务区一般设置顾客休息椅、医药知识宣传栏、提供报纸、书和杂志、意见簿、垃圾桶、便民盒、触摸屏式电子药师、电子医师系统、多媒体系统、免费体验服务设施，还可布置绿色植物，进行艺术装点，美化环境，来调试顾客的心理，将休闲、娱乐和购药融为一体。

⑤诊所：有些药店为了促进药品销售，会与医疗诊所合作经营，合营诊所要符合国家相关规定。在场所设置方面要保证药店、诊所区域分开，人员通道分开，但要保持药店与诊所之间的关联性，方便消费者的沟通。一般在药店和诊所之间可以采取透明的玻璃设置，保持药店与诊所之间视觉上的通透性，也可以在玻璃墙上开个小窗口，便于消费者在药店购药时直接咨询医生。

⑥行政办公区域与员工培训休息区：药店的办公室，通常也称主控室。它主要有两个功能，一是作为药店 POS 系统和监控系统的主机房，一是作为药店主管管理药店的指挥平台。因此，办公室的设计可以在药店的一侧，设置为玻璃透视窗，便于药店主管能够对店内发生的事务随时监控和指挥。

员工培训区可以与员工休息区合用个场所，区域里实现多种功能，如员工培训、更衣、储存、用餐、休息等。在该场所可以不定期地对员工进行知识和技能培训等。

⑦仓库：仓库的布局设计对药店药品布局安排有重大影响，因此也属于药店布局的重要一环。辅助区域的设计重点在于如何最合理、经济地解决后场与药店连接的补给线路规划。应在设计中注意以下几个方面：从仓库到药店的药品补给线路要选择最短距离以减少补货成本；从仓库到药店的流通路线，要采取单行道方式，减少各种药品补给线的交叉和共用；仓库、作业场地与药店的地面要平整一致，落差要以缓坡连接，不能出现台阶、门槛等，以保证药品补给的平稳顺畅；前后场连接处最好使用推拉门，可使出入口宽敞，利于大件药品的运送；对于实行正规配送货制的药店，仓库中的存货与上架药品之和是药店前一天销售量的 1.5 倍。

⑧其他辅助区域：我们还应根据药店的具体情况，设置一些其他区域，如经营中药材及中药饮片的药店应设置中药标本室（柜）；有与企业规模相适应、符合卫生要求的验收养护室，配备必要的验收和养护用工具及仪器设备；分装中药饮片应有符合规定的专门场所，其面积和设备应与分装要求相适应；大中型药店要设置为顾客服务的辅助区域，如卫生间、公共电话等。

3. 药品陈列的原则和基本要求 药品是药店经营的载体，药品陈列在满足相关法规的前提下，应尽可能去发挥其对提高销售的作用。设计药店货位时，应遵循以下原则（表 1－5－2）：

（1）药品陈列的原则

①符合 GSP 陈列规定原则：药品是防病治病、康复保健、防疫救灾、计划生育的重要物质，其关系到用药者的生命健康与用药安全。同时药品也是科学技术的产物，其质量易受外部条件的影响。因此，为了保证药品的质量和患者用药的安全，药品陈列应符合相关法律法规的要求：药品与非药品的分开、处方药与非处方药分开、内服药与外用药分开、易串味药与一般药品分开。

②易见、易取原则：易见，是使药品陈列容易让顾客看见。通常，以水平视线下方 20°为中心，这个位置的上 10°与下 20°之间的范围是我们最容易看见的区域。药品陈列时，注意药品应正面面向顾客，药品之间不能相互遮挡视线，放在货架的最底层的药品

要倾斜陈列或前进陈列，因为底层位置不易看见，中包装药品上架前必须全部打码上架，整箱药品不要上货架。对门店主推的药品要重点突出陈列，应将其陈列在顾客最容易看到的位置，如黄金位置、端架、堆头等。易取，即药品陈列让顾客容易拿到、容易挑选，因此药品陈列要讲究合理的高度与距离。合适的位置有利于取也利于放，太高的位置，顾客不但不方便拿，而且即使拿到了，如果不中意又不方便放回去，反而影响药品陈列的美观。

表 1－5－2　货架位置与陈列商品类别

货架位置	高　度	陈列商品
最上层	120～160cm	推荐商品，有意培养商品；到一定时间可移到下一层
第二层（黄金陈列线）	85～120cm	高毛利商品、自有品牌商品、独家代理或经销的商品
中层	50～85cm	低利润商品、上层及黄金层进入衰退期的商品
下层	10～50cm	体积较大、重量较重、易碎、毛利较低，但周转相对较快的商品

③丰满陈列原则：即药品陈列品种丰富，数量充沛。它是通过视觉上的量感和新鲜度来吸引顾客。

④先进先出、先产先出、近有效期先出原则：只有在有效期范围内的药品才能保证其安全性和有效性，药店店必须保证所销售给顾客的药品是在有效期范围以内的。顾客在选购时，通常习惯于挑选摆在货架最前面的药品，因此，药品陈列要按药品的生产批号、来货日期、生产日期先后进行合理摆放，先生产的药品或近有效期的药品应陈列在层板最前端，将有效期远的药品陈列上货架。

⑤关联性原则：关联性陈列的药品通常是种类不同但是效用方面互相补充的药品。根据联合用药的特点及顾客的购买习惯，尤其是自选区（OTC 区和非药品区）非常注重药品之间的关联性陈列，如感冒药常与清热解毒消炎药或止咳药相邻、利尿剂与消炎药相邻、维生素类药和钙制剂相邻等，关联性陈列有利于提高店面陈列的灵活性，利于产生连带销售。

⑥同一品牌垂直陈列原则：垂直陈列是指将同一品牌的药品沿上至下以垂直方向陈列在不同高度的货架层位上，销量大或包装大的药品可以采用从最上一层到最下一层全部垂直陈列，或者是部分垂直陈列，采取主辅结合陈列原则。

（2）药品陈列的基本要求　药品陈列要做好以下基本要求：①药品应按剂型、用途、储存要求以及 GSP 规定分类陈列和储存。②利于药品管理，符合企业商品分类原则，利于防损防丢失。③层板摆放应根据药品形状、体积、剂型可采取平放、斜放等方式，以达到最佳的展示效果。④过期及破损等不合格药品禁止出现在货架上。⑤用于陈列指引的标识牌、分类牌、价格牌等要求清晰、整洁、无脱落、无破损、无褪色、无污损。药品货柜、货架及服务设施要整洁，地面无杂物。货架上不要出现与销售无关的物品如抹布、个人饮水杯、提包等。⑥特殊管理药品（包括麻、精、毒、放、危险品等）应设置专柜、专人、加锁保管，并做好进、销、存记录。

考点提示

药品陈列的原则和要求。

4. 药品陈列的流程、方法和技巧 有效的药品陈列方式，可以诱导顾客的购买欲望和动机，为了满足顾客的购买心理，药店采取不同方式与技巧进行药品的陈列，促进药品的销售。

(1) 药品陈列的流程 药品陈列流程虽然简单，但是需要店员具备细致与耐心的工作态度。店员在接收经过验收合格的货品后，首先将货架清洁干净，接着将药品按批号的先后，一盒一盒地摆放到货架上，最后整理好标价牌。

(2) 药品陈列的方法

①黄金位置陈列：对于开架式销售来说，中等身材的顾客肉眼平视的地方称为黄金地带。货架的黄金位置陈列重点商品，如高毛利、主推、代工产品（OEM）、协议产品等。为充分挖掘公司陈列资源，要明确药店的黄金陈列位置，黄金陈列位置是：药店入口处、药店入口附近货架端架、主通道两侧货架、收银台位置。

②端头陈列：货架的端头是非常引人注目的场所，可以是单一商品的大量陈列（这种重复陈列必须要把有关联的商品组合陈列在一起），也可以几种商品的组合陈列。

③集中陈列：即把同一种商品集中陈列于一个地方，最适合周转快的商品，这种方法也是最常用和使用范围最广的方法。

④岛式陈列：即在店堂中央用木架、柜、玻璃等物品作为底层搭台，在台上采取整齐陈列或托盘陈列商品，顾客可以从各个方向看到商品。适用于季节性商品、促销商品、极力推荐的商品。

⑤关联陈列：即把不同类，但有互补作用的商品陈列在一起，便于顾客选择，提高顾客购买率，同时也利于营业员进行关联销售。

⑥橱窗陈列：利用药品或空包装盒，采用不同的组合排列方法展示宣传季节性、广告支持、新药品及重点促销的药品。

⑦专柜陈列：按品牌设立，一般为同一品牌的各种商品的陈列；按功能设立，将相同或关联功能的药品陈列为同一专柜，如男性专柜、减肥专柜、糖尿病专柜。

⑧柱子陈列：柱子太多的店铺会阻碍顾客的视线，但若将柱子作“主题式”陈列，不但特别而且能营造气氛。

⑨堆头陈列：根据药店推销的目的，在药店醒目的位置把需要集中推销的商品用堆头的形式进行陈列，并悬挂 POP 吸引顾客，促进销售，如当季商品、主推商品等。

(3) 促销区设置 端架和堆头的促销区需区分主促销区、次促销区、季节性商品促销区（或厂家促销活动）、品类促销区（货架前端的端架）。主促销区的品类多为目标性及常规性品类的促销，而且通常陈列在卖场的主要入口处或者主要通道最前段，让顾客一进药店就感觉到促销形象；次促销区多跟随在主促销区后，或者是通道的中间位置，作为促销的延伸或者搭配性购买商品；季节促销区可安排在主要通道的结束位置，作为刺激销售心理的再次提升；或者安排在季节性品类的附近，吸引顾客选择其他的同类商品，增加顾客选择性；或者替代主促销区，作为当季商品的强势推广，建立季节性商品的形象。

知识链接

注重女性消费心理的药店设计

在日本，连锁药妆店的最大目标顾客群体是女性，尤其是年轻女性居多。为此，日本很多门店在卖场设计上利用商品陈列来有效调动顾客的购物视线与移动路线。常见策略:①店内照明亮度维持在1600Lx以上，即使在晴天时顾客进店后也不会感到店内昏暗。②为了给顾客以商品琳琅满目的印象，采取以“沿墙壁面陈列”商品为主的铺货模式，通路货架则采用低于人体身高的设置，尽量多的陈设中心岛。③遵循“反重力陈列”原则，在铺货黄金线(人眼睛的高度)陈列最畅销的商品，而一些重量、体积大的商品则按重力原则，依次由黄金线向下陈列，扩大顾客的视线范围。④注重“色彩”搭配。通过“色”的利用，营造有效的卖场氛围,延长顾客滞留店内的时间。

扫码“看一看”

（三）药品零售

1. 药店营业员问病卖药流程

（1）问顾客需求是什么？（“您好，有什么可以帮到您的吗？”）

（2）顾客如不能明确地说出药物的，便问他现在的症状。（“您哪里不舒服？”）

（3）问顾客的病史和以前做过的相关检查。（“您有×××病吗？您检查过没有？”）

（4）问用药史和过敏史。（“您用过什么药？对×××过敏吗？”）

（5）介绍药品的功效与特点等。（“这药有×××的作用，是治疗×××的！”）

（6）介绍药品的用法用量。[“您知道怎么服用不？这药是一天吃（用）×次，一次吃（用）×粒”]

（7）叮嘱注意事项、生活禁忌、联合用药禁忌。

（8）如顾客能明确说出自己需求的药品或自己选购的药品，我们也要坚持做到介绍第6、7项步骤，给顾客介绍用法用量和注意事项。

2. 药品零售的常用方法和技巧

介绍药品，就是营业员直接向顾客推荐药品，向顾客介绍药品知识或对顾客所提出的有关药品的性能、特点、使用、保管等方面问题的答询。营业员要做到“一懂”“四会”“八知道”即懂得药品流转各个环节的业务工作，对所经营的药品会分类、会使用、会配伍、会推荐，知道药品的产地、价格、质量、性能、特点、用途、用法和保管方法。药品营业员只有十分熟悉自己所经营的药品的情况，才能得心应手的做好药品介绍工作，引起顾客的兴趣并使其购买。

（1）一般药品的介绍

①侧重介绍药品的成分、性能。对有特殊效能的药品的介绍，应从其成分、结构讲

起，再转到其效能。例如，对儿童补钙制剂的介绍，应先从其成分介绍开始，它是由优质碳酸钙和维生素 AD 组成，因而其特点是容易吸收，具有有效帮助儿童牙齿和骨骼生长的作用。

②侧重介绍药品的质量特点。顾客对药品的质量往往都有很高的期望，营业员要特别抓住构成药品质量的主要因素、药品质量的标准等，给予积极的介绍，让顾客更好的做出选购决定。

③侧重介绍名牌产品的特点。享有盛誉的名牌产品，要侧重介绍它的产地和信誉。营业员应主要介绍这些药品的产地、历史、质量工艺、信誉等，从而吸引顾客慕名购买。

④侧重介绍药品的作用特点。顾客购买药品的目的就是为了防病治病、康复保健，因此，药品营业员应抓住药品的作用特点，特别是顾客感兴趣的特点，向顾客进行介绍，有的放矢地引导顾客。

（2）新上市药品的介绍　新上市的药品顾客对其不了解，需营业员积极向顾客推荐介绍。新药，宜着重介绍该药物类别、优点、药理特性、用途及使用方法。改进药品，或者仿制药品，宜着重介绍改进所在、价格优势等，同原来药品比较有哪些进步，突出其优点。

（3）进口药品的介绍　进口药品应有中文说明，营业员介绍药品时应实事求是，着重介绍其商标品牌、作用特点、质量信誉、使用方法。应把不良反应、使用注意事项方面的情况讲清楚，切忌言过其实。

（4）代用药品的介绍　顾客需要某一药品而本店暂时没货时，营业员要从顾客的实际出发，主动、热情地向顾客介绍可代用的药品。但是，在介绍代用药品时，要注意与原定药品在规格、用途以及价格等方面相接近，如某产地的药品缺货时，介绍另一产地的同类同质药品，或介绍用途相同的另一种同类药品。

（5）滞销商品的介绍　商品的滞销，一般是因顾客需要的变化、消费水平的改变、季节的变化、地域性消费习惯的差异等原因造成的，滞销商品不等于失去了使用价值，同时，由于顾客的消费水平不一，爱好各异，总有需要它的顾客。因此，营业员要注意分析顾客的心理活动，有针对性地做好宣传介绍，并主动帮助挑选，就有可能变滞销为适销。在介绍滞销商品时，一定要实事求是，既要介绍其长处，又要指出其短处。

知识链接

如何做个好药品销售员

理货人员应定期检查药店中的产品，确保产品系列完整，规格齐全，货源充足；确保产品包装清洁，干净，无污损；检查产品是否过期；避免产品摆放凌乱，消费者不易寻找；保证产品轻拿轻放；同厂商及时沟通，了解产品信息，寻求售后服务，共同发展以满足消费者需求定期改变陈列的方式或相对位置，以求新鲜感。

3. 药品推介中常用的技巧　在药品推介中可以适时采用一些技巧，有助于促成成交，达到提高销售的目的，可以采用的技巧见表 1－5－3。

表 1-5-3 药品推荐的常用方法

方法	内容	适用人群
激将法	采用适当激励话语，促使准顾客购买	犹豫不决的顾客
行动法	马上行动，让犹豫不决的顾客下决心购买	犹豫不决的顾客
机会不再法	结合促销活动，促进顾客购买	犹豫不决，三心二意的顾客
以退为进法	以退为进，“买卖不成，仁义在”的劝导	犹豫不决或对营业员强烈不信任的顾客
刺激法	利用疾病的发展来引起顾客的重视，促进顾客购买药品	医学常识少、对疾病重视度不高的顾客
免费试用	医疗器械类商品让顾客免费试用，以得到顾客认可	所有顾客
强化大周期概念	适用于起效慢的药品，以促成更大交货量的交易	所有顾客

备注：有关具体内容可参考药品营销教材。

4. 药品连带销售的技巧

（1）药品+非药品的原则　药品+非药品主要源于在零售药店的商品中除了一部分具有国药准字的药品外，还有大量非药品的存在，比如保健品、医疗器械、日化用品、消毒用品等。因此，在药品销售过程中，可以搭配一些辅助商品。比如：在高血压用药的时候可以搭配血压计和保健品中的深海鱼油、卵磷脂等。

（2）西药+中药的原则　西药+中药主要源于在药品的销售过程中，中药和西药都有各自的优势，中药更加注重病因，西药更加注重病症的解决，因此在很多情况下，冲突很小，况且优劣势可以互补，所以通常采用西药和中药联合销售。

（3）内服用药+外用药的原则　内服药是指必须口服，经消化道才能吸收的药物。外用药是指在体表黏贴的膏药，或涂抹的药物。内服用药+外用药主要源于用药，讲究标本兼治，内外兼修。比如：过敏性荨麻疹可以内服抗组胺类药物氯雷他定、西替利嗪等，外用止痒的皮炎平、润肤膏等。

（4）主药+辅药的原则　主药+辅药源于中药用药过程中的君臣佐使，主要是解决疾病的主体用药之外，加上一些辅助用药。比如，感冒时可以用复方成分的感冒药加上增强抵抗力的维生素与矿物质类药物，如维生素 C、板蓝根颗粒、抗病毒口服液、艾条等。主药+辅药的原则在运用过程中注意不能只卖辅药而不卖主药，这样对于疾病的治疗用处不大，会带来顾客的不满意。

技能训练

三、社会药店的岗位职责与工作流程

【实训目的】

1. 熟悉社会药店各岗位职责。

2. 掌握社会药店工作流程

【实训准备】

复习有关社会药店岗位职责和工作流程等有关资料，确定学生分组；准备不同岗位涉及的岗位情景、案例；准备好笔、笔记本；

【实训步骤】

扫码“看一看”

1. 集体参观校内模拟药房。

2. 三人一组，观察社会实体药店的工作岗位，以及工作人员的工作内容，并记录。

3. 通过情景模拟展示各岗位工作内容和流程的掌握，相互点评，教师讲评。

4. 组织学生进行案例讨论，引导学生应用所学理论知识来分析问题。

【实训考核】

项目	考核内容		标准分（100）	评分标准	得分
职业素养（5分）	衣帽整洁，仪表端庄		2	学生着工作服；女生不得披头发；男女生不得穿拖鞋；	
	报告班级、姓名、操作项目		1	向观摩者和评判者致敬，汇报清晰	
	举止得体，语言清晰		2	仪态大方，吐字清晰，声音适度	
实训实施（65分）	服务沟通礼仪	形态礼仪	6	站姿、手势、表情符合各岗位工作的基本要求（各2分）	
		服务礼仪	5	面对患者的：见面问候（3分）；离开道别（2分）	
		沟通技巧	10	根据不同岗位的工作特点，表现出与顾客或同事间的沟通技巧（每个1分，不超过10分）	
	专业能力	对工作场景的判断和解释	15	判断正确（5分）；内容解释正确（10分）	
		岗位工作流程	15	说出并画出岗位工作流程图（每个步骤正确1分，顺序正确1分，总分不超过15分）	
		岗位职责和要求	14	说出所模拟岗位的工作职责和要求（每个2分，不超过14分）	

续表

项目	考核内容	标准分（100）	评分标准	得分
理论知识（30分）	药店岗位的工作内容	10	说出一个正确2分，总分不超过10分	
	药店岗位的工作流程	10	说出一个正确2分，总分不超过10分	
	药店的岗位设置	10	说出一个正确1分，总分不超过10分	

【实训思考】

1. 社会药店的岗位有哪些？
2. 社会药店各岗位职责是什么？

四、药品陈列摆放与零售技能训练

【实训目的】

1. 掌握药品陈列的原则和方法。
2. 熟悉药品销售技巧及注意事项。
3. 培养学生完成药品分类陈列和药品零售的能力，为完成处方调配任务或药品销售打下基础。

【实训准备】

复习有关药品陈列、药品零售技巧等有关资料；准备药品和药柜；准备几个不同的销售场景。

【实训步骤】

1. 首选按照“六分开”原则粗分，再按用途细分。
2. 外观相似或发音相近的药品分开摆放，同一药品但不同规格的药品分开摆放；同种药品不同批号的分开摆放，不能混批。
3. 按照常用的药品用途进行细分。
4. 按照药品陈列摆放原则和方法进行陈列。
5. 按照零售技巧进行零售训练。

【实训考核】

任意给出陈列药品或药品零售场景，按照以下考核表完成上述实训技能的考核。

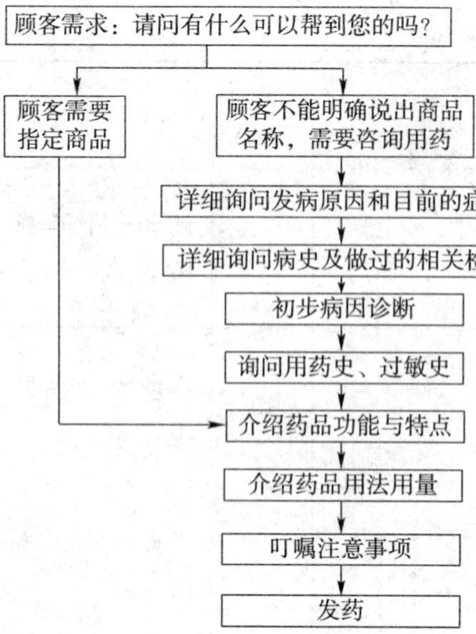

图 1-5-2　药店营业员问病卖药流程

项目	考核内容		标准分（100）	评分标准	得分
职业素养（5分）	衣帽整洁，仪表端庄		2	学生着工作服；女生不得披头发；男女生不得穿拖鞋	
	报告班级、姓名、操作项目		1	向观摩者和评判者致敬，汇报清晰	
	举止得体，语言清晰		2	仪态大方，吐字清晰，声音适度	
实训实施（70分）	药品陈列（40分）	分区分类摆放	20	按照药品陈列原则和方法； 1. 区域正确（5分，错1个扣0.5分，扣完为止） 2. 分类正确（5分，错1个扣0.5分，扣完为止） 3. 易混淆品种正确分隔（4分，错1个扣0.5分，扣完为止） 4. 剂型相对集中（3分，错1个扣0.5分，扣完为止） 5. 同品名或同品种不同规格药品相邻摆放（3分，错1个扣0.5分，扣完为止）	
		整齐摆放	20	1. 层板摆放一条线（5分，错1个扣0.5分，扣完为止） 2. 前置陈列一条线（5分，错1个扣0.5分，扣完为止） 3. 上下垂直一条线（5分，错1个扣0.5分，扣完为止） 4. 排列方向一条线（5分，错1个扣0.5分，扣完为止）	

续表

项目	考核内容		标准分（100）	评分标准	得分
	零售能力（30分）	沟通能力	5	1. 对患者粗暴、说话不清楚、不大方、紧张、眼神闪烁游离，待人不亲切扣0.5分 2. 出现禁语，待人不礼貌扣0.25分	
		问病	5	1. 详细询问患者的症状，做出正确的判断（1分） 2. 详细询问患者的生活、卫生习惯，判断病因（1分） 3. 详细询问患者的其他的症状（1分） 4. 详细询问患者的诊疗情况（1分） 5. 询问患者的既往病史、过敏史等（1分）	
		推荐药物	10	1. 准确的推荐2～3种药物，体现联合用药（2分） 2. 准确介绍所推荐药品的治疗作用、用法用量及注意事项（4分） 3. 准确判断联合用药和介绍药物之间的相互作用及禁忌证的（3分） 4. 能快速准确地找到所需要的药品的（1分）	
		健康指导	10	针对顾客的疾病提出有效的健康指导：比如饮食、卫生习惯以及其他物理康复治疗方法（每个2分，总分不超过10分）	
理论知识（25分）	药品陈列的原则		5	说出一个正确1分，总分不超过5分	
	药品陈列的方法要点		10	说出一个正确1分，总分不超过10分	
	药品零售流程和技巧		10	说出药品零售的基本流程和技巧，说出一个正确1分，总分不超过10分	
合计					

备注：

1. 考核方式：教师与学生一（或二）对一考试；
2. 考核场所：模拟药房；
3. 学生按号数每次2人进入考场，每人准备5分钟后开考；
4. 待考学生由班级学委维持秩序在考场外准备，不得进入考场。

【实训思考】

1. 药品陈列的基本原则有哪些？
2. 药品零售的技巧有哪些？

扫码“看小结”

目标检测

扫码“练一练”

一、选择题

【A_1型题】

1. 营业面积多在400m^2左右，经销品种10000余种，竞争最为激烈，这种药店一般地处

A. 商业中心　B. 一般商业街　C. 医院附近　D. 大型超市中　E. 住宅区

2. 药店选址需考虑的因素是

A. 客流量　B. 交通因素　C. 分店与配送中心的关系　D. 购买力　E. 以上均是

3. 药品零售企业应当分柜摆放的药品是

A. 处方药、非处方药　B. 甲类非处方药、乙类非处方药　C. 处方药、甲类非处方药　D. 处方药、乙类非处方药　E. 以上都不对

4. 社会药店的质量负责人必须是

A. 药师　B. 主管药师　C. 副主任药师　D. 执业药师　E. 主任药师

【X型题】

5. 药品陈列的原则

A. 按药品功能和主治进行分类
B. 易见、易取原则
C. 先进先出、先产先出、近有效期先出原则
D. 丰满陈列原则
E. 关联性原则

6. 药品连带销售用药过程中可以遵循的原则有

A. 主药＋辅药的原则
B. 内服用药＋外用药的原则
D. 药品＋非药品的原则
C. 西药＋中药的原则
E. 药品＋医疗器械

7. 以下是成交的注意事项的是

A. 切忌强迫顾客购买　B. 切忌表示不耐烦　C. 不能大胆提出成交要求　D. 进行交易，干脆快捷，切勿拖延　E. 多拿几个同类的商品让顾客做选择

二、问答题

1. 影响药店选址的因素有哪些？

2. 药店岗位工作职责有哪些？

三、案例分析

张大爷经营药店已有许多年，如今年纪大后将门店转交给儿子张先生来管理，张先生接手后对门店进行了一次大装修，装修完成后对药品重新摆设陈列时，与药师发生了争执，张先生希望药品陈列要以美观大方为主，而药师执意要坚持原来的陈列方式，于是门店陈列工作很难继续往下展开。

讨论：药学服务与药品陈列有什么关系？

（刁爱芹）

扫码"看解析"

任务六　静脉用药配置中心的药学服务内容与技能训练

扫码"学一学"

学习目标

知识要求　**1. 掌握**　静脉用药集中调配的概念、意义、操作基本流程。

2. 熟悉　静脉用药配置中心的 12 个岗位的工作职责。

3. 了解　静脉用药集中调配的社会与经济效益，发展概况等。

技能要求　1. 能初步掌握 PIVAS 核对技能与无菌操作技术，初步开展普通药物、抗生素药物及全静脉营养液的混合调配工作。

2. 会应用药学相关知识发现及解决审方过程中碰到的问题，使用各种静脉调配所需设备。

案例导入

案例：患者，女，52 岁。患有消化道溃疡，近期因不规律饮食后出现胃肠道绞痛等症状。医生给予注射用多索茶碱治疗。医嘱处方：注射用奥美拉唑钠 20mg 与注射用丁溴酸东莨菪碱 0.3mg（1ml）加入 0.9% 氯化钠注射液 100ml qd 静脉给药，后医嘱处方传递至静配中心。

讨论：审方药师在审核该静脉配置药物的处方应该给予医师什么建议？

理论知识

随着现代医药科技的发展，液体药物静脉输注的治疗模式已由开放式、半开放式向着全密闭式的输液方式转换。静脉药物治疗是临床最常用的治疗方法之一，因其起效快，生物利用度高以及较易控制血药浓度而受到临床普遍重视。

实施静脉用药集中调配，对提升静脉输液成品质量，促进临床静脉用药安全、有效、经济、适当具有极其重要的意义。为解决静脉用药集中调配问题，静脉用药集中调配中心（室）（Pharmacy intravenous admixture service，简称 PIVAS）应运而生。

一、静脉用药配置中心的概述

（一）静脉用药配置中心的概念、出现的原因、意义

1. 静脉用药配置中心的概念 静脉药物配置中心（PIVAS）是指在符合国际标准、依据药物特性设计的操作环境下，经过药师审核的处方由受过专门培训的药技人员严格按照标准操作程序进行全静脉营养、细胞毒性药物和抗生素等静脉药物的配置，为临床提供优质的产品和药学服务的机构。静脉药物配置中心将原来分散在病区治疗室开放环境下进行配置的静脉用药，集中由专职的技术人员在万级洁净、密闭环境下，局部百万级洁净的操作台上进行配置。

2. 静脉用药配置中心出现的原因 医院的临床用药以往的模式是药物的溶解、配置均在非洁净的环境中进行，而输液则在半开放的状态下进行，由此所造成的药物污染、配伍不合理、药物不良反应、交叉感染、交叉耐药，以及操作人员长期吸入或接触化疗药品、抗生素等药物而导致身体损害等问题则无可避免。长此以往，不仅会降低药物的临床疗效，甚至引发严重的事故，同时还会损害医务人员的身体健康。这种先洁净后污染的情况使得优质药品在临床用药过程中不能保证质量和发挥应有的疗效。

传统的临床静脉药物配液的过程是由护士在未封闭的治疗室中操作的。缺点：一是护理人员的工作量加大了，浪费了药物和设备；二是治疗室是一个开放的空间，人员及非净化空气的流动不可避免，配液过程均暴露于非净化空气中，配制时药液被污染的概率增大了。再者，有可能患者会出现像电解质平衡紊乱造成的并发症以及所配药液存在配伍禁忌等问题。

而随着现代医药科技的发展，液体药物静脉输注的治疗模式已由开放式半开放式向着全密闭式的输液方式转换。因此，为解决上述问题，用于纠正原来分散在病区治疗室开放环境下进行配置的静脉用药的静脉用药配置中心应运而生。

3. 建立静脉用药配置中心的意义 药品在生产过程中，是通过 GMP 实行质量控制的，但现在使用环节上，药品的质量还是缺少有效的管理规范来控制。正因如此，建立静脉药物集中配置的目的是对药品使用环节的质量加强控制，药品质量的稳定性得到保证，患者用药的安全性、有效性得到提高；实现医院药学由单纯供应保障型向技术服务型转变，建立以患者为服务对象的药学模式，提高医院的现代化医疗质量和管理水平。

考点提示

建立 PIVAS 对于医院药学发展起到重要的作用与转换了药师的角色。

（二）静脉用药配置中心的效益

1. 静脉用药配置中心的社会效益

（1）PIVAS 是促进临床药学发展的全新平台　药师通过审方、合理用药设计、参与临

床查房、收集药品不良反应（ADR）信息、参与制定用药方案、确保用药安全。

（2）PIVAS 全面提升临床医疗质量　确保配置质量和用药安全，临床因配置引起的输液反应发生率降为 0。

（3）PIVAS 全面加强了医务人员的职业防护　实现了药物配置从“暴露环境”到“洁净环境”的转变，彻底解决了细胞毒性药物等的职业防护难题。

（4）PIVAS 可以优化资源配置，实现资源共享　实现了药品信息、医嘱信息、调剂信息共享，并通过研究开发安全用药防火墙，预防 ADR 的发生。集中配置还可实现药品合理共享、耗材合理共享。

（5）PIVAS 优化人力资源配置　节约了护理人员，“把时间还给护士，把护士还给病人”。使药师从单纯发药等简单重复劳动中解放出来，充分发挥其各自专业优势。

（6）PIVAS 加强医院药事管理，深化医院改革　通过促进合理用药、杜绝药品回扣、为医院制定合理用药政策提供依据等方式，使病人每日平均用药量及每日药费平均下降约 30%。

（7）PIVAS 深入进行了风险控制研究，实现了全面质量管理　针对 PIVAS 工作流程每个环节中存在的可能风险，PIVAS 从环境质量、配置过程、人员培训、操作规范等各个方面建立健全各项规章制度、操作规程、人员职责及细则、岗位职责及细则。

2. 静脉用药配置中心的折叠经济效益

（1）创造经济效益，广东、上海、山东、云南、黑龙江等地物价都批准了 PIVAS 配置收费，配置普通盐水收费 3 元、抗生素 5 元、化疗药 15 元、营养药 20 元，1500 张床位日均配置为 4000 组以上，每日收入在 2 万以上。

（2）加强了药品管理，账物相符率高达 100%。药物失效和流失为零，污染和破损几乎为零。

（3）实行药品、耗材的合理分享。实行同品种集中配置，节约一次性空针等耗材。

（4）避免了因输液反应引起的医疗纠纷，也就避免了由此引起的直接误工损失、间接经济损失和社会影响。此部分难以估量。

（三）静脉用药配置中心的发展概况

1969 年，世界上第一所 PIVAS 建立于美国俄亥俄州州立大学医院。随后，美国及欧洲各国的医院纷纷建立起自己的 PIVAS。时至今天已发展成为医院药师的重要工作内容之一。早在 1999 年，在美国 93% 的盈利性医院建有 PIVAS，100% 的非盈利性医院建立有 PIVAS，西方发达国家的美国、英国、澳大利亚、新西兰等教学医院均建有 PIVAS。

我国第一个 PIVAS 于 1999 年在上海市静安区中心医院建立。此后，广州、上海及其他省市也相继建立 PIVAS。卫生部 2002 年颁布的《医疗机构药事管理暂行规定》中指出：要根据临床需要逐步建立全静脉营养和肿瘤化疗药物等静脉液体配置中心，实行集中配置和供应。2010 年，原卫生部颁布的《静脉用药集中调配质量管理规范》进一步推动 PI－VAS 的健康发展。

二、静脉用药集中调配中心的工作流程

为了提升静脉输液成品质量，促进临床静脉用药安全，静脉用药集中调配中心必须严格按照《静脉用药集中调配操作规程》开展工作。

静脉用药集中调配中心的工作流程是：临床医师开具静脉输液治疗处方或用药医嘱—

用药医嘱信息传递—药师审核—打印标签—贴签摆药—核对—混合调配—输液成品核对—输液成品包装—分病区放置于密闭容器中、加锁或封条—由专人送至病区—病区药疗护士开锁（或开封）核对签收。给患者用药前护士应当再次与病历用药医嘱核对无误才能给患者静脉输注用药（PIVAS 工作流程见图 1－6－1 和图 1－6－2）。

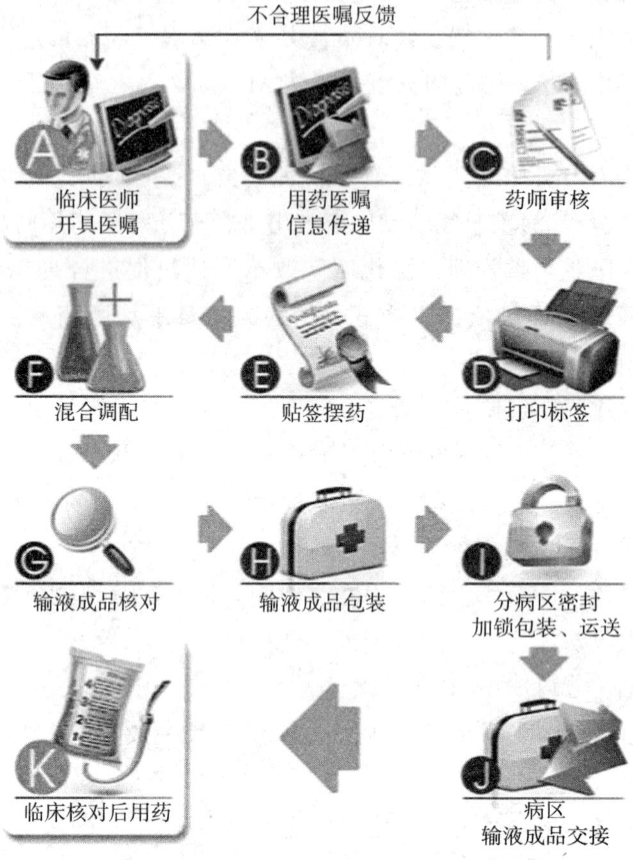

图 1－6－1 静配工作流程图

考点提示

熟悉 PIVAS 工作流程对于实践开展静脉用药集中调配极其必要。

（一）临床医师开具处方或用药医嘱

医师依据对患者的诊断或治疗需要遵循安全、有效、经济、合理用药的原则，开具处方或用药医嘱，其信息应当完整、清晰。

病区按规定时间将患者次日需要静脉输液的长期医嘱传送至静脉用药集中调配中心（室）。临时静脉用药医嘱调配模式可由各医疗机构按实际情况自行规定。

（二）药师审核处方或用药医嘱

负责处方或用药医嘱审核的药师逐一审核患者静脉输液处方或医嘱，确认其正确性、合理性与完整性。

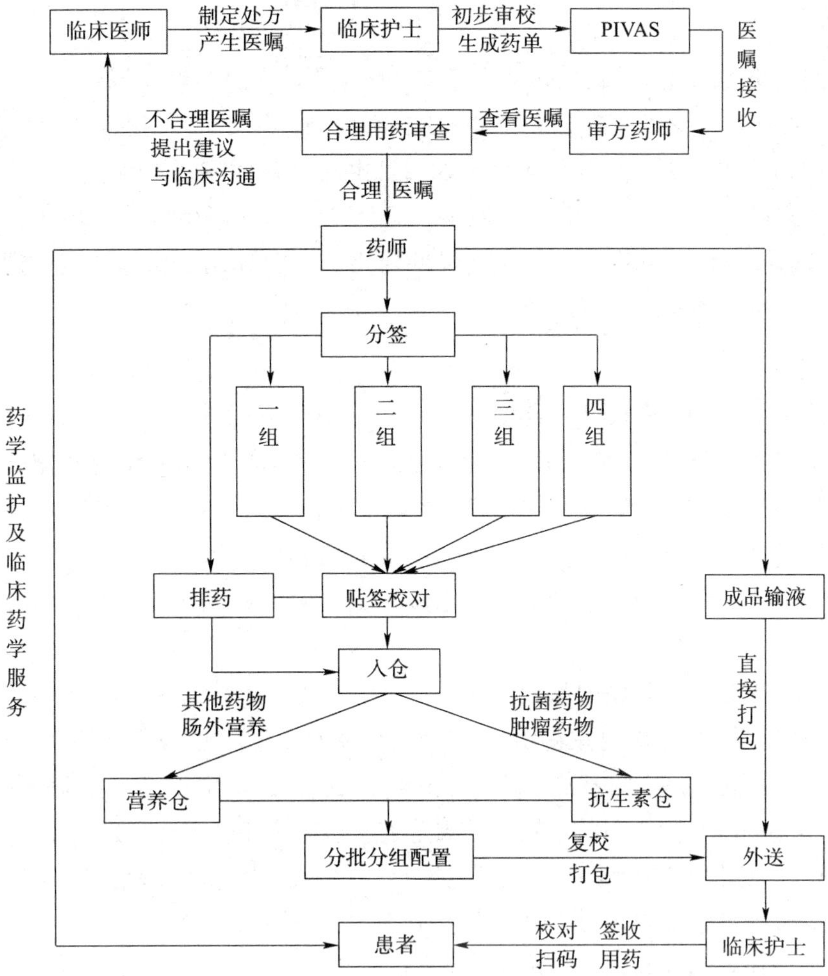

图 1-6-2　静配中心药学服务示意图

药师主要审核内容包括：

1. 处方或用药医嘱内容应当符合《处方管理办法》《病历书写基本规范》的有关规定。首先对处方书写正确、完整、清晰以及无遗漏信息等形式进行审查。

2. 分析鉴别临床诊断与所选用药品的相符性。

3. 确认遴选药品品种、规格、给药途径、用法、用量的正确性与适宜性，防止重复给药。

4. 确认静脉药物配伍的适宜性，分析药物的相容性与稳定性。

5. 确认选用溶媒的适宜性，溶媒的用量是否合适。

6. 确认静脉用药与包装材料的适宜性。

7. 确认药物皮试结果和药物严重或者特殊不良反应等重要信息。

8. 需与医师进一步核实的任何疑点或未确定的内容。

药师对处方或用药医嘱存在错误者，应当及时与处方医师沟通，请其调整并签名。因病情需要的超剂量等特殊用药，医师应当再次签名确认。对用药错误或者不能保证成品输液质量的处方或医嘱应当拒绝调配。以上内容体现出药师提供良好的药学服务的素养。

案例解析

本案例中使用的 0.9% 氯化钠 + 奥美拉唑钠 + 丁溴东莨菪碱，根据查询的《346 种注射剂药物配伍禁忌表》，奥美拉唑钠 pH 10.3 – 11.3，丁溴东莨菪碱 pH 3.7 – 5.5；查《临床用药须知》丁溴东莨菪碱给药说明：本品在碱性溶液中易失活，忌与碱性药液配伍使用，可见二者之间存在配伍禁忌；药师应该指导医生应分开使用奥美拉唑钠与丁溴东莨菪碱。以上医嘱若不纠正会降低药物的治疗作用，增加毒副作用，导致药源性疾病的产生，甚至发生医疗事故。

（三）打印标签与标签管理

1. 打印输液处方标签 经药师适宜性审核的处方或用药医嘱，汇总数据后以病区为单位，将医师用药医嘱打印成输液处方标签（简称输液标签）。将输液标签按处方性质和用药时间顺序排列后，放置于不同颜色（区分批次）的容器内，以方便调配操作。

2. 输液标签编号 由电脑系统自动在输液标签上生成编号，编号方法由各医疗机构自行确定。

3. 输液标签粘贴与打印备份输液标签 应当按照《静脉用药集中调配质量管理规范》有关规定采用电子处方系统运作或者采用同时打印备份输液标签方式。输液标签贴于输液袋（瓶）上，备份输液标签应当随调配流程，并由各岗位操作人员签名或盖签章后，保存 1 年备查。

4. 输液标签内容 除应当符合相关的规定外，还应当注明需要特别提示的下列事项：

（1）按规定应当做过敏性试验或者某些特殊性质药品的输液标签，应当有明显标识。

（2）药师在摆药准备或者调配时需特别注意的事项及提示性注释，如用药浓度换算、非整瓶（支）使用药品的实际用量等。

（3）临床用药过程中需特别注意的事项，如特殊滴速、避光滴注、特殊用药监护等。

（四）贴签摆药与核对

1. 核对输液标签 摆药前药师应当仔细阅读、核查输液标签是否准确、完整，如有错误或不全，应当告知审方药师校对纠正。

2. 摆药 按输液标签所列药品顺序摆药，按其性质、不同用药时间，分批次将药品放置于不同颜色的容器内；按病区、按药物性质不同放置于不同的混合调配区内。

3. 摆药核对 摆药时需检查药品的品名、剂量、规格等是否符合标签内容，同时应当注意药品的完好性及有效期，并签名或者盖章。

4. 摆药注意事项

（1）摆药时，确认同一患者所用同一种药品的批号应相同。

（2）摆好的药品应当擦拭清洁后，方可传递进入洁净室。

（3）每日应当对用过的容器按规定进行整理擦洗、消毒，以备下次使用。

5. 摆药准备室补充药品

（1）每日完成摆药后，应当及时对摆药准备室短缺的药品进行补充，并应进行校对。

（2）补充的药品应当在专门区域拆除外包装，同时要核对药品的有效期、生产批号等，严防错位，如有尘埃，需擦拭清洁后方可上架。

（3）补充药品时，应当注意药品有效期，按先进先用、近期先用的原则。同一种药品，批号不同应分开摆放。

(4) 对氯化钾注射液等高危药品应当有特殊标识并放于固定位置。

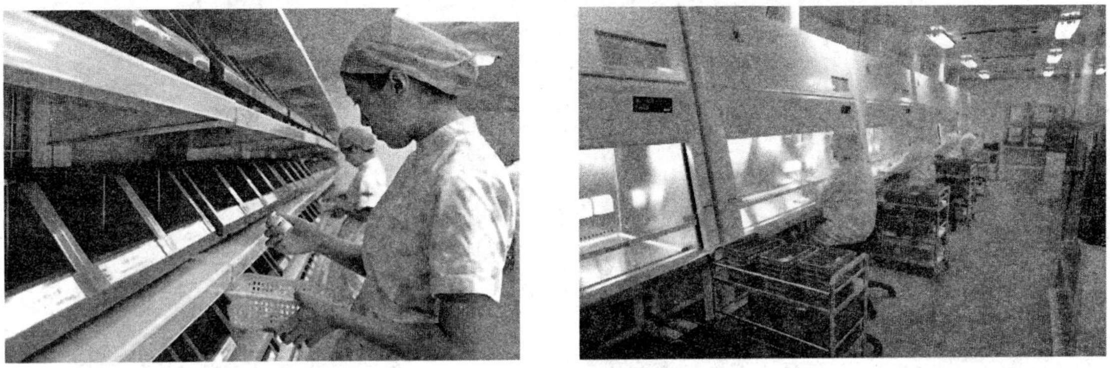

图1－6－3 静配审核摆药示意图

6. 摆药核对操作规程

(1) 将输液标签整齐地贴在输液袋（瓶）上，但不得将原始标签覆盖。

(2) 药师摆药应当双人核对，并签名或盖章。

(3) 将摆有注射剂与贴有标签的输液袋（瓶）的容器通过传递窗送入洁净区操作间，按病区码放于药架（车）上。

（五）静脉用药混合调配

为保证静脉用药安全，静脉用药集中调配应严格执行各项无菌操作规程。即要求对配置场所进行清洁消毒，静脉用药集中调配中心人员按无菌操作规程混合调配静脉用药。药品的混合调配要求：配置百级生物安全柜，供抗生素类和危害药品静脉用药集中调配使用；设置肠外营养药品调配间，配备百级水平层流洁净台，供肠外营养液和普通输液静脉用药集中调配使用。

1. 配置场所的清洁消毒

(1) 生物安全柜的清洁与消毒　每天在操作开始前，应当用醮有75％乙醇的无纺布擦拭工作区域的顶部、两侧及台面，顺序应当从上到下，从里向外。在调配过程中，每完成一份成品输液调配后，应当清理操作台上废弃物，再用75％ 乙醇消毒台面。

每天操作结束后，应当彻底清场，先用常水清洁，再用75％乙醇擦拭消毒。每天操作结束后应当打开回风槽道外盖，先用蒸馏水清洁回风槽道，再用75％乙醇擦拭消毒。

(2) 水平层流洁净台的清洁与消毒　每天在操作开始前，有1～2位调配人员提前启动水平层流台循环风机和紫外线灯，30分钟后关闭紫外灯，再用醮有75％乙醇的无纺布擦拭层流洁净台顶部、两侧及台面，顺序为从上到下，从里向外进行消毒；然后打开照明灯后方可进行调配。在调配过程中，每完成一份成品输液调配后，应当清理操作台上废弃物，再用75％乙醇消毒台面。每天调配结束后，应当彻底清场，先用常水清洁，再用75％乙醇擦拭消毒。

2. 静脉用药集中调配中心（室）人员无菌操作规程

(1) 进出静脉用药集中调配中心（室）更衣规程　进出静脉用药集中调配中心（室）应当更换该中心（室）工作服、工作鞋并戴发帽。非本中心（室）人员未经中心（室）负责人同意，不得进入。

(2) 进入十万级洁净区规程（一更）　换下普通工作服和工作鞋，按六步洗手清洁消毒法洗手消毒并烘干。穿好指定服装并戴好发帽、口罩。

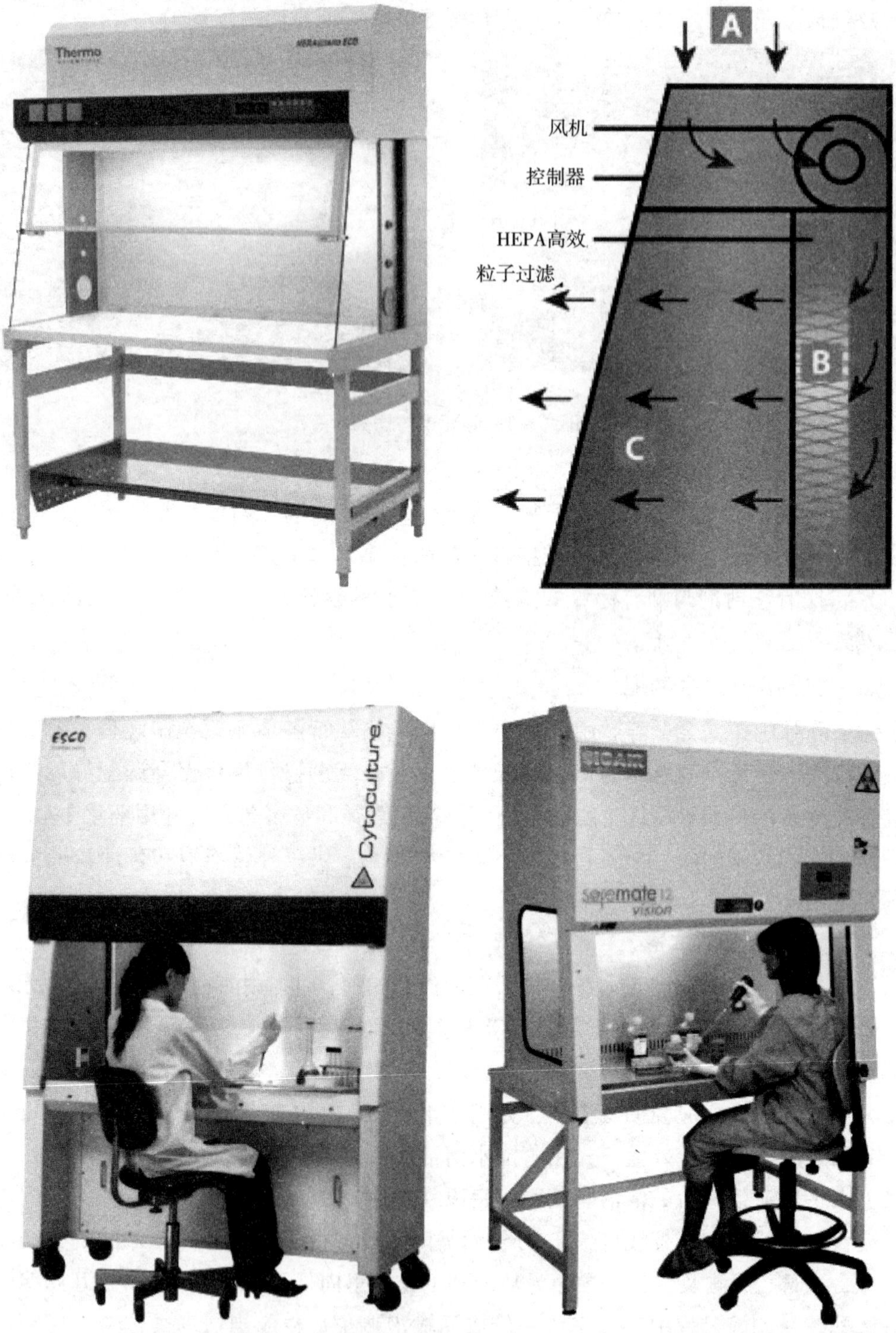

图1-6-4 无菌操作台示意图

(3) 进入万级洁净区规程（二更） 更换洁净区专用鞋、洁净隔离服。手消毒，戴一次性手套。

(4) 离开洁净区规程 临时外出，在二更室脱下洁净隔离服及帽子、口罩整齐放置，一次性手套丢入污物桶内；在一更室应当更换工作服和工作鞋。

重新进入洁净区时，必须按以上更衣规定程序进入洁净区。当调配结束时，脱下的洁净区专用鞋、洁净隔离服进行常规消毒，每周至少清洗2次；一次性口罩、手套一并丢入污物桶。

3. 静脉用药混合调配操作规程的无菌操作

（1）调配操作前准备　按更衣操作规程，进入洁净区操作间，首先用醮有 75% 乙醇的无纺布从上到下、从内到外擦拭层流洁净台内部的各个部位。

（2）调配操作程序　用 75% 乙醇喷瓶消毒输液袋（瓶）的加药处。除去粉针剂瓶盖，用 75% 乙醇消毒安瓿瓶颈或粉针剂瓶胶塞。每完成一组输液调配操作后，应当立即清场，用醮有 75% 乙醇的无纺布擦拭台面。

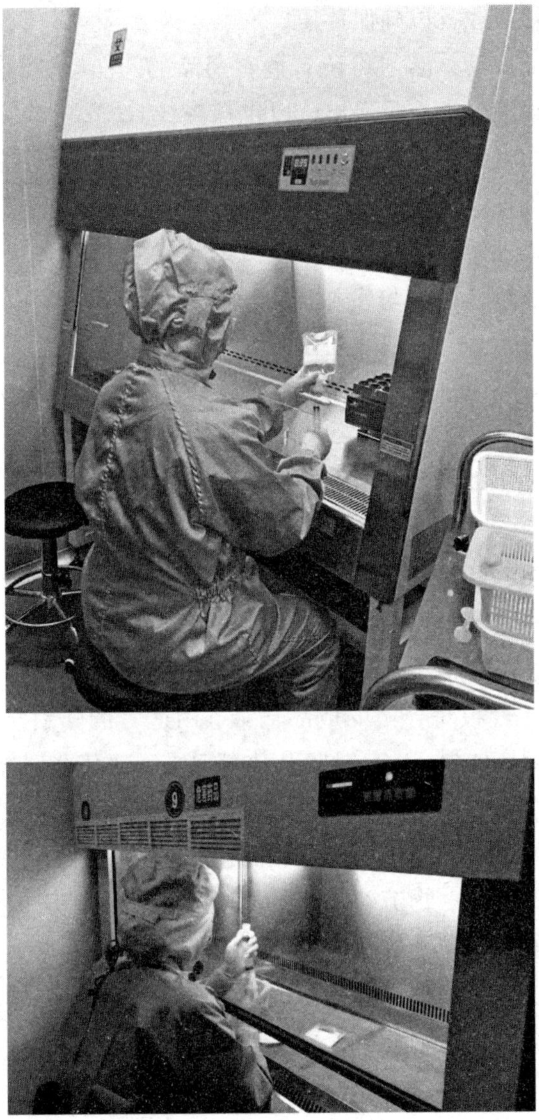

图 1-6-5　静配调配操作示意图

（3）每天调配工作结束后，按本规范和操作规程的清洁消毒操作程序进行清洁消毒处理。

4. 静脉用药混合调配注意事项

（1）不得采用交叉调配流程。

（2）静脉用药集中调配所用的药物，如果不是整瓶（支）用量，则必须将实际所用剂量在输液标签上明显标识，以便校对。

（3）若有两种以上粉针剂或注射液需加入同一输液时，应当严格按药品说明书要求和药品性质顺序加入；对肠外营养液、高危药品和某些特殊药品的调配，应当制定相关的加药顺序和调配操作规程。

（4）调配过程中，输液出现异常或对药品配伍、操作程序有疑点时应当停止调配，报告当班负责药师查明原因，或与处方医师协商调整用药医嘱；发生调配错误应当及时纠正，重新调配并记录。

5. 调配操作危害药品时注意事项

（1）危害药品调配应当重视操作者的职业防护，调配时应当拉下生物安全柜防护玻璃，前窗玻璃不可高于安全警戒线，以确保负压。

（2）危害药品调配完成后，必须将留有危害药品的药瓶、安瓿等单独置于适宜的包装中，与成品输液及备份输液标签一并送出，以供核查。

（3）调配危害药品用过的一次性注射器、手套、口罩及检查后的药瓶、安瓿等废弃物，按规定由医疗机构统一处理。

（4）危害药品溢出处理按照国家相关规定执行。

（六）成品输液的核对、包装与发放

1. 成品输液的检查与核对

（1）检查输液袋（瓶）有无裂纹，输液应无沉淀、变色、异物等。

（2）进行挤压试验，观察输液袋有无渗漏现象，尤其是加药处。

（3）按输液标签内容逐项核对所用输液和空药瓶与安瓿的药名、规格、用量等是否相符。

（4）核检非整瓶（支）用量患者的用药剂量和标识是否相符。

（5）各岗位操作人员签名是否齐全，确认无误后核对者应当签名或盖章。

（6）核查完成后，空安瓿等废弃物按规定进行处理。

2. 成品输液的包装 经核对合格的成品输液，用适宜的塑料袋包装，按病区分别整齐放置于有病区标记的密闭容器内，送药时间及数量记录于送药登记本。在危害药品的外包装上要有醒目的标记。

3. 成品输液的发放 将密闭容器加锁或加封条，钥匙由调配中心和病区各保存一把，由配送人员及时送至各病区或由物流轨道小车送至病区，经责任护士开锁或启封后逐一清点核对，并注明交接时间，无误后，在送药登记本上签名。

课堂互动

1. 对比医院成立静脉药物调配中心前后对静脉药物质量的变化？

2. 为什么过去在开放的环境中配制静脉输液，存在操作人员接触化疗药品、抗生素等药物而导致身体损害而且药物易受到污染等问题？

3. 现在成立 PIVAS 以后上述问题还存在吗？为什么？

扫码“学一学”

三、静脉用药配置中心各岗位简介

（一）静脉用药配置中心负责人岗位

该岗位主要是负责管理静脉用药集中调配整体工作，确保工作正常开展，对中心的各类工作人员进行规章制度、岗位职责、工作流程、调配工作的培训指导、考核和监督管理。

（二）药师参与临床静脉用药岗位

静脉用药配置中心药师参与临床用药，主要职责任务：审核静脉用药医嘱适宜性与正确性；参与临床静脉输液的应用，提供有关静脉药物咨询服务，宣传输液合理用药知识，直接向临床医师、护士、患者以及其他有关人员提供静脉用药咨询服务；负责与指导本中心静脉用药调配与使用有关的技术事宜；开展静脉用药处方评价、药物评价和药物利用研究；做好实习生、进修生的岗位带教工作。

（三）处方审核岗位

处方审核岗位由经过培训的主管药师以上药学专业技术人员担任，负责病区用药医嘱（处方）的接收、审核及退领工作，并安排摆药。处方审核岗位药师应依据《处方管理办法》有关规定审核处方，认真执行落实用药医嘱适宜性和“四查十对”审核，审核选用溶媒、载体的适宜性和相容性。

（四）摆药贴签岗位

摆药贴签岗位由经过培训的药学专业技术人员担任，负责对当日的临时医嘱、更改的长期医嘱和次日的长期医嘱静脉输注用药进行摆药与贴签工作。具体负责对每位患者的当日临时医嘱、更改的长期医嘱和次日的长期医嘱按标签所列品名、剂型、规格及数量逐一摆发药；标注静脉用药调配时需特别注意的用量；按调配批次、科室、加药种类不同，分别放置。并有第二者按上述工作内容和流程逐一进行核对，确认其正确性。

（五）静脉用药调配岗位

静脉用药调配岗位由经过培训的专业技术人员担任，负责静脉用药配置中心（室）内所有输液的调配工作。必须严格遵守《静脉用药调配质量管理规范》和《静脉用药调配操作规程》以及本中心（室）制定的静脉调配及调配时现场第二人核对制度，要高度重视高危药品和危害药品的浓度与调配时的用量，并在两份输液标签上有注明，以供核查。

（六）成品核对岗位

成品核对岗位由经过培训的药学专业技术人员担任，负责对静脉用药配置中心（室）内调配完毕的所有静脉用药进行复核，在两份输液标签或相应的复核记录上签名确认并将输液分病区集中放置，安排包装人员进行包装。

成品核对人员须严格把关，对输液所用的溶媒名称、溶媒体积、成品输液的体积、颜色、密闭性、不溶性微粒等进行检查，一旦发现调配有误或有疑问，立即停发，进行处理，确保万无一失。

（七）成品输液包装运输岗位

负责对 PIVAS 内调配完毕的所有静脉输液进行打包、分区，放入病区周转箱。加锁或者封条，准时将成品输液运送到各个病区。

（八）PIVAS 二级药库管理员岗位

负责根据 PIVAS 内用药情况制订进药计划，负责管理好药库内的固定资产，严格管理药品的进出库及药品的储存。

（九）仪器设备养护岗位

负责确保 PIVAS 的设备都处于良好状态。

（十）清洁消毒与清场岗位

1. 为净化工作环境、保证药品调配质量，营造一个洁净无菌的良好工作环境。

2. 调配工作结束后，对洁净区内所有仪器设备、各种辅助用品及洁净区内的门、窗、椅等进行严格清洁、消毒等卫生打扫和整理工作。确保物品干净、整洁、摆放有序，调配间内无灰尘、无药迹、无死角残留，相关调配用品符合无菌或清洁标准，保障调配间万级洁净度及操作台局部百级。

（十一）废弃物处置岗位

预防医源性疾病和污染环境，有效管理静脉用药调配中心的各种垃圾，特别是医疗危害药物产生的废弃物。

（十二）文件保管岗位

主要负责文件的收、发、存等管理工作。制定文件管理的制度；负责文件档案的装订、调阅、传递等工作。

（十三）安全保卫岗位

静脉用药调配中心所有成员都应高度重视安全和规范操作，对药品、设施、设备、文件以及清洁卫生、生活和医疗垃圾等全面加强安全管理。

四、药学服务在静配中承担的工作职责

静脉用药配置中心的工作是将医生、药师、护士、患者紧密地联系在一起，为药学服务于临床搭建了一个平台。药师在通过审核处方时发现问题及时与临床沟通，以便及时纠正不合理医嘱，使医生也引起注意，再定期将医嘱中常存在的问题以药讯的形式汇总后发送给临床，故极大地提高了药物的有效性和安全性，保证了患者的用药安全，避免了医疗隐患，真正体现了以患者为中心的药学服务理念。

（一）药师参与临床静脉用药提供药学服务的工作职责

静脉用药配置中心药师应参与临床用药，主要职责任务：审核静脉用药医嘱适宜性与正确性；参与临床静脉输液的应用，协助医师正确遴选药品，指导帮助护士正确使用药品；负责与指导本中心静脉用药调配与使用有关的技术事宜。参与临床用药工作，主要有以下工作：

1. 药师参与临床静脉用药工作

应由高等学校药学专业本科及以上学历，并取得中级以上药学专业技术职称和有实际工作经验的人员担任，在静脉用药配置中心（室）主任领导下，负责根据科室学科发展规划，围绕科室中心工作，开展临床药学服务。

2. 参与临床静脉用药岗位药师应组成专业组，分管临床各专业，选定一人担任岗位主管，负责本专业组的管理，参加质量领导小组。

3. 参与临床静脉用药岗位药师除审核用药医嘱外，应规定一定时间参与临床静脉药物治疗实践，实施药学监护，参与查房、会诊、疑难危重病例讨论，参加危重患者的救治讨论，对药物治疗提出建议，提高静脉药物治疗水平。

4. 实施临床治疗药物监测，设计个体化给药方案。

5. 协助临床医师进行新药上市后临床观察，收集、整理、分析、反馈药物安全信息，开展药物严重不良反应监测。

6. 提供有关静脉药物咨询服务，宣传输液合理用药知识，直接向临床医师、护士、患者以及其他有关人员提供静脉用药咨询服务。

7. 参与临床静脉用药岗位药师负责与病区静脉用药的协调工作，了解临床输液应用情况，对输液临床应用提出改进意见，听取病区对静脉用药调配工作意见，及时报告岗位主管，并及时反馈。

8. 开展静脉用药处方评价、药物评价和药物利用研究。

9. 做好实习生、进修生的岗位带教工作。

10. 参加继续医药学教育和业务学习。

（二）药师参与静脉配置药物的处方审核工作职责

1. 处方审核岗位由经过培训的主管药师以上药学专业技术人员担任，负责病区用药医嘱（处方）的接收、审核及退领工作，并安排摆药。

2. 处方审核岗位药师应选定一人担任岗位主管，负责本岗位的管理。

3. 处方审核岗位药师应依据《处方管理办法》有关规定审核处方，认真执行落实用药医嘱适宜性和“四查十对”审核，审核选用溶媒、载体的适宜性和相容性。

4. 处方审核岗位药师发现处方错误、配伍禁忌、用药不适宜等情况时，应及时与病区有关医师联系，请医师调整、修改用药医嘱。但不得擅自更改处方，对严重用药错误报告、登记。

5. 处方审核合格后打印一式二份标签，一份用于贴袋（瓶）上，另一份本中心（室）存档备查。审方者应在两份标签上签名以示负责。

6. 处方审核岗位药师应与医院信息中心保持联系，及时排除网络故障。

7. 应参与静脉药物临床治疗工作，协助医师遴选适宜的药品。

（三）静脉药物集中配药很好的体现了药学服务的宗旨

1. 具有完整的专业管理技术规范 配置中心根据配置要求制订了一系列静脉药物配置软件和硬件管理规范，包括从审方至送药在内的全部工作流程、配置操作记录，强化了配置中心的软件管理，并在实际工作中不断完善、督促各项制度与措施的落实，从而促进了配置质量的提高，同时减少了临床输液不良反应的发生。

2. 药师审方，提高了临床用药的安全性 药师可通过审核处方，确保药物的相容性和稳定性，避免不合理用药，提高药物治疗的有效性；加强与临床医师的沟通，更多地参与临床药学的工作，真正体现以病人为中心的药学服务。

3. 严格把关，保证输液质量 在配置中心由于严格执行每一道流程工序，确保药物的相容性、稳定性和静脉输液高质量性。配置好的药液，负责核对的药师不仅要按规定核对药名、规格、剂量、数量等，还要进行颜色和澄明度检查，避免不合格药品进入临床，保证了临床用药的安全，避免了不必要的医疗纠纷。而在成立配置中心以前，这些问题很少被发现或临床对此类问题不够重视，不能及时处理，甚至引发了医疗纠纷。由于整个配置过程经过药师多个环节的严格控制，最大限度减少出错几率，保证患者用药安全。同时药学人员在配置过程中及时发现输液的漏液和胶塞脱落等质量问题，对督促厂家改进产品质量具有积极意义。

4. 药师对药品实施专业管理，保证了临床用药的质量　由于住院病人的长期医嘱均在配置中心集中配置，大量减少了各病房的存药。在配置中心，药师严格执行药品管理法，对药品的包装、规格、批号、有效期等从专业角度逐一检查，合格后方可使用。对药品的储存条件和环境温、湿度均有控制并有记录；对贵重药品的发放和管理也有具体措施，杜绝了以往各病房因各种原因造成的因药品效期、储存条件或环境等管理不善造成药品浪费和药品流失的现象，保证了药品的质量。

PIVAS 是目前最科学、最完善的输液配置方式，也是医院输液体系的发展方向。PVIAS 先进的静脉药物配置技术和药师全面参与临床合理用药是现代医院药学服务的重要内容，医院静脉药物集中配制业务的开展，扩展了医院药学服务的内涵，不仅使药师从后台走到药学服务的前台，而且加强了药品的集中管理，保证了药品的质量，有利于控制药品使用费用，减轻患者负担，实现医院药学由单纯供应保障型向技术服务型的转变，体现以患者为中心的药学服务理念。同时迫使临床药师更新现有知识，掌握新技术，把好药品质量关，从而大大提高医院药学服务水平，对全面提升医院的管理水平和药物治疗水平起到重要作用。

考点提示

药学服务在静脉配置药物中的作用方面。

技能训练

五、静脉用药配置模拟训练

扫码"看一看"

【实训目的】

1. 掌握静脉用药配置的程序及注意事项。

2. 熟悉药师参与临床静脉用药提供药学服务的工作内容与职责，为在药学服务岗位实习奠定良好的基础。

【实训准备】

1. 先复习有关静脉用药配置的知识：如背景与意义、程序、岗位、职责、注意事项等有关资料，提前熟悉开展药学服务的有关知识。

2. 进入实训室，首先由教师讲解实训要求和安排，将学生按 3～4 人一组进行实训分组，分别确定模拟担任各静脉用药配置岗位的药师等；准备模拟场景训练使用的静脉配置药品的相关包装及说明书等资料。

【实训方法】

1. 结合所学的静脉用药配置知识，熟悉各类静脉用药配置的流程和注意事项。

2. 通过小组讨论等形式，确定完成各类药物的静脉用药配置的过程合适方案，研究方法和技巧。

3. 通过模拟表演展示各类药物的静脉用药配置完整过程，互相点评，教师讲评，优化确定方案。

【实训步骤】

1. 确定题目　可以根据本地实际确定静脉用药配置技能训练的有关知识，复习巩固各类静脉用药配置的流程和注意事项。

2. 调研拓展　通过问卷调查、网络等手段了解当地医疗机构中静脉配置药物的开展情况，静脉配置药物的药学服务情况、熟悉有关药物的商品名，搜集整理药品说明书和其他辅助材料或道具，如处方、用药医嘱单、已打印的标签、不同颜色的容器、药品包装盒等等，并记录整理。

3. 小组研讨　以4～6人为一个小组，根据目的和要求进行合作性研讨，重点分析完成某类静脉配置药物所要达到的目标，采用的方法和技巧，拟定方案，并进行组内试操作等。

4. 模拟演练　由教师事先准备隐含错误的及正确的临床医师开具的处方或用药医嘱若干，小组随机抽签得到一张处方，抽签后处方传递到静脉用药配置中心，各组相应扮演静脉药物配置岗位药师，借助2步骤的道具，在模拟静脉配置的药房和综合实训室具体实施，其他各组同学评价实际效果，教师讲评，并根据考核表进行赋分考核。

5. 拓展实施　根据课程安排的实际情况，有选择的到各医疗机构开展以上内容的实习与见习，同时客观记录实施与完成的实际成效，作为方案评价的延展性重要依据。

扫码“看一看”

【实训考核】

任意选取一个类型的静脉用药调配处方，通过训练进行该类药物的静脉用药调配，按照以下考核表完成上实训技能的考核。

项目	考核内容		标准分（100）	评分标准	得分
职业素养（5分）	衣帽整洁，仪表端庄		2	学生着工作服；仪表规范得体，女生不得披头发；男女生不得穿拖鞋等	
	报告班级、姓名、操作项目		1	向观摩者和评判者致礼，汇报清晰	
	举止得体，语言清晰		2	仪态大方，吐字清晰，声音适度	
实训实施（75分）	沟通能力（10分）	与医生、护士的沟通技巧	5	参考人际沟通知识，考生回答沟通技巧的内容，说出一点（1分），最多不超过（5分）	
		静脉用药调配的礼仪	5	面对咨询者：见面问候（2分），离开道别（2分），其间合理运用礼仪暗示行为（1分）	
	专业能力（65分）	审核处方或用药医嘱	15	审核结果正确（5分）；理由陈述正确（10分）	
		打印标签与标签管理	10	打印处方标签准确（5分）；排列顺序无误，放置于不同颜色准确（5分）	

续表

项目	考核内容		标准分（100）	评分标准	得分
	专业能力（65分）	贴签摆药与核对	10	粘贴、阅读、核查输液标签准确、完整，每项3~4分，总分不超过10分	
		静脉用药混合调配	20	消毒清洁到位（5分）；严格执行无菌操作规程与药物的混合调配（10分）；操作危害药品准确（5分）	
		成品输液的核对、包装与发放	10	逐项核对（5分）；适宜的塑料袋包装与正确配送（5分）	
理论知识（20分）	处方审核的相关工作内容		10	正确说出审核PIVAS处方医嘱的相关工作内容与提供的药学服务的内容，2分/条，总分不超10分	
	静脉滴注药物配伍禁忌		10	所推荐静脉滴注药物，说出一个正确静脉滴注药物配伍禁忌得2.5分不超10分	
合计					

备注：

1. 考核方式：教师在学生模拟演示活动中应进行非介入性评分，个别情况可以临时提问，一般一次考核一个模拟演示组（2或3人）；教师与学生一（或二）对三（或四）考试；

2. 考核场所：静脉用药调配实训室等；

3. 学生按号数每次3~4人进入考场，抽取处方，每组准备5分钟后开考；

4. 待考学生由班级学委维持秩序在考场外准备，不得进入考场，有条件的可以现场录像，进行后期集体学习点评等，各地也可以依据考核要求不同，采取同学现场直接观摩等形式。

扫码“看小结”

【实训思考】

1. 负责处方或用药医嘱审核的药师的工作内容有哪些？
2. 静脉用药调配过程中，如何确保与提高静脉用药调配的安全性、可靠性？

目标检测

一、选择题

【A1型题】

1. 为了加强医院用药安全，2010年4月卫生部颁布的法规是（　　）
   A.《药品不良反应报告和监测管理办法》
   B.《静脉用药集中调配质量管理规范》
   C.《医疗机构药事管理暂行规定》
   D.《医疗机构药事管理规定》

E.《医疗机构药品监督管理办法（试行）》

2. 药师审核处方或用药医嘱不包括（　　）

A. 确认遴选药品品种、规格、给药途径、用法、用量的正确性与适宜性

B. 确认静脉药物配伍的适宜性，分析药物的相容性与稳定性

C. 确认选用溶媒的适宜性，溶媒的用量是否合适

D. 确认临床诊断是否准确与所选用药品的相符性

E. 确认静脉用药与包装材料的适宜性

3. 静脉用药配置中心调配加药人员应该是（　　）

A. 接受岗位专业知识培训并经考核合格的药学专业技术人员

B. 药学专业实习人员　　C. 药学专业毕业工作人员

D. 专业护理人员　　E. 所有药学专业人员

4. 静脉用药混合调配时应注意（　　）

A. 不得采用交叉调配流程　　B. 可以采用交叉调配流程

C. 不得采用随意调配流程　　D. 可以采用随意调配流程

E. 不得采用顺序调配流程

5. 抗生素类和危害药品静脉用药应在以下条件下配置　（　　）

A. 百级生物安全柜中　　B. 百级水平层流洁净台上

C. 万级生物安全柜中　　D. 万级水平层流洁净台上

E. 十万级水平层流洁净台上

6. 调配过程中，输液出现异常或对药品配伍、操作程序有疑点时应当（　　）

A. 继续调配　　B. 停止调配，不查找原因，不报告

C. 停止调配，自行处理　　D. 不与处方医师协商，自行调整用药医嘱

E. 停止调配，报告当班负责药师查明原因，或与处方医师协商调整用药医嘱

【X 型题】

7. 静脉用药集中调配中心的工作流程中包括（　　）

A. 临床医师开具静脉输液治疗处方或用药医嘱

B. 药师审核

C. 打印标签、贴签

D. 摆药、核对

E. 混合调配、输液成品核对

8. 静脉用药集中调配时，核对输液标签上应该有的项目（　　）

A. 患者姓名　　B. 处方医生的姓名　　C. 病历号、床号

D. 日期　　E. 调配时间

9. 在调配操作危害药品时应注意哪些事项（　　）

A. 危害药品调配应当重视操作者的职业防护，调配时应当拉下生物安全柜防护玻璃，前窗玻璃不可高于安全警戒线，以确保负压

B. 危害药品调配完成后，必须将留有危害药品的西林瓶、安瓿等单独置于适宜的包装中，与成品输液及备份输液标签一并送出，以供核查

C. 调配危害药品用过的一次性注射器、手套、口罩及检查后的西林瓶、安瓿等废弃物，按规定由医疗机构统一处理

扫码“练一练”

D. 危害药品溢出处理按照国家相关规定执行

E. 危害药品要求在生物安全柜中调配

10. 静脉用药集中调配中心（室）百级洁净区包括（　　）

A. 层流工作台　　B. 生物安全柜　　C. 二次更衣室

D. 普通药品调配间　　E. 危害药品调配间

二、问答题

1. 简述静脉用药集中调配的含义。

2. 静脉用药混合调配注意事项有哪些？

三、案例分析

68 岁女性患者因结肠癌入院化疗，医师先开具伊立替康 100 mg 静脉滴注，后改为 280 mg，将之前的 100 mg 做退药处理。PIVAS 护士和药师在药物配置前执行退药操作时出现错误，未核对药品剂量，仅核对了患者姓名和药物，误将 280 mg 伊立替康做退药处理。伊立替康 100 mg 配置完毕后送至病区，临床护士也未发现错误，给患者输注。当日药师核对贵重药品时发现数量不对，咨询医师意见后，补充配置 180 mg 伊立替康给患者静脉滴注。

扫码“看解析”

讨论：为什么出现错误？怎样防范？

（阳　剑　张　庆）

项目二

药品综合知识与技能训练

【项目介绍】本项目是与药学服务岗位任务密切相关的知识与技能，包括识别和解释药品的分类与标识，解读药品说明书，管理与调配处方，书写药历等药学文书，推荐药品剂型，药品采购、验收、出库、仓储与养护等，是药师日常工作的主要内容，也是执业药师考试药学综合知识与技能的重要组成部分，学好这部分内容对学生今后更好地胜任药学职业需要有着重要意义。

扫码“学一学”

任务一　药品分类与标识的知识与技能训练

学习目标

知识要求　**1. 掌握**　处方药、非处方药分类管理的实施，药品包装上的常用标识。

2. 熟悉　处方药、非处方药分类管理的目的和意义、药品包装的功能、药品批准文号、批号和有效期的知识。

3. 了解　药品包装的分类。

技能要求　1. 能对药品进行正确分类。

2. 学会分析药品包装的合理性，通过包装进行简单的药品真伪鉴别。

案例导入

案例：患者，男，42 岁，因中耳炎复发到药店购买阿莫西林，店员推荐了阿奇霉素。店员说：“这是非常普遍的消炎药，广谱消炎药，不会过敏，使用安全，一般是要处方的，现在为了方便顾客，使用安全的药品我们就直接卖给你。”

讨论：案例中店员的做法存在什么问题？我国为什么要实行药品分类管理制度？

理论知识

当前经济全球化的格局已经基本形成，围绕医药产品的生产、流通、销售、服务等环节，形成了顾客、经销商、运输商、生产商 、物流公司和供应商的完整产业链。因为药品具有特殊性，安全性和质量方面有非常严格的要求，因此，对药品进行科学系统的分类，并根据分类进行相应管理，是保证药品安全有效的重要手段和措施。

一、药品的分类管理

药品种类繁多，为了更好地管理、使用药品，对其进行合理分类显得尤为重要。这里主要介绍的是药品管理法律、法规中有关药品分类管理的类别。

（一）现代药与传统药

《中华人民共和国药品管理法》规定：“国家发展现代药和传统药，充分发挥其在预防、医疗和保健中的作用。”

1. 现代药（Modern medicines） “现代药”一般是指19世纪以来发展起来的化学药品、抗生素、生化药品、放射性药品、血清、疫苗、血液制品等。其特点是用现代医学的理论和方法筛选确定其药效，并按照现代医学理论用以预防疾病。一般是用合成、分离提取、化学修饰、生物技术等方法制取的物质，结构基本清楚，有控制质量的标准和方法。因这类药品最初在西方国家发展起来，后传入我国，又称西药。

2. 传统药（Traditional medicines） “传统药”一般是指历史上流传下来的药物，主要包括动、植物和矿物药及经典制剂，我国的传统药又称中药。中药最本质的特点是在中医理论指导下应用，中医药是一个整体。中药不仅历史悠久，至今仍是我国人民防治疾病不可缺少的药物，而且在世界各国影响很大。

另外，从生产方法或来源上，人们还习惯上把药品分为“化学药物”“天然药物”“基因药物”等。上述药品分类互有交叉和联系。

（二）处方药与非处方药

《中国人民共和国药品管理法》明确“国家对药品实行处方药与非处方药分类管理制度”。

1. 药品按处方药与非处方药分类管理的目的 药品分类管理是根据药品安全有效，使用方便的原则，依据其品种、规格、适应证、剂量及给药途径不同，对药品分别按照处方药与非处方药进行分类管理。其目的主要包括以下两个方面：

（1）加强处方药的销售控制，防止消费者因自我行为不当导致药物滥用并危及健康。

（2）通过规范非处方药的管理，引导消费者科学、合理地进行自我药疗，保证公众用药安全有效、方便及时。

2. 药品按处方药与非处方药分类管理的意义

（1）对安全性强的药品实行非处方药管理，有利于增强人们的自我药疗、自我保健意识；对不适合自我药疗的品种实行处方管理，在医生的指导和监督下使用，有利于减少药品滥用，提高医疗质量。

（2）政府可依据药品分类情况，按照医疗费用“大病统筹、小病自负”的原则规定可报销和不可报销的药品品种，合理分配医疗卫生资源，降低医疗费用。

3. 非处方药的管理 非处方药简称OTC药品，是由国务院药品监督管理部门公布的，不需要凭执业医师或执业助理医师处方，消费者可自行判断、购买和使用的药品。总体来说，非处方药是经过临床较长时间验证、疗效肯定、服用方便、被实践证明消费者可以在药师指导下自主选择的药品，但必须按非处方药标签和说明书所示内容合理使用。

我国遴选非处方药的原则是应用安全、疗效确切、质量稳定、使用方便。国家根据药品的安全性，又将非处方药分为甲、乙两类，乙类非处方药更安全，消费者自行使用的风险更低。

非处方药是方便消费者自我保健、治疗的药品，消费者应详细了解其治疗功效。因此，非处方药可以在大众媒介上进行广告宣传，但广告内容必须经过审查、批准，不能任意夸大篡改，以正确引导患者科学、合理地进行自我药疗。

4. 处方药的管理 处方药简称Rx药，是指凭执业医师或执业助理医师处方方可购买、调配和使用的药品。

虽然处方药经过了国家药品监督管理部门审批，证明其安全有效，但也不可在大众媒介上进行广告宣传，只能在国务院卫生行政部门和国家药品监督管理部门共同指定的专业性医药报刊上进行广告宣传，其目的是严格管理，防止对消费者产生误导，使其能正确理解和使用处方药。

考点提示

处方药与非处方药的定义及主要区别，非处方药的遴选原则。

案例解析

1. 药店营业员未凭医师处方随意销售处方药，没有执业药师在岗，销售处方药，违反了《处方药和非处方药分类管理办法》和GSP。

2. 实行分类管理，可加强处方药的销售控制，防止消费者因自我行为不当导致药物滥用并危及健康，可保障人民用药安全有效，促进医药卫生事业健康发展，逐步与国际接轨，提高用药水平。

（三）国家基本药物与非国家基本药物

1. 国家基本药物 国家基本药物是指适应基本医疗卫生需求，剂型适宜，价格合理，能够保障供应，公众可公平获得的药品。

世界卫生组织于20世纪70年代提出的基本药物的重要理念，旨在保障世界各国的基本医疗水平和大多数人的健康需求，并据此制定了基本药物的示范目录、标准治疗指南和处方集。我国于2010年全面实行这一制度，基层医疗卫生机构、非盈利性医疗机构全部配备和使用基本药物。

我国纳入国家基本药物的品种都应是《中华人民共和国药典》收载的，或者国家药品监督管理部门颁布药品标准的品种。其遴选原则是“防治必需”“安全有效”“中西药并重”“基本保障”“临床首选”“基层能够配备”。

2. 非国家基本药物 非国家基本药物指未列入《国家基本药物》的品种，国家仍允许继续发展，继续生产使用，国家鼓励创新药。

考点提示

国家基本药物的遴选原则。

扫码"看一看"

（四）特殊管理的药品

根据《中国人民共和国药品管理法》的有关规定，麻醉药品、精神药品、医疗用毒性药品和放射性药品要实行严格的特殊管理，因此被称为特殊管理的药品。

1. 麻醉药品 麻醉药品是指连续使用易产生身体依赖性和精神依赖性，能成瘾癖的药品，包括天然、半合成、合成的阿片类、可卡因、大麻类等。

2. 精神药品 精神药品是指作用于中枢神经系统使之兴奋或者抑制，不合理使用或者滥用可以产生药物依赖性的药品或者物质，包括兴奋剂、致幻剂、镇静催眠剂等。根据其致依赖程度和危害程度，分为第一类精神药品和第二类精神药品。第一类精神药品致依赖性、毒性和成瘾性更强，管理更为严格。

3. 医疗用毒性药品 医疗用毒性药品是指毒性剧烈，治疗剂量与中毒剂量相近，使用不当会致人中毒或死亡的药品，如砒霜、生半夏、阿托品等。

4. 放射性药品 放射性药品是指用于临床诊断或者治疗的放射性核素制剂或者其标记药物，常见的有放射性同位素发生器及其配套药盒、放射免疫测定盒等。如^{131}I、^{132}P 等。

考点提示

特殊管理的药品的种类。

二、药品的包装、标识的有关规定

（一）药品的包装

医药商品具有特殊性，安全性和质量方面有非常严格的要求，只有经过包装，才算完成它的生产过程，才能进入流通和消费领域。医药商品包装也是实现和增加医药商品价值和使用价值的一种手段，包装不足、包装不当、过度包装都有碍于医药商品价值和使用价值的实现。

1. 药品包装的概念 医药商品包装是指在商品流通过程中为保护医药商品，方便医药商品储运和销售，按一定技术方法而采用的容器、材料及辅助物的总称。也指在使用药用容器、材料及辅助物的过程中施加一定技术方法的操作活动。

药品包装是药品生产的重要环节，是药品进入流通领域的必要条件，能够提供各种药学信息。药品包装从另一个侧面反映了一个国家的生产、科学技术和文化艺术的发展水平。

努力提高我国的药品包装技术与管理水平，改进和提高药品包装的质量，实现药品包装的科学化、标准化和现代化，有利于促进医药贸易事业和医药经济的发展。

2. 药品包装的功能 医药商品包装在药品从生产领域转入流通和消费领域的过程中起着非常重要的作用，是医药产品不能缺少的一部分，其主要功能有：

（1）容纳功能 许多医药商品本身没有一定的组合形态，如液体、气体、粉状商品。这类医药商品只有依靠包装的容纳才具有特定的商品形态，没有包装就无法运输和销售。

（2）保护功能 药品在运输、储存和销售过程中，会受到各种因素的影响，可能发生物理、机械、化学、生物等变化，造成损失、损耗，甚至影响药品质量，因此，保护医药商品使用价值是医药商品包装最重要的作用。

（3）传达功能 药品包装内包含了大量的药品信息，如商品名称、规格、适应证、使用方法、生产厂家等。药品销售包装在生产厂家与消费者之间充当了信息传达的使者。运输包装传达了物流管理中所需的信息，以实现物流的有效管理。

（4）方便功能　合理的药品包装可为药品从生产领域向流通、消费领域转移，以及在消费者使用中提供很多方便。比如便于运输、装卸，方便储存、销售，方便识别、携带，方便保存、使用、回收、处理等。

（5）促销功能　独具个性、精制美观的包装可以增强商品的美感，刺激消费者的购买欲望，起到无声推销员的作用，尤其是OTC药品，包装显得更为重要。

（6）社会适用功能　社会适用功能主要是指药品包装在满足全社会整体需要上所具有的种种功能，包括卫生安全功能、节省资源功能、环境保护功能等，包装要遵守目标市场的保护法规。

3. 药品包装的分类

（1）按包装的形态分类　药品包装按照形态可分为内包装和外包装。

内包装是直接与药品接触的包装（如安瓿、注射剂瓶、铝箔等）。内包装应能保证药品在生产、运输、贮藏及使用过程中的质量，并便于医疗使用。

外包装是指内包装以外的包装，按由里向外分为中包装和大包装。外包装应根据药品的特性选用不易破损的包装，以保证药品在运输、贮藏、使用过程中的质量。

（2）按包装在流通领域中的作用分类　药品包装按照在流通领域中作用可分为销售包装和储运包装。

销售包装包括盛装药品的盒、袋、瓶、盖等容器以及药品标签和说明书。销售包装随商品直接销售给顾客，起着保护药品、传递药品信息、宣传和促进销售的作用，同时也起着保护优质名牌商品以防假冒的作用。药品最小包装常指最小销售单元的包装，比如片剂或胶囊剂的“盒”，颗粒剂的“袋”。

储运包装是指用于安全储存、运输，保护商品的较大单元的包装形式，又称大包装。药品储运包装要采用相应的防护措施（防震动、防受潮、防霉变、防污染等），保证储运过程安全。

4. 药品包装的常用标识

（1）批准文号　药品生产、上市和使用必须取得国家药品管理部门批准的生产许可，即批准文号。其格式为“国药准（试）字+1位字母+8位数字”。其含义是：①“准”字代表国家批准正式生产的药品，“试”字代表国家批准试生产的药品；②字母代表药品类别（用汉语拼音第一个字母），“H”代表化学药品，“Z”代表中成药，“S”代表生物制品，“J”代表进口分装药品，“F”代表药用辅料，“T”代表体外化学诊断试剂；③8位数字中第1～2位数字是批准文号的来源，即省市自治区行政代码前两位，第3～4位文号批准年份，系公元年的后两位，第5～8位是顺序号。

知识链接

药品批准文号的含义

以“国药准字H11090003”为例，有关字母和数字含义依次是：“H”为化学药品，“11”为北京市的行政区划代码前两位，“09”为颁发批准文号的2009年的后两位数字，“003”为该年审批的顺序号。

（2）批号　是指用于识别“批”的一组数字或字母加数字，以保证药品的可追溯性。

一般采用8位数字表示批号，前4位表示年，第5~6位表示月，末2位表示日期，2019年4月20日生产的药品批号一般写为20190420。

（3）有效期　是指药品在规定的储藏条件下能保持其质量的期限。一般药品在正常的储藏条件下能较长期地保持有效性，但是某些药品如抗生素、生物制品、某些化学药品和放射性药品等，即使在正常的储藏条件下，其效价（或含量）会逐渐下降，甚至会增加毒性，以至无法使用。因此，为保证这部分药品的质量，保证用药安全，常根据其稳定性试验和留样观察，预测或掌握其效价（或含量）下降至不合格的时间，规定药品在一定储藏条件时的有效使用时限，这就是药品的有效期。它是直接反映稳定药品的内在质量的一个重要指标，这类药品必须严格遵守其特定的贮藏条件，又要在规定的期限内使用，才能保证药品的有效性和安全性，两者不可忽视。因此，加强有效期药品的管理，是保证用药安全、有效的重要条件。

①药品有效期的标注：按照国家药品监督管理部门批准的注册标准执行，治疗用生物制品有效期的标注自分装日期计算，其他药品有效期的标注自生产日期计算。

②药品有效期的表述形式

a. 国产上市药品有效期的表述形式　直接标明失效期：某年某月，是指该药在该年该月的1日起失效。如标有“失效期：2019年10月”的药，只能使用到2019年9月30日。

直接标明有效期：一般表达为效期至某年某月，是指该药可用至该月的月底。如标有“有效期至2019年7月”的药，该药可用到2019年7月31日。也可表达为“有效期至2019.07”“有效期至2019/07”“有效期至2019-07”等，年份用4位数表示，月份用2位数表示（1~9前加0）。

标明有效期年数或月数：这种方式标出的药品有效期，可根据药品生产日期推算，一般规定生产日期即批号用6位数字表示，前两位表示年份，中间两位表示月份，末尾两位表示日期。如标“批号170815”，有效期2年，说明该药品可用至2019年8月14日。

b. 进口药品有效期的表述形式　进口药品常以“Expiry date”（截止日期）表示失效期，或以“Use before”（在……之前使用）表示有效期。各国药品有效期的标注不完全相同，有时难以辨别，为避免造成差错，应了解不同的写法，并注意识别。

美国：按月-日-年顺序排列，如9/10/2018或Sep. 10th 2018，即2018年9月10日。

欧洲国家：按日-月-年顺序排列，如10/9/2018或10th Sep. 2018，即2018年9月10日。

日本：按年-月-日排列，如2018-9-10，即2018年9月10日。

在标明有效期的同时，一般尚标有生产日期，因此可以按照生产日期来推算有效期限。

值得注意的是，药品的有效期不是绝对的，而是有条件限制的，这就是药品的标签及说明书中所指明的贮存方法。如果贮存方法发生了改变，药品的有效期就只能作为参考，而不是一个确定的保质时间了。一旦药品从原包装内分出，如拆开盒子、打开瓶盖等开始使用时，则不再适合长期保存，且应及时使用。

（4）特殊管理药品、非处方药、外用药的规定标识　麻醉药品、精神药品、医疗用毒性药品、放射性药品等特殊管理的药品、外用药、非处方药在其中包装、大包装和标签、说明书上必须印有符合规定的标识。见图2-1-1。

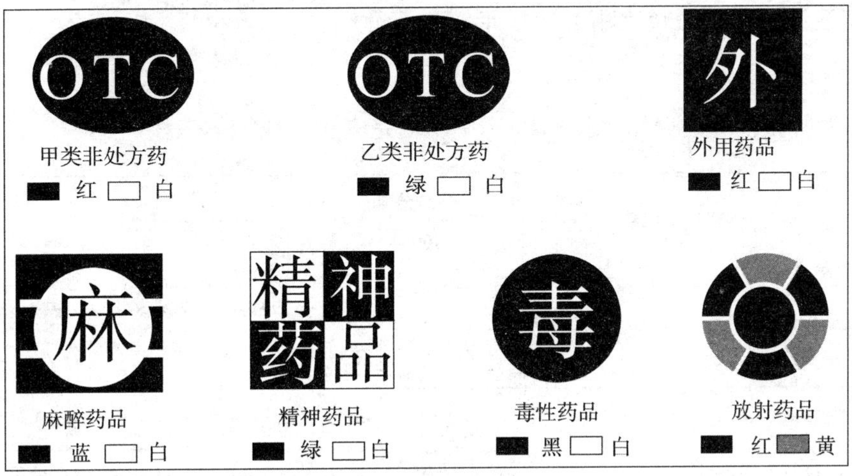

图 2－1－1 外用药、非处方药、特殊管理药品的标识

考点提示

批准文号、批号、有效期、失效期的含义，特殊管理药品、非处方药、外用药的规定标识。

技能训练

三、药品分类与标识技能训练

【实训目的】

1. 检验和拓展学生对医药商品包装的认识和综合评价能力。
2. 锻炼学生收集、整理知识的能力。

【实训准备】

复习有关药品分类与标识的知识，每个小组准备 2～3 种不同的药品包装，同时教师布置学生利用课余时间查阅学习药品真伪鉴别的知识。

【实训方法】

1. 结合所学知识、文献检索及课后调研，了解药品分类与标识的相关前沿知识。
2. 学生利用课余时间准备材料，收集相关信息。
3. 通过模拟表演展示各自的资料，互相点评，教师讲评。

【实训步骤】

1. 任务布置　教师提前安排学生准备部分常见的药品包装。
2. 调研拓展　学生通过网络等手段，利用课余时间准备材料、收集相关信息。
3. 小组研讨　以 4～10 人为一个小组，对拟介绍的药品包装从材料、功能、技法、类别、标识、文字、图案等不同角度分析写出讲稿，并将自己搜集来的药品真伪鉴别知识和同学分享。

4. 模拟演练　每组派代表用 PPT 的形式进行介绍。

扫码“看一看”

【实训考核】

通过各组所派代表的介绍，按照以下考核表完成实训技能的考核。

项目	考核内容		标准分（100）	评分标准	得分
职业素养（5 分）	衣帽整洁，仪表端庄		2	学生着工作服；女生不得披头发；男女生不得穿拖鞋	
	报告班级、姓名、操作项目		1	向观摩者和评判者致礼，汇报清晰	
	举止得体，语言清晰		2	仪态大方，吐字清晰，声音适度	
实训实施（60 分）	语言表达（10 分）		10	声音清晰（2 分）、言简意赅（3 分）、突出重点（5 分）	
	专业能力（50 分）	包装材料的准备	10	包装材料准备到位（5 分）、全面（5 分）	
		包装材料的分析	10	包装材料的分析准确（5 分）、到位（5 分）	
		真伪鉴别知识分享	10	鉴别真伪的准备是否充分，每说出一条鉴别依据（2 分），最多不超过（10 分）	
		PPT 设计	10	图文合理（5 分）、布局合理（5 分）	
		团队合作	10	分工协作（5 分）、参与积极性高（5 分）	
理论知识（35 分）	处方药、非处方药的管理		15	处方药、非处方药的分类管理的目的、意义和要求，说出一点（3 分），最多不超过（15 分）	
	药品包装的标识		20	药品包装应有的标识及含义，说出一点（3 分），最多不超过（20 分）	
合计					

备注：

1. 考核方式：教师与学生一（或二）对一考试；
2. 考核场所：模拟药房或实验室；
3. 学生按号数每组进入考场，准备 5 分钟后开考；
4. 待考学生由班级学委维持秩序在考场外准备，不得进入考场。

【实训思考】

1. 学生在收集、分析、处理信息方面，还有哪些方面有待提高？
2. 学生在组织语言、语言表达方面，还有哪些方面有待加强？

扫码“看小结”

扫码“练一练”

目标检测

一、选择题

【A_1/A_2型题】

1. 药品的包装按照包装的形态分为
   A. 销售包装与储运包装　B. 内包装与外包装　C. 大包装与小包装
   D. 通用包装与专用包装　E. 以上都不对
2. 某药品批准文号中的一位字母是“S”该药品属于
   A. 化学药品　B. 体外化学诊断试剂　C. 生物制品
   D. 中药　E. 进口分装药品
3. 下面哪项不是医药商品包装的作用
   A. 保护商品　B. 方便消费　C. 促进销售
   D. 经济便宜　E. 传达功能
4. 必须在包装上印有规定的专有标识的是
   A. 麻醉药品、精神药品、医疗用毒性药品、放射性药品、妇儿药品和非处方药
   B. 麻醉药品、精神药品、医疗用毒性药品、放射性药品、外用药品和处方药
   C. 麻醉药品、精神药品、医疗用毒性药品、放射性药品、口服药品和非处方药
   D. 麻醉药品、精神药品、医疗用毒性药品、放射性药品、外用药品和非处方药
   E. 麻醉药品、精神药品、医疗用毒性药品、放射性药品、妇儿药品和处方药
5. 无须凭执业医师或执业助理医师处方即可自行判断、购买和使用的药物是
   A. 新特药　B. 处方药　C. 非处方药
   D. 麻醉药品　E. 国家基本药物
6. 以下不属于特殊管理药品的是
   A. 麻醉药品　B. 精神药品　C. 计划生育药品
   D. 医疗用毒性药品　E. 放射性药品
7. 某药批号 20190501，有效期 2 年，则该药可用至
   A. 2020 年 4 月 30 日
   B. 2021 年 5 月 1 日
   C. 2021 年 4 月 30 日
   D. 2020 年 5 月 31 日
   E. 2021 年 5 月 31 日
8. 药品包装上印有“OTC”专有标识的是
   A. 处方药　B. 非处方药　C. 麻醉药品
   D. 精神药品　E. 放射性药品
9. 国家基本药物的遴选原则不包括的是

A. 防治必需　B. 安全有效　C. 中西药并重
D. 基本保障　E. 使用方便

10. 包装须贴有黑底白字的“毒”字的是
A. 麻醉药品　B. 第一类精神药品　C. 医疗用毒性药品
D. 易爆品　E. 普通药品

二、简答题

1. 简述药品的分类管理。
2. 简述药品包装的常用标识及含义。

三、案例分析

刘先生，65 岁，因咳嗽、嗓子疼到药店购买阿莫西林胶囊。店员取出两个不同厂家的“阿莫西林”，并向患者推荐头孢克洛颗粒，称其效果更好。患者询问用药后是否会过敏，店员说，只要吃过不过敏再吃就没问题。最后患者选择了头孢克洛颗粒，自始至终都没提及需要处方。

扫码“看解析”

1. 该案例中，店员的哪些做法不符合要求？
2. 我国为什么要实行药品分类管理制度？实行此制度有何意义？
3. 对整个医药领域来说，哪一方面受到药品分类管理的影响最大？

（曲　蕾）

扫码“学一学”

任务二　药品说明书知识与技能训练

学习目标

知识要求　**1. 掌握**　药品说明书的管理原则及规定。
　　　　　2. 熟悉　药品说明书的书写要求及作用。

技能要求　1. 能利用说明书进行用药指导。
　　　　　2. 会正确阅读和解读药品说明书。

案例导入

解读维生素 E 胶丸说明书(图 2 - 2 - 1)，请回答以下问题；

1. 维生素 E 胶丸应如何服用？
2. 可能出现哪些不良反应？
3. 有效期是多久？

星鲨®

维生素E胶丸说明书

OTC 甲类

请仔细阅读说明书并按说明使用或在药师指导下购买和使用。

【药品名称】

通用名称：维生素E胶丸

英文名称：Vitamin E Soft Capsules

汉语拼音：Weishengsu E Jiaowan

【成份】本品每粒含维生素E 100毫克，辅料为：植物油、明胶、甘油、纯化水。

【性状】本品内容物为淡黄色至黄色的油状液体。

【作用类别】本品为辅助用药类非处方药药品。

【适应症】用于心、脑血管疾病及习惯性流产、不孕症的辅助治疗。

【规格】100毫克

【用法用量】口服，成人，一次1粒，一日2-3次。

【不良反应】长期过量服用可引起恶心、呕吐、眩晕、头痛、视力模糊、皮肤皲裂、唇炎、口角炎、腹泻、乳腺肿大、乏力。

【禁忌】尚不明确。

【注意事项】

1. 本品为辅助治疗药，第一次使用本品前应咨询医师，治疗期间应定期到医院检查。

2.由于维生素K缺乏而引起的低凝血酶原血症患者慎用。

3.缺铁性贫血患者慎用。

4.如服用过量或出现严重不良反应，应立即就医。

5.对本品过敏者禁用，过敏体质者慎用。

6.本品性状发生改变时禁止使用。

7.请将本品放在儿童不能接触的地方。

8.如正在使用其他药品，使用本品前请咨询医师或药师。

【药物相互作用】

1. 本品可促进维生素A的吸收、利用和肝脏贮存。

2.降低或影响脂肪吸收的药物如考来烯胺、新霉素以及硫糖铝等，可干扰本品的吸收，不宜同服。

3.口服避孕药可以加速维生素E代谢，导致维生素E缺乏。

4.雌激素与本品并用时，如用量大、疗程长，可诱发血栓性静脉炎。

5.本品避免与双香豆素及其衍生物同用，以防止低凝血酶原血症发生。

6.如与其他药物同时使用可能会发生药物相互作用，详情请咨询医师或药师。

【药理作用】本品参与体内一些代谢反应，能对抗自由基的过氧化作用，可抗衰老、保护皮肤，还能增强卵巢功能、防止习惯性流产。

【贮藏】遮光、密封，在干燥处保存。

【包装】(1) 塑料瓶装，每瓶60粒。(2) 铝塑包装，每板15粒，每盒2板；每板16粒，每盒2板；每板20粒，每盒2板。

【有效期】36个月

【执行标准】《中国药典》2005年版二部

【批准文号】国药准字H35020242

【说明书修订日期】2007年05月14日

【生产企业】

企业名称：厦门星鲨制药有限公司
（原厦门鱼肝油厂）

生产地址：福建省厦门市海沧区新美路36号

邮政编码：361026

电话号码：0592-2096666（销售）
0592-2191072（咨询）

传真号码：0592-5890111

网　　址：www.xingsha.com

如有问题可与生产企业联系。

图2－2－1　药品说明书示例

理论知识

药品说明书（package insert）是药品信息最重要的来源之一，是医师、药师、护士和患者治疗用药时的科学依据，还是药品说明书生产、供应部门向医药卫生人员和人民群众宣传介绍药品特性、指导合理、安全用药和普及医药知识的主要媒介。根据我国《处方管理办法》的规定，医师应当根据医疗、预防、保健需要，按照诊疗规范、药品说明书中的药品适应证、药理作用、用法、用量、禁忌、不良反应和注意事项等开具处方。在医疗纠纷等事件的处理中，医疗人员是否按照药品说明书中的规定用药，往往是判断其是否应当承担法律责任的关键依据，因此药品说明书在医疗上也具有重要的法律意义。

一、药品说明书的管理原则

（一）《药品管理法》及《药品管理法实施条例》中关于药品说明书管理的原则性规定

《药品管理法》中规定了药品说明书管理的基本原则。其中第54条规定，药品包装必须按照规定印有或者贴有标签并附有说明书。说明书上必须注明药品的通用名称、成分、规格、生产企业、批准文号、产品批号、生产日期、有效期、适应证、功能主治、用法、用量、禁忌、不良反应和注意事项。麻醉药品、精神药品、医疗用毒性药品、放射性药品、外用药品和非处方药的标签，必须印有规定的标志。《药品管理法实施条例》第46条进一步明确，药品包装、标签、说明书必须依照《药品管理法》第五十四条和国务院药品监督管理部门的规定印制。

根据《药品管理法》和《药品管理法实施条例》，2006年3月15日，原国家食品药品监督管理局制定发布了《药品说明书和标签管理规定》，在中华人民共和国境内上市销售的药品，其说明书和标签应当符合该规定的要求。

（二）药品说明书的核准部门

药品说明书由原国家食品药品监督管理局予以核准。药品说明书的审查和核准是药品注册过程中的重要审评内容之一，在新药、仿制药品和进口药品等获准注册的同时，也一并得到核准。

（三）药品说明书内容的原则规定

为了保护公众健康和指导正确合理用药，药品生产企业可以主动提出在药品说明书上加注警示语，原国家食品药品监督管理局也可以要求药品生产企业在说明书上加注警示语。

（四）药品说明书的原则规定

药品说明书表述应当科学、规范、准确。非处方药说明书还应当使用容易理解的文字表述，以便患者自行判断、选择和使用。

药品说明书的文字应当清晰易辨，标识应当清楚醒目。

药品说明书应当使用国家语言文字工作委员会公布的规范化汉字，增加其他文字对照的，应当以汉字表述为准。

（五）药品名称和注册商标的使用原则

药品说明书中标注的药品名称必须符合原国家食品药品监督管理局公布的药品通用名称和商品名称的命名原则，并与药品批准证明文件的相应内容一致。药品说明书中禁止使用未经注册的商标以及其他未经原国家食品药品监督管理局批准的药品名称。

（六）专有标识印制原则

麻醉药品、精神药品、医疗用毒性药品、放射性药品、外用药品和非处方药品等国家规定有专用标识的，其说明书必须印有规定的标识。其中除运输等的大包装标签外，药品标签专有标识应当彩色印制，非处方药和外用药品说明书专有标识可以单色印制，但非处方药要在专有标识下标明甲类还是乙类。

二、药品说明书的管理规定

药品说明书由药品生产企业在药品研究过程中制定，在药品注册申请时一并提交审批，经原国家食品药品监督管理局审核批准后，即成为药品的法定文件，不得擅自更改。药品说明书的具体格式、内容和书写要求由原国家食品药品监督管理局制定并发布。

（一）药品说明书的内容规定

1. 基本原则 药品说明书应当包含药品安全性、有效性的重要科学数据、结论和信息，用以指导安全、合理使用药品。

2. 成分的列出规定 药品说明书应当列出全部活性成分或者组方中的全部中药药味。注射剂和非处方药还应当列出全部辅料名称。药品处方中含有可能引起严重不良反应的成分或者辅料的，应当予以说明。

3. 使用统一或规范的专用词汇 药品说明书对疾病名称、药学专业名词、药品名称、临床检验名称和结果的表述，应当采用国家统一颁布或规范的专用词汇，度量衡单位应当符合国家标准的规定。

4. 注明不良反应信息 药品说明书应当充分包含药品不良反应信息，详细注明药品不良反应。药品生产企业未根据药品上市后的安全性、有效性情况及时修改说明书或者未将药品不良反应在说明书中充分说明的，由此引起的不良后果由该生产企业承担。

（二）药品说明书的格式和书写要求

1. 处方药格式和书写要求 2006 年 5 月、6 月原国家食品药品监督管理局印发了《化学药品和治疗用生物制品说明书规范细则》《预防用生物制品说明书规范细则》《放射性药品说明书规范细则》《中药、天然药物处方药说明书格式》《中药、天然药物处方药说明书内容书写要求》《中药、天然药物处方药说明书撰写指导原则》等处方药说明书格式和内容规范，供药品生产企业参照执行。处方药说明书的格式和书写要求规定如下：

处方药说明书格式示意

核准日期

修改日期

特殊药品、外用药品标识位置

×××说明书

请仔细阅读说明书并在医师指导下使用

警示语位置

【药品名称】

【成分】

【性状】

【功能主治】/【适应证】*

【规格】

【用法用量】

【不良反应】

【禁忌】

【注意事项】

【孕妇及哺乳期妇女用药】

【儿童用药】

【老年用药】

【药物相互作用】

【临床试验】

【药理毒理】

【药代动力学】

【贮藏】

【包装】

【有效期】

【执行标准】

【批准文号】

【生产企业】

*：化学药品和治疗用生物制品说明书此项为【适应证】

（1）核准和修订日期　核准日期为原国家食品药品监督管理局批准该药品注册的时间。修改日期为此后历次修改的时间。核准和修改日期应当印制在说明书首页左上角。修改日期位于核准日期下方，按时间顺序逐行书写。

（2）特殊药品、外用药品标识　麻醉药品、精神药品、医疗用毒性药品、放射性药品和外用药品等专用标识在说明书首页右上方标注。

其中中药和天然药物的说明书中，按医疗用毒性药品管理的药材及其饮片制成的单方制剂，必须标注医疗用毒性药品标识。凡国家标准中用法项下规定只可外用，不可口服、注射、滴入或吸入，仅用于体表或某些特定黏膜部位的液体、半固体或固体中药、天然药物，均需标注外用药品标识；对于既可内服，又可外用的中药和天然药物，可不标注外用药品标识。

(3) 说明书标题　“×××说明书”中的“×××”是指该药品的通用名称。

(4) 忠告语和警示语　忠告语“请仔细阅读说明书并在医师指导下使用”必须标注在说明书标题下方。如果有对药品严重不良反应及其潜在的安全性问题的警告，以及药品禁忌、注意事项及剂量过量等需提示用药人群特别注意的事项等警示语，应当在说明书标题下以醒目的黑体字注明。无该方面内容的，不列该项。

(5)【药品名称】　化学药品和生物制品按下列顺序列出：

通用名称：中国药典收载的品种，其通用名称应当与药典一致；药典未收载的品种，其名称应当符合药品通用名称命名原则。

商品名称：未批准使用商品名称的药品不列该项。

英文名称：无英文名称的药品不列该项。

汉语拼音：

中药和天然药物按顺序列出通用名称、汉语拼音。

(6)【成分】　化学药列出活性成分的化学名称、化学结构式、分子式、相对分子质量。复方制剂可以不列出每个活性成分的上述内容，可表达为“本品为复方制剂，其组分为:”。组分按一个制剂单位（如每片、粒、支、瓶等）分别列出所含的全部活性成分及其量。中药和天然药物应列出处方中所有的药味或有效部位、有效成分等。但对于处方已列入国家秘密技术项目的品种，以及获得中药一级保护的品种，可不列此项。注射剂应当列出全部辅料名称，处方中含有可能引起严重不良反应的辅料的，也应当列出该辅料名称。

(7)【性状】　包括药品的外观、臭、味、溶解度以及物理常数等。

(8)【功能主治】/【适应证】　化学药品和治疗用生物制品应根据该药品的用途，采用准确的表述方式，明确用于预防、治疗、诊断、缓解或者辅助治疗某种疾病（状态）或者症状。预防用生物制品则是列【接种对象】，注明适宜接种的易感人群、接种人群的年龄、接种的适宜季节等。中药和天然药物应与国家批准的该品种药品标准中的规格一致。

(9)【规格】　是指每支、每片或其他每一单位制剂中含有主药（或效价）的重量或含量或装量。生物制品应标明每支（瓶）有效成分的效价（或含量及效价）及装量（或冻干制剂的复溶后体积）。有两种以上规格的应当分别列出。预防用生物制品应明确该制品每1次人用剂量计有效成分的含量或效价单位，及装量（或冻干制剂的复溶后体积）。中药和天然药物应与国家批准的该品种药品标准中的规格一致。

(10)【用法用量】　包括用法和用量两部分。需按疗程用药或者规定用药期限的，必须注明疗程、期限。应当详细列出该药品的用药方法，准确列出用药的剂量、计量方法、用药次数以及疗程期限，并应当特别注意与规格的关系。预防用生物制品没有【用法用量】而是列【免疫程序和剂量】，应当明确接种部位、接种途径（如肌肉注射、皮下注射、划痕接种等）。特殊接种途径的应描述接种的方法、全程免疫程序和剂量（包括免疫针次、每次免疫的剂量、时间间隔、加强免疫的时间及剂量）。每次免疫程序因不同年龄段而不同的，应当分别作出规定。冻干制品应当规定复溶量及复溶所用的溶媒。中药和天然药物应与国家批准的该品种药品标准中的用法用量一致。

(11)【不良反应】　实事求是地详细列出该药品不良反应并按不良反应的严重程度、

发生频率或症状的系统性列出。另外，中药和天然药物尚不清楚有无不良反应的，可在该项下以“尚不明确”来表述。预防用生物制品应列出接种后可能出现的偶然或者一过性反应的描述，以及对于出现的不良反应是否需要特殊处理。

(12)【禁忌】 列出禁止使用或者暂缓使用该制品的人群或者疾病情况。中药和天然药物尚不清楚有无禁忌的，可在该项下以“尚不明确”来表述。

(13)【注意事项】 列出使用时必须注意的问题，包括需要慎用的情况（如肝、肾功能的问题），影响药物疗效的因素（如食物、烟、酒），用药过程中需观察的情况（如过敏反应，定期检查血象、肝功能、肾功能）及用药对于临床检验的影响等。滥用或者药物依赖性内容可以在该项目下列出。

中药和天然药物如有与中医理论有关的证候、配伍、妊娠、饮食等注意事项，应在该项下列出。处方中如含有可能引起严重不良反应的成分的复方制剂，必须列出成分中化学药品的相关内容及注意事项。尚不清楚有无注意事项的，可在该项下以“尚不明确”来表述。

预防用生物制品中以特殊接种途径进行免疫的制品，应明确接种途径，如注明“严禁皮下或肌内注射”。还应标示下列内容：使用前检查包装容器、标签、外观、有效期是否符合要求，疫苗包装容器开启时，对制品使用的要求（如需振摇），冻干制品的重溶时间等，疫苗开启后应在规定的时间内使用，以及由于接种该制品而出现的紧急情况的应急处理办法等。减毒活疫苗还需在该项下注明：本品为减毒活疫苗，不推荐在该疾病流行季节使用。

(14) 特殊人群用药 【孕妇及哺乳期妇女用药】、【儿童用药】、【老年用药】分别着重说明该药品对妊娠、分娩及哺乳期母婴的影响，可否应用本品及用药注意事项，儿童由于生长发育的关系而对于该药品在药理、毒理或药动学方面与成人的差异，可否应用本品及用药注意事项，以及老年人由于机体各种功能衰退的关系而对于该药品在药理、毒理或药动学方面与成人的差异，并写明可否应用本品及用药注意事项。

(15)【药物相互作用】 列出与该药产生相互作用的药品或者药品类别，并说明相互作用的结果及合并用药的注意事项。未进行该项实验且无可靠参考文献的，应当在该项下予以说明。

(16)【药物过量】 详细列出过量应用该药品可能发生的毒性反应、剂量及处理方法。未进行该项实验且无可靠参考文献的，应当在该项下予以说明。

(17)【临床试验】、【药理毒性】、【药代动力学】 是该药的临床试验、药理毒性、药动学等的研究结果，主要供医师和药师用药决策参考。

(18)【贮藏】 具体条件的表示方法按《中国药典》要求书写，并注明具体温度。如：阴凉处（不超过20℃）保存。生物制品应当按照规定明确该制品保存和运输的条件，尤其应当明确温度条件。

扫码“看一看”

(19)【包装】 包括直接接触药品的包装材料和容器及包装规格，并按该顺序表述。

(20)【有效期】 以月为单位表述。

(21)【执行标准】 包括执行标准的名称、版本，如《中国药典》2005年版三部。或者药品标准编号，如WS 4－（S－067）－2005Z。

(22)【批准文号】 指该药品的药品批准文号，进口药品注册证号或者医药产品注册证号。麻醉药品、精神药品、蛋白同化制剂和肽类激素还需注明药品准许证号。批准文号是药品生产合法的标志。如国药准字H×××号，“H”是代表化学药品，“Z”是代表中药，“S”是生物制品，“J”是进口药品等。

（23）【生产企业】 国产药品该项内容应当与《药品生产许可证》载明的内容一致，进口药品应当与提供的政府证明文件一致。并按下列方式列出：

企业名称：

生产地址：

邮政编码：

电话和传真号码：须标明区号。

网址：如无网址可不写，此项不保留。

2. 非处方药格式和书写要求 2006年10月，国家食品药品监督管理局印发了《化学药品非处方药说明书规范细则》《中成药非处方药说明书规范细则》等非处方药说明书格式和书写要求，以规范和指导药品生产企业撰写、制定非处方药药品说明书。

知识链接

非处方药说明书格式示意

非处方药、外用药品标识位置

×××说明书

请仔细阅读说明书并按说明使用或在医师指导下购买和使用

警示语位置

【药品名称】

【成分】

【性状】

【作用类别】*

【功能主治】/【适应证】**

【规格】

【用法用量】

【不良反应】

【禁忌】

【注意事项】

【药物相互作用】

【贮藏】

【包装】

【有效期】

【执行标准】

【批准文号】

【生产企业】

如有问题可与生产企业联系

*：中药非处方药药品说明书中无此项；**：化学药非处方药说明书中此项为【适应证】，中药非处方药说明书中此项为【功能主治】。

非处方药说明书的书写除应当科学、规范、准确外，还应当使用容易理解的文字表述，以便患者自行判断、选择和使用。其与处方药说明书书写要求不同之处主要体现在以下方面。

（1）非处方药、外用药品标识　与处方药说明书中的专有标识一样，在说明书首页右上方标注。非处方药专有标识按《关于公布非处方药专有标识及管理规定的通知》规定使用。

（2）忠告语和警示语　忠告语“请仔细阅读说明书并按说明使用或在医师指导下购买和使用”必须标注，且应采用加重字体印刷。在说明书标题下方。警示语是指需特别提醒用药人在用药安全方面需特别注意的事项。有该方面内容，应当在说明书标题下以醒目的黑体字注明。无该方面内容的，不列该项。

（3）【药品名称】　按下列顺序列出：

通用名称：属《中国药典》收载的品种，其通用名称应当与药典一致；药典未收载的品种，其名称应当符合药品通用名称命名原则。

商品名称：未批准使用商品名称的药品不列该项。

英文名称：无英文名称的药品不列该项。

汉语拼音：

（4）【成分】　处方组成及各成分含量应与该药品注册批准证明文件一致。成分含量按每一个制剂单位（如每片、粒、包、支、瓶等）计。单一成分的制剂需写明成分通用名称及含量，并注明所有辅料成分，表达为“本品每×含×××。辅料为×××”。复方制剂需写明全部活性成分组成及各成分含量，并注明所有辅料成分。表达为“本品为复方制剂，每×含×××。辅料为×××”。中成药除中药保护品种外，必须列出全部处方组成和辅料，处方所含成分及药味排序应与药品标准一致。处方中所列药味其本身为多种药材制成的饮片，且该饮片为国家药品标准收载的，只需写出该饮片名称。

（5）【性状】　包括药品的外观（颜色、外形）、气、味等，依次规范描述。性状应符合药品标准。

（6）【作用类别】　按照原国家食品药品监督管理局公布的该药品非处方药类别书写，如“解热镇痛类”。

（7）【功能主治】、【适应证】　按照原国家食品药品监督管理局公布的非处方药适应证或功能主治内容书写，并不得超出原国家食品药品监督管理局公布的该药品非处方药适应证或功能主治范围。

（8）【规格】　是指每支、每片或其他每一单位制剂中含有主药的重量、含量或装量。生物制品应标明每支（瓶）有效成分的效价（或含量）及装量（或冻干制剂的复溶后体积）。计量单位必须以中文表示。每一说明书只能写一种规格

（9）【用法用量】　用量按照原国家食品药品监督管理局公布的该药品非处方药用量书写。数字以阿拉伯数字表示，所有重量（或容量）单位以汉字表示。用法可根据药品的具体情况，在原国家食品药品监督管理局公布的该药品非处方药用法用量和适应证范围内描述，用法不能对用药人有其他方面的误导或暗示。需提示患者注意的特殊用法用量应当在注意事项中说明。老年人或儿童等特殊人群的用法用量不得使用“儿童酌减”或“老年人酌减”等表述方法，可在【注意事项】中注明“儿童用量（或老年人用量）应咨询医师或药师”。

(10)【不良反应】 实事求是地详细列出该药品已知的或者可能发生的不良反应。并按不良反应的严重程度、发生频率或症状的系统性列出。原国家食品药品监督管理局公布的该药品不良反应内容不得删减。

(11)【禁忌】 列出该药品不能应用的各种情况，如禁止使用该制品的人群或者疾病情况。原国家食品药品监督管理局公布的该药品禁忌内容不得删减。【禁忌】内容应采用加重字体印刷。

(12)【注意事项】 列出使用时必须注意的问题，包括需要慎用的情况（如肝、肾功能的问题），影响药物疗效的因素（如食物、烟、酒），孕妇、哺乳期妇女、儿童、老人等特殊人群用药，用药对于临床检验的影响，滥用或药物依赖情况，以及其他保障用药人自我药疗及安全用药的有关内容。中成药如有与中医理论有关的证候、配伍饮食等注意事项，应在该项下列出。中药和化学药品组成的复方制剂，应注明本品含××（化学药品通用名称），并列出成分中化学药品的相关内容及注意事项，国家食品药品监督管理局公布的该药品注意事项内容不得删减；还必须注明以下内容："对本品过敏者禁用，过敏体质者慎用""本品性状发生改变时禁止使用""如正在使用其他药品，使用本品前请咨询医师或药师""请将本品放在儿童不能接触的地方"。对于可用于儿童的药品必须注明"儿童必须在成人监护下使用"。处方中含兴奋剂的品种应注明"运动员应在医师指导下使用"。对于是否适用于孕妇、哺乳期妇女、儿童、老人等特殊人群尚不明确的，必须注明相应人群在医师指导下使用。【注意事项】内容应采用加重字体印刷。

(13)【药物相互作用】 列出与该药产生相互作用的药品及合并用药的注意事项。未进行该项实验且无可靠参考文献的，应当在该项下予以说明。本品必须注明"如与其他药物同时使用可能会发生药物相互作用，详情请咨询医师或药师"。

（三）药品说明书的发布和修改

1. 药品说明书的发布和适用 如前所述，药品说明书是由药品生产企业根据其所生产药品品种的研究数据制定的，原国家食品药品监督管理局在药品注册时将药品说明书随药品注册批件核发给申请人（生产企业），企业据此印制说明书并随药品包装一起提供给使用者。因此同一品种、剂型、规格，但有不同企业生产的药品其说明书内容也不尽相同。但一般而言，同一品种、剂型规格，生产厂家不同，其说明书的内容应彼此接近，不应有较大的差异。为规范药品说明书内容，2001 年以来，原国家食品药品监督管理局在药品包装、标签、说明书规范整顿过程中，先后发布了六批化学药品说明书。

为进一步规范非处方药说明书和标签的管理，到 2018 年 7 月 31 日截止，CFDA 组织对已公布的非处方药品说明书范本进行了修订，并发布了 1194 个非处方药化学药品说明书范本和 4700 个非处方药中药说明书范本，供厂家参照撰写。

在具体的药品监督及医疗事件处理过程中，应以经国家药品监督管理部门批准的企业印制的附在药品包装内的真实药品说明书为执法和处罚依据，国家局网站上公布的药品说明书和《中国药典》中刊载的药品说明书样本并非真实药品说明书，不能作为执法和处罚依据。

2. 药品说明书的修改 为保证药品说明书及时反映药品有效性、安全性信息，维护患者用药安全，药品生产企业应当主动跟踪药品上市后的安全性、有效性情况，需要对药品说明书进行修改的，应当及时提出申请。根据药品不良反应监测，药品再评价结果等信息，国家食品药品监督管理局也可以要求药品生产企业修改药品说明书。自2017年以来，共有38个批次249个药品说明书被修改，其中以化学药为主，主要是由于2017年7月5日关于氟喹诺酮类的药品说明书修改涉132个药品。药品说明书获准修改后，药品生产企业应当将修改的内容立即通知相关药品经营企业、使用单位及其他部门，并按要求及时使用修改后的说明书和标签。药品说明书核准日期和修改日期应当在说明书中醒目标示。

（四）阅读药品说明书注意事项

在阅读药品说明书时，主要了解和掌握药品说明书上的有效期、生产日期、用法用量、适应证、禁忌、不良反应、注意事项、储藏方法等内容。

1. 处方药和非处方药 国家药品监督管理部门将特殊管理的药品、毒性或潜在影响使用不安全的药品、因使用方法的规定（注射剂）、用新化合物制备的新药等规定为处方药，处方药必须凭执业医师或执业助理医师处方才可调配、购买和使用。非处方药则是指为方便公众用药，在保证用药安全的前提下，经国家卫生行政部门规定或审定后，不需要医师或其他医疗专业人员开写处方即可购买的药品，一般公众凭自我判断，按照药品标签及使用说明就可自行使用（详见：项目二任务一药品分类与标识）。

2. 慎用、禁用和忌用 慎用指应用药品时要谨慎，但不是绝对不能应用，必须慎重考虑，权衡其利弊，在利大于弊的情况下方可使用，并须密切观察是否有不良反应，一旦发现问题，必须立即停药。

禁用即禁止使用。凡属禁用的药品，一定要严格执行药品说明书的规定，禁止特定人群使用。如吗啡能抑制呼吸中枢，支气管哮喘和肺心患者应禁用，否则会对人体构成严重危害，甚至危及生命。

忌用即避免使用。有些药物会给患者带来不良后果，如氨基糖苷类对神经系统和肾脏有一定毒性作用，故患耳鸣疾病及肾功能障碍者应忌用。属于忌用范围的，一般应尽量避免使用。

3. 或遵医嘱 药品说明书在“用法与用量”后，常用“或遵医嘱”字样。一是因为说明书上的剂量是常用剂量，但由于患者病情、体质及对药物的敏感程度不同，用量也就不同，医生可根据具体情况具体处理；二是因为药物作用的性质与剂量有关，剂量不同，作用也就不同，如阿司匹林是常用的退热药，退热剂量一般为0.3～0.6g，一日三次；但用于预防血栓栓塞性疾病时，就须减少用量，一般75～100mg，早餐前或临睡前服一次即可发挥作用。

4. 有效期 药品的有效期是指药品在规定的储藏条件下能保持其质量的期限。一般药品在正常的储藏条件下能较长期地保持有效性，但是某些药品如抗生素、生物制品、某些化学药品和放射性药品等，即使在正常的储藏条件下，其效价（或含量）会逐渐下降，甚至会增加毒性，以至无法使用。因此，加强有效期药品的管理，是保证用药安全、有效的重要条件，且不可忽视（详见：项目二任务一药品分类与标识）。

技能训练

三、解读药品说明书技能训练

【实训目的】

1. 能正确解读各种药品标识与说明书。

2. 能对说明书上有效期、适应证、不良反应、特殊人群、剂量和疗程等进行正确解读。

3. 养成严谨求实的工作态度，为将来从事药学服务岗位奠定良好的基础。

【实训准备】

进入实训室，首先由教师讲解实训要求和安排，将学生按6人一组进行实训分组，分别模拟担任药师和病人。

说明书准备：按照心血管系统疾病治疗药物、消化系统疾病治疗药物、呼吸系统疾病治疗药物、内分泌系统疾病治疗药物、外用药、血液系统疾病治疗药物以及抗菌药物等准备不同系统疾病药物的药品说明书各三个（可参考本任务案例导入或者目标检测中 A_3 题型中的处方）。

【实训方法】

1. 结合所学的药品说明书知识，解读药品包装标识及说明书。
2. 能依据说明书信息正确介绍相关药物的不良反应及用药指导。

【实训步骤】

1. 学生分成8组，每组发放教师提前准备好的5种药品（如美托洛尔片、乳酸亚铁片、阿莫西林胶囊、醋酸地塞米松乳膏、沙丁胺醇气雾剂），学生按药品包装及说明书进行解读（学生可以通过网络平台查询资料）。
2. 每组学生代表按训练结果进行讲述（包括药品包装标识、说明书解读）。
3. 教师就学生发言进行点评，并针对学生未掌握的知识进行讲解。
4. 药品变质的鉴别

扫码"看一看"

该项工作要求学生分小组在实训药房内完成，根据药品包装和药品外观，进行药品变质的初步鉴别。并通过讨论，选派代表陈述鉴别结果及理由，完成实训报告。

【实训考核】

通过训练进行说明书解读，按照以下考核表完成上实训技能的考核。

项目	考核内容		标准分(100)	评分标准	得分
职业素养（5分）	衣帽整洁，仪表端庄		2	学生着工作服；女生不得披头发；男女生不得穿拖鞋	
	报告班级、姓名、操作项目		1	向观摩者和评判者致礼，汇报清晰	
	举止得体，语言清晰		2	仪态大方，吐字清晰，声音适度	
实训实施（70分）	沟通能力（10分）	与患者的沟通技巧	5	参考人际沟通知识，考生回答沟通技巧的内容	
		与患者沟通的礼仪	5	面对患者的：见面问候（2分），离开道别（3分）	
	专业能力（60分）	药品包装标识解读	30	能正确指出药品标识（15分） 能说出药品标识的意义（15分）	
		药品说明书解读	30	向患者介绍药品的说明书的格式（5分）、内容（10分），单独解读说明书中的有效期（5分）；批准文号（5分）；药物的保存方式（5分）；此项内容也可以由教师有针对性提问	

续表

项目	考核内容	标准分（100）	评分标准	得分
理论知识（25分）	药品说明书基本知识	15	解读药品说明书的要点；每少一项扣2～3分，扣完为止	
	药品药理作用、不良反应、用药注意事项、用法用量	10	能按照说明书熟练正确地给患者介绍药品的药理作用、不良反应、用药注意事项以及用法用量，每说出1项给2～3分，总分不超过10分。此项内容也可以由教师有针对性提问	
合计				

备注：

1. 考核方式：教师与学生一（或二）对一考试；

2. 考核场所：模拟药房；

3. 学生按号数每次2或3人进入考场，抽取处方（由任课教师根据授课内容准备），每人准备5分钟后开考；

4. 待考学生由班级学委维持秩序在考场外准备，不得进入考场。有条件的可以现场录像，进行后期集体学习点评等，各地也可以依据考核要求不同，采取同学现场直接观摩等形式。

【实训思考】

1. 如何区别慎用、禁用和忌用？
2. 药品说明书解读的内容有哪些？

扫码“看小结”

目标检测

扫码“练一练”

一、选择题

【A_1 型题】

1. 以下对药品说明书的说法不正确的是
   A. 是具有法律意义的重要文件　　B. 是药物信息情报最基本、最重要的来源
   C. 是指导医生用药的唯一依据　　D. 可指导人们正确储藏和保管药品
   E. 与药品研制、生产、销售、使用等环节密切相关
2. 药品说明书应标明药品成分是指
   A. 必须列出所有药品的化学名称
   B. 复方制剂仅需列出所含各成分的名称
   C. 列出制剂中含有的辅料
   D. 中药的主要成分系指处方中所含主要药味、有效部位或有效成分
   E. 中药复方制剂主要药味排序可按笔画为序
3. 根据《药品说明书和标签管理规定》，下列药品有效期标注格式错误的是：
   A. 有效期至2012/11/16　　B. 有效期至16/11/2012

C. 有效期至 2012. 11　　D. 有效期至 2012 年 11 月

E. 有效期至 2012 年 11 月 16 日

4. 在药品批准文号中，化学药品使用的字母

A. H　　B. Z　　C. B　　D. F　　E. S

5. 生产日期为 2011 年 10 月 31 日，有效期 2 年，药品有效期至

A. 有效期至 10 月/2013 年　　B. 有效期至 2011 年 11 月 30 日

C. 有效期至 2013 年 11 月 30 日　D. 有效期至 2013 年 11 月 1 日

E. 有效期至 2013 年 10 月 30 日

【A_3 型题】 请阅读药物说明书，回答 6 ~ 8 题。

头孢克肟颗粒说明书

【药品名称】

通用名称：头孢克肟颗粒

商品名称：世福素

【成分】本品主要成分为头孢克肟。

【性 状】本品为混悬颗粒。

【药理作用】主要有发汗，解热，抗病原微生物，抗炎，镇痛，抗过敏，增强免疫功能等作用。

【适应证】本品适用于对头孢克肟敏感的链球菌属（肠球菌除外），肺炎球菌、淋球菌、卡他布兰汉球菌、大肠杆菌、克雷伯杆菌属、沙雷菌属、变形杆菌属及流感杆菌等引起的感染性疾病。

【规格】50mg。

【用法用量】口服。成人和体重 30 公斤以上的儿童一次 50 ~ 100mg（1 ~ 2 袋），一日两次。重症可增加到一次 200mg，一日两次。儿童一次 1. 5 ~ 3mg/kg，一日两次，对于重症患者，每次可口服 6mg/kg，一日两次，或遵医嘱。

【有效期】24 个月。

6. 头孢克肟是（　　）头孢菌素：

A. 第一代　　B. 第二代　　C. 第三代　　D. 第四代　　E. 第五代

7. 患儿，2 岁，体重 20kg，诊断为支气管炎，每次应服药（　　）。

A. 5 ~ 10mg　　B. 10 ~ 20mg　　C. 20 ~ 30mg　　D. 30 ~ 60mg　　E. 60 ~ 80mg

【X 型题】

8. 以下哪些项目必须在药品说明书中注明

A. 药品通用名、成分、规格　　B. 适应证或功能主治

C. 不良反应和注意事项　　D. 生产日期和有效期

E. 生产企业和批准文号

9. 处方药说明书中【药品名称】项下包括

A. 通用名　　B. 英文名　　C. 化学名　　D. 商品名　　E. 汉语拼音

10. 药品说明书中的注意事项包括的内容是

A. 影响药物疗效的因素　　B. 药品慎用的情况

C. 用药过程中需观察的情况　D. 用药对于临床检验的影响

E. 药品的相互作用

二、问答题

1. 简要叙述处方药和非处方药。

三、案例分析

阅读下列药品说明书，回答有关问题。

银翘解毒片说明书

OTC

【药品名称】银翘解毒片

【汉语拼音】YINQIAO JIEDU PIAN

【主要成分】金银花、连翘、薄荷、荆芥、淡豆豉、牛蒡子（炒）、桔梗、淡竹叶、甘草。辅料为硬脂酸镁。

【性 状】本品为红棕色的片剂。气芳香，味微苦。

【药理作用】主要有发汗，解热，抗病原微生物，抗炎，镇痛，抗过敏，增强免疫功能等作用。

【功能主治】辛凉解表，清热解毒。用于风热感冒，症见发热头痛、咳嗽口干、咽喉疼痛。

【用法用量】口服。4 片/次，2 ~ 3 次/日。

【不良反应】尚不明确。

【注意事项】忌烟、酒及辛辣、生冷、油腻食物。

（1）如何判别银翘解毒片是中药还是西药？是处方药还是非处方药？

（2）说明书中为我们提供了哪些安全用药的信息？

（3）说明书是否完整？还缺乏哪些信息？

（4）如何理解不良反应中的尚不明确？

扫码“看解析”

（苏湲淇）

任务三 处方知识与技能训练

扫码“学一学”

学习目标

知识要求 **1. 掌握** 处方的概念，处方的分类及处方的格式

2. 掌握 医院处方审核、调配、复核、包装标识、发药等处方调剂程序及注意事项。

3. 了解 处方权的规定。熟悉麻醉药品和精神药品处方、医疗用毒性药品处方以及电子处方的管理、处方保存的规定、处方点评制度。

技能要求 1. 能识别处方的类别和处方的格式，并进行处方调剂的质量管理。

2. 会审查处方并判断处方正确性及处方点评的方法。

案例导入

案例：医生给一位高血压伴冠心病的患者开写下列处方。

Rp：

消心痛 5mg * 100 片 * 1 瓶

用法：15mg/次，2 次/日，口服

寿比山 2.5mg * 30 片 * 1 盒

用法：2.5mg/次，1 次/日，口服

讨论：请分析该处方是否合理，为什么？

理论知识

为规范处方管理，提高处方质量，促进合理用药，保障医疗安全，根据《执业医师法》《药品管理法》《医疗机构管理条例》《麻醉药品和精神药品管理条例》等有关法律、法规，卫生部于2007年2月发布了《处方管理办法》（卫生部令第53号），于2007年5月1日起施行。《处方管理办法》共分8章63条，全文对处方管理的一般规定、处方权的获得、处方的开具、处方的调剂、监督管理、法律责任等做了明确的规定。依据《处方管理办法》，下面就处方的一般知识做简单介绍。

一、处方种类与规则

（一）处方的概念

处方是指由注册的执业医师和执业助理医师（以下简称医师）在诊疗活动中为患者开具的、由取得药学专业技术职务任职资格的药学专业技术人员（以下简称药师）审核、调配 、核对，并作为患者用药凭证的医疗文书。

（二）处方意义

处方具有法律性、技术性和经济性。

（1）法律性　因开具处方或调配处方所造成的医疗差错或事故，医师和药师分别负有相应的法律责任，所以要求医师和药师在处方上签字。医师具有诊断权和开具处方权但无调配权；药师具有审核．调配处方权，但无诊断和开具处方权。

（2）技术性　开具或调配处方者都必须是经过医药院校系统专业学习，并经资格认定的医药卫生技术人员担任。医师对患者作出明确的诊断后，在安全、有效、经济的原则下，开具处方，处方写明了药品的名称、规格、数量及用量用法等。药学技术人员按医师处方准确快捷地调配，并将药品发给患者应用，同时进行用药指导，表现出开具或调配处方的技术性。

（3）经济性　处方是药品消耗的凭证和原始依据；是药品经济收入的凭证和原始依据；是患者在治疗疾病全过程中用药的真实凭证。

（三）处方分类

处方由各医疗机构按规定的格式统一印制，印刷用纸应根据实际需要用颜色区分，并在处方右上角以文字注明。麻醉药品处方和第一类精神药品处方、急诊处方、儿科处方、普通处方和第二类精神药品处方的印刷用纸分别为淡红色、淡黄色、淡绿色、白色，并分别在右上角标注“麻、精一”“急诊”“儿科”，普通处方右上角不用标注，第二类精神药品标注“精二”。

处方按性质可分为 2 种：

1. 法定处方 指《中华人民共和国药典》、原国家食品药品监督管理局颁布标准中收载的处方，具有法律的约束力。

2. 医师处方 是医师为患者诊断、治疗和预防用药所开具的处方。

（三）处方格式

处方格式由前记、正文和后记三部分组成。

1. 前记 前记包括医疗机构名称、费别、患者姓名、性别、年龄、门诊或住院号、科别或病区和床位号、临床诊断、开具日期等，并可添加特殊要求的项目。麻醉药品和第一类精神药品处方还应包括患者身份证明编号，代办人姓名、身份证明编号。

2. 正文 正文以 Rp 或 R（拉丁文 Recipe“请取”的缩写）标示，分别列出药品的名称、剂型、规格、数量、用法和用量。

3. 后记 后记有医师签名或者加盖专用签章，药品金额以及审核、调配、核对、发药的药学专业技术人员签名或加盖专用签章。

考点提示

处方的组成及书写格式。

处方实例（以普通药品处方为例）：

XXXXXX医院　　　　普通

处 方 签

姓名：　　　　性别：　　　　年龄：

科别：　　　　门诊号或住院号：

费别：　　　　开具时间：年　月　日

诊断：

Rp:

药品通用名称　规格　数量

Sig：用法用量

药品通用名称　规格　数量

Sig：用法用量

药品通用名称　规格　数量

Sig：用法用量

医师签章：　　发药药师：　　调配药师：　　药品金额：

审核药师：　　核对药师：

案例解析

该处方不合理。药品名称未使用规范的通用名，也未注明剂型，“消心痛”应用通用名“硝酸异山梨酯片”，“寿比山”应用通用名“吲达帕胺片”。

二、处方调剂与规范

（一）调剂资质

必须要由取得药学专业技术职务任职资格的人员方可从事处方调剂工作。药师在执业的医疗机构取得处方调剂资格。药师签名或者专用签章式样应当在本机构留样备查。具有药师以上专业技术职务任职资格的人员负责处方审核、评估、核对、发药以及安全用药指导。药师应该凭医师处方调剂处方药品，非经医师处方不得调剂。

（二）调剂操作规程

药师应当按照操作规程调剂处方药品：认真审核处方，准确调配药品，核对处方，正确书写药袋或粘贴标签，注明患者姓名和药品名称、用法、用量、包装；向患者交付药品时，按照药品说明书或者处方用法，进行用药交代与指导，包括每种药品的用法、用量、注意事项等。

（三）调剂程序

调剂的程序是：医师开具处方—药师接收审核处方（合理处方由药师签名后进入下一环节，不合理处方联系处方医师请其确认或重新开具处方并再次进入处方审核流程）—收费—调配处方—核对检查—发药—用药指导（详见技能训练五处方调剂模拟训练）。

考点提示

处方调剂的过程及注意事项。

三、处方点评

根据药典、药品说明书、《医院处方点评管理规范（试行）》（卫医管发【2010】28 号文件）实施细则、《处方管理办法》等相关文件，处方点评结果分为合理和不合理两种，其中不合理处方又分为以下三种情况：

1. 不规范处方

（1）处方的前记、正文、后记内容缺项，书写不规范或者字迹难以辨认。

（2）医师签名、签章不规范或者与签名、签章的留样不一致。

（3）药师未对处方进行适宜性审核的（处方后记的审核、调配、核对、发药栏目无审核调配药师及核对发药药师签名，或者单人值班调剂未执行双签名规定）。

（4）新生儿、婴幼儿处方未写明日、月龄。

（5）西药、中成药与中药饮片未分别开具处方。

（6）未使用药品规范名称开具处方的。

（7）药品的剂量、规格、数量、单位等书写不规范或不清楚的。

（8）用法、用量使用“遵医嘱”“自用”等不规范用语。

（9）处方修改未签名并注明修改日期，或药品超剂量作用未注明原因和再次签名。

（10）开具处方未写临床诊断或临床书写不全。

（11）单张门急诊处方超过五种药品的。

（12）无特殊情况下，门诊处方超过7日用量，急诊处方超过3日用量，慢性病、老年病或特殊情况下需要适当延长处方用量未注明理由的。

（13）开具麻醉药品、精神药品、医疗用毒性药品、放射性药品等特殊管理药品处方未执行国家有关规定的。

（14）医师未按照抗菌药物临床应用管理规定开具抗菌药处方的。

（15）中药饮片处方药物未按照“君、臣、佐、使”的顺序排列，或未按要求标药物调剂、煎煮等特殊要求的。

2. 用药不适宜处方

（1）适应证不适宜。

（2）遴选的药品不适宜。

（3）药品剂型或给药途径不适宜。

（4）无正当理由不首选国家基本药物。

（5）用法、用量不适宜。

（6）联合用药不适宜。

（7）重复给药。

（8）有配伍禁忌或者不良相互作用。

（9）其他用药不适宜情况。

3. 超常处方

（1）无适应证用药。

（2）无正常理由开具高价药。

（3）无正当理由超说明书用药。

（4）无正当理为同一患者同时开具2种以上药理作用相同的药物。

四、处方管理的相关法律法规

2007年5月1日起施行的《处方管理办法》，对处方的开具、审查、调剂、保管的相应机构和人员作出了具体的规定，进一步完善了我国的处方制度。

（一）处方权的规定

经注册的执业医师在执业地点取得相应的处方权。经注册的执业助理医师在医疗机构开具的处方，应当经所在执业地点执业医师签名或加盖专用签章后方有效。试用期人员开具处方，应当经所在医疗机构有处方权的执业医师审核并签名或加盖专用签章后方有效。进修医师由接收进修的医疗机构对其胜任本专业工作的实际情况进行认定后授予相应的处方权。执业医师经考核合格后取得麻醉药品和第一类精神药品的处方权，药师经考核合格后取得麻醉药品和第一类精神药品调剂资格。医师需在注册的医疗机构签名留样备案后方可开具处方。医师被责令暂停执业、被责令离岗培训期间，或被吊销执业证书后，其处方权即被取消。

（二）处方管理

1. 麻醉药品和精神药品处方管理 医师应当按照卫生部制定的麻醉药品和精神药品临床应用指导原则，开具麻醉药品和精神药品处方。

（1）门（急）诊癌症疼痛患者和中、重度慢性疼痛患者需长期使用麻醉药品和第一类精神药品的，首诊医师应当亲自诊查患者，建立相应的病历，要求其签署《知情同意书》。病历应当留存：二级以上医院开具的诊断证明；患者户籍簿、身份证或者其他相关有效身份证明文件；为患者代办人员身份证明文件。除需长期使用麻醉药品和第一类精神药品的门（急）诊癌症疼痛患者和中、重度慢性疼痛患者外，麻醉药品注射剂仅限于医疗机构内使用。

（2）门（急）诊患者麻醉药品、第一类精神药品注射剂每张处方为一次常用量；控缓释制剂，每张处方不得超过 7 日常用量；其他剂型，每张处方不得超过 3 日常用量。哌醋甲酯用于治疗儿童多动症时，每张处方不得超过 15 日常用量。第二类精神药品一般每张处方不得超过 7 日常用量；对于某些特殊情况或者慢性病的患者，处方用量可以适当延长，医师应当注明理由。

（3）为门（急）诊癌症疼痛患者和中、重度慢性疼痛患者开具的麻醉药品、第一类精神药品注射剂，每张处方不得超过 3 日常用量；控缓释制剂，每张处方不得超过 15 日常用量；其他剂型，每张处方不得超过 7 日常用量。医疗机构应当要求长期使用麻醉药品和第一类精神药品的门（急）诊癌症患者和中、重度慢性疼痛患者，每 3 个月复诊或者随诊一次。

2. 医疗毒性药品处方的管理 医疗用毒性药品（以下简称毒性药品）是指毒性剧烈、治疗剂量与中毒剂量相近、使用不当会导致人中毒或死亡的药品。开具医疗用毒性药品的处方应当严格遵守有关法律、法规和规章的规定。医疗用毒性药品、放射性药品的处方用量应当严格按照国家有关规定执行。医疗毒性药品的调配与使用必须严格按有关管理办法进行。

医疗单位供应和调配毒性药品，凭医生签名的正式处方。国营药店供应和调配毒性药品，凭盖有医生所在的医疗单位公章的正式处方。每次处方剂量不得超过二日极量。调配处方时，必须认真负责，计量准确，按医嘱注明要求，并由配方人员及具有药师以上技术职称的复核人员签名盖章后方可发出。对处方未注明“生用”的毒性中药，应当付炮制品。如发现处方有疑问时，须经原处方医生重新审定后再行调配。处方一次有效，取药后处方保存二年备查。此类药应专人专柜加锁保管。

3. 电子处方的管理 医师利用计算机开具，传递普通处方时，应当同时打印出纸质处方，其格式与手写处方一致，打印的纸质处方经签名或者加盖签章后有效。药师核发药品时，应当核对打印的纸质处方，无误后发给药品，并将打印的纸质处方与计算机传递处方同时收存备查。

4. 处方保存的规定 普通处方、急诊处方、儿科处方保存期限为 1 年，医疗用毒性药品、第二类精神药品处方保存期限为 2 年，麻醉药品和第一类精神药品处方保存期限为 3 年。处方保存期满后，经医疗机构主要负责人批准、登记备案，方可销毁。

（三）处方调剂的质量管理

药品是用来诊断、治疗和预防疾病的特殊商品，有时小剂量即可引起较大的生理病理反应，所以，准确调配处方是实现患者安全有效使用药品的关键，一旦调配时发生差错事故，轻者延误患者的治疗，重者给患者带来生理和心理创伤，甚至造成死亡。因此，处方调剂质量管理体现在处方调配应严格执行《处方管理办法》和医疗保险制度中的各项规定，在日常调配中预防差错的发生，提高药疗的安全性。

1. 差错类型

（1）调配错误　包括：①医师不了解药品名称、剂量、用法、规格、配伍变化而书写错误的处方，收方、调配及发药者未能检查发现，依照错误处方调配；②调配者错误调配药品、规格、剂量，或配发过期失效、发霉变质的药品。

（2）标示错误　调配人员在药袋、瓶签等容器上标示患者姓名、药品名称、用法、用量时发生错误，或张冠李戴，致使患者错拿他人的药品。

（3）其他　特殊管理药品未按国家有关规定执行，造成流失者；或擅自脱岗，延误急重患者的抢救等行为。

2. 差错的处理

（1）建立本单位的差错处理预案。

（2）当患者或护士反映药品差错时，应立即核对相关的处方和药品；如果是发错了药品或错发了患者，药师要立即按照本单位的差错处理预案迅速处理并上报部门负责人，以便及时妥善处理，避免差错对患者造成进一步的伤害。任何隐瞒、个人私下与患者达成协议的做法都是错误的。

（3）根据差错后果的严重程度，分别采取救助措施，如请相关医师帮助救治，到病房或患者家中更换、致歉、随访，尽可能地取得患者及家属谅解。

（4）如遇到患者自己用药不当、请求帮助，应积极提供救助指导，并提供用药教育。

（5）认真总结经验教训：平时发现有调配缺陷就应该及时分析，不轻易放过。一旦发生差错，必须认真、及时总结经验、教训。应按岗位责任层层把关，堵塞漏洞。认真吸取差错教训，做到差错原因未找准不放过；责任者未接受教训不放过；防止措施未定好不放过。

3. 调剂工作评估

对调剂工作进行评估，可以反映调剂工作质量优劣。其评估的指标主要有以下几方面：

（1）配方差错率　配方差错是指配错药品品种、数量、剂型、用法、用量等，且患者已经服用。配方差错率是配错药品的次数占配方处方总数的比率。差错事故直接影响到调剂质量，应采取措施避免差错事故发生。为方便查找原因，总结经验，采取防范措施，调剂科室应建立配方差错登记本。

（2）不合格处方漏检率　不合格处方是指医师处方书写不符合《处方管理办法》的规定，书写错误，用法、用量错误或能产生不良配伍的处方。不合格处方漏检率是指调配人员在审核处方时应该检出而未检出的不合格处方数占配方总数的比率。通常在每月或每季质量检查时，为方便操作可随机抽取 100 张处方来检测其中的不合格处方数。该指标可以反映出调剂人员在调剂处方时是否认真审核处方。

（3）发出不合格药品数　不合格药品是指发出的药品中有过期失效、含量不准、发霉、变质、药品标签严重污染等情况。在平时的调剂工作中若有患者来院反映，应及时登记，定期进行检查，如实填写“不合格药品登记表”。

（4）配方复核率　配方复核率是指配发出药品的处方，经过复核的处方数占配方总数的百分比。配方复核是防止差错事故的重要措施。

（5）药品损耗率　是指因调剂室保管不当造成药品的过期失效、破损和流失等，可用损耗药品金额数占药品总金额数的比率来衡量。

（四）处方点评制度

处方点评是根据相关法规、技术规范，对处方书写的规范性及药物临床使用的适宜性（用药适应证、药物选择、给药途径、用法用量、药物相互作用、配伍禁忌等）进行评价，发现存在或潜在的问题，制定并实施干预和改进措施，促进临床药物合理应用的过程。处方点评是医院持续进行医疗质量改进和药品临床应用管理的重要组成部分，是提高临床药物治疗水平的重要手段。

医疗机构应当建立处方点评制度，填写处方评价表，登记并通报不合理处方，对处方实施动态监测及超常预警，对不合理用药及时予以干预。

考点提示

处方保存的规定和质量管理。

技能训练

五、处方调剂模拟训练

【实训目的】

掌握医院处方审核、调配、复核、包装标识、发药等处方调剂的能力。熟悉医院处方审核主要内容及典型错误类型，养成严谨求实的工作态度，为将来从事药学服务岗位奠定良好的基础。

【实训准备】

进入实训室，首先由教师讲解实训要求和安排，将学生按 2 人一组进行实训分组，分别模拟担任药师和病人。

处方准备：可按照心血管系统疾病治疗药物、消化系统疾病治疗药物、呼吸系统疾病治疗药物、内分泌系统疾病治疗药物、血液系统疾病治疗药物以及抗菌药物等准备不同系统疾病药物的处方。如下图示例：

市医院处方

姓名：况明　　性别女　　年龄 26 岁　就诊科室　内科 门诊就诊号 11238　处方号 259

费用：公费医疗□　医保 □　　合医□　　其他 √　　　日期 2018 年 5 月 7 日

诊断：上呼吸道感染

Rx

复方氨酚烷胺片　　12 片*1 盒

　用法：1 片/次，2 次/日，口服

抗病毒颗粒 3g*12 袋 1 盒

　用法：1 袋/次，3 次/日，口服

医师：　李玉　　　　调配药师：　　　　审核药师：

金额：**.*元　　　　核对药师：　　　　发药药师：

图 2－3－1　医院门诊处方笺示例（一）

【实训方法】

1. 结合所学的处方知识，熟悉处方调剂的流程和注意事项。

2. 通过小组模拟表演能正确完成处方调剂的完整过程。

【实训步骤】

调剂的程序是：医师开具处方 – 药师接收审核处方（合理处方药师签名后进入下一环节，不合理处方联系处方医师请其确认或重新开具处方并再次进入处方审核流程）– 收费 – 调配处方 – 核对检查 – 发药 – 用药指导。

1. 收方 从患者（或其家属）手中接受医师的处方。

2. 审查处方 审查处方是保证调剂工作质量的重要一步，是确保用药安全有效，防止医疗用药差错事故的有效方法。因此要求处方审查人员要有较高的业务素质和耐心细致的工作态度。处方审查的内容包括：

（1）处方各项是否完整 药学专业技术人员应当认真逐项检查处方前记、正文和后记书写是否清晰、完整，并确认处方的合法性。其中包括处方类型（麻醉药品处方、急诊处方、儿科处方、普通处方），处方开具时间，处方的报销方式（公费医疗专用、医疗保险专用、部分自费、自费等），有效性，处方正文内容（主要是药品名称、剂型、规格、数量、用法和用量）是否完整，医师签字的规范性等。

（2）药师应当对处方用药适宜性进行审核，审核内容包括如下方面。

①规定必须做皮试的药品：处方医师是否注明过敏试验及结果的判定 有些药品如 β – 内酰胺类、氨基糖苷类、局麻药、生物制品（抗毒素、血清、疫苗）等药品在给药后极易引起过敏反应，甚至出现过敏性休克。

②处方用药与临床诊断的相符性：处方用药须与临床诊断密切相符，药师应审查处方用药与临床诊断的相符性。药物根据其用途，采用准确的表述方式，明确用于预防、治疗、诊断、缓解或者辅助治疗某种疾病或者症状。在制定治疗方案和开具处方时，药物的适应证与患者病理、病因、病情、临床诊断相符合。

③剂量、用法的正确性：剂量、用法的审查时将药品使用剂量控制在安全范围内，防止剂量过小不能达到目的，剂量过大造成毒性反应。药师在审核处方时应注意核对剂量和剂量单位，同时注意单位时间内进入机体的药量，特别是静注或静滴时的速度，过快也会造成单位时间内进入体内药量过大而引起毒性反应。

④选用剂型与给药途径的合理性：在上市的药品中，大多数药品有多种剂型，同一药物的不同剂型，可能药物含量不同，用法也不同，对药物的吸收和疗效会产生很大的影响。因此，《处方管理办法》中规定，医疗机构进同一通用名称药品的品种，注射剂型和口服剂型各不得超过两种。

正确的给药途径是保证药品发挥治疗作用的关键之一，也是药师审核处方的重点，在审核处方时一定避免发生差错。调剂人员应熟悉各种药品常用的给药途径，以便根据药物作用性质和病情需要正确调剂，同时还要审查剂型与给药途径是否相符，以便根据病情和药物性质做出适当的选择。

⑤是否有重复给药现象：注意一药多名现象及中成药中是否含化学药成分。我国药品一药多名的现象比较严重，同一通用名药品常有多种不同的商品名，在临床用药上存在较大的安全隐患，易致重复用药、用药过量或中毒。另外，伴随着中药、化学药联合应用和复方制剂的出现，合并使用 2 种或多种药物的现象很多，但若两者配合不当，亦可引起不良反应。或者在不明确中成药中所含化学药成分时，尚可造成累加用药，出现用药重叠、

过量。

知识链接

某些含有化学药成分的中成药品种表

中成药名	内含主要的化学药成分
消渴丸	格列本脲
维C银翘片	对乙酰氨基酚、氯苯那敏
重感冒灵片	氯苯那敏、安乃近
新复方大青叶片	对乙酰氨基酚、咖啡因、异戊巴比妥
胃泰康胶囊	氢氧化铝、三硅酸镁、罗通定
珍菊降压片	可乐定、双氢克尿噻
复方罗布麻片	胍乙啶、肼苯哒嗪、双氢克脲噻
清咳散	溴己新
咳喘膏	异丙嗪

⑥是否有潜在临床意义的药物相互作用和配伍禁忌：药物相互作用和配伍禁忌也属于用药适宜性内容，药物相互作用是指两种或两种以上的药物合并或先后使用时，所引起的药物作用和效应的变化。药物相互作用既可能产生对患者有益的结果，使疗效协同或毒性降低，也可能产生对患者有害的结果，使疗效降低或毒性增强，有时还会带来严重后果，甚至危及生命。药物相互作用可以是发生在体内的药动学、药效学方面的作用，也可以是发生在体外的相互作用。（详见：项目三任务二药物相互作用及配伍禁忌知识与技能训练）

3. 处方的划价 医师处方经收方审查后，按处方所列药品的名称、规格和数量，计算所用药品价格标明在处方上，患者交费后调剂人员予以调配。目前多采用计算机计价，由于计算机收费系统在药品调剂工作中的应用，电脑计价已基本取代了人工划价。

4. 处方的调配 经审查合格的处方应及时调配，为确保配方准确无误，应注意做到以下几点：

（1）严格遵守操作规程，必须做到“四查十对”。包括：查处方，对科别、姓名、年龄；查药品，对药名、剂型、规格、数量；查配伍禁忌，对药品性状、用法用量；查用药合理性，对临床诊断。准确数取或称取药品，严禁用手直接取药或不经称量估计取药。

（2）配方前要仔细检查核对装药瓶标签上的药品名称、规格、用法用量等。

（3）要有秩序地进行调配，急诊处方药随到随配，其余处方按先后顺序进行调配。装药瓶等用后要及时放回原处，防止忙中出差错。

（4）发出的药品应正确书写药袋或粘贴标签，注明患者姓名和药品名称、用法、用量，向患者交付药品时，按照药品说明书或者处方用法，进行用药交待与指导，包括每种药品的用法、用量、注意事项等。

（5）药品配齐后，与处方逐条核对药名、剂型、规格、数量和用法。

（6）调配好一张处方的所有药后再调配下一张处方，以免发生差错。

（7）书写注射通知单，应将患者姓名、药品名称、规格、剂量、每日注射次数、注射方法等项目书写在注射通知单上（注射前必须进行皮肤过敏试验的药物，必须见到过敏试验结果方可发药），以便护士依据注射通知单要求给患者注射。

（8）对于不规范处方或不能判定其合法性的处方，不得调剂。

（9）核对后，配方人必须签名。

（10）调剂麻醉药品、精神药品及医疗用毒性药品时应按照相应法规进行调配使用。

5. 核对检查 处方药品调配结束后应进行核对。核对是保证配方质量、确保用药安全的重要步骤，必须由药师以上药学专业技术职务资格的人员负责复核。处方药品核查应由另一药师进行，再次全面认真地审核一遍处方内容，核查内容包括仔细核对所取药品与处方药品的名称、规格、用法、用量、数量及患者姓名是否一致，用药注意事项是否书写完整，并应逐个检查药品外观质量（包括形状、颜色、澄明度等）是否合格及确认有效期。经核对所配处方正确无误后，核对人员签字。

6. 发药 发药是调配工作的最后一个环节，必须把好这一关。发药时应主动热情、态度和蔼，并且应注意做好以下工作：

（1）确认患者身份，以确保药品发给相应的患者，防止差错事故发生。

（2）核对药品与处方的相符性，检查药品剂型、规格、剂量、数量、包装，并签字。

（3）发现配方错误，应将药品和处方退回配方人，及时更正。

（4）对照处方逐一向患者交代每种药品的使用方法和注意事项，也可帮助发现并纠正配方和发药中的差错。

（5）对于特定的用法与用量以及特殊的使用方法等应详细说明，直至取药者完全理解。

（6）如发放外用药剂应说明用药部位及方法，且强调“不得内服”。混悬剂、乳剂发放时要交待“用时摇匀”。抗组胺药、镇静药和催眠药服用期间要嘱咐不得驾驶车辆等。服药后可引起大小便颜色改变的也应向患者交待。

（7）某些食品对药物会产生不良影响。因此，发放药品时，应根据药物的特性，告知患者用药时应控制哪些饮食摄入，以提高药物的疗效。

（8）尊重患者隐私。

（9）尽量解答患者问题，或建议到药物咨询窗口。

（10）对理解服药标签有困难的患者或老年人，需耐心仔细地说明药品的用法并辅以更详细、明确的服药标签。

7. 用药咨询 用药指导是指由药师对患者进行合理用药指导和宣传，针对患者的具体用药进行个体化的用药指导。咨询的主要内容有药品的适应证、用法用量、不良反应、配伍禁忌、贮存方法、药价及是否录入社会医疗保险报销目录等信息。

医疗术语专业性非常强的特殊领域，绝大多数患者是不可能掌握较全面的医药学知识的，而药师是最熟悉每一个药品的专业人员。药师利用自己掌握的专业知识直接为患者指导用药，可以最大程度上提高患者的药物治疗效果，提高用药的依从性、有效性和安全性。

（1）依从性 当患者能遵守医师确定的治疗方案及服从医护人员和药师对其健康方面的指导时，就认为这一患者具有依从性，反之则为不依从。患者如果缺乏依从性可能导致治疗失败或者严重中毒，所以提高依从性可保证药物的治疗效果。

（2）提高依从性的方法

①简化治疗方案：由于某些患者用药品种较多，且用法大多是每日 3 ~ 4 次，患者难以按时用药，如果能将用药方案的复杂性降低到最小程度，将有利于提高患者的依从性。例如，采用长效、缓释或控释制剂，将每日服药次数减少为 1 次。

②改善服务态度：医师开具处方应执行“处方规则”，做到安全、有效、经济的合理用药。药师应不断提高调配处方的水平，认真审方、调配，发药时应耐心交待用药方法，门诊可设立用药咨询窗口，从多角度对患者进行正确用药方面的指导，对毒副作用较大的药品以及一些特殊用药方法更应详细交待，尽量使患者能掌握用药方法与注意事项，让患者自觉提高依从性。

③改进药品包装：药品包装上的标签应醒目、通俗、简单明了，必要时可附加标签以示补充。

扫码“看一看”

发药结束后，如患者有疑问，应尽量解答患者问题。

【实训考核】

通过训练进行处方调剂，按照以下考核表完成上实训技能的考核。

项目	考核内容		标准分（100）	评分标准	得分
职业素养（5分）	衣帽整洁，仪表端庄		2	学生着工作服；女生不得披头发；男女生不得穿拖鞋；	
	报告班级、姓名、操作项目		1	向观摩者和评判者致礼，汇报清晰	
	举止得体，语言清晰		2	仪态大方，吐字清晰，声音适度	
实训实施（70分）	沟通能力（10分）	与患者的沟通技巧	5	参考人际沟通知识，考生回答沟通技巧的内容	
		处方调配的礼仪	5	面对患者的：见面问候（2分），离开道别（3分）	
	专业能力（60分）	审核处方	10	审核结果正确（5分）；理由陈述正确（5分）	
		调配处方	10	药品名称、剂型正确（4分）；药品规格正确（2分）；药品数量正确（2分；无遗漏药品（2分）	
		核对检查	15	是否进行四查十对（5分）；核对后签名（5分）正确书写并粘贴标签（5分）	
		发药	20	核对患者信息（5分）；介绍药品名称及数量（5分）；介绍用法用量（5分）；介绍不良反应和用药注意事项（5分）	
		用药咨询	5	针对处方中药物的用药注意事项，并提出用药指导策略（含患者用药教育）	

续表

项目	考核内容	标准分（100）	评分标准	得分
理论知识（25分）	处方调剂的流程	5	正确说出处方调剂流程（5分）。 此项内容也可以由教师有针对性提问	
	四查十对的内容有哪些	10	准确说出四查十对的内容。	
	相关药物常见不良反应	10	所推荐药物的不良反应，说出一个正确不良反应得1分，总分不超10分	
合计				

备注：

1. 考核方式：教师与学生一（或二）对一考试；

2. 考核场所：模拟药房；

3. 学生按号数每次2人进入考场，抽取处方（由任课老师根据授课情况准备），每人准备5分钟后开考；

4. 待考学生由班级学委维持秩序在考场外准备，不得进入考场。有条件的可以现场录像，进行后期集体学习点评等，各地也可以依据考核要求不同，采取同学现场直接观摩等形式。

【实训思考】

1. 四查十对的内容有哪些？

2. 发药时，如遇患者提出其他用药咨询而自身无法解答的情况该如何处理？

六、处方点评模拟训练

【实训目的】

1. 掌握处方点评标准和方法，强化学生对《药理学》、《药学服务》等课程理论知识的应用能力。

2. 提高学生合理用药指导水平，为药学服务岗位实习奠定良好的基础。

【实训准备】

进入实训室，首先由教师讲解实训要求和安排，将学生按2人一组进行实训分组，分别模拟担任药师和病人。

处方准备：可按照临床常见用药错误准备需进行处方点评的处方，如所选药物适应证错误、用法用量错误、用药途径或方法错误、重复用药、联合用药错误等类型，见图2－3－2。

【实训方法】

1. 结合所学的处方知识，熟悉处方点评的流程和注意事项。

2. 通过小组模拟表演能正确完成处方点评的完整过程。

【实训步骤】

（一）处方分析与讨论

【操作步骤】

（1）学生进入实训室，按4～6人一组，全班分为10个小组。

重庆市××医院处方

姓名：黄×× 性别女 年龄 54 岁 就诊科室 血液肿瘤科 门诊就诊号 处方号 165508

费用：公费医疗□ 医保 □ √ 合医□ 其他 日期 2015 年 2 月 28 日

诊断：左侧足背蜂窝组织炎

Rx

青霉素钠 80 万单位 × 36 支

Sig：480 万单位 ivgtt q12h

头孢唑肟钠 0.5 × 12 支

Sig：1.0 ivgtt q12h

（处方结束，以下为空白）

医师：刘明 调配药师 审核药师

金额：**.*元 核对药师 发药药师

图 2－3－2 医院门诊处方笺（二）

（2）教师讲解处方点评要求、标准及结果等相关要求。

（3）每组分发 10 张错误处方（可参考本任务案例导入及上图），要求每组学生根据处方点评标准并查阅相关资料充分讨论并完成处方分析工作。

（4）教师根据各小组讨论情况进行小组个体化点评，指导学生进一步完善讨论结果。

（二）处方点评

【操作步骤】

扫码“看一看”

（1）模拟医院药师工作，根据处方分析与讨论结果及其他必要信息填写医院处方点评工作表。

（2）每组根据自己的处方点评结果制作 PPT 并推荐一名学生代表进行现场汇报。

（3）每组汇报结束后教师根据汇报具体情况进行点评。

【实训考核】

通过训练进行处方点评，按照以下考核表完成上述实训技能的考核。

项目	考核内容	标准分（100）	评分标准	得分
职业素养（5 分）	衣帽整洁，仪表端庄	2	学生着工作服；女生不得披头发；男女生不得穿拖鞋；	
	报告班级、姓名、操作项目	1	向观摩者和评判者致礼，汇报清晰	
	举止得体，语言清晰	2	仪态大方，吐字清晰，声音适度	

续表

项目	考核内容		标准分（100）	评分标准	得分
实训实施（70分）	沟通能力（10分）	与医生的沟通技巧	10	参考人际沟通知识，考生回答沟通技巧的内容	
	专业能力（60分）	点评的正确性	10	点评结果正确（5分），如错误请说出错误类别（5分）	
		陈述理由	35	所陈述理由的正确性。说出一个正确理由10分，总分不超35分	
		用药指导	15	针对处方中药物的用药注意事项，并提出用药指导策略	
理论知识（25分）	处方点评过程		5	处方点评的要点（5分）。此项内容也可以由教师有针对性提问	
	处方中相关药物的药理作用和用途		10	所点评药物的药理作用和用途。说出一个正确药理作用和用途各2分，总分不超10分	
	处方中药物常见不良反应		10	所点评药物的不良反应，说出一个正确不良反应得2分，总分不超10分	
合计					

备注：

1. 考核方式：教师与学生一（或二）对一考试；

2. 考核场所：模拟药房；

3. 学生按号数每次2进入考场，抽取处方（由任课教师根据授课内容准备），每人准备5分钟后开考；

4. 待考学生由班级学委维持秩序在考场外准备，不得进入考场。有条件的可以现场录像，进行后期集体学习点评等，各地也可以依据考核要求不同，采取同学现场直接观摩等形式。

【实训思考】

1. 处方点评作为事后用药评价方式，对促进临床合理用药有什么作用？
2. “四查十对”与处方点评的区别与联系是什么？

扫码“看小结”

目标检测

扫码“练一练”

一、选择题

【A_1/A_2 型题】

1. 处方按性质可分为

A. 普通处方、医师处方　　B. 法定处方、普通处方

C. 法定处方、麻醉药品处方　　D. 法定处方、医师处方

E. 普通处方、特殊药品处方

2. 属于处方正文内容的是（　　）

A. 医疗机构名称　　B. 临床诊断　　C. 开具日期

D. 用法用量　　E. 药品金额

3. 处方前记不包括的内容是（　　）

A. 医院的名称　　B. 病人姓名　　C. 药物名称

D. 临床诊断　　E. 开具日期

4. 医师开具处方应当使用（　　）

A. 通用名、商品名、卫生部公布的药品习惯名称

B. 药品通用名称、新活性化合物的专利药品名称和复方制剂药品名称

C. 通用名、商标名、商品名

D. 通用名、商标名、新活性化合物的专利药品名称

E. 通用名、商品名、新活性化合物的专利药品名称

5. 开具西药、中成药处方，每一种药品应当另起一行，每张处方不得超过（　　）种药品。

A. 3　　B. 4　　C. 5　　D. 6　　E. 7

6. 对于处方调配说法错误的是（　　）

A. 调配药品时应注意药品的有效期，以确保用药安全

B. 对处方所列药品不得擅自更改或代用

C. 对有配伍禁忌或者超剂量的处方，应当拒绝调配

D. 必须详细询问患者的病史及用药史

E. 必要时经处方医师更正或重新签字，方可调配

【A_3型题】

患者，女，25岁，因失眠就诊，医生开具的药物为地西泮片，请回答以下问题。

7. 地西泮属于哪类药物（　　）

A. 苯二氮䓬类药物　　B. 巴比妥类药物　　C. 钙离子拮抗剂

D. ACEI　　E. ARB

8. 该药物应使用哪类处方开具（　　）

A. 普通处方　　B. 急诊处方　　C. 麻醉药品处方

D. 第一类精神药品处方　　E. 第二类精神药品处方

9. 该药物最多能开具数量为（　　）

A. 1天量　　B. 3天量　　C. 7天量　　D. 10天量　　E. 30天量

【X型题】

10. 处方审查的内容有（　　）

A. 药品名称、剂型、规格、数量的审查

B. 药物剂量的审查

C. 药品用法的审查

D. 药物配伍禁忌的审查

E. 药品外包装的审查

二、问答题

1. 处方按性质分为哪几类？

2. 处方调剂包括哪些过程？

三、案例分析

某患者，女，50 岁，因气促、喘息、肺部有哮鸣音就诊，诊断为支气管哮喘急性发作，医生开写下列处方。

Rp：

沙丁胺醇气雾剂 28mg ×1 支

用法：喷雾吸入，2 喷（约 400ug）/次，3 次/日

特布他林片　2.5mg ×20 片

用法：2.5mg/次，3 次/日，口服

思考：请分析该处方是否合理。为什么？

（苏溪淇）

扫码“看解析”

任务四　药历等有关药学文书的知识与技能训练

扫码“学一学”

学习目标

知识要求　**1. 掌握**　药历的结构和书写规范要求。

2. 熟悉　病人与用药相关资料的收集方法。

3. 了解　其他药学文书特点。

技能要求　1. 能对病人临床用药资料进行采集、综合分析，以及整理与归纳。

2. 会规范书写药历，配合完成其他药学文书的。

理论知识

一、药历

1. 药历及其作用　药历是药师对患者用药过程进行的客观真实的记录。药历是药师以药物治疗为中心，发现、分析和解决药物相关问题的技术档案，是开展个体化药物治疗的重要依据，是药师进行规范化药学服务的具体体现。书写药历要如实记录药师实际工作的具体内容、咨询的重点及相关因素，内容应该完整、清晰、易懂，不用判断性的语句。

药历的最终作用在于保证患者用药的安全、有效、经济、合理。

2. 药历的记录内容　药历是药师参与药物治疗和实施药学服务时为患者建立的用药档案，其源于病历，但又有别于病历。药历由药师填写，作为动态、连续、客观、全程掌握用药情况的记录，内容包括其监护患者在用药过程中的用药方案、用药经过、用药指导、药学监护计划、药效表现、不良反应、治疗药物监测（therapeutic drug monitoring，TDM）、各种实验室检查数据、对药物治疗的建设性意见和对患者的健康教育忠告等等。

3. 药历格式 2006年初，中国药学会医院药学专业委员会结合国外药历模式，发布了我国药历的书写原则与推荐格式，包括基本情况、病历摘要、用药记录和用药评价，具体如下。

（1）基本情况 包括患者姓名、性别、年龄、出生年月、职业、体重或体重指数、婚姻状况、病案号或病区病床号、医疗保险和费用情况、生活习惯和联系方式。

（2）病历摘要 主诉、现病史、既往病史、体格检查、临床诊断、非药物治疗情况、既往用药史、药物过敏史、主要实验室检查数据、出院或转归。

（3）用药记录 药品名称、规格、剂量、给药途径、起始时间、停药时间、联合用药、进食与嗜好、不良反应或药品短缺品种记录。

（4）用药评价 用药问题与指导、药学监护计划、药学干预内容、TDM数据、对药物治疗的建设性意见、结果评价。

药历格式示例见后附的表2-4-1。

考点提示

药历的内容与格式。

二、其他药学文书简介

除药历外，医院药师在实际工作中还需填写与药品管理和使用相关的其他文书，如特殊管理药品存放基数申请表、特殊管理药品基数调整申请表、特殊管理药品余量处理登记表、特殊管理药品报损单，以及各种类型药物合理用药评价标准表等。这些表格大多都有基本格式，药师只需按照实际情况对应填写即可。其他药学文书有关表格见后附的表2-4-2~表2-4-6。

知识链接

精麻药品储存规定

——医疗机构麻醉药品、第一类精神药品管理规定(卫医发〔2005〕438号)

第十二条 储存麻醉药品、第一类精神药品实行专人负责、专库（柜）加锁。对进出专库（柜）的麻醉药品、第一类精神药品建立专用账册，进出逐笔记录，内容包括：日期、凭证号、领用部门、品名、剂型、规格、单位、数量、批号、有效期、生产单位、发药人、复核人和领用签字，做到账、物、批号相符。

扫码“看一看”

技能训练

三、药历资料收集及书写模拟训练

【实训目的】

1. 训练学生对患者临床用药资料进行采集、综合分析以及整理与归纳的能力。

2. 训练学生语言表达能力和药历书写能力。

【实训准备】

学生课前查阅学习指定病种的治疗方案及所使用药物等资料，复习巩固指定疾病的有关知识。复习药历主要内容、书写格式及要求。模拟的病房及特定病种的病人。

【实训方法】

1. 老师示范药历资料收集、分析、归纳与整理过程。
2. 学生根据老师指定的病种，对患者进行药历资料的采集和撰写。

【实训步骤】

1. 结合特定病种的病人，分小组讨论药历各版块内容要求和应该询问的要点，以及病人可能的回答。
2. 结合患者疾病，分小组讨论需要询问的内容及询问的方法和技巧。
3. 每组派代表扮演药师和患者，演练药历资料的采集、分析、归纳与整理的过程。
4. 其他各组同学评价实际效果，教师讲评。
5. 每组按照讲评确定的内容，撰写完整的药历。

【实训考核】

按照指定的病种，完成药历的资料收集和撰写，参照以下考核表完成实训技能的考核。

项目	考核内容	标准分（100）	评分标准	得分
职业素养（20分）	着装	2	学生着工作服；女生不得披头发，男女生不得穿拖鞋（2分）	
	精神状态	5	精神饱满，表情自然亲切（5分）	
	言谈举止	3	举止得体，报告班级、姓名、操作项目语言清晰流畅（3分）	
	针对患者交流的基本礼仪	5	见面问候（1分），沟通过程中亲切（3分），离开道别（1分）	
	与患者沟通中的服务意识和能力	5	能用趋同心理倾听患者问题（2分）；能重复并确认患者问题（1分）；能清楚简洁对患者进行解释，交流顺畅（2分）	
实训操作（50分）	基本情况资料收集	10	基本情况询问完整。与疾病有关联的项目缺损一项扣2分，本项目最多扣10分	
	病历摘要资料收集	10	病历摘要内容采集完整。缺损一项扣2分，本项目最多扣10分	
	用药记录资料收集	14	用药记录资料采集完整。缺损一项扣2分，本项目最多扣14分	
	用药评价	16	能结合病人疾病对用药合理与否做出正确判断（8分）。能对正确的判断做出合理解释（8分）。如果判断错误，本项目得0分	

续表

项目	考核内容	标准分(100)	评分标准	得分
药历书写(30分)	内容完整	10	每部分内容记录均完整得10分。基本情况里面内容缺失1个扣1分；病历摘要、用药记录和用药评价，每个环节里面内容缺失一个扣2分。本项最多扣分10分	
	书写整洁	10	按4个档次给分：书写非常整洁10分，书写整洁8分；书写基本整洁6分；书写不整洁4分	
	表达简洁	10	按4个档次给分：表达非常简洁10分，表达简洁8分；表达基本简洁6分；表达不简洁4分	
合计				

备注：

1. 考核方式：分组进行，每组指定不同的疾病；每组随机抽选2名学生，一人扮演药师，一人扮演患者。
2. 考核场所：模拟病房。
3. 分组模拟考核时，老师和其他同学观摩。

扫码“看一看”

扫码“看小结”

扫码“练一练”

【实训思考】

如何才能保证药历资料来源更加完整、真实？

目标检测

一、选择题

【A_1/A_2型题】

1. 以下不符合药历用药情况记录特点的是

   A. 动态　B. 全程　C. 详尽　D. 连续　E. 客观

2. 以下关于药历书写的表述用语，不正确的说法是

   A. 完整　B. 清晰　C. 易懂　D. 多用判断性的语句　E. 真实

3. 药历是药师以（　　）为中心，发现、分析和解决药物相关问题的技术档案

   A. 患者　B. 疾病　C. 药师　D. 药物　E. 药物治疗

4. 不属于药历最终作用的是（　　）

   A. 保证患者用药无不良反应　B. 保证患者用药的安全　C. 保证患者用药的有效　D. 保证患者用药的经济　E. 保证患者用药的合理

5. 药历基本格式内容不包括（　　）

   A. 患者基本情况　B. 药学服务规范　C. 病历摘要

D. 用药记录　　　　　　　　E. 用药评价

二、问答题

1. 如果病人出现了不良反应，是否需要记录在药历上？为什么？
2. 简述其他药学文书的特点。

扫码“看解析”

有关药学文书示例

表 2-4-1　药历

######医院药历

姓名		性别		出生日期		住院号	
籍贯		民族		工作单位			
电话			联系地址				邮编：
身高（cm）		体重（kg）				体重指数	
入院时间				出院时间			

入院诊断：

出院诊断：

既往病史：

既往用药史：

续表

家族史：

婚姻史：

过敏史：

伴发疾病及用药情况：

药物不良反应及处置史：

主诉和现病史：
主诉：
现病史：

入院诊断及诊断依据
入院诊断：诊断依据：

出院诊断：

住院期间主要治疗药物：

用药时间	药品	使用剂量	给药方式	停药时间	备注

出院带药：

本次药物不良反应：

治疗转归：治愈□ 好转□ 无效□ 死亡□ 自动出院□

临床药师：____________

表 2－4－2　抗菌药物合理应用评价标准表（治疗用药）

病历或处方号：　　　　科室：　　　　医师：　　　　年　月　日

考评项目	评分标准	分值	实际评分	合计	备注
选药评价（35 分）	1. 有病原学诊断（采集标本如血、痰、尿、涂片等）	4.5			
	2. 有药敏结果	4.5			
	3. 有用药指证	5			
	4. 药物选择恰当	8			
	5. 药物选择与药敏结果相符	2			
	6. 更换药物有依据	3			
	7. 价格合理	3			
药动学指标（25 分）	1. 给药剂量	4			
	2. 给要间隔适宜	6			
	3. 疗程适宜	6			
	4. 给药途径恰当	3			
	5. 静脉滴注药物溶媒、浓度、速度适宜	6			
联合用药评价（15 分）	1. 联合用药指证明确	5			
	2. 联合用药选择合理	5			
	3 没有配伍禁忌	5			
药效学指标（15 分）	1. 感染控制确切	5			
	2. 没有二重感染	5			
	3. 没有或轻微不良反应	5			
分线管理（10 分）	1. 用药符合分级管理规定	5			
	2. 特殊使用抗菌药物符合规定	5			
评价标准	不合理（≤70 分）；基本合理（71～89 分）；合理（≥90 分）				
合计					
评价结论					
点评者		审核者			
病历摘要					
病程概述					
药疗简况					
用药点评					

表 2-4-3　特殊管理药品报损单

□麻醉药品　　□精神药品　　□医疗用毒性药品

品名	规格	单位	数量	批号	报损原因
科室意见	护士长： 年　月　日 科主任： 年　月　日				
药剂科接收人	年　月　日				

注：1. 凡损失、破碎、缺失，使用科室必须查明原因，并填写此表及时上报。

2. 药剂科对报损的特殊管理药品进行记录，单独存放，专人管理，待销毁。

表 2-4-4　特殊管理药品余量处理登记表

□麻醉药品　　□精神药品　　□医疗用毒性药品

基本信息	日期	患者姓名	患者 ID
药品信息	药品名称	剂型、规格	批号
使用情况	给药方式	处方剂量	剩余剂量
销毁方式			
执行人签字	年　月　日		
监督人签字	年　月　日		

注：该登记表附在对应处方后面，以便查对。

表 2－4－5　特殊管理药品基数调整申请表

□麻醉药品　　□精神药品　　□医疗用毒性药品

科室（病区）	
调整原因	
调整情况	（需注明药名、剂型、规格及调整具体情况）
科室意见	护士长： 年　月　日 科主任： 年　月　日
药剂科意见	签名： 年　月　日
医务处意见	签名： 年　月　日
特殊管理药品 监管小组意见	签名： 年　月　日

注：本表原件交医务处备案，临床科室留存一份，药剂科留存一份。

表 2－4－6　特殊管理药品存放基数申请表

□麻醉药品　　□精神药品　　□医疗用毒性药品

<table>
<tr><td>科室（病区）</td><td colspan="4"></td></tr>
<tr><td colspan="2">药品名称</td><td>剂型</td><td>规格</td><td>数量</td></tr>
<tr><td colspan="2"></td><td></td><td></td><td></td></tr>
<tr><td colspan="2"></td><td></td><td></td><td></td></tr>
<tr><td colspan="2"></td><td></td><td></td><td></td></tr>
<tr><td colspan="2"></td><td></td><td></td><td></td></tr>
<tr><td colspan="2"></td><td></td><td></td><td></td></tr>
<tr><td>科室意见</td><td colspan="4">护士长：
年　月　日
科主任：
年　月　日</td></tr>
<tr><td>药剂科意见</td><td colspan="4">签名：
年　月　日</td></tr>
<tr><td>医务处意见</td><td colspan="4">签名：
年　月　日</td></tr>
<tr><td>特殊管理药品
监管小组意见</td><td colspan="4">签名：
年　月　日</td></tr>
</table>

注：本表原件交医务处备案，临床科室留存一份，药剂科留存一份。

（薛　强）

扫码“学一学”

任务五 药品剂型选择与推介的技能训练

学习目标

知识要求 **1. 掌握** 常用药品剂型对药效学的影响。
2. 熟悉 常用药品剂型对药动学的影响。
3. 了解 常用药品剂型的特点与应用原则。

技能要求 能根据不同类型的常见病选择恰当剂型的药物
会指导患者使用不同的药品剂型。

案例导入

案例：李阿姨，66岁，因头晕入院就诊，医生诊断高血压。处方：非洛地平缓释片（波依定），5mg×10片。医嘱用法：5mg，一天一次。患者服用数周无效复诊。经询问得知，患者因觉药片难以吞服，嚼碎后服用。

讨论：结合这个案例，分析应如何指导患者合理应用不同的药物剂型。

理论知识

几乎任何一种药物供临床使用之前，都必须制成适合于医疗或预防应用的剂型。药物制剂常用的有片剂、胶囊剂、注射剂、液体制剂、软膏剂、气雾剂等数十种剂型。药物剂型的确定，主要取决于药物性质、医疗需要及应用、运输、保管等因素。不同剂型的药品，具有不同的特点，对药物药动学和药效学均具有不同的影响。

一、药品剂型对药动学的影响

不同剂型，给药部位及吸收途径各异，药物吸收的速度与程度大不相同。下面介绍临床常用剂型对口服药物药动学的影响。

1. 溶液剂 溶液剂中药物是以分子或离子状态分散在介质中。药物大多数以分子或离子形式通过胃肠道类脂膜屏障，所以溶液型药剂特别是水溶液的吸收一般较快而完全，生物利用度高。

2. 混悬剂 混悬剂中药物的吸收主要取决于药物的溶出速率、油/水分配系数以及在胃肠道中的分散性。其难溶性药物在胃肠道中的吸收比溶液剂慢，比胶囊剂、片剂、丸剂等固体制剂吸收好。

3. 散剂 散剂比表面积较原料药大，容易分散，服用后不经过崩解过程和分散过程，其在固体制剂中属于吸收快的剂型，生物利用度常比同剂量的其他固体制剂大。

4. 胶囊剂 胶囊中的药物颗粒未受到冲压和黏合剂作用，口服囊壳破裂后，药物颗粒直接分散于胃肠液中。如果药物能被液体充分湿润，则有效表面积大，药物释放溶出快，吸收较好，生物利用度也高。

5. 片剂 片剂制备过程中加入较多辅料以及压片减少了药物的有效表面积，减慢了药物从片剂中释放的速率。

二、药品剂型对药效学的影响

剂型除了影响药物的药动学之外，对药效的发挥也有重要影响，可改变药物作用的性质，调节药物作用的速率，降低或消除药物毒副作用，发挥靶向作用，以及影响疗效等。

1. 剂型可改变药物作用的性质 大多数药物剂型改变不会影响药物作用性质，但有些药物剂型不同则作用性质有异。如硫酸镁注射液肌注或静脉滴注，可产生中枢抑制、抗惊厥和降压作用；硫酸镁口服制剂则具有泻下作用。

2. 剂型能调节药物作用的速率 不同剂型，发挥药物作用的速率不同，如注射剂、气雾剂发挥药效快，可用于急救，属于速效制剂；而丸剂、控释剂、植入剂等作用慢，属于慢效或长效制剂。

3. 剂型可降低或消除药物毒副作用 如普通氨茶碱片剂用于治疗哮喘，常引起心跳加速的副作用；制成缓释或控释制剂，能控制药物释放速率并保持稳定的血药浓度，降低该副作用；制成栓剂则可消除该副作用。

4. 剂型可发挥靶向作用 某些剂型如脂质体等，在体内能被巨噬细胞吞噬，使药物在肝、肾、肺等器官分布较多，发挥药物剂型的靶向作用。

5. 剂型可增加疗效 一些难溶、难吸收的药物，在加工成制剂的过程中，采用微粉化或者固体分散技术增加药物的溶出度和溶出速率，能增加疗效。

三、常用剂型的特点与应用

药物剂型应与给药途径相适应。目前，临床上常用的剂型及其特点与应用如下。

1. 注射剂 其优点是药效迅速、剂量准确、作用可靠；适用于不宜口服的药物以及不能口服药物的病人；能产生定位及靶向给药的作用；延长药效。缺点主要有注射部位疼痛；注射剂稳定性差，易产生危险；生产成本高。

2. 片剂 其优点是剂量准确、质量稳定、服用方便、便于识别、成本低廉。缺点主要有儿童和昏迷病人不宜吞服；制备储藏不当会逐渐变质，以至影响在胃肠道的崩解；含挥发油成分的片剂储存时间延长时含量下降；由于压制颗粒的表面积减少，使药物释放速度减慢。

3. 胶囊剂 其优点是可掩盖药物不适的苦味及臭味，提高药物稳定性；药物的生物利用度高；能弥补其他固体剂型的不足；可延缓药物的释放和定位释放药物。缺点主要有囊材主要是明胶，具有脆性和可溶性，若填充的药物是水溶液或稀醇溶液，可使囊壁溶化；填充风化性药物，可使囊壁软化；填充吸湿性很强的药物，可使囊壁脆裂。

4. 溶液剂 其优点是药物的分散度大，吸收快，作用迅速，具有良好的生物利用度；有效成分分散均匀，能准确量取使用，尤其适用小儿和老年患者；剂量的大小易调节，易控制；能减低某些易溶药物的局部刺激性；能增加某些药物的稳定性和安全性。缺点主要有储运不方便，水性制剂易霉变，对包装材料要求高，易发生配伍禁忌，化学性质不稳定的药物制成溶液剂易分解失效。

5. 混悬剂 难溶性药物的混悬剂在肠胃中释放比水溶液慢，但比片剂快，这点适用于儿童和吞咽困难患者。

6. 散剂 其优点是比表面积大、易分散、起效快；外用覆盖面积大，具保护、收敛等作用；制备工艺简单，剂量易于控制，便于小儿服用；储存、运输、携带比较方便。缺点主要有由于粉碎后接触面加大，其嗅味、刺激性及化学性也相应增加，某些挥发性成分易散失，一些腐蚀性强，易吸湿变质的药物一般不宜制成散剂。

7. 栓剂 栓剂发挥全身作用时的特点有：药物不受胃肠 pH 或酶的破坏，在直肠吸收较口服干扰少；直肠给药方便、有效，适用于不能或不愿吞服药物的患者；用药方法得当，可避免肝脏的首过效应，减少对肝脏的毒性和副作用。

8. 气雾剂 其优点是能使药物迅速达到作用部位、起效快；避免药物在胃肠道中降解，无首过效应；使用剂量小，副作用小；当口服或注射给药呈现不规则的药动学特征时，可改用气雾剂；药物被封装在密闭容器中，避免与空气和水分接触，同时也避免了被污染和变质的可能；使用和携带方便，对创面的局部刺激性小；昂贵药品浪费较其他剂型少。缺点主要有需要耐压容器、阀门系统和特殊生产设备，生产成本高；药物肺部吸收干扰较多，吸收不完全且变异性大；有一定内压、在热和撞击下可能发生爆炸，且可因抛射剂渗漏而失效。

9. 缓释、控释制剂 其优点是该类制剂与普通制剂相比，能按要求缓慢非恒速释放或恒速释放药物，药物治疗作用持久、毒副作用低、用药次数减少。缺点主要有工艺复杂，价格较贵等。

扫码“看一看”

考点提示

常见剂型的应用特点。

技能训练

四、利用药品剂型开展药学服务的技能训练

【实训目的】

1. 掌握临床常用剂型使用原则

2. 熟悉临床常见疾病不同药物剂型的应用方法

【实训准备】

复习糖尿病和胰岛素相关知识，提前熟悉应用胰岛素的糖尿病患者不同类型情况，准备胰岛素剂型选择和推荐的宣传单、题板等资料。

【实训方法】

1. 结合所学知识，了解糖尿病患者面临的主要健康问题和胰岛素应用存在的误区。

2. 通过小组讨论等形式，确定针对糖尿病患者开展胰岛素剂型选择与推荐的方案、具体方法和技巧。

3. 通过模拟表演，展示各自的剂型选择与推荐方案，互相点评，教师讲评，优化确定方案。

【实训步骤】

1. 调研拓展　通过问卷调查、网络等手段了解当地糖尿病的发病情况；了解糖尿病常用治疗方法或手段；熟悉常用胰岛素剂型。

2. 确定课题　根据当地糖尿病流行病学实际，确定应用胰岛素治疗的糖尿病患者类型。

3. 小组讨论　根据确定的糖尿病患者类型，分小组讨论分析胰岛素选择类型，讨论拟采用的推荐方法和技巧。

4. 模拟演练　每组随机选 2 人分别扮演药师和糖尿病患者，在现场展开胰岛素剂型选择与推荐过程；其他各组同学评价模拟效果，教师讲评。根据意见形成最终方案。

【实训考核】

分组。各组选取一种应用胰岛素治疗的糖尿病类型，分别完成胰岛素类型选择和推荐。参照以下考核表完成实训技能的考核。

项目	考核内容	标准分（100）	评分标准	得分
职业素养（20 分）	着装	2	学生着工作服；女生不得披头发，男女生不得穿拖鞋（2 分）	
	精神状态	5	精神饱满，表情自然亲切（5 分）	
	言谈举止	3	举止得体，报告小组、姓名、操作项目语言清晰流畅（3 分）	
	针对患者交流的基本礼仪	5	见面问候（1 分），沟通过程中亲切（3 分），离开道别（1 分）	
	与患者沟通中的服务意识和能力	5	能用趋同心理倾听患者问题（2 分）；能重复并确认患者问题（1 分）；能清楚简洁对患者进行解释，交流顺畅（2 分）	
实训操作（50 分）	是否应该使用胰岛素	10	能结合患者糖尿病类型和血糖水平，确定是否该使用胰岛素治疗（10 分）	
	是否恰当选用不同类型胰岛素	10	能综合考虑患者血糖水平、并发症、不良反应耐受度以及经济承受能力等情况，推荐最恰当的胰岛素制剂（10 分）	
	胰岛素正确使用方法推介	20	正确推荐胰岛素注射部位（3 分）；注射前胰岛素处理方法（2 分）；不同类型胰岛素注射次数（5 分）、注射时间（5 分）和注射剂量（5 分）	
	胰岛素不良反应和应用注意事项介绍	10	正确、详细介绍胰岛素不良反应（5 分）；正确介绍胰岛素启封和未启封保存条件和方法（5 分）	

续表

项目	考核内容	标准分（100）	评分标准	得分
实训报告书写（30分）	内容完整	10	按实训目的、实训方法与步骤、实训结果、实训结论、实训讨论5个板块书写。缺少一个板块扣2分，本项最多扣分10分。	
	书写整洁	10	按4个档次给分：书写非常整洁10分，书写整洁8分；书写基本整洁6分；书写不整洁4分。	
	表达准确，讨论深入。	10	按4个档次给分：表达非常准确，讨论非常深入10分；表达准确，讨论深入8分；表达基本准确，有自己的讨论6分；表达不准确，无自己的讨论4分。	
合计		100		

备注：

1. 考核方式：分组进行，每组指定不同类型的糖尿病。每组随机抽选2名学生，一人扮演药师，一人扮演患者。

2. 考核场所：模拟病房。

3. 分组模拟考核时，老师和其他同学观摩。

【实训思考】

如何针对胰岛素应用患者，更好地开展合理用药指导？

扫码“看小结”

目标检测

扫码“练一练”

一、选择题

【A_1/A_2型题】

1. 一般来讲，下列吸收最快的药物剂型是

A. 混悬剂　B. 散剂　C. 溶液剂　D. 胶囊剂　E. 片剂

2. 下列药物是以分子或离子状态分散在介质中，易于药物吸收的剂型是

A. 丸剂　B. 溶液剂　C. 散剂　D. 混悬剂　E. 片剂

3. 剂型对药效学的影响，下列表述不正确的是

A. 剂型可改变药物作用的性质　B. 剂型可降低或消除药物毒副作用

C. 剂型可发挥靶向作用　D. 剂型可影响疗效

E. 剂型能调节大多数药物的代谢方式

4. 以下属于缓控释制剂优点的是

A. 用药次数减少　　B. 成本低廉

C. 可避免肝脏首过效应　　D. 制备工艺简单

E. 没有不良反应

5. 下列氨茶碱制剂，哪种剂型副作用最小

A. 片剂　　B. 控释片　　C. 气雾剂　　D. 栓剂　　E. 注射剂

二、问答题

药品剂型对药物药效学和药动学均有影响，请问它们之间有关系吗？为什么？

（薛　强　郑　磊）

扫码“看解析”

任务六　药品采购、验收、出库知识与技能训练

扫码“学一学”

学习目标

知识要求　**1. 掌握**　首营企业、首营品种审核内容；验收流程；验收检查项目。

2. 熟悉　首营企业、首营品种审核程序；验收记录填写要求；出库的流程。

3. 了解　质量保证协议书签订内容；药品购进的程序。

技能要求　1. 能进行药品采购首营企业审核和首营品种审核。

2. 会药品验收操作、药品出库操作。

案例导入

案例： A 医药公司第一次到 B 药品生产企业采购药品，双方业务员经过多次洽谈，达成合作意向。B 药品生产企业是 A 医药公司的首营企业。

讨论： 1. B 药品生产企业需要向 A 医药公司提供哪些证明文件材料？

2. A 医药公司如何对 B 药品生产企提供的资料进行审核？

扫码“看一看”

理论知识

药品采购是药品经营企业经营活动的起点，是药品经营企业质量管理过程控制的第一关，把好药品采购关可以防止假劣药的购进。药品验收环节的质量控制可以杜绝不合格药品入库。药品出库的质量把关可以防止不合格药品流入市场。因此，药品经营企业必须制定切实有效的采购、验收、出库管理制度和操作规程，把好药品采购、验收、出库质量关，确保企业经营行为合法性、规范性，保证药品经营质量。

一、药品采购岗位规范与工作流程

（一）首营企业审核

首营企业是指采购药品时，与本企业首次发生供需关系的药品生产或经营企业。药品经营企业采购前应对供货单位进行质量审核。通过质量审核，确认供货企业的合法资质和质量保证能力，有效降低药品质量风险。

考点提示

首营企业的定义。

---

1. 供货企业合法资格的审核

（1）首营企业审核的资料　对首营企业的审核，应当查验加盖其公章原印章的以下资料，确认真实、有效：《药品生产许可证》或者《药品经营许可证》复印件；营业执照、税务登记、组织机构代码（三证合一）的证件复印件，及上一年度企业年度报告公示情况；《药品生产质量管理规范》认证证书或者《药品经营质量管理规范》认证证书复印件；相关印章、随货同行单（票）样式；开户户名、开户银行及账号。

（2）首营企业审核的内容　许可证和认证证书的核实：供货单位合法资格审查时，需要核对拟供应药品是否在生产或经营许可范围内，以及证书有效期、是否加盖公章原印章等。登录国家以及省级药品监督管理局网站查询信息真实性，核查许可证单位名称、法定代表人、地址等与网站公布的内容是否相符，如有不符，是否有变更证明。

营业执照的核实：核对《营业执照》单位名称、法定代表人、地址等与许可证的一致性，以及证书有效期、是否加盖公章原印章等。登录该企业所在地的市场监督管理局网站，核查企业信息真实性，核查企业是否存在，是否在有效期内。

相关印章、随货同行单（票）样式：印章式样包括企业公章、财务专用章、发票专用章、质量管理专用章、合同专用章、出库专用章、法人印章或签字等，上述印章应为原尺寸、原规格的原印章或彩色扫描件。随货同行单（票）样式须为加盖企业公章原件，不得使用复印件加盖公章样式。

开户户名、开户银行及账号：供货单位需要提供本单位开设基本账户的《开户许可证》复印件，不允许为个人账户，并加盖供货单位公章原印章。核对《开户许可证》单位名称、法定代表人与许可证的一致性，对开户银行及账号进行备案，凡是未备案的账户，或者与备案不符的账户，均不得付款。供货单位变更账户需要办理变更手续，经过审核备案，否则不能发生业务关系。

案例解析

本任务导入案例中的首营企业为药品生产企业，因此需要提供的资料为：《药品生产许可证》复印件；营业执照、税务登记、组织机构代码（三证合一）的证件复印件，及上一年度企业年度报告公示情况；《药品生产质量管理规范》认证证书复印件；相关印章、随货同行单（票）样式；开户户名、开户银行及账号。

核实许可证和认证证书的生产或经营许可范围，以及证书有效期、是否加盖公章原印章等。核对《营业执照》单位名称、法定代表人、地址等与许可证的一致性，以及证书有效期、是否加盖公章原印章等。相关印章为原尺寸、原规格的原印章或彩色扫描件。随货同行单（票）样式须为加盖企业公章原件。核对《开户许可证》单位名称、法定代表人与许可证的一致性。

2. 供货企业销售人员的合法资格审核

（1）销售人员合法资格审核的资料　企业应当核实、留存供货单位销售人员以下资料：加盖供货单位公章原印章的销售人员身份证复印件；加盖供货单位公章原印章和法定代表人印章或者签名的授权书，授权书应当载明被授权人姓名、身份证号码，以及授权销售的品种、地域、期限。供货单位及供货品种相关资料。

（2）销售人员合法资格审核的内容　授权书和身份证复印件是否加盖企业公章；授权书委托人姓名、身份证号与身份证内容是否一致；授权书法人签字（盖章）是否与备案的签字一致；授权书内容是否全面，授权书必须注明委托期限，对销售人员授权进行业务活动的时间必须在委托时间内，所销售药品应当与委托品种和委托区域一致，必要时应当电话进行核实并有记录；供货单位企业名称变更、药品生产或经营许可证换证、企业法定代表人变更等，应重新提交销售人员授权书；实行药品销售人员网上备案登记的区域，登录供货单位所在地药品监督管理局网站，核实企业销售员备案情况。

3. 首营企业审核程序

（1）采购员索取首营资料，包括供货企业资质材料和销售人员合法资质的材料。

（2）采购员填写“首营企业审批表”（表 2－6－1），企业一般在计算机系统中完成审批表填报，进行合法性审核审批。

表 2－6－1　首营企业审批表

编号：　　　　　　　　　　　　　　填表日期：

<table>
<tr><td colspan="2">供货企业名称</td><td></td><td>详细地址</td><td></td></tr>
<tr><td colspan="2">企业类型</td><td>药品生产企业□
药品经营企业□</td><td>E－mail</td><td></td></tr>
<tr><td colspan="2">供方销售人员</td><td></td><td>联系电话</td><td></td></tr>
<tr><td rowspan="2">许可证</td><td>许可证号</td><td></td><td>有效期至</td><td></td></tr>
<tr><td>负责人</td><td></td><td>生产（经营）范围</td><td></td></tr>
</table>

续表

<table>
<tr><td rowspan="3">营业执照</td><td>注册号</td><td></td><td>有效期至</td><td></td></tr>
<tr><td>法定代表人</td><td></td><td>注册资金</td><td></td></tr>
<tr><td>生产（经营）范围</td><td colspan="3"></td></tr>
<tr><td colspan="2">质量认证证书编号</td><td></td><td>有效期至</td><td></td></tr>
<tr><td colspan="2">供方销售人员资质</td><td colspan="3">1. 身份证复印件□　2. 法人委托书原件□　3. 其他资料：</td></tr>
<tr><td colspan="2">采购员意见</td><td colspan="3">采购员：
年　月　日</td></tr>
<tr><td colspan="2">采购部门意见</td><td colspan="3">负责人：
年　月　日</td></tr>
<tr><td colspan="2">审核意见</td><td colspan="3">质量管理部负责人：
年　月　日</td></tr>
<tr><td colspan="2">审批意见</td><td colspan="3">企业质量负责人：
年　月　日</td></tr>
</table>

（3）合法性审核审批　采购员填写完“首营企业审批表”后，经本部门采购负责人加具意见后，附上述有关资料，依次送质量管理部负责人审核和企业质量负责人审批。

（4）签订质量保证协议　企业与供货单位签订的质量保证协议，至少包括以下内容：明确双方质量责任；供货单位应当提供符合规定的资料且对其真实性、有效性负责；供货单位应当按照国家规定开具发票；药品质量符合药品标准等有关要求；药品包装、标签、说明书符合有关规定；药品运输的质量保证及责任；质量保证协议的有效期限。

（5）建立合格供货方档案　质量管理部将审核合格的首营企业列入“合格供应商列表”，将“首营企业审批表”、首营企业资料、药品销售人员资料及质量保证协议等有关资料交质量管理员存档，建立合格供货方档案。采购部门只能从“合格供应商列表”上的供应商采购药品。

(二)首营品种审核

首营品种是指本企业首次采购的药品。首次从药品生产企业、药品批发企业采购的药品均为首营品种。药品经营企业采购首营品种前应全面审核该药品的资质证明文件。通过质量审核，确保所经营药品的合法性和质量可靠性，防止假药、劣药流入药品流通领域。

考点提示

首营品种的定义。

1. 首营品种审核的资料

(1) 首营品种属于国产药品，需要的证明文件材料有:《药品注册批件》，或者是《再注册批件》(《药品补充申请批件》) 复印件；药品质量标准复印件；供货单位为药品生产企业，需要提供药品的包装、标签、说明书实样等资料（供货单位为药品经营企业，提供药品的包装、标签、说明书实样等资料，或者是药品的包装、标签、说明书报批资料复印件)；法定检验机构或本生产企业的检验报告书；药品所属剂型的 GMP 认证证书复印件；还要有生产该产品的药品生产企业证明性文件，包括药品生产企业许可证复印件；营业执照复印件。

《药品注册批件》有效期为 5 年，超过有效期的，需要提供《再注册受理通知书》或者是《再注册批件》。如果企业地址、企业名称等与该药品有关的其中一项变更时，都要提供《药品补充申请批件》。

(2) 首营品种属于进口药品（进口中药材除外)，药品采购人员应向供货单位索取加盖供货单位原印章的以下材料:《进口药品注册证》《医药产品注册证》或者《进口药品批件》复印件，以及药品的包装、标签、说明书实样等资料；进口麻醉药品、精神药品除提供《进口药品注册证》(或者《医药产品注册证》) 或者《进口药品批件》复印件外，还应提供《进口准许证》，以及药品的包装、标签、说明书实样等资料；

(3) 首营品种属于进口中药材要有《进口药材批件》复印件。

考点提示

首营品种审核的资料。

2. 首营品种资料的核实　登陆国家或者各省药品监督管理局网站对药品注册证、批准文号进行查询，确认所提供资质的真实性。

3. 首营品种审核的程序

(1) 采购员索取材料　药品采购人员根据拟购的首营品种情况，向供货单位索取加盖供货单位原印章的首营品种证明文件材料，并对材料进行初步审核。

(2) 填写“首营品种审批表”(表 2-6-2) 采购员将资料收集齐后，填写“首营品种审批表”，进行合法性审核审批。

表 2-6-2 首营品种审批表

编号： 填表日期：

药品通用名称				商品名	
剂型		规格		单位	
包装规格				储存条件	
生产企业				营业执照号	
主要成分与功能主治					
批准文号				有效期	
GMP 证书号				证书有效期至	
GMP 认证范围					
价格	购进价：	含税批发价：		最高零售价：	
采购员 申请理由		申请人签字：		日期：	
采购部 门意见		负责人签字：		日期：	
质量管理 部门意见		质量管理部门负责人签字：		日期：	
经理审 批意见		企业质量负责人签字：		日期：	

（3）合法性审核审批　采购员填写完“首营品种审批表”后，经本部门采购主管加具意见后，附上述有关资料，依次送质量管理部负责人审核和企业质量负责人审批。

（4）计算机系统输入药品信息　审核审批通过后的首营品种，质量管理部在计算机系统内输入药品信息，并更新维护有关内容。

（5）建立药品质量档案　质量管理部门将“首营品种审批表”、首营品种资料等交质量管理员存档，建立药品质量档案。药品质量档案包括初次提供的材料和所有变更的材料。

（三）药品采购流程

药品经营企业在药品购进活动过程中，需要根据 GSP 要求制定药品购进程序，以确保购进的药品符合质量要求。

1. 制定采购计划　市场供应情况和需求情况、企业前期计划执行情况以及国家政策方针、药品法律法规、各级政府有关市场政策方针等是制定药品采购计划参考的依据。

药品采购计划按照企业经营管理需要，一般分为年度采购计划、季度采购计划、月份采购计划和临时采购计划。采购部门在制定年度和季度计划时，可以粗略制定，作为编制月份采购计划的参考；月份采购计划和临时采购计划需要精准制定，在计算机 GSP 管理系统中编制，采购计划中供应商信息、商品信息以及采购药品数量等，要与供货方开具的单据完全一致。

制定月份采购计划和临时采购计划的程序如下：采购人员可通过计算机管理系统查询

前三个月药品的购进和销售量、当月销售量，以及药品库存量，从计算机管理系统药品质量档案中确定拟采购的药品品种和采购数量；通过对供货商质量保证能力、供货能力、价格竞争能力、售后服务能力等方面综合评价分析，从合格供货方档案列表中确定合理的供货商，确定采购药品的价格；采购人员对采购的药品信息审核无误后，在采购计划单上签字，采购计划单将通过计算机管理系统自动生成采购订单。

2. 签订采购合同 由采购部与供货单位经过谈判协商一致，签订药品采购合同，在采购合同中确定药品采购数量、价格、质量要求、交货时间、地点和交货方式等事项，合同签订后，采购部应根据合同内容认真履约，对因不可抗力和市场变化等原因导致合同无法按时履约的，应及时通知供应商变更或终止合同履行。质量管理部负责审查合同中涉及产品质量的相关条款，并对合同可能涉及的违反相关法律法规的操作方式及内容提出审核意见。

3. 建立药品采购记录 采购药品应当建立采购记录。采购记录应当有药品的通用名称、剂型、规格、生产厂商、供货单位、数量、价格、购货日期等内容，采购中药材、中药饮片的还应当标明产地。采购记录应按日备份，至少保存5年。

考点提示

药品采购记录的内容及保存期限。

4. 索取发票 采购药品时，企业应当向供货单位索取发票。发票应当列明药品的通用名称、规格、单位、数量、单价、金额等；不能全部列明的，应当附《销售货物或者提供应税劳务清单》，并加盖供货单位发票专用章原印章、注明税票号码。发票上的购、销单位名称及金额、品名应当与付款流向及金额、品名一致，并与财务账目内容相对应。发票按有关规定保存。

二、药品验收岗位规范与工作流程

（一）收货

药品的收货操作主要是通过票据的查验、货源和实物检查核对、运输方式和运输条件的检查，将符合条件的到货药品按照其特性放置相应待验区的过程。企业通过收货环节的把关，防止假劣药品流入企业。

1. 查验票据 药品到货时，收货人员应当对随货同行单内容与计算机系统中药品到货通知单进行核对。随货同行单应包括供货单位、生产厂商、药品的通用名称、剂型、规格、批号、数量、收货单位、收货地址、发货日期等内容，并加盖供货单位药品出库专用章原印章。随货同行单上的内容必须与到货通知单以及本企业实际情况一致，如果出现不一致的情况应当拒收，并通知采购部门处理。随货同行单与本企业备案的随货同行单式样不一致的，应当拒收，并通知质量管理部门处理。无随货同行单或无到货通知单，应当拒收。

2. 检查运输情况 收货人员应当核实运输方式是否符合要求，检查运输工具是否密闭，有无雨淋、腐蚀、污染等可能影响药品质量的现象。根据运输单据所载明的启运日期，检查是否符合协议约定的在途时限。此外，收货员对冷藏、冷冻药品的运输方式、过程的温湿度记录、运输时间等进行重点检查及记录，不符合温湿度要求的应当拒收。

3. 核对实物 应当依据随货同行单核对药品实物及到货通知单。收货过程中，对于随货同行单或到货药品与到货通知单的有关内容不相符的，由采购部门负责与供货单位核实和处理。收货时应当拆除药品的运输防护包装，检查药品外包装是否完好，对出现破损、污染、标识不清等情况的药品，应当拒收。

4. 通知验收 收货人员应当将核对无误的药品放置于相应的待验区域内，或者设置黄色待验状态标志，并在随货同行单（票）上签字后，移交验收人员。冷藏、冷冻药品应当在冷库内待验。

（二）药品验收

1. 验收流程

（1）数量点收 验收员调出计算机软件系统中的验收记录单，与随货同行单核对；先清点大件数量，然后根据随货同行单逐一核对品名、规格、数量、生产批号、有效期、生产企业、批准文号。

（2）检查检验报告书 验收药品应当按照药品批号查验同批号的检验报告书或者合格证明文件，检验报告书的传递和保存可以采用电子数据形式，但应当保证其合法性和有效性。药品检验专用章或质量管理专用章原印章应与在本企业备案的印章式样保持一致。对于验收过程中相关证明文件不全或内容与到货药品不符的，不得入库，并交质量管理部门处理。验收药品所需的检验报告书（合格证明文件）见表2-6-3。

表2-6-3 验收药品所需的合格证明文件

验收药品	查验检验报告书或者合格证明文件
供货单位为药品生产企业	检验报告书加盖供货单位检验专用章或质量管理专用章原印章
供货单位为药品批发企业	检验报告书加盖药品批发企业质量管理专用章原印章
实施批签发管理的生物制品	加盖供货单位药品检验专用章或质量管理专用章原印章的《生物制品批签发合格证》复印件
进口药品	查验加盖供货单位质量管理专用章原印章的相关证明文件： 《进口药品注册证》或《医药产品注册证》 进口麻醉药品、精神药品以及蛋白同化制剂、肽类激素应当有《进口准许证》 进口药材应当有《进口药材批件》 《进口药品检验报告书》或注明“已抽样”字样的《进口药品通关单》 进口国家规定的批签发管理的生物制品必须有批签发证明文件和《进口药品检验报告书》

（3）验收抽样 企业应当按照验收规定，对每次到货药品进行逐批抽样验收，抽取的样品应当具有代表性。

抽样数量计算：整件数量在2件及以下的，全部抽样检查；整件数量在2件以上至50件以下的，至少抽样检查3件；整件数量在50件以上的，每增加50件，至少增加抽样检查1件，不足50件的，按50件计。

抽样的要求：同一批号的药品应当至少检查一个最小包装，但生产企业有特殊质量控制要求或者打开最小包装可能影响药品质量的，可不打开最小包装；破损、污染、渗液、封条损坏等包装异常以及零货、拼箱的，应当开箱检查至最小包装；外包装及封签完整的原料药、实施批签发管理的生物制品，可不开箱检查。

考点提示

药品验收抽样的要求。

(4) 验收检查　药品包装的检查：检查药品外包装、中包装、最小包装等，核对相关包装信息、式样。检查运输储存包装的封条有无损坏，包装上是否清晰注明药品通用名称、规格、生产厂商、生产批号、生产日期、有效期、批准文号、贮藏、包装规格及储运图示标志，以及特殊管理的药品、外用药品、非处方药的标识等标记。检查最小包装的封口是否严密、牢固，有无破损、污染或渗液，包装及标签印字是否清晰，标签粘贴是否牢固。

标签、说明书的检查：标签或说明书的项目、内容是否齐全。药品的各级包装标签是否一致。标签所示的品名、规格与实物是否相符。标签与说明书内容是否一致。标签印字是否清晰，粘贴是否端正、牢固、整洁。

药品外观性状检查：验收员对药品的形态、颜色、嗅味等外观性状进行检查，不同剂型的药物检查内容有所不同，常用剂型重点检查内容见表2－6－4。

表2－6－4　常用剂型重点检查内容

剂　型	检查项目
片剂	检查看是否有无明显裂片、暗斑、麻面、黑点、花斑、霉变、吸潮等
硬胶囊剂	检查是否有囊壳破裂、漏粉、变色、空胶囊等情况
软胶囊剂	检查是否有粘连、漏油、畸形丸、破裂等情况
注射用粉针	检查是否有粘瓶、吸潮、结块、色点、色块、铝盖松动等现象
注射液	检查性状、色泽是否符合要求，是否有瓶盖松动、裂纹等情况
颗粒剂	检查是否有结块、潮解、软化、破漏、胀气等现象
软膏剂	检查是否有酸败、霉变、漏药等现象
丸剂	检查是否大小均匀 、软硬适中，异物、裂开等现象
栓剂	检查是否有霉变、酸败、干裂、软化，走油出汗等情况
滴眼液	检查是否有色点、色块、纤维、沉淀、异物、漏液等现象
糖浆剂	检查其澄清度，检查是否有沉淀、结晶析出、酸败、霉变、渗晶等情况
酊水剂	检查是否有混浊、异物、异嗅、霉变、渗漏等现象，注意检查其澄清度

检查验收结束后，应当将检查后的完好样品放回原包装箱，加封并在抽样的整件包装上标明抽验标志，对已经检查验收的药品，应当及时调整药品质量状态标识或移入相应区域。

考点提示

药品验收检查的内容。

（5）填写验收记录　验收药品应当做好验收记录，包括药品的通用名称、剂型、规格、批准文号、批号、生产日期、有效期、生产厂商、供货单位、到货数量、到货日期、验收合格数量、验收结果等内容。验收人员应当在验收记录上签署姓名和验收日期。验收不合格的还应当注明不合格事项及处置措施。

中药材验收记录应当包括品名、产地、供货单位、到货数量、验收合格数量等内容。中药饮片验收记录应当包括品名、规格、批号、产地、生产日期、生产厂商、供货单位、到货数量、验收合格数量等内容，实施批准文号管理的中药饮片还应当记录批准文号。

2. 直调药品的验收　药品直调是指药品经营企业将已采购的药品不入本企业仓库，直接发送到购货单位。发生灾情、疫情、突发事件或者临床紧急救治等特殊情况，以及其他符合国家有关规定的情形，才可进行药品直调。

直调药品可委托购货单位进行药品验收，购货单位应当严格按照要求验收药品，直调药品验收需要具备以下条件：企业应当与购货单位签订委托验收协议，明确质量责任和义务；购货单位应当指定专门验收人员负责直调药品验收工作，购货单位验收员与委托协议指定验收员确保一致性；购货单位应当在计算机系统中建立专门的直调药品验收记录，直调验收记录应具备真实性、完整性和传递及时性；购货单位在验收当日应当将验收记录相关信息传递给直调企业。

三、药品出库岗位规范与工作流程

药品出库主要是通过对出库药品的信息和药品质量状况的核对，确保出库药品信息准确、质量合格，杜绝货单不符的药品、不合格的药品出库。

（一）药品出库流程

药品应按“先产先出、近期先出、按批号发货”的原则进行出库验发，药品出库流程如下。

考点提示

药品出库的原则。

1. 查对　审核药品提货凭证，查对购货单位名称、发票印鉴、开票日期、货号、药品名称、规格等级、单位、数量、包装等项目。

2. 配货　保管员根据提货凭证所列项目内容及相关批注，核实后进行配货。配货作业包括原件药品包装整理，计重药品逐件过磅称准，零星药品拼件装箱，刷写标示收货单位、收货地点、发货单位、指示标志等，做到数量准确，包装完整，堆放有序。

同时，保管员对药品的外观质量、内外包装、标签及其他标示进行检查。如发现以下情况不得出库，报质量管理部门处理：药品包装出现破损、污染、封口不牢、衬垫不实、封条损坏等问题；药品包装内有异常响动和液体渗漏；药品内外标签脱落、字迹模糊不清或者标识内容与实物不符；药品已超过有效期；其他异常情况的药品。对发现异常不得出库的情况及其处理情况，应如实记录。

考点提示

药品不得出库的情形。

3. 复核 出库时应当对照销售记录进行复核。药品出库复核应当建立记录，包括购货单位、药品的通用名称、剂型、规格、数量、批号、有效期、生产厂商、出库日期、质量状况和复核人员等内容。

考点提示

药品出库复核的内容。

4. 打印随货同行单（票） 药品出库时应当附加盖企业药品出库专用章原印章的随货同行单（票）。

5. 交接移至发货区 把复核好的药品与“随货同行单”交给配送员，当面点清，配送员在“随货同行单”的仓库联签字。将药品由复核区移至发货区，准备装车配送。

（二）拼箱发货

拼箱的代用包装箱上应有醒目的拼箱标志，注明拼箱状态，防止混淆。应按照药品的质量特性、储存分类要求、运输温度要求进行拼箱，药品与非药品分开、特殊管理药品与普通药品分开、冷藏和冷冻药品与其他药品分开、外用药品与其他药品分开、药品液体与固体制剂分开。拼箱冷藏、冷冻药品的温度要求应一致。拼箱药品应采用无污染的纸板或泡沫等进行填充，防止在搬运和运输过程中因摆放松散出现晃动或挤压。

（三）冷藏、冷冻药品的出库

车载冷藏箱或者保温箱在使用前应当达到相应的温度要求，车载冷藏箱在使用前经过预冷处理，达到规定温度后放置在冷藏复核区域待用；保温箱在放置充分蓄冷的冷链物料（如冰袋、冰排等），箱内温度达到要求后才能装箱。应当在冷藏环境下完成冷藏、冷冻药品的装箱、封箱工作。装车前应当检查冷藏车辆的启动、运行状态，达到规定温度后方可装车。启运时应当做好运输记录，内容包括运输工具和启运时间等。应记录车载冷藏箱、保温箱的预冷时间、蓄冷剂放置的数量，开启预冷时间、温度达到时间以及室外温度状况、设备运转等状况。

考点提示

冷藏、冷冻药品的出库注意事项。

（四）特殊管理药品的出库

特殊管理药品的出库复核应在符合规定的专库内进行。麻醉药品、一类精神药品、医疗用毒性药品、药品类易制毒化学品出库时应双人复核签字；第二类精神药品、蛋白同化制剂、肽类激素应专人复核。计算机系统应当建立单独的特殊管理的药品出库复核记录。

（五）直调药品出库

直调药品出库时，由供货单位开具两份盖有企业出库专用章原印章的随货同行单（票），分别发往直调企业和购货单位。随货同行单（票）内容除包括供货单位、生产厂商、药品的通用名称、剂型、规格、批号、数量、收货单位、收货地址、发货日期、销售金额等内容，还应标明直调企业名称。

技能训练

扫码“看一看”

四、首营企业审核技能训练

【实训目的】

1. 掌握首营企业应提供的资料，审核首营企业的合法性和质量保证能力，为药品采购把关。

2. 培养严谨、认真负责的工作态度和团队协作合的良好职业素养。

【实训准备】

准备首营企业资料（药品生产企业资质和药品经营企业资质各1套），销售人员资料，法人委托书，质保协议，首营企业审批表。复习首营企业审核相关知识内容。

【实训方法】

通过角色扮演的方法，学生分别扮演业务员、业务部门负责人、质量部门负责人、总经理，按照首营企业审核的流程对现场提供的首营资料进行审核，如果审核通过，建立合格供货方档案。如果审核不通过，说明理由。组长归纳本组学生本次实训的体会和存在的问题，在班级进行发言讨论。教师答疑、总结。

【实训步骤】

1. 实训任务布置 班级学生分成几个小组，每组4～5人，每个学生分别扮演业务员、业务部门负责人、质量部门负责人、总经理，熟悉各自在首营企业审核过程中各自的工作任务。

2. 开展实训

（1）采购员索取首营企业资料

采购员索取首营企业和销售员的资料，对照资料目录及要求检查资料。对首营企业材料进行审核，填写“首营企业审批表”。

（2）合法性审核审批　采购员填写完“首营企业审批表”后，经本部门采购负责人加具意见后，附上述有关资料，依次送质量管理部负责人审核和企业质量负责人审批。

（3）签订质量保证协议

（4）建立合格供货方档案

将“首营企业审批表”、首营企业资料、药品销售人员资料及质量保证协议等有关资料存档。

3. 实训汇报 组长归纳本组学生本次实训的体会和存在的问题，在班级进行发言讨论。教师答疑、总结。

【实训考核】

首营企业审核的流程：索取首营资料—首营企业合法性审核审批—质量保证协议签订—合格供货方档案建立。如果审核通过，建立合格供货方档案。如果审核不通过，说明理由。请按照以下考核表完成上述实训技能的考核。

项目	考核内容		标准分（100）	评分标准	得分
职业素养（5分）	衣帽整洁，仪表端庄		2	学生着工作服；女生不得披头发；男女生不得穿拖鞋	
	报告班级、姓名、操作项目		1	汇报清晰	
	举止得体，语言清晰		2	仪态大方，吐字清晰，声音适度	
实训实施（75分）	沟通能力（10分）	实训考核的沟通表达	5	语言亲切，态度和蔼，逻辑准确得5分	
		实训考核过程的礼仪	5	面对扮演者：见面问候得2分，离开道别得3分	
	专业能力（65分）	索取资料	10	资料齐全，得10分 资料较齐全，得6分 资料不太齐全，得4分	
		资料审核	15	核实资料全面，得15分 核实资料较全面，得10分 核实资料不太全面，得5分	
		首营企业审批表填写	20	规范填写首营企业审批表，并审核签字，得20分 首营企业审批表填写较规范完整，并审核签字，得16分 首营企业审批表填写规范完整，未审核签字，得14分 填写首营企业审批表不太规范完整，并审核签字，得10分	
		签订质量保证协议	10	签订质量保证协议，且内容完整，得10分 签订质量保证协议，且内容较完整，得6分 签订质量保证协议，且内容不太完整，得4分	
		建立合格供货方档案	10	资料存档，且齐全，得10分 资料存档，较齐全，得6分 资料存档，不太齐全，得4分	

续表

项目	考核内容	标准分（100）	评分标准	得分
理论知识（20分）	首营企业审核的流程	10	首营企业审核的流程规范，得10分； 首营企业审核的流程较规范，得8分； 首营企业审核的流程不太规范，得4分；	
	首营企业审核的内容	10	首营企业审核的内容齐全，得10分； 首营企业审核的内容较齐全，得8分； 首营企业审核的内容不太齐全，得4分；	
合计				

备注：

1. 考核方式：教师与学生一（或二）对一考试；
2. 考核场所：实训室；
3. 学生按号数每次2或3人进入考场，每人准备5分钟后开考；
4. 待考学生由班级学委维持秩序在考场外准备，不得进入考场。

扫码“看小结”

【实训思考】

1. 如果是采购特殊管理药品，首营企业的资料审核中还需要哪些证明文件？
2. 首营品种审核需要哪些资料？

目标检测

扫码“练一练”

一、选择题

【A_1型题】

1. 首营品种是指（　　）的药品。
   A. 中国境内首次上市销售　　B. 本企业首次从药品生产企业采购
   C. 本企业首次从药品经营企业采购　　D. 本企业首次采购
   E. 本月首次购进
2. 企业与供货单位签订的质量保证协议需加盖（　　）。
   A. 质管部门原印章　　B. 加盖公司公章或合同章原印章
   C. 法人印章　　D. 协议专用章
   E. 个人印章
3. 质量保证协议应当至少按（　　）签订，约定有效期限。
   A. 年度　　B. 半年　　C. 季度　　D. 月　　E. 三个月
4. 采购记录应按（　　）备份，至少保存5年。
   A. 日　　B. 周　　C. 月　　D. 季度　　E. 年
5. 药品经营企业采购部门采购药品，只能从（　　）采购。
   A. 取得《药品生产许可证》和《药品GMP证书》的企业

B. 取得《药品经营许可证》和《药品经营质量管理规范》的企业

C. 企业合格供应商列表上的供应商

D. 具有药品质量保证能力和供应能力的企业

E. 取得《药品生产许可证》和《药品 GSP 证书》的企业

6. 收货人员要依据销售部门确认的（　　）或通知对销后退回药品进行核对，确认为本企业销售的药品后，方可收货并放置于符合药品储存条件的专用待验场所。

A. 发票　　B. 采购单　　C. 随货同行单　D. 退货凭证　　E. 验收记录

7. 验收药品应当按照（　　）查验同批号的检验报告书。

A. 有效期　　B. 批准文号　　C. 采购日期

D. 药品批号　　E. 验收记录

【X 型题】

8. 企业应当核实、留存供货单位销售人员以下资料（　　）。

A. 加盖供货单位公章原印章的销售人员身份证复印件

B. 加盖供货单位公章原印章和法定代表人印章或者签名的授权书

C. 销售业绩证明材料

D. 负责供货品种相关资料

E. 销售人员学历复印件

9. 可不开箱检查验收的药品有（　　）。

A. 外包装及封签完整的原料药　B. 实施批签发管理的生物制品

C. 有效期较长的药品　　D. 液体类药品　　E. 整箱中药饮片

10. 以下应当开箱检查至最小包装的是（　　）

A. 破损　　B. 渗液　　C. 零货、拼箱的

D. 封条损坏　　E. 污染

二、简答题

1. 简述药品验收的内容。

2. 当药品出现哪些情形时不得出库？

三、案例分析

现场检查发现：

1. 在库药品五维他口服液（批号 130503）10 月 7 日购进 2 件，只抽查了其中一件。

2. 企业常温库存的湖南某制药有限公司生产的复方氯化钠注射液，现场发现 3 箱有开箱痕迹，查该批号产品于 2013 年 10 月 16 日购进并验收，尚未销售，但没有对原包装箱加封并标示。

3. 存放于仓库四楼合格区某货位的去氧肾上腺素溴苯那敏胶囊有一件零货（箱号为 66 号，外包装标明为 110 盒，整件规格为 288 盒）保留原厂封箱，没有开箱检查至最小包装。

请分析以上三种情形中分别存在的问题，并说明理由。

扫码“看解析”

（邓　媚）

扫码“学一学”

任务七　药品仓储及养护知识与技能训练

学习目标

知识要求　**1. 掌握**　药品养护方法；药品养护内容。
2. 熟悉　药品储存要求；药品效期管理；不合格药品的处理。
3. 了解　药品的养护措施。

技能要求　1. 能进行药品分类储存、堆码操作；会库存药品质量检查的方法和内容。
2. 会根据实际情况对药品进行养护。

案例导入

案例：某医药公司采购到货和销后退回药品（碳酸钙 D_3 片），经验收，采购到货的药品均为合格，销后退回的药品为不合格。

讨论：1. 采购到货药品（碳酸钙 D3 片）如何进行合理储存？
2. 销后退回药品（碳酸钙 D3 片）要如何处理？

理论知识

药品从生产到使用过程中，大部分时间都处于储存状态，容易受到内外因素的影响而发生质量问题，药品的储存条件和养护管理会对质量产生不可忽视的影响，因此，如何做好药品仓储与养护是保证药品质量的关键。

一、药库管理与药品储存

扫码“看一看”

（一）药品分类储存

1. 色标管理　为了有效控制药品储存质量，杜绝库存药品的存放差错，对在库药品实行色标管理。药品质量状态的色标区分标准为：合格药品——绿色；不合格药品——红色；质量状态不明确药品——黄色。

按照库房管理的实际需要，库房管理区域色标划分的统一标准是：待验药品库（区）、退货药品库（区）为黄色；合格药品库（区）、中药饮片零货称取库（区）、待发药品库（区）为绿色；不合格药品库（区）为红色。三色标牌以底色为准，文字可以白色或黑色表示，防止出现色标混乱。

考点提示

不同药品质量状态的色标标识。

2. 温湿度管理 药品按照温湿度要求存放于相应的库中。药品应根据药品标示的贮藏条件要求，分别储存于冷库、阴凉库或常温库内（冷库：2℃～10℃，阴凉库：不超过20℃，常温库：10℃～30℃），各库房的相对湿度均应保持在35%～75%之间。药品包装上没有标示具体温度的，按照《中华人民共和国药典》规定的贮藏要求进行储存。

考点提示

冷库、阴凉库或常温库的温湿度要求。

案例分析

本任务导入案例中采购到货药品（碳酸钙D3片）应按照包装标示遮光、密闭、室温干燥保存，置于绿色标识的合格品区；销后退回药品（碳酸钙D3片）置于红色标识的不合格品区。

3. 库（区）药品分类存放 按照药品的类别存放，一般分为化学药品库、中成药库、中药饮片库、中药材库、生物制品库等。

按照药品的剂型分类存放，一般分为针剂库（注射用粉针、水针、大输液、混悬针剂）、片剂库（片剂、丸制、胶囊剂）、粉剂库（原料药、粉散剂）、水剂（酊水类、油膏类）等。

4. 分类储存要求 为防止药品污染、差错、混淆，药品分类储存一般要按照如下要求：

（1）药品与非药品分开存放，内服药与外用药分开存放。

（2）中药饮片应分库存放。

（3）拆零药品需集中储放，放置于零货区，并有明显标识。

（4）易串味、性质相互影响的药品应分开存放。品名、外包装相似容易混淆的药品需分开存放。

考点提示

药品分类储存的要求。

知识链接

特殊管理药品的储存要求

对于特殊管理药品来说，药品储存的要求也更为严格，具体如下：麻醉药品、一类精神药品应当设立专库，实行双人双锁管理，有防盗、防火、监控设施，报警系统，并与公安部门报警系统联网。第二类精神药品在库房中设立独立的专库或者专柜，专柜应当使用保险柜，专人管理。医疗用毒性药品和药品类易制毒化学品，设置专库或专柜存放。放射性药品设置专库或专柜存放，须采取有效的安全、防护措施。蛋白同化制剂（胰岛素除外）、肽类激素应设立专区存放。特殊管理药品应专账记录，记录保存期限应当自药品有效期满之日起不少于5年。

（二）药品的搬运和堆码

药品搬运和堆码应按照操作规程进行操作，堆码要遵循安全、方便、经济的原则。

1. 堆码要求上下、左右、前后成线，并且严格按照外包装标示要求规范操作，堆码高度要符合包装图示要求，应轻拿轻放，避免损坏药品包装，不得倒置、侧置、损坏药品包装。

2. 药品按品种、批号堆码，便于先产先出、近期先出、按批号发货，近效期药品应有明显标志。不同批号的药品不得混垛。

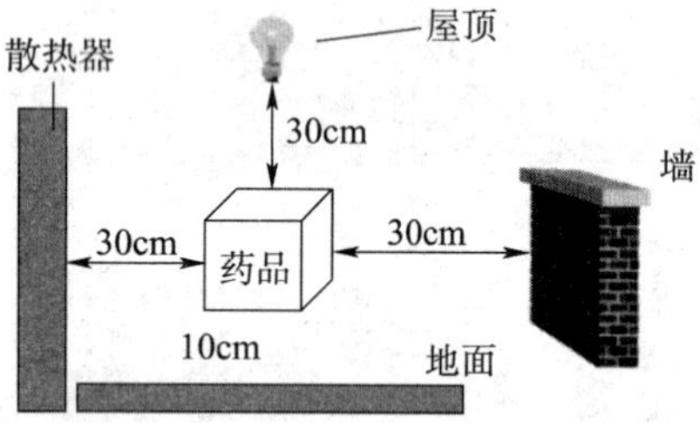

图2-7-1　药品堆码间距示意图

3. 药品货垛与仓库地面、墙壁、顶棚、散热器之间应有相应的间距或隔离措施，与库房内墙、顶、温度调控设备及管道等设施间距不小于30厘米，药品应置于地垫、货架上，与地面间距不小于10厘米，垛间距不小于5厘米。冷库内制冷机组100厘米范围内，以及高于冷风机出口的位置，不得码放药品。设置足够宽度的货物通道，防止库内设施对药品质量产生影响，保证仓储和养护管理工作的有效开展（图2-7-1）。

考点提示

药品堆码间距要求。

二、药品的养护

（一）药品的养护工作内容

1. 药品储存的合理性　药品养护员在日常管理过程中，对在库药品的分类储存、货垛码放、垛位间距、色标管理等工作内容进行巡查，及时纠正发现的问题，确保药品按规定的要求合理储存。

2. 药品仓储条件的监测与控制

（1）温湿度监测与调控　每天监测和记录仓库温、湿度，一天2次，上、下午各1次。

发现库房温、湿度接近临界值或超出规定范围的数据时，应及时排查原因，采取相应措施，使库房温湿度保持在正常范围内，并予以记录。

（2）仓库设施设备管理　对设备登记、编号，建立设备管理台账，重点养护设备，如空调等，建立设备档案。重点养护设备专人负责管理、操作（使用），并每天登记养护设备运行（使用）记录。记录的内容应包括记录日期、工作起止时间，运行（使用）情况，操作人等。

养护工作所用的各种检验仪器设备、计量工具须有计量检定部门的有效检定合格证。计量器具应每年联系计量部门检定。定期对消防器材进行检查，更换，防止失效。消防通道保持畅通，对消防栓、消防门、灭火器以及其他消防器材等要安全使用和定期维护保养。照明设施，应按安全用电的要求，进行维护，不能存在安全隐患。防鼠、防虫网、蚊蝇诱灭器等设施需经常检查，有问题及时维修更换。

（3）卫生管理　规范库区商品卫生与环境卫生，保持仓库作业环境、办公环境的整齐整洁。

3. 药品的在库检查　药品的在库检查主要对药品的包装和外观性状进行检查，例如药品有无倒置现象，包装有无损坏，外观性状是否正常等，必要时进行内在质量检查。

（1）制定养护计划　依据药品的性质及其变化规律、市场流转情况、药品质量动态，并结合季节气候、储存环境和时间长短等因素，将库存药品分为常规养护品种和重点养护品种两种类型。每年年底，养护员根据本年度养护工作分析，确定重点养护的品种和常规养护的品种，制定下年度养护计划。计算机管理系统根据库存产品流转情况，自动做出常规品种每个月的养护计划。

（2）检查时间和方法　常规养护品种采用“三三四”检查方法。即每个季度的第一个月检查 30%；第二个月检查 30%；第三个月检查 40%，使库存药品每个季度能全面检查一次。药品入库储存后，计算机系统根据入库时间自动生成每个月需要养护的品种。

①按月检查：每个月选择需要养护的品种，在计算机系统中录入养护的起始日期和结束日期，在《重点药品质量养护品种记录》中录入养护员、养护重点、备注等信息。重点养护品种采用按月检查方法。

②定期检查：一般上、下半年对库存药品逐堆逐垛各进行一次全面检查，特别对受热易变质、吸潮易引湿，遇冷易冻结的药品要加强检查。对近效期药品、重点养护的品种、麻醉药品、精神药品、医疗用毒性药品、放射性药品等特殊管理的药品，要重点进行检查。

③随机检查：一般是在汛期、雨季、霉季、高温、严寒或者发现有商品质量变质苗头的时候，临时组织力量进行全面或局部的检查。

（3）重点养护品种　重点养护品种一般包括：主营品种、首营品种、质量不稳定、有特殊储存要求的品种、储存时间较长的品种、近期内发生过质量问题的品种及药监部门重点监控的品种等。重点养护的具体品种应由养护员按年度制定及调整，报质量管理部审核后实施。

考点提示

重点养护品种的范围。

（4）养护记录　养护员对养护的药品质量状况在计算机系统中进行准确的记录。常规养护品种由计算机系统生成《普通养护药品质量养护记录》；重点养护品种在计算机系统生成《重点药品质量养护品种记录》。在养护检查过程中发现有问题的药品应当及时在计算机系统中锁定和记录，并通知质量管理部门处理。

养护记录的内容包括：检查日期、品名（通用名）、规格、单位、库存数量、生产厂家、生产批号、有效期、质量情况和处理意见等。要求边检查，边整改，发现问题，及时处理。一般企业要求按季度对检查情况进行综合整理，写出质量汇总分析报告，作为分析质量变化的依据和资料。同时，还要结合检查工作，不断总结经验，提高在库药品的保管养护工作水平。

（5）药品养护档案　药品养护档案是在一定的经营周期内，对药品储存质量的稳定性进行连续观察与监控，总结养护经验，改进养护方法，积累技术资料的管理手段。其内容包括药品基本信息、观察周期内对药品贮存质量的养护记录、养护分析、有关问题的处理情况等。药品养护档案的品种应根据业务经营活动的变化，及时调整，一般应按年度调整确定。

（6）养护中发现质量问题的处理　药品养护中发现的问题一般包括技术操作、设施设备、药品质量等方面的内容，养护员应对发现的问题进行认真的分析，及时上报质量管理部核实、处理，按照质量管理部的要求，采取措施对质量管理过程实施改进，从而有效地控制药品储存质量。

养护员对养护过程中发现的药品质量问题，应当及时在计算机系统中锁定和记录，并悬挂醒目的黄色标牌，暂停发货，上报质量管理部进行处理。

考点提示

养护中发现质量问题的处理。

（二）药品的养护措施

1. 降温和保温措施　降温措施主要包括通风降温和设备降温。当库内温度高于库外时，可启开门窗通风降温。当采用自然通风方式仍然无法降温时，可以通过空调、冷风机组等设备进行降温。保温措施一般可采用统一供暖、空调等方法，提高库内温度，保证药品安全过冬。

2. 降湿和升湿措施　降湿措施包括通风降湿、密封防潮和人工吸潮。通风降湿一般应是库外天气晴朗，空气干燥时，才能打开门窗进行通风，使地面水分、库内潮气散发出去。密封防潮一般可采取措施将门窗封严。人工吸潮可以采用吸潮剂吸潮和机械吸潮。升湿一般采用向库内地面洒水或喷雾设备喷水、库内设置盛水容器等方法。

3. 避光措施　对光敏感的药品在养护过程中采取相应的避光措施。药品在库储存期间应尽量置于阴暗处，对门、窗、灯具等可采取相应的措施进行遮光。

4. 防鼠措施　加强库内灭鼠，可采用电猫、鼠夹、鼠笼等工具；加强库外鼠害防治，仓库四周应保持整洁，定期在仓库四周附近投放灭鼠药，以消灭害源。库内无人时，及时关好库门、库窗（通风时例外）。

5. 防火措施 配备消防用具，如消防栓、灭火器等，消防栓应定期检查，库内外应有防火标记或警示牌，危险药品库应严格按危险药品有关管理方法进行管理。

6. 中药饮片的养护措施 按照不同中药饮片品种养护要求和季节的变化，在养护过程中采取有针对性的合理措施。为防止霉变腐败，可采取晾晒、通风、干燥、吸湿、熏蒸、盐渍及冷藏等方法；为防止虫害，可采取曝晒、加热、冷藏、药物熏蒸等方法；为防止药性的挥发，可采取密封、降温等方法；为防止变色、泛油，可采取避光、降温等方法。

（三）药品的效期管理措施

药品有效期是指药品在规定的贮存条件下能保持其质量的期限，药品的有效期从生产日期开始算起。近效期药品是指药品有效期为 5 年的药品，其有效期距失效期小于等于 1 年半的药品；药品有效期大于等于 2 年的药品，其有效期距离失效期只有 1 年的药品。

1. 采购 采购部门应掌握客户销售动态，并根据上一年或上一期药品销售情况，做好本期乃至下期药品需求预测，制定合理科学的采购计划。对效期短或季节性药品，少进勤进，以免积压过期。

2. 验收 在药品入库验收时，需特别注意药品的有效期。对已超过 1/2 有效期的药品谨慎入库，对已经在 6 个月内的近效期药品，原则上不得入库（有特殊需求的除外）。在药品上架摆放过程中，同种药品按有效期远近次序分开摆放。

3. 储存 根据药品的有效期相对集中存放，按效期远近依次堆码，不同批号的药品不得混跺，存放在货位上近效期药品应有近效期标志或标牌。在药品出库时，严格按照“先产先出、近期先出、按批号发货”的原则开单、发放药品。

4. 计算机管理系统

（1）近效期预警 在计算机系统设置“近效期预警及超效期停销”功能，对确定了预警期限的药品，计算机系统对药品的有效期进行自动跟踪和监控。对达到近效期的药品，系统能及时预警或自动锁定停销，超过有效期的药品系统能自动锁定，停止销售。

（2）近效期催销 养护员在计算机系统中按月汇总、生成“近效期药品预警表”，分别传递给企业负责人、质量管理部、采购部、销售部。销售部门按“近效期药品预警表”所列品种内容，及时采取有效方式组织促销；采购部门按“近效期药品预警表”所列品种内容，及时采取有效方式组织与厂家进行退换货，以避免药品过期造成损失。

三、不合格药品的处理

（一）不合格药品的界定

不合格药品是指药品内在质量、外在质量和包装标识不符合《药品管理法》《中华人民共和国药典》和国家药品标准以及其他有关法律、法规规定的药品。包括：药品验收入库、保管养护、出库复核时发现的外观质量不符合法定质量标准的药品，以及包装、标签和说明书破损、污染、模糊、脱落、渗液、封条损坏的药品；国家或各级药品监督管理部门发文通知禁止销售的品种，或质量公报中的不合格药品；法定的药品检验机构报告书所示的不合格药品。

考点提示

不合格药品的界定。

（二）不合格药品的处理程序

1. 不合格药品的报告与确认 企业在经营过程中所有涉及不合格药品的问题应立即填写相关材料报质量部，由质量管理部门予以确认。如验收人员在验收时发现的外观质量、包装质量及包装标识不符合规定、缺少相应的批准证明文件的药品；在库检查养护中发现质量不合格的药品；零售药店在经营过程中发现过期、裂片、霉烂变质、被污染、包装破损的药品；药店营业员或销售部门发现质量问题或有疑问的药品等。

2. 不合格药品的标识与处理 在验收环节发现购进药品外观质量不合格，验收员应该拒收，由采购部与供货方协商，如果是销后退回的药品，符合退货条件的办理退货，由采购部与供货方协商；如果发现购进药品内在质量不合格，存入不合格品区，注明不合格项目。

在储存养护发现不合格药品，直接移入不合格品区，由保管员记账，查明原因，分清责任，制定预防措施。在销售环节发现的不合格药品，应该立即发出停售通知，移入不合格品区。

3. 不合格药品的报损销毁 如果出现以下情形，应对不合格药品进行报损销毁：企业在库储存保管与养护不善而导致质量变化的不合格药品；属于药品供货方在药品生产环节或储运环节的质量隐患而导致质量不合格，且供货方同意并委托本公司进行销毁的不合格药品。

技能训练

四、化学药品的保管与养护技能训练

【实训目的】

1. 掌握化学药品的养护方法和原则
2. 熟悉药品的仓储保管条件

【实训准备】

准备模拟药品仓库一间（或实训场地），内置多组药品货架，通风良好。温湿度仪 1 台。提前对药品库房的药品进行堆码存放。准备 2 种化学药品（阿司匹林泡腾片一盒，维生素 C 片一盒），温湿度记录表、测试卡。学生复习有关化学药品的保管与养护相关知识内容。

【实训方法】

请学生进入到药品库房，在规定的时间内，随机抽取一种药品，结合药品的剂型、理化性质等特点，检查药品的仓储条件、药库色标管理，储存的“五距”，回答分类储存的原则，储存过程中质量变化规律，在库检查方法、检查内容及要求，在库养护方法，正确记录温湿度。每组派代表进行汇报，由其他各组同学评价实际效果，教师讲评。

【实训步骤】

1. 确定实训任务 教师向学生布置实训任务，以 4 ~ 10 人为一个小组，结合两种化学药品（阿司匹林泡腾片一盒，维生素 C 片一盒）的仓储保管条件和养护方法进行合作性研讨。

2. 分组实训 学生进入到药品库房，检查药品的仓储条件、药库色标管理，储存的“五距”，记录温湿度，解答分类储存的原则，储存过程中质量变化规律，在库检查方法、检查内容及要求，在库养护方法。

3. 实训汇报 每组派代表进行汇报，内容包括：药品的仓储条件、药库色标管理，储

存的“五距”是否合理，药品分类储存的原则，储存过程中质量变化规律，在库检查方法、检查内容及要求，由其他各组同学评价实际效果，教师讲评。

【实训考核】

随机选取其中一种化学药品，结合药品的剂型、理化性质等特点，正确进行仓储管理和养护，按照以下考核表完成上述实训技能的考核。

<table>
<tr><th>项目</th><th colspan="2">考核内容</th><th>标准分（100）</th><th>评分标准</th><th>得分</th></tr>
<tr><td rowspan="3">职业素养（5分）</td><td colspan="2">衣帽整洁，仪表端庄</td><td>2</td><td>学生着工作服；女生不得披头发；男女生不得穿拖鞋</td><td></td></tr>
<tr><td colspan="2">报告班级、姓名、操作项目</td><td>1</td><td>汇报清晰</td><td></td></tr>
<tr><td colspan="2">举止得体，语言清晰</td><td>2</td><td>仪态大方，吐字清晰，声音适度</td><td></td></tr>
<tr><td rowspan="10">实训实施（70分）</td><td rowspan="2">沟通能力</td><td>实训考核的沟通表达</td><td>5</td><td>语言亲切，态度和蔼，逻辑准确得5分</td><td></td></tr>
<tr><td>实训考核过程的礼仪</td><td>5</td><td>见面问候得2分，离开道别得3分</td><td></td></tr>
<tr><td rowspan="8">专业能力（60分）</td><td>剂型判断</td><td>6</td><td>正确回答抽取药品剂型特点得6分</td><td></td></tr>
<tr><td>药库色标管理</td><td>8</td><td>检查药库色标管理，正确得8分</td><td></td></tr>
<tr><td>药品储存的“五距”</td><td>10</td><td>检查药品储存的“五距”，正确得10分（缺一项扣2分）</td><td></td></tr>
<tr><td>药品的储存条件</td><td>10</td><td>根据抽取药品的特点，回答药品仓储条件得10分</td><td></td></tr>
<tr><td>储存过程中质量变化规律</td><td>6</td><td>正确回答抽取药品在储存过程中质量变化规律得6分</td><td></td></tr>
<tr><td>温湿度计的使用</td><td>8</td><td>正确记录温湿度得8分</td><td></td></tr>
<tr><td>药品的养护方法</td><td>12</td><td>根据抽取药品的特点与仓储条件说出抽取药品的养护方法得12分</td><td></td></tr>
<tr><td></td><td></td><td></td><td></td></tr>
<tr><td rowspan="2">理论知识（25分）</td><td colspan="2">药品分类储存的原则</td><td>10</td><td>正确回答药品分类储存的要求（按药品属性、储存条件等）得10分</td><td></td></tr>
<tr><td colspan="2">在库检查方法、检查内容及要求</td><td>15</td><td>正确回答药品的在库检查方法、检查内容及要求得15分</td><td></td></tr>
<tr><td>合计</td><td colspan="5"></td></tr>
</table>

备注：

1. 考核方式：教师与学生一（或二）对一考试；
2. 考核场所：药品仓库或实训室；
3. 学生按号数每次2或3人进入考场，抽取准备的化学药品，每人准备5分钟后开考；
4. 待考学生由班级学委维持秩序在考场外准备，不得进入考场。

扫码“看小结”

【实训思考】

1. 不同剂型的药品（如注射剂，软膏剂），如何结合剂型特点进行保管和养护？
2. 中药饮片（当归饮片，黄芩饮片）分别该如何的进行保管与养护？

扫码“练一练”

目标检测

一、选择题

【A_1型题】

1. 某药品包装项下未对储存条件作出说明，该药品应储存于（　　）。

A. 冷库　　B. 常温库　　C. 阴凉库　　D. 冷冻库　　E. 保温库

2. 有一批销售退回药品，收货员应把药品放置于（　　），通知验收员验货。

A. 红色标识的不合格区　　B. 黄色标识的待验区

C. 绿色标识的发货区　　D. 黄色标识的退货区

E. 红色标识的退货区

3. 某药品有效期至2018年6月，则表示该药品可以使用到2018年（　　）。

A. 5月31日　　B. 6月1日　　C. 6月30日　　D. 7月1日　　E. 7月31日

【B型题】

A. 5厘米　　B. 10厘米　　C. 15厘米　　D. 20厘米　　E. 30厘米

4. 垛间距不小于（　　）

5. 药品与地面间距不小于（　　）

6. 药品与库房内墙、屋顶间距不小于（　　）

7. 药品与温度调控设备及管道等设施间距不小于（　　）

【X型题】

8. 下面每组药品中，需要分库储存的有（　　）。

A. 中药饮片和中成药　　B. 口服药和外用药

C. 麻醉药品和普通药品　　D. 麻醉药品和一类精神药品

E. 处方药和非处方药

9. 在零售药店，下列哪些药品不能陈列（　　）。

A. 罂粟壳　　B. 注射剂　　C. 含麻制剂

D. 安定　　E. 生马钱子

10. 下面哪些药品属于不合格药品（　　）。

A. 假药　　B. 劣药　　C. 超过有效期药品

D. 距有效期2天的药品　　E. 最小包装破损药品

二、问答题

1. 简述药品分类储存的要求。

2. 简述库存药品质量的检查方法和内容。

扫码“看解析”

三、案例分析

某医药公司仓库养护员在做药品养护记录时实测，药品常温库温度32℃，湿度79%，外面正在下雨，养护员采取通风降温除湿措施，请分析该养护员的做法是否正确？为什么？请问该如何对药品库房的温湿度进行调控？

（邓　媚）

项目三

合理用药原理与技能训练

【项目介绍】合理用药是药学服务的核心任务，是临床药物治疗效益与治疗风险的权衡过程，使药物治疗效益最大化，药物不良反应等治疗风险最小化，兼顾用药者的经济承受能力。主要是根据用药者个体情况、适应证、用药史、疾病状况、病变部位等因素，正确选用药物和给药方式；注意合并用药时药物间的相互作用。具体包括用药咨询与健康教育、药物相互作用及配伍禁忌、药品不良反应防控、治疗药物监测、特殊人群用药指导、药物经济学基础知识等六部分内容。学习上述知识，获得进行合理用药指导的综合技能，可以显著提高药物治疗的安全性、有效性与经济性，提升患者的依从性，实现药物治疗最佳效果。

任务一　用药咨询与健康教育的技能训练

扫码“学一学”

学习目标

知识要求　**1. 掌握**　合理用药、用药咨询与指导、健康教育、用药依从性等的概念、意义和基本原则。

2. 熟悉　对患者、公众的用药咨询与指导的内容和方法；饮食及行为习惯对用药效果的影响，以及健康教育与提高患者依从性的方法。

3. 了解　对护士、医生的用药咨询内容；影响用药依从性的原因及其评价方法。

技能要求　1. 能正确运用用药咨询、健康教育的技能对不同人群开展合理用药指导。

2. 会提高健康教育效果和用药依从性的方法和步骤。

案例导入

案例：患者，男，50 岁，患高血压 5 年，医生近日给其换用硝苯地平控释片。患者服用一周后找药师询问：“李药师，我发现吃了大夫新开的这个降压药，第二天大便排出完整药片，是我消化不好，还是这个药质量有问题吗？可不可以把药片掰开服用？”

讨论：针对该患者进行合理的用药指导，并说明应采取哪些药学服务技能。

理论知识

一、合理用药基本原则

合理用药是一项系统工程，更是一个良心工作，是贯穿药师职业生涯始终的核心任务。其基本原则就是以当代药物和疾病的系统知识和理论为基础，安全、有效、经济、方便地使用药物。首先在安全的前提下确保用药有效，其次在安全有效的前提下要经济和方便地使用药物，同时要做好正确信息传递，健康问题干预的承担者，提升医生、护士的用药水平，优化药物治疗方案和费用，提高患者的用药依从性，从而达到良好的治疗目标。

广义的合理用药在选好药、用好药、防治不良反应的同时，肩负着更多的社会责任，主要是通过用药咨询与用药指导，做好正确用药信息与医生、护士、患者、家属之间的“桥梁”，同时要利用各种健康教育平台，在周围建立合理用药的“朋友圈”，自觉抵制迷信、伪科学的健康保健信息的传播，全方位、多角度、多时空地开展药学服务工作。

面向医疗机构和具体用药者的合理用药，除了上述内容，更多地要关注药物、配伍药物相互作用，更加强调“必需、够用”的用药原则。联合用药会出现药品成分相互干扰影响药效或产生不良反应。俗话说“是药三分毒”，过多使用药品会在使用过程中大大提高不良反应发生率，干扰对不良反应的鉴别诊断。

合理用药还要高度重视个体化原则，由于人的个体差异导致个体用药效果不尽相同，对于一些特殊疾病或特殊个体单凭经验治疗是不够的，应提倡借助治疗药物监测（therapeutic drug monitoring，TDM）使给药方案个体化，以提高疗效、防止或减少毒副作用。对于妊娠期和哺乳期妇女、小儿及老年人等特殊时期人群，给药方案更应和一般成年人不同，需要根据实际情况调整给药方案。

药师在指导用药中还应考虑药物经济学因素，如同种药品不同厂家的价格质量比较，要求推荐同疗效的低价药品，坚持依据临床路径和各类治疗规范标准推荐选用新特药，推广国家基本药物，以便使患者能够配合治疗，坚持治疗，提高治疗效果。

二、用药咨询与用药指导的内容与要求

用药咨询是药师应用所掌握的药学知识和药品信息，包括药理学、药效学、药动学、毒理学、商品学、药品不良反应、安全信息等，承接公众对药物治疗和合理用药的咨询服务。是药师参与全程化药学服务的重要环节，也是药学服务的突破口，对临床合理用药有关键性作用，对保证合理用药有着重要意义。

用药指导是指药师综合运用医药学知识，用简洁、通俗、形象的语言向患者说明按时、足量、全疗程用药对治愈疾病的重要性，解释用药过程可能出现的不良反应以及应对措施，科学指导患者正确合理使用药品。用药指导在促进患者合理用药，提高患者用药依从性，让患者正确对待用药后的药物不良反应，避免和减少不良反应的发生等方面起到了积极的主导作用。

一般而言，用药咨询内涵和外延比用药指导要大。对患者和社会公众等非专业人士，用药咨询与用药指导是同时存在的，即用药咨询同时包括用药指导的内容。而对医生、护士等医学专业人士，则偏向于用药咨询。根据药物咨询和对象的不同，可以将其分为面向患者、医师、护士和公众的用药咨询。

（一）患者的用药咨询与指导

医药领域专业性非常强，患者不可能全面了解医学或药学知识，药师应利用自己的专业知识指导患者用药，提高药物治疗效果和用药的依从性，保证用药安全、有效。

1. 咨询与指导环境 用药咨询应选择在紧邻门诊药房或药店大堂、环境舒适、适当隐秘的地方，并有明确的标志，也可以采取与专科门诊联合提供服务的便捷方式。

2. 咨询与指导方式 药师的咨询方式分主动方式和被动方式。无论是医院药师还是社会药房药师，都应该主动向患者讲授安全用药知识，发放合理用药宣传材料或通过各种渠道向大众宣传用药知识。药师日常承接的咨询内容以被动咨询居多，多采用面对面的方式和借助其他通信工具，比如电话、网络或信函询问等。由于患者情况各异，涉及专业角度也不同，希望了解问题的深度也各不相同。药师需尽量全面了解信息，首先问清患者希望咨询与指导的问题，可通过开放式提问方式了解患者更多背景资料，以便判断患者既往用药是否正确，存在问题，然后告之正确用药信息。

3. 咨询与指导内容 主要包括：①药品名称，包括通用名、商品名、别名；②适应证，药品适应证与患者病情相对应；③用药方法，包括口服药品的正确服用方法、服用时间和用药前的特殊提示、栓剂、滴眼剂、气雾剂等外用剂型的正确使用方法、缓释制剂、控释制剂、肠溶制剂等特殊剂型的用法，胶囊能否打开服用，如何避免漏服药物以及漏服后的补救方法；④用药剂量，包括首次剂量、维持剂量、每日用药次数、给药间隔、用药疗程；⑤用药疗效，包括服药后预计疗效及起效时间、维持时间；⑥不良反应，包括药品的不良反应与药物相互作用；⑦替代药物，如有无替代药物或其他疗法；⑧药品贮存，包括药品的鉴定辨识、贮存和有效期；⑨药品价格，包括药品价格、药品的报销方式，是否进入医疗保险报销目录等。

扫码“看一看”

4. 药师应主动提供咨询与指导的情况 主要包括：①患者同时使用2种或2种以上含同一成分的药品时，或合并用药较多时；②当患者用药后出现不良反应时，或既往有不良反应史；③当患者依从性不好时，或患者认为疗效不理想时或剂量不足以有效时；④如病情需要，处方中药品超适应证、剂量超过规定剂量时（需医师、药师签字确认）。处方中用法用量与说明书不一致时；⑤患者正在使用的药物中有配伍禁忌或配伍不当时，如有明显配伍禁忌，应第一时间联系医师以避免纠纷的发生；⑥需要进行TDM的患者；⑦近期药品说明书有修改，如商品名、适应证、禁忌证、剂量、有效期、贮存条件、药品不良反应等发生变化；⑧患者所用的药品近期发现严重或罕见的不良反应；⑨使用麻醉药品、精神药品的患者，或应用特殊规定的药物，如抗生素、抗真菌药、抗凝血药、抗肿瘤药、镇静催眠药、抗精神病药等，或者特殊剂型，如：缓控释制剂、透皮制剂、吸入剂等的患者；⑩当同一种药品有多种适应证或用法用量复杂时；⑪药品被重新分装，而包装的标识物不清晰时；⑫使用需特殊贮存条件的药品时，或使用临近有效期药品时。

扫码“看一看”

5. 需要特别关注的用药咨询问题

（1）提供个体化咨询服务 药师向患者提供咨询服务活动中，要注意患者对信息内容及解释的需求存在种族、文化背景、性别及年龄的差异，应采用适宜的方式方法，并注意尊重患者的个人意愿。

（2）对特殊人群需注意的问题 老年人的记忆力减退，视力、听力和用药依从性差，认知能力下降，做解释时语速宜慢，应反复交代药品用法和禁忌证直至患者听懂；可适当多用些文字、图片形式以方便他们理解和记忆。有条件可配备分剂量个人药盒，并叮嘱老年患者亲属、看护人员督促老年人按时、按量服用。对于女性咨询者，应注意是否已经怀孕或有否准备怀孕的打算，是否正在哺乳。还要注意患者健康状况和职业特殊性。比如肝、肾功能不全患者，更易发生药品不良反应的发生和中毒，驾驶员不得使用中枢抑制药等。

(3) 注意解释技巧和保护隐私　要以通俗易懂的语言进行咨询。首次用药，用药依从性不好，容易发生遗忘的咨询对象或害羞、涉及隐私的内容，应尽量提供书面的宣传材料，不得将咨询档案等患者信息资料随意公开或用于商业目的。

(4) 及时回答不拖延　对于患者咨询的问题，应当即解答，不能当即答复或者答案不明确的，应根据对方需求，查询确定后尽快给予答复。药师可借助各类权威医药知识网络APP助手提高时效性。

6. 患者用药咨询的常见问题

(1) 药物服用的适宜时间　原则上药品空腹吸收效果最好，对胃肠有刺激性的药品需要饭后给药。服用后具有镇静效果的药物如催眠药需睡前服用。提倡药师运用时辰药理学知识来制定合理的给药方案，使给药时间与人体生理节律同步，选择最适宜的服用药品时间，这样可顺应人体生物节律的变化，充分调动人体内积极的免疫和抗病因素，增强药物疗效，减少或避免不良反应，提高药物的生物利用度，降低剂量，节约医药资源，提高用药依从性。

考点提示

针对不同对象用药咨询与指导的要求。

知识链接

常见用药时间术语

①饭前服：一般应于饭前30分钟左右，以利于药物充分吸收或保护胃粘膜等。如促胃动力药、抗酸药、止泻药、各种滋补药品等。

②饭后服：一般应于饭后10~30分钟服药，使药物和食物混合发挥疗效，以避免药物对胃肠刺激；如：酵母片、硫酸亚铁等。

③饭时服：在进餐时服用，或用少量食物拌和药物共食之。可减轻药物对感官的不良刺激，避免出现恶心等反应。如二甲双胍等。

④饭间服：在两顿饭中间的时间服药。

⑤空腹服：在清晨起床后服药，如利尿药、缓泻剂等。

⑥半空腹服：在饭后2小时或晚饭后临睡前服药。如催眠药地西泮应在晚饭后睡前服用。

⑦定时服：间隔一定时间服药，如间隔4小时、6小时、8小时、24小时等等，目的是为了维持血液药物有效浓度。

⑧必要时服：在疾病发作时使用，如沙丁胺醇在哮喘发作时气雾给药。

（2）用药途径与剂型选择　一般全身给药指通过给药部位吸收入血液，经循环带到全身各个部位发挥作用。包括有口服法、注射法、舌下给药法、吸入法、直肠黏膜给药等。局部给药指药物未进入血循环前已在用药部位产生作用，如皮肤病外用制剂和用于黏膜的滴眼剂、滴鼻剂、眼膏等，正确的给药途径是药师必须准确介绍，并确定患者知晓的重要内容。剂型的正确使用也是保证药物合理用药的关键，如缓、控释制剂，一般应整片或整丸吞服，严禁嚼碎和击碎分次服用等。这部分可见项目二任务五。

案例解析

本任务导入案例应当对李大爷进行如下的合理用药指导：①硝苯地平是控释片。控释片的意思就是给药物穿上一件特殊的“衣服”进入身体里后药物在设定的时间内自动以预定速度通过“衣服”上的一个小孔释放，你在大便里看到的药片其实就是药物释放完了后剩下的“衣服”；②不可以把药片掰开服用。通常控释片可以用少量液体吞服，服药时间不受就餐时间的限制。请不要咬、嚼、掰断药片。

（3）药物剂量　应告知患者“剂量”一般指成年人一次的平均用量，存在明显个体差异，不可随意改变剂量，应严格按照说明书或医嘱执行，特殊人群应在医生指导下调整剂量。一般60岁以上老人的用药剂量应为成人剂量的3/4，小儿剂量应按照小儿年龄体重或体表面积换算，具体内容参见项目三任务五。

（4）饮水对药物疗效的影响　饮水主要影响泌尿系统和消化系统功能，调节电解质平衡，与疗效和不良反应有一定关系，可告知患者多饮水的药物有：平喘药如茶碱类及其控释片，利胆药如苯丙醇、羟甲香豆素、去氢胆酸和熊去氧胆酸；蛋白酶抑制剂如利托那韦、奈非那韦、洛匹那韦等；双磷酸盐如阿仑磷酸钠等；抗痛风药如丙磺舒、别膘醇等，以及磺胺类药物、氨基糖苷类抗生素、氟喹诺酮类药物等。应限制饮水的药物主要有某些治疗胃病的药物如苦味健胃药；胃黏膜保护剂如硫糖铝、果胶铋等，以及需要直接嚼碎吞服的胃药。还包括止咳药如止咳糖浆、甘草合剂等，硝酸甘油片、麝香保心丸，抗尿崩症药加压素等。另外不宜用热水送服的药物主要有：助消化药、维生素类，如维生素 B_{12}、维生素C；口服活疫苗制剂、含活性菌的药物，如乳酶生、整肠生等。

（二）医师用药咨询

对医师的用药咨询应侧重于药物资讯、处方用药配伍禁忌和查阅等问题，包括具体某药的药效学与药动学参数，某疾病的治疗方案和药品选择，国内外新药动态、新药临床评价、药物相互作用、基因组学和肝细胞同工酶系对药物代谢的影响、妊娠及哺乳期妇女或肝肾功能不全者禁用药品、药品不良反应、药物与化学品的中毒鉴别与解救等信息。主要包括以下内容。

1. 提高药物治疗效果

（1）新药信息　新药和新剂型的不断涌现带给医师们更多的治疗选择，也带来更多困惑，仿制药和“一药多名”等现象更会干扰医师正确选药。药师应及时跟进，给予信息支持，帮助其了解新药作用机制、药效学和药动学参数、临床评价等信息，为临床合理使用提供依据。

（2）合理用药信息　主要集中在合理使用抗菌药物方面，该类药物种类多，特征差异化不明显，医师希望得到药师的信息咨询。另外，特殊人群如肝、肾患者用药调整剂量，对不同年龄小儿用药限制及剂量调整要求以及说明书特别警示等信息也要及时准确提供给医师。

（3）药物监测（TDM） TDM是临床药学工作的一项重要内容。目前，治疗药物监测工作主要包括对地高辛、氨基糖苷类抗生素、抗癫痫药、免疫抑制剂（如环孢素）、抗肿瘤药的监测等。通过监测，及时了解个体血药浓度水平，规避中毒风险，保证治疗安全，改善治疗效果。具体可见项目三任务四。

2. 降低药物治疗风险

（1）药品不良反应（adverse drug reaction，ADR） 药师要承接医师有关ADR的咨询，在及时发现、整理和上报ADR的同时，要搜寻国内外有关ADR的最新进展和报道，并提供给临床医师参考。如阿昔洛韦可致急性肾衰竭、肾功能异常及肾小管损害，利巴韦林可致畸、肿瘤和溶血性贫血，人促红细胞生成素可引起红细胞再生障碍性贫血。

（2）禁忌证 药师有责任提示医师防范有用药禁忌证的患者，尤其是医师在使用本专业（科室）以外药物时。如加替沙星对糖尿病患者可能增加低血糖或高血糖症状的隐患，并影响肾功能等。

（3）药物相互作用 此项工作是药师向医师提供咨询的重点和难点，要在熟悉各类药物说明书的基础上，通过大量文献学习积累，结合实践经验，正确提供给医师参考。例如：培氟沙星等可致跟腱炎，如联合应用糖皮质激素严重者可致跟腱断裂。抗抑郁药氟西汀、帕罗西汀若与单胺氧化酶抑制剂（包括呋喃唑酮、异烟肼、玛氯贝胺、帕吉林、司来吉兰等）合用，易引起5－羟色胺综合征，出现高热、意识障碍、肌阵颤、高血压危象，甚至死亡等。

（三）护士用药咨询

鉴于护士工作在于执行医嘱、实施药物治疗（注射给药和口服用药），对其咨询的主要是有关口服药的剂量、用法，注射剂配制溶剂、稀释容积与浓度、静滴速度、输液药物的稳定性和配伍禁忌等信息。

1. 药物的适宜溶剂 不宜选用氯化钠注射液溶解或稀释的药品主要是普拉睾酮、两性霉素B、天冬酰胺酶、乳糖酸盐红霉素、洛铂、奥沙利铂、卡铂、表柔比星、氟罗沙星、多烯磷脂酸胆碱、哌库溴胺等；不宜选用葡萄糖注射液溶解的药品主要有天然青霉素类、头孢菌素类、阿昔洛韦、瑞替普酶、苯妥英钠、奈达铂、蔗糖铁、羟喜树碱、顺铂、博来霉素、环磷酰胺、拉唑类质子泵抑制药、依托泊苷、替尼泊苷、卡泊芬净、呋塞米、米力农等。

2. 药物的稀释容积 这不仅直接关系到药品的稳定性，而且形成的药物浓度与疗效和不良反应密切相关。如地诺前列腺素静脉滴注2mg与碳酸钠1mg溶解于0.9%氯化钠注射液10ml中，摇匀后稀释于5%葡萄糖注射液500ml中是最理想的使用浓度。

3. 药物的滴注速度 滴度关系到药物疗效和稳定性，要根据适应证和药物理化性质来确定，上例地诺前列腺素稀释好的液体中期引产滴速为4～8μg/min，足月引产滴速1μg/min。青霉素等水溶液不稳定的药物应适当较快滴注。静脉滴注速度还关系到患者心脏负荷，过快导致心衰症状、过敏反应和毒性（死亡）。如万古霉素滴注速度过快可致组胺释放引起的非免疫性与剂量相关反应，如红人综合征和严重低血压。

4. 药物的配伍禁忌 此内容是护士向药师咨询的重点内容，如抢救休克时采用酚妥拉明20mg + 多巴胺20mg + 呋塞米20mg加入5%葡萄糖注射液250ml静脉滴注过程中，可出现黑色沉淀。具体可见项目三任务二 。

（四）社会公众用药咨询与指导

由于社会经济水平和公众自我保健意识的提高，人们更加注重日常保健和疾病预防，经常会在药店购买药物进行自我药疗，个人不正确用药、家庭不规范存药现象日益严重。药师要面对新问题，主动加强面向公众的自我保健策略、药品选购和保管等方面的咨询，要积极发挥面向公众的健康教育作用的同时，重点在常见病治疗、减肥、补钙、补充营养素等方面给予科学用药咨询和指导，应在介绍药品用法、给药时间、注意事项、禁忌证、不良反应及相互作用的同时，加强药品的储存、运输、携带等方面的实用信息，提升公众合理用药的综合水平。

考点提示

对患者、医生、护士、社会公众的用药咨询与指导的侧重点。

三、合理用药的健康教育应用

通过健康教育，倡导科学的健康观、用药观，形成合理的生活方式是合理用药的重要保证，有助于最大程度发挥药效。当前，社会上以牟利为目的，打着“科学、权威”幌子的进行虚假健康保健宣传的活动泛滥，影响了社会公众的健康安全和生活幸福感，药师依托各种媒体和信息平台，发挥特长开展行之有效的健康教育是响应国家“大健康”政策，做好合理用药工作的重要工作之一。

（一）健康教育的概念

健康教育是通过有计划、有组织、有评价的涉及多层次多方面对象和内容的系统活动，促使人群和个体自觉采纳有利于健康的行为和生活方式，避免或减轻影响健康的危险因素，实现预防疾病、治疗康复、提高健康水平和生活质量的目的。

（二）合理用药的健康教育

疾病的预防和管控除了靠药物外，健康的生活方式也是必不可少的。健康生活方式是指有益于健康的习惯化的行为方式，具体表现为：健康饮食、适量运动、不吸烟、不酗酒、保持心理平衡、充足的睡眠、讲究日常卫生等。健康的生活方式不仅可以帮助抵御传染性疾病，更是预防和控制心脑血管、恶性肿瘤、呼吸系统疾病、糖尿病等慢性非传染性疾病的基础。不健康的生活方式不仅会导致慢性病的发生，还会加剧慢性病患者的病情和影响治疗的效果，给健康带来严重危害。

药师应有针对性地对不同慢性疾病的患者进行健康教育。对于高血压患者应告知低盐饮食，避免情绪较大波动，定期监测血压并评估靶器官损害程度；对于糖尿病患者，一定从饮食、运动上严格管理，戒烟限酒，监测血糖，控制血压、血脂水平，避免糖尿病并发症的发生；对于骨质疏松的患者，在补钙治疗的同时应告知患者增加户外运动，多晒太阳，促进钙的吸收，防跌倒的宣教也很重要；对于消化系统疾病要改变不良饮食习惯，三餐规律，戒烟限酒，设法消除压力舒缓情绪。过敏性疾病要注意防护，预防更关键。

（三）饮食及生活习惯对用药效果的影响

1. 饮酒与吸烟 经常饮酒可导致慢性酒精中毒，表现为大脑功能紊乱，记忆力减退，动作协调性明显下降。酒精也是引起血管硬化的重要原因之一，使心肌收缩力减弱，影响心脏功能。还能诱发胃炎，乙醇中毒性肝硬化等。酒精还会加重中枢神经抑制药的抑制作用，与头孢类、甲硝唑等药物合用发生双硫仑样反应，增加不良反应发生率甚至引起严重后果，因此用药期间应避免饮酒。

吸烟可引起神经系统功能紊乱，使记忆力减退、出现失眠、多梦等症状。吸烟对呼吸道的损害很大，可引起咽喉炎、气管炎、肺气肿、肺癌等疾病。在药效学上与吸烟存在相互作用的药物有：抗凝血药，如华法林、肝素等；H_2受体阻断剂，如西咪替丁；中枢兴奋药，如咖啡因；平喘药，如茶碱；麻醉药，如丙泊酚；苯二氮卓类药物，如地西泮；精神治疗药物，如氯丙嗪、氯氮平；抗心律失常药，如利多卡因、美西律。

2. 饮茶和咖啡 茶叶中的鞣质等可与四环素类、大环内酯类、利福平、大多数生物碱和苷类，以及药物中的多种金属离子发生结合，出现沉淀或凝聚，影响吸收；与胃蛋白酶、胰酶、淀粉酶、乳酶生中的蛋白结合，使酶或益生菌失去活性，减弱助消化作用；茶碱的兴奋中枢和心血管作用与催眠药相拮抗，可降低阿司匹林的镇痛作用，与抗心律失常药的作用相悖；茶碱还可竞争性抑制磷酸二酯酶而减少儿茶酚胺的破坏，而由于单胺氧化酶抑制剂可相对增加体内儿茶酚胺的含量，因此二者同用，会造成过度兴奋、血压升高等。长期饮用咖啡也能影响药效的疗效，由于中国人饮咖啡的人数不断增加，这一方面的用药健康教育需要引起重视。

3. 调味品 食醋不宜与磺胺类药同服，后者在酸性条件下溶解度降低，易在尿道中形成结晶、结石；氨基糖苷类抗生素在酸性条件下，会降低抗菌活性并加重其毒性作用，抗痛风药也不宜多用食醋，宜同时服用碳酸氢钠，以减少药物对胃肠的刺激和利于尿酸的排泄。食盐对肾炎、风湿病伴有心脏损害、高血压患者要严格限制摄取，建议日摄入量在6g以下。另外，由于火锅、麻辣烫等的流行，辣椒、花椒等辛辣调味品大量使用会显著影响消化功能，应注意其对药物的影响。

4. 饮食结构 对于肥胖、高血压、高血脂等心血管疾病患者可通过改变饮食结构和适量运动来促进健康。在日常膳食中，应该控制总量摄入（保证蛋白质充足、适量减少碳水化合物和脂肪摄入）、注意平衡膳食、增加膳食纤维的摄入、多摄入富含矿物质、维生素和生物活性物质的食物、避免暴饮暴食、少吃高热量食物。

部分药物的吸收或转运需要脂肪、蛋白质协助，如口服灰黄霉素、脂溶性维生素（维生素A、D、E、K）或维生素A酸时，可适当多食脂肪性食物以促进吸收；口服左旋多巴治疗震颤麻痹时，宜少吃高蛋白食物；服用肾上腺皮质激素治疗类风湿性关节炎时，宜吃高蛋白食物；服用抗结核药物异烟肼时，不宜食用富含组胺的鱼类；高蛋白饮食或低碳水化合物饮食可增加茶碱的肝清除率；高蛋白饮食可以降低华法林的抗凝效果。

5. 体重 肥胖会增加心血管疾病、糖尿病等的发生率，控制体重对维护健康有重要意义。体质指数（BMI）是目前国际上常用的衡量人体胖瘦程度的一个标准。计算公式为BMI＝体重（kg）÷身高的平方（m）。对于我国居民，健康成年人的BMI应在18.5～23.9kg/m^2之间，当BMI介于24.0～28.0kg/m^2之间可判定为超重，当BMI≥28kg/m^2时可判定为肥胖。另外，应用腰臀比反映腹部内脏脂肪的堆积程度。

四、用药依从性与相关措施

依从性也称顺从性、顺应性，是指患者按医生规定进行治疗，与医嘱一致的行为，反映了患者对其医疗行为的配合程度。患者能遵守医师的治疗方案及服从医疗人员对其进行健康指导时，就认为患者具有依从性。依从性可分为完全依从、部分依从（超过或不足剂量用药、增加或减少用药次数等）和完全不依从（完全不服药）3 类。部分依从和完全不依从统称为不（非）依从，两者都是非依从性的表现。在临床医疗实践中，好的治疗效果，不仅取决于医师的正确用药，还取决于患者是否合作、是否严格执行医嘱用药。事实上，约有将近一半的患者没有按医嘱用药，甚至未用药或中途停药，因此造成诸多不良后果。

1. 依从性的意义及非依从的危害 依从性对患者的药物治疗成功与否具有重要意义，是药物治疗有效性的基础。患者不服从治疗，不能按规定用药，则不能达到预期目的和效果。患者非依从的危害可以是多种多样的，轻者贻误病情，不良反应增加，耐药性增强，导致防治失败，重者将会发生严重毒性反应，甚至危及生命。此外，非依从性可能加重患者及社会的经济负担，导致患者产生对医疗的不信任。

考点提示

用药依从性的概念、意义。

2. 产生非依从性的原因 患者的不依从性与医务人员工作态度、疾病和药物特点、患者本身和社会因素等有关。具体产生非依从性的原因如下 。

（1）医师、药师与患者缺少有效交流沟通　如果医师因为各种原因敷衍甚至草率诊治，不与患者耐心、有效和针对性的交流沟通。药师不指导、不提醒患者用药注意事项，都会明显影响患者正确使用药物。

（2）疾病因素　慢性病、急性病恢复期，如肾病综合征、糖尿病等，需长期用药治疗，少数患者由于多种原因不能坚持和不按时用药，影响临床治疗效果。

（3）用药方案复杂　复杂的给药方案如药物种类多，用药次数频率、用药量各不相同、用药时间严格、疗程过长、用药方式不方便等，会增加患者非依从性。

（4）患者心理因素　这是产生非依从性的一个重要因素。患者对药物治疗期望过高，健康保健要求过强，害怕受疾病折磨的痛苦，要求治疗效果快速，出现乱投医、乱用药，听从不规范的药品广告宣传误导，不遵医嘱，盲目自购药品服用，轻则影响治疗，重则出现严重药物不良反应，造成严重后果。

（5）社会和经济因素　患者受社会上某些不良宣传甚至虚假广告的影响和误导，乱投医、擅自乱服所谓的民间偏方、秘方，不但没有治好疾病，反而导致严重不良后果，致使患者对治疗失去信心。患者家庭条件较差，治疗费用过高，经济上不能承受高额的治疗费用而中断或放弃治疗，或擅自换用价格低的药品，而造成疗效较差、副作用较大，以致影响治疗效果。

3. 依从性的评价 随着医学发展与进步，对新药临床试验的客观性、准确性的要求越来越高，依从性是影响临床试验结果偏倚性的重要因素，其量化评价非常重要，目前尚无足够可靠、有效、敏感的测量依从性的“金指标”，但已有以下几种方法应用于临床中。

（1）药片计数法　此方法简单、易行，是常用的方法之一。计算公式如下。

$$依从性 = （实际服药片数/医嘱应服药片总数）\times 100\%$$

（2）自我报告法　设计调查表，采用问卷调查的方式，让患者自己报告服药情况，以评价其依从性。这种方法的结果可信度较药片计数法较高，在国外应用较为普遍。

（3）面询法　通过定期直接询问患者或其家属的办法来评价依从性，这种方法简单易行，适用范围广，但客观性较差，且为非连续评价。

（4）正确服药日数计数法　通过计算患者正确服药的日数所占的比例来评价依从性，计数公式如下。

$$依从性 = （正确服药的日数/应该服药的总日数）\times 100\%$$

（5）观察药物不良反应法　通过观察药物的不良反应来评估依从性。比如：服用利尿剂会出现尿频现象；服用抗胆碱药物出现口干现象；口服铁剂可出现大便变黑的现象来评价依从性，此方法的可靠性比较低。

（6）其他方法　国外有利用药瓶盖上的特殊电子记忆装置，自动记录并存储患者打开瓶盖的日期和服用的药片片数，将此记录结果输入电脑进行分析，进而评价依从性。

4. 提高药物依从性的对策　依从性对患者的药物治疗成功与否具有重要的意义。药师有责任和义务对患者进行用药教育，宣传药品知识，并采取以下适当措施，以提高患者依从性。

（1）用药方案尽量简化，做到选用药物品种少、起效迅速、不良反应低，剂型、剂量方案简单，疗程短，用药次数少。慢性病或出院后治疗尽量选用半衰期长的药物或缓控释制剂，提倡每日一次给药。

（2）针对不同人群，可选择符合其生理及心理特点的药品，如儿童及老年人避免过大的药片，儿童可选择口感好、易吞服的药品。

（3）要用通俗、简洁的言语向患者说明各个药物的用法用量、注意事项，以及可能产生的不良反应，对老年或听力、智力障碍的患者更要有耐心，在药袋或药盒上写清楚或使用提示标签，防止错服或误服，应同时建议家属、照料者监督其服药。

（4）使患者了解药物的重要性，对于效果不易察觉或起效慢的药物应特别提示患者，告知应坚持服药。告知患者如何鉴别严重不良反应，若发生不良反应，应采取的措施，对不能判明的情况时要及时与医生联系，切勿自行处置。

（5）对健忘或心理、性情异常的患者，应坚持持续督导，通过及时有效的用药提醒，如电子钟、个人分装药盒、用药日记以及定时发放药物等方法加强督导，当今的网络时代，应充分运用移动通讯终端，利用微信等网络社交工具提高患者依从性，通过建立手机用药指导系统和联系群，利用手机用药提示短信、群留言提示，提醒患者按时、准确地服药。

考点提示

提高患者用药依从性的对策。

技能训练

五、用药咨询与用药指导技能训练

【实训目的】

1. 学会面向社区开展用药咨询服务，指导患者合理用药。

2. 掌握用药咨询、用药指导的基本程序和注意事项。

【实训准备】

复习影响用药咨询与用药指导的内容与要求的有关资料，提前分析教育人群情况，确定调查对象和目标疾病，准备常见用药咨询和用药指导的资料，如宣传单、题板、药品标本、常用检查器械等。

【实训方法】

1. 结合所学知识和课外调查，了解需要咨询或指导的常见病，如上呼吸道感染、支气管哮喘、高血压、糖尿病（社区患者）存在的用药误区，预判咨询需求。

2. 通过小组讨论等形式，从用药的原因、用法用量、疗效、不良反应及健康教育几个方面，确定开展用药咨询与用药指导方案。

3. 在小组演练的基础上，在实训室或模拟药房，通过模拟表演展示各自的用药指导方案，互相点评，教师讲评，优化确定方案。

4. 选定目标社区，走访典型患者，进行用药咨询与用药指导，并详细记录。

扫码“看一看”

【实训步骤】

1. 确定课题　可以根据当地实际，确定常见病人群（社区患者）进行用药咨询与用药指导，复习巩固有关知识。

2. 调研分析　通过实地沟通、网络调查、专家访谈等手段了解当地常见病人群社区患者，了解常见的用药情况，找出存在的用药咨询需求和重点、难点。

3. 小组研讨　以4～10人为一个小组，根据目的和要求进行合作性研讨，重点分析用药咨询和用药指导所要达到的目标，采用的方法和技巧，拟订方案，并在组内进行预演，或到社区对部分目标人群进行预试验，验证方案，提供修改完善依据。

4. 模拟演练　每组派代表扮演药师和社区患者，借助道具等，在班内或实训场所具体实施，有其他各组同学评价实际效果，教师讲评。根据意见形成最终方案。

扫码“看一看”

5. 现场实施　到社区进行实际的用药指导，同时客观记录实际效果，作为方案评价的主要依据。

【实训考核】

任意选取用药咨询和用药指导（社区、医院、药店）场景，通过训练制订有关用药咨询和用药指导方案，按照以下考核表完成实训技能的考核。

项目	考核内容		标准分（100）	评分标准	得分
职业素养（5分）	衣帽整洁，仪表端庄		2	学生着工作服；女生不得披头发；男女生不得穿拖鞋等	
	报告班级、姓名、操作项目		1	报告准确，无口误等	
	举止得体，语言清晰		2	仪态大方，普通话标准等	
实训实施（95分）	沟通能力（10分）	与患者的沟通技巧	5	参考人际沟通知识和自选疾病的临床表现，考生回答沟通技巧的内容	
		针对患者的问病荐药的礼仪	5	面对模拟者的：见面问候（2分）；离开道别（2分）；模拟期间的礼仪行为暗示等（1分）	
	专业能力（85分）	针对自选疾病特点讲解相关知识	15	所诊断疾病定义（5分）；临床表现（5分）；常用治疗药物（5分）	
		正确推荐药物，及推荐用药的原因	20	根据患者的病情的特点推荐两个正确药物（每个5分）；简述推荐用药的原因（每个5分）	
		正确交代药物的用法用量	20	正确交代药物的用法（每个5分）；用量（每个5分）	
		提示相关注意事项	20	正确交代药物不良反应（每个5分）；及应对措施、健康教育要点（每个5分）	
		健康教育	10	交代健康指导策略，其中含生活健康知识技能教育计6分；家属教育计4分	
合计					

扫码“看小结”

【实训思考】

1. 开展用药咨询、用药指导服务的意义是什么？
2. 在用药咨询和用药指导工作中药师应具备哪些素质及工作技巧？

目标检测

一、选择题

【A_1/A_2 型题】

1. 以下内容不是药师向患者进行用药咨询必须介绍的内容的是（　　）
   A. 药品名称　B. 生产厂家　C. 适应证　D. 用药方法　E. 不良反应
2. 药师在发出以下哪种药物时，应提醒患者首次服用有可能会发生明显的眩晕甚至晕

倒（　　）

A. 卡托普利　B. 哌唑嗪　C. 硝苯地平　D. 可乐定　E. 普萘洛尔

3. 以下情况需要进行治疗血药浓度药物监测的情况是（　　）

A. 应用头孢拉定治疗扁桃体炎　B. 应用氨氯地平治疗高血压

C. 应用地高辛治疗心力衰竭　D. 应用格列吡嗪治疗糖尿病

E. 应用对乙酰氨基酚治疗发热

扫码“练一练”

【A_3/A_4 型题】

某患者因哮喘住院按常规平喘抗感染治疗，两周后感肺部不适加重，医生检查后发现，病人白细胞计数 $>10\times10^9$/L，气道有脓性分泌物，体温 38.5℃，经过一周静脉注射阿莫西林 + 克拉维酸抗感染治疗后，症状改善不明显，会诊后经 X 线检查有进展性肺部浸润阴影，病原检查为铜绿假单孢菌感染。

4. 以下不是该患者发生肺部感染和首次治疗失败的原因是（　　）

A. 阿莫西林 + 克拉维酸对常见化脓性革兰阳性细菌有效，对铜绿假单孢菌无效

B. 患者感染的铜绿假单孢菌应该属于院内感染

C. 患者在平喘抗感染治疗中使用的糖皮质激素可能是诱发新感染的因素

D. 药师应该在平喘抗感染治疗时就建议医师使用青霉素预防肺部感染

E. 应尽早通过病原检查确定诱发感染的致病菌

5. 根据影像学和病原学检查结果，药师应告知医师以下哪种药物对感染治疗无效

A. 头孢哌酮 + 舒巴坦　B. 左氧氟沙星　C. 阿莫西林

D. 亚胺培南　E. 阿米卡星

【X 型题】

6. 以下属于药师向医师提供的用药咨询内容的是（　　）

A. 新药信息　B. 合理用药信息

C. 血药浓度监测信息　D. 禁忌证

E. 药物相互作用

二、简答题

1. 说出药师对患者、医师、护士和公众进行用药咨询的侧重点是什么？

2. 结合实际情况，说明如何提高使用抗高血压药的依从性？

三、案例分析

案例：患者，男，54 岁，工人。因多食、多尿、多饮 消瘦 3 个月入院。平素体健，自 45 岁后身体逐渐肥胖最重时达 90kg，一直能胜任工作。3 个月前无明显诱因，自觉食量增多，一进食达 1kg 左右，口渴欲饮，每日饮水量达两暖瓶之多，小便次数增多，每 1 ~2 小时一次小便，每次小便量约 400ml。体重逐渐下降，3 天前测体重为 80kg，并渐觉乏力，不能坚持工作。

体格检查：T 36.5C，P 80 次/分，R 18 次/分，BP 170/100mmHg。身高 170cm，体重 80kg，发育正常，神清，皮肤无黄染，湿度、温度正常，浅表淋巴结不大，头颅五官无畸形，颈软，气管居中，甲状腺不大，心界不大，有期前收缩，肺部腹部检查无异常体征，双足背动脉搏动无减弱，脊柱四肢神经系统检查无异常。

实验室检查：尿糖（+ + +），空腹血糖 10.6mmol/L，餐后 2 小时血糖 17.8mmo/L，血 BUN ：8.9mmol/L，Cr：114μmol/L。

1. 该患者应患有何种疾病，其主要依据是什么？
2. 根据该患者制订一个健康教育方案。

（舒　阳　张　庆）

扫码“看解析”

任务二　药物相互作用及配伍禁忌知识与技能训练

学习目标

知识要求　**1. 掌握**　药物体外、体内相互作用的概念与分类。

2. 熟悉　常见注射剂配伍变化的预防方法；药物合用引起的常见不良反应。

3. 了解　常见注射剂变化发生的原因；药物合用引起的常见不良反应。

技能要求　1. 能发现和预防常见注射剂配伍变化；用药动学和药效学知识判断分析。

2. 学会分析配伍禁忌发生的原因；纠正临床不合理配伍现象。

扫码“学一学”

案例导入

案例：患者，女，65 岁，四肢关节疼痛 10 余年，近半年出现多饮、多尿、多食及消瘦，医生诊断为类风湿性关节炎、糖尿病。医生给予格列齐特片、保泰松片口服，以及其他对症治疗。患者首次服药 1 小时后出现饥饿、头晕、心悸、出汗，30 分钟后昏迷不醒，送至医院后医生诊断为低血糖昏迷。经静脉注射高渗葡萄糖后症状缓解，半小时后恢复正常。

讨论：结合这个案例，分析针对药物相互作用用药指导应注意哪些事项，并采取哪些药学服务技能。

理论知识

药物相互作用是指同时或先后使用两种或两种以上药物时，其中一种药物因其他药物或化学物质的存在而受到干扰，使该药的疗效发生变化或产生不良反应。药物相互作用的结果有两种结果：作用加强或作用减弱。临床表现为疗效提高或降低、毒性增强或减轻。在联合用药时，应力求达到疗效提高或（和）毒性减轻的目的。

药物相互作用可分为体外药物相互作用和体内药物相互作用。体外药物相互作用又称药物配伍变化，即药物未进入机体之前药物之间发生的理化性质变化；体内药物相互作用又分为药动学方面和药效学方面的药物相互作用，前者内容包括吸收、分布、代谢、排泄过程的相互作用，后者内容包括药物效应的协同作用和拮抗作用。

一、体外药物相互作用

体外药物相互作用主要指合用的药物发生物理或化学反应，导致药物作用改变，使药物失效或产生有害成分，即配伍禁忌。多发生于液体制剂，常表现为体外容器如静脉输液中或注射器中出现混浊、沉淀、产气、变色等外观异常现象，也包括一些不可见的配伍变化。

（一）分类

1. 可见配伍变化 表现为溶液混浊、产气、沉淀、结晶及变色等。此情况在混合后仔细观察，大多数可以避免。例如，20%磺胺嘧啶钠注射液（pH 9.5～11.0）与10%葡萄糖注射液（pH 3.5～5.5）混合后，溶液pH明显改变（pH＜9.0），可使磺胺嘧啶结晶析出，这种结晶从静脉进入微血管可能造成栓塞；酸性氯丙嗪注射液与碱性异戊巴比妥钠注射液混合，可发生沉淀反应。多巴胺注射液与碳酸氢钠注射液配伍后会逐渐变成粉红色至紫色。

2. 不可见配伍变化 包括出现水解反应、效价下降、聚合变化、肉眼不可见的直径50μm以下的微粒等。如维生素C注射液在pH＞6时易被氧化，不宜与碱性的氨茶碱、谷氨酸钠等注射液合用，否则会因氧化分解而失效。

（二）常见注射剂配伍变化发生原因

1. 沉淀 配制多种液体药物时，由于理化因素产生沉淀，影响疗效。产生沉淀的原因如下。

（1）注射液溶媒组成改变 为了利于药物溶解、制剂稳定，某些注射剂含非水溶剂如乙醇、丙二醇、甘油等。如果这类药物加入水溶液中，可使溶媒性质的改变析出药物产生沉淀。如地西泮注射液（含丙二醇、乙醇）加入5%葡萄糖或0.9%氯化钠注射液，可析出沉淀。

（2）电解质的盐析作用 亲水胶体加入含有电解质的输液中，会因盐析作用凝集析出。如两性霉素B注射剂与0.9%氯化钠注射液合用可发生盐析作用，出现沉淀；红霉素同样可形成溶解度较小的红霉素盐酸盐，产生胶状不溶物，使溶液出现白色浑浊或结块沉淀。

（3）pH改变 两种药物溶液的pH相差较大，发生配伍禁忌的可能性增大。pH变化可引起沉淀析出或加速分解。如5%硫喷妥钠10ml加入5%葡萄糖500ml中产生沉淀，同样，苯妥英钠、阿昔洛韦均属于弱酸强碱盐，与酸性的葡萄糖液配伍可析出沉淀，宜先用注射用水溶解。

（4）直接作用 某些药物可直接与输液中的成分发生反应。如头孢菌素类与Ca^{2+}、Mg^{2+}等金属离子形成难溶性络合物析出沉淀，四环素与含钙盐的输液在中性或碱性下，产生不溶性螯合物。

（5）混合顺序 改变注射用药物配伍时的混合顺序，可避免某些药物产生沉淀。如1g氨茶碱与300mg维生素B_3配伍，先将氨茶碱用输液稀释至100ml，再缓慢加入维生素B_3可得澄明溶液，若两种药物先混合再稀释会析出沉淀。

2. 产气 碳酸盐、碳酸氢盐与酸类药物配伍，铵盐与碱类药物配伍均可产生气体，引起药效变化。产生的气体可冲开瓶塞，使药物喷出，甚至发生容器爆炸。

3. 变色 由药物间发生化学反应，产生有色物质或药物受光线、空气影响而引起，变色可影响药效甚至完全失效。酚类化合物、水杨酸及其衍生物以及含酚基的药物，如肾上腺素可与铁盐发生络合作用，或受空气氧化产生有色物质；异烟肼或维生素 C 与氨茶碱、多巴胺与苯妥英钠等合用均可导致变色反应。

4. 光敏感性 某些药物对光敏感，如两性霉素 B、阿霉素、氟罗沙星等与溶剂配伍后见光不稳定，易发生分解，疗效降低。

5. 效价下降 某些药物在输液环境中不稳定，易分解失效如与其他药物合用，分解可能加速，药效大幅降低。如氨苄西林在含乳酸根的复方氯化钠注射液中，4 小时效价损失 20%。庆大霉素会加速青霉素溶液的降解等。青霉素 G 与葡萄糖注射液配伍后，pH 4.5 时效价 4 小时损失 10%，pH 3.5 时效价 1 小时损失 10%，4 小时损失 40%。红霉素在酸性溶剂中同样会破坏降效，不宜与低 pH 的葡萄糖注射液配伍，可在 5% ~10% 葡萄糖注射液中，添加维生素 C 注射液（抗坏血酸钠 1g）或 5% 碳酸氢钠注射液 0.5ml，使 pH 升高至 5.0 以上后使用，这也是调整葡萄糖注射液 pH 的方法之一。

考点提示

注射剂配伍变化的主要原因。

（三）注射剂配伍变化的预防

1. 使用新药前，应认真阅读药品说明书及相关药学资料，充分了解所用药物的特性，熟悉药物之间的配伍禁忌，合理选择配伍药物，包括适宜的溶剂和溶剂量，避免发生理化反应。

2. 静脉输液尽量现配现用，避免药物在放置过程中出现药效下降不良反应增加等变化。

3. 合理安排药物的输入顺序，存在配伍禁忌的药物不能使用同一输液器连续输入，应间隔充分时间。

4. 光敏性药物配伍后要避光保存，给药时也需避光输注。

5. 严格执行注射器单用制度，避免残留药物与配制药物之间发生配伍变化。

二、体内药物的相互作用

（一）药动学方面的相互作用

扫码“看一看”

指药物的吸收、分布、代谢、排泄四个环节均有可能受联用药物的影响，从而使体内药量或血药浓度增减，导致药效或不良反应的增强或减弱。

1. 吸收过程的药物相互作用 药物经过不同的给药途径被吸收进入血液循环，多数表现为妨碍吸收，少数会促进吸收。口服是最常用的给药途径，此类相互作用多发生在消化道中。药物在胃肠道吸收时相互影响的因素如下。

（1）影响胃肠道 pH 药物在胃肠道的吸收主要受药物的脂溶性的影响，pH 通过影响药物解离度而影响其脂溶性。因此，药物与能改变胃肠道 pH 的其他药物合用，将影响吸收。例如，水杨酸类药物在酸性环境的吸收较好，若同时服用碳酸氢钠，将减少水杨酸类的吸收。

（2）影响胃肠运动状况 胃排空、肠蠕动的速率等能明显影响药物到达小肠吸收部位的时间和在小肠滞留的时间。例如甲氧氯普胺通过加速胃排空，促进药物进入小肠，加快其他药物起效速率。泻药明显加快肠蠕动，可减少药物的吸收。

（3）发生络合作用　药物口服时在胃肠道相互作用形成络合物/螯合物等复合物，影响吸收。如含二价或三价金属离子（钙、镁、铁、铋、铝）的化合物可与四环素类形成难溶络合物。

（4）发生吸附作用　活性炭、白陶土、阴离子交换树脂有较强的吸附作用，可减少同服药物吸收。如考来烯胺、考来替泊可以吸附阿司匹林、保泰松、地高辛、华法林、甲状腺素等，林可霉素可被白陶土吸附同时服用，吸收均大为减少。

（5）食物对吸收的影响　食物一般可减少药物的吸收，有时也可延缓药物的吸收，但吸收总量不受影响。此外，食物中的脂肪可增加脂溶性药物的吸收。

（6）其他因素　阿托品、三环类抗抑郁药减少唾液分泌，影响硝酸甘油的舌下吸收。新霉素、对氨基水杨酸、环磷酰胺等能损害肠黏膜的吸收功能，妨碍其他药物吸收，如对氨基水杨酸可使合用的利福平血药浓度降低一半。局麻药加入缩血管药，可减缓局麻药吸收，延长麻醉时间。长期服用抗微生物药可抑制肠道正常菌群，干扰维生素 K 的合成，增强口服抗凝药的抗凝作用等。

2. 分布过程的药物相互作用　药物在分布过程中的相互作用方式，可表现为相互竞争血浆蛋白结合部位，改变游离型药物的比例，或者改变药物在某些组织的分布量，从而影响其消除。

（1）竞争血浆结合蛋白　不同药物与血浆蛋白结合的能力有差别。同时应用两种与血浆蛋白结合率很高的药物，可存在竞争血浆蛋白的现象，亲和力较强的可将亲和力较弱的药物置换出来，使其游离型增多，药理作用和毒性均增强。容易发生此现象的药物见表 3－2－1。

表 3－2－1　发生竞争血浆蛋白置换作用的部分药物

置换药物	被置换药物	临床表现
水杨酸类、保泰松、磺胺药	甲苯磺丁脲等磺酰脲类	低血糖
水杨酸类、呋塞米、磺胺药	甲氨蝶呤	白细胞减少症
水杨酸类、氯贝丁酯、水合氯醛	华法林	出血
磺胺药	硫喷妥钠	麻醉延长
磺胺药	胆红素	新生儿核黄疸
呋塞米	水合氯醛	出汗、脸潮红、血压升高
维拉帕米	卡马西平、苯妥英钠	两药毒性增强

案例解析

本任务导入案例中的患者同时服用格列齐特片、保泰松。二者互相竞争血浆蛋白产生置换作用。应当对患者进行如下的合理用药指导：①讲解两种药物合用可能造成的不良反应，尽量避免二者药物同时服用。②指导患者应在医生指导下，正确使用该药物。

（2）影响组织分布量　①改变组织血流量，心血管系统药物对组织血流量有一定影响。去甲肾上腺素收缩内脏血管，减少肝脏血流量，使利多卡因肝代谢减慢，血药浓度增高；相反，异丙肾上腺素增加肝脏血流量，使利多卡因血药浓度降低。②竞争组织结合位点，不同药物可竞争组织结合位点，被置换出的游离型药物使血药浓度升高。例如奎尼丁能将地高辛从骨骼肌结合位点上置换出来，增高地高辛血药浓度，引起毒性反应。

3. 代谢过程的药物相互作用 药物体内代谢是酶促反应，主要由肝微粒体酶（肝药酶）催化代谢。不同药物通过影响肝药酶活性，使药物代谢速度发生变化。主要包括：①酶诱导作用，可加快药物代谢，降低疗效，具体见表3－2－2。②酶抑制作用，产生相反作用，具体见3－2－3。

表3－2－2 肝药酶诱导作用引起变化的部分药物

目标药物	药酶诱导剂	临床意义
异烟肼	利福平	增加肼类中间产物浓度和药物性肝炎的发生率
双香豆素类	苯巴比妥	抗凝作用减弱
多西环素	苯巴比妥	抗菌作用减弱
口服避孕药	利福平、利福布汀、曲格列酮	可引起意外怀孕或突破性出血
环孢素	苯妥英钠、卡马西平	抗免疫作用降低，导致移植物排斥
糖皮质激素	苯妥英钠、利福平	激素代谢加快，可致抗炎等治疗失败
美沙酮	苯妥英钠	催促戒断症状出现
环磷酰胺	苯巴比妥	加速环磷酰胺在体内代谢为醛磷酰胺而增强细胞毒性
卡马西平	拉莫三嗪	增加前者环氧化代谢物的浓度导致毒性
对乙酰氨基酚	长期嗜酒	增加前者中间代谢物，更易产生肝毒性

表3－2－3 肝药酶抑制作用引起变化的部分药物

目标药物	药酶抑制剂	临床后果
双香豆素类	氯霉素	代谢减慢，抗凝作用增强，诱发出血
茶碱	环丙沙星、红霉素	代谢减慢，血药浓度升高，易发生中毒甚至死亡
麻黄碱、间羟胺	呋喃唑酮	血药浓度上升，血压异常升高
巯嘌呤、硫唑嘌呤	别嘌醇	别嘌醇抑制黄嘌呤氧化酶，使巯瞟呤、硫唑嘌呤的代谢减慢，加重细胞毒性等
他克莫司	红霉素、克拉霉素、酮康唑	代谢减慢，导致蓄积中毒，QT间期延长，严重者导致室颤和猝死
甲苯磺丁脲	氯霉素	血药浓度升高，发生低血糖休克

另外，抑制药物在体内代谢的专一性灭活酶，将加强相应作用。如采用静脉滴注普鲁卡因进行全麻期间，如加用肌松药琥珀胆碱，由于二者均需胆碱酯酶代谢灭活，普鲁卡因可竞争结合胆碱酯酶，抑制该酶对琥珀胆碱的水解灭活，加重其抑制呼吸肌作用。

4. 排泄过程的药物相互作用 肾脏是非挥发性药物的主要排泄途径，对于体内代谢少，以原形排出的药物影响较大，主要表现以下几个方面。

（1）改变尿液的pH 药物经肾小球滤过被肾小管重吸收的比率与药物的脂溶性、尿量和尿液pH有关。不同药物之间改变尿液的pH可以明显改变药物解离度和脂溶性，影响重吸收程度，从而调节不同药物的排泄速度。

（2）干扰肾小管分泌 药物由肾近曲小管以主动转运方式分泌入肾小管而排泄。具有此机制的不同药物可出现竞争分泌现象，使其中一个排泄减慢、药效增强并延长作用时间。

(3) 改变肾脏的血流量　减少肾脏血流量的药物可减少肾排泄，提高经肾脏排泄药物的血药浓度，发生蓄积中毒，这对肾功能不全者意义更为明显。

考点提示

药动学方面的药物相互作用的种类及特点。

扫码“看一看”

（二）药效学方面的相互作用

这是指一种药物增强或减弱另一种药物的药理作用或效应，而对药物的血药浓度无明显影响。

1. 协同作用　两种药物联用，可使治疗总体效果增强，称为协同作用，包括相加作用、增强作用和增敏作用。

(1) 相加作用　两种药物合用产生的效应是其分别作用的效应之和，称为相加作用。例如，高血压药物治疗采用不同作用机制药物合用，可使降压作用相加，用量减少，不良反应减轻，如阿替洛尔与氢氯噻嗪合用后。另外氯丙嗪增强全身麻醉药、镇静催眠药、镇痛药的作用等。

应注意的是，不同药物的治疗作用与不良反应也可相加。如治疗帕金森病的中枢抗胆碱药苯海索与有抗胆碱不良反应的氯丙嗪、H_1受体阻断药、三环类抗抑郁药合用时，可叠加抗胆碱作用，使胆碱能神经功能过度抑制，表现为胃肠道蠕动减慢，腹胀气、中枢神经紊乱等现象。

(2) 增强作用　两药合用时的作用大于单用时的作用之和，称为增强作用。其机制主要有：①通过同一作用路径的不同作用点显著提高疗效，如磺胺药与甲氧苄啶分别作用于二氢叶酸合成酶与二氢叶酸还原酶，两者合用可使细菌的叶酸代谢受到双重阻断，抗菌作用可增加数十倍。②通过保护药物结构免受破坏，增强疗效。如β-内酰胺酶抑制药可抑制β-内酰胺酶活性，使青霉素类、头孢菌素类的内酰胺结构免受开环破坏，它们组成的复方制剂如阿莫西林-克拉维酸钾、头孢哌酮-舒巴坦、哌拉西林-他唑巴坦等，其抗菌活性显著优于单用β-内酰胺类药物。③通过促进吸收，增加疗效也可发挥增强作用。如维生素C与铁剂联合应用，前者作为还原剂可促使三价铁转化为二价铁，促进铁的吸收。④通过延缓或降低抗药性，增强疗效。如抗疟药青蒿素与乙胺嘧啶、磺胺多辛联用可延缓其抗药性产生；磷霉素与β-内酰胺类、氨基糖苷类、大环内酯类、喹诺酮类抗菌药物联用，可减少耐药菌产生，增强疗效等。

但应看到，两药合用时不良反应也可能增强。如非甾体抗炎药具有胃肠道刺激的不良反应，还可抑制血小板功能，降低血浆凝血酶原水平，与华法林合用会加重其抗凝血功能，诱发胃出血。链霉素与肌松药合用可加强或延长肌松药的肌松作用，甚至引起呼吸麻痹。

(3) 增敏作用　两药合用时，一种药物使组织或受体对另一种药物的敏感性增强，称为增敏作用。如排钾利尿剂呋塞米、皮质类固醇、两性霉素等明显降低血钾浓度，使心脏对强心苷敏感化，易诱发心律失常。利血平、胍乙啶耗竭递质作用，可使肾上腺素受体发生上调/超敏现象，使拟肾上腺素药升压作用增强；钙增敏药作用于心肌收缩蛋白，增加肌钙蛋白C对钙离子的亲和力，在不增加细胞内钙离子浓度的条件下，增强心肌收缩力等。

2. 拮抗作用 两种或两种以上药物合用所产生的效应小于其中一种药物单用时的作用或效应。通常要避免药物作用的相互拮抗，但也可通过这种拮抗作用减轻甚至避免药物的不良反应。

（1）竞争性拮抗 同一部位或受体的拮抗药与激动药合用会出现竞争性拮抗作用。如β受体阻断剂可阻断异丙肾上腺素的β受体激动作用，阿托品拮抗乙酰胆碱与M受体上结合，酚妥拉明拮抗肾上腺素对α受体的作用；新斯的明能特异性的对抗筒箭毒碱所造成的呼吸肌麻痹等。

（2）非竞争性拮抗 激动药物与拮抗药物作用于具有共同活性的不同受体或同一受体的不同部位产生的拮抗作用叫作非竞争性拮抗。例如左旋多巴治疗帕金森病需要通过血脑屏障后，由多巴脱羧酶转化为多巴胺而起作用。外周组织存在的多巴脱羧酶可被其辅酶维生素B_6增加活性。因此，两药存在非竞争性拮抗关系，维生素B_6加速左旋多巴在外周部位转变为多巴胺，降低左旋多巴进入中枢的浓度而影响其疗效。

考点提示

不同药物的药效学相互作用的分类。

药物之间的拮抗作用也可具有治疗作用，交替使用毛果芸香碱和阿托品使虹膜括约肌被动运动，防止粘连，治疗虹膜炎；吗啡中毒引起严重的呼吸抑制，可用阿片受体拮抗药纳洛酮进行救治，能使患者的呼吸抑制得到迅速的逆转；肝素过量引起的出血可静脉滴注鱼精蛋白进行解救等。

技能训练

三、药物配伍的技能训练

【实训目的】

1. 熟悉药物配伍的基本原则和方法。
2. 掌握常见药物的配伍禁忌。

【实训准备】

复习影响药物相互作用的知识和药物配伍的有关资料，提前分析教育人群（护士）情况，准备氨苄西林注射液、复方氯化钠注射液、注射用水等的资料。

【实训方法】

1. 结合所学知识和课外调查，了解药物配伍存在的常见误区，熟悉护士的常用药物配伍禁忌有关要求。
2. 通过小组讨论等形式，确定针对护士开展用药指导方案，研究方法和技巧。
3. 通过模拟表演展示各自的用药指导方案，互相点评，教师讲评，优化确定方案。

【实训步骤】

1. 确定课题　根据实际，确定模拟针对护士进行氨苄西林注射液配伍用药指导，复习巩固有关知识。

2. 调研拓展　通过问卷、网络等形式调查手段了解目标人群对氨苄西林注射液使用配伍存在的问题和相关配伍知识的需求。

3. 小组研讨　以4～10人为一个小组，根据目的要求进行合作性研讨，重点分析此次合理配伍教育活动所要达到的目标，采用的方法和技巧，最终拟订方案，并在组内预演完善。

4. 模拟演练　每组派代表扮演教育者和目标人群（护士），借助道具和药品样品等，在班内或实训场所具体实施模拟场景，其他各组同学评价实际效果，教师讲评。根据意见形成最终方案。

【实训考核】

选取氨苄西林与复方氯化钠注射液、注射用水等的不同配伍方案和操作场景，依据配伍指导方案，按照以下考核表完成上实训技能的考核。

项目	考核内容		标准分（100）	评分标准	得分
职业素养（5分）	衣帽整洁，仪表端庄		2	学生着工作服；女生不得披头发；男女生不得穿拖鞋	
	报告班级、姓名、操作项目		1	汇报正确得1分	
	举止得体，语言清晰		2	符合礼仪要求得1分；普通话标准得1分	
实训实施（55分）	沟通能力	与护士的沟通技巧	5	参考人际沟通知识和患者特点，考生回答沟通技巧的内容	
		针对护士的问病荐药的礼仪	5	面对模拟者：见面问候（2分）；期间有合理的礼仪行为暗示（1分）；离开道别（2分）	
	专业能力（45分）	判断配伍存在的问题	10	预判问题1个正确得5分；2个及以上得10分	
		解释配伍存在问题的原因	10	原因解释基本正确得5分；原因解释完全正确得10分	
		正确指导药物配伍	15	指出不能与氨苄西林注射液配伍的药物（5分）；进一步说出原因（10分）	
		提示相关注意事项	10	正确说出后果（5分）；进一步正确说出补救或预防措施（5分）	

续表

项目	考核内容	标准分（100）	评分标准	得分
理论知识（40分）	药物配伍的基本原则	10	说出一个原则或知识点得2分；不超过10分	
	药物配伍不合理的表现和原因	15	正确说出一个表现和原因各2分；不超15分	
	拓展说出不同药物相互作用的表现或结果	15	说出一个正确知识点得3分；总分不超15分	
合计				

备注：

1. 考核方式：教师与学生一（或二）对一考试；
2. 考核场所：模拟药房或实验室；
3. 学生按号数每次2或3人进入考场，抽取用药配伍案例，每人准备5分钟后开考；
4. 待考学生由班级学委维持秩序在考场外准备，不得进入考场。

扫码“看小结”

【实训思考】

1. 根据常见疾病联合用药，如何更好地开展合理用药指导？
2. 以青霉素为例，临床上都有哪些配伍禁忌？

目标检测

扫码“练一练”

一、选择题

【A_1/A_2 型题】

1. 以下不属于制剂可见配伍变化是（　　）

   A. 效价降低　B. 产气　C. 发生沉淀　D. 出现结晶　E. 变色

2. 以下药物配伍不会发生沉淀变化的是（　　）

   A. 头孢拉定与氯化钙注射液混合使用

   B. 氨苄西林粉针剂用250ml复方氯化钠注射液溶解

   C. 5%硫喷妥钠10ml加入5%葡萄糖500ml进行稀释

   D. 两性霉素B注射剂用0.9%氯化钠注射液稀释

   E. 地西泮注射液加入5%葡萄糖或0.9%氯化钠注射液

3. 以下不是药物在胃肠道吸收时相互影响的因素的是（　　）

   A. 胃肠道pH　B. 胃肠道温度　C. 络合作用

   D. 吸附作用　E. 影响胃肠道蠕动

4. 以下不是避免注射剂配伍变化措施的是（　　）

   A. 使用新药前，应认真阅读药品说明书及相关药学资料，合理选择溶剂和溶剂量

   B. 静脉输液尽量现配现用，避免药物在放置过程中出现药效下降，增加变化

C. 在急救等紧急情况时，存在配伍禁忌的药物可以使用同一输液器连续输入，但需要间隔充分时间

D. 光敏性药物配伍后要避光保存，给药时也需避光输注

E. 严格执行注射器单用制度，避免残留药物与配制药物之间发生配伍变化

【A_3/A_4 型题】

患者，男，60 岁，因上呼吸道感染伴有浓痰、发热等症状，白细胞计数超过正常值，给予头孢曲松钠 3g 加入 0.9% 氯化钠注射液，静脉滴注，每天一次。第三天上午患者饮酒后，突然出现呼吸困难、乏力、心悸、气短、全身皮肤潮红等反应，立即给予地塞米松 10mg 静脉注射、10% 葡萄糖酸钙 20ml 静脉注射、异丙嗪 25mg 肌内注射。

5. 根据以上病例，回答以下判断哪个是不正确的（　　）

A. 该患者呼吸道感染有较大可能是细菌感染，可以经验性使用抗生素治疗

B. 头孢曲松钠主要用于下呼吸道敏感细菌感染

C. 该患者饮酒后的不良反应属于双硫仑反应

D. 该患者的不良反应抢救可以使用葡萄糖酸钙注射液

E. 该患者抢救使用的地塞米松剂量属于合理剂量

6. 上例中抢救双硫仑反应使用葡萄糖酸钙注射液，以下正确的判断是（　　）

A. 与地塞米松、异丙嗪有协同作用，增加抢救的成功率

B. 在体内与头孢曲松发生配伍沉淀反应，诱发心血管危险

C. 提高心脏兴奋性，对抗双硫仑不良反应

D. 钙剂与酒精发生竞争性拮抗作用，有助于抢救

E. 钙剂提高异丙嗪的抗过敏作用，减少水肿、发热等症状

【X 型题】

7. 上例中以下用药指导措施正确的是（　　）

A. 告知患者停用头孢曲松后的一周内仍需禁酒

B. 不在短时间内（48 小时内）使用含钙的药物或食品补钙

C. 可自行判断停药时间

D. 注意饮食规律和按时休息

E. 今后如再次使用头孢曲松，不得进食含有酒精的食物或饮料

二、简答题

1. 常见注射剂配伍变化发生原因有哪些？

2. 举例说明不同药物间在药效学方面的相互作用有哪些表现。

三、案例分析

案例：李某，男，50 岁，上腹部绞痛，近一个月来绞痛发作频繁，持续时间延长，放射到右肩及下腹部，伴有恶心、呕吐、腹泻。

诊断：胆石症，急性胆囊炎。

处方：盐酸哌替啶注射液　50mg * 1

用法：50mg　肌内注射

硫酸阿托品　50mg * 1

用法：50mg　肌内注射

1. 该处方的配伍是否合理？

扫码“看解析”

2. 说明属于药物相互作用的哪种情况，并分析原因。

（舒 阳 张 庆）

扫码“学一学”

任务三 药品不良反应的知识与技能训练

学习目标

知识要求 **1. 掌握** 药品不良反应的概念和分类，药品不良反应监测的目的与意义，药品不良反应报告的范围；药源性疾病的概念及影响因素；药品召回级别与时限。

2. 熟悉 药品不良反应的影响因素与预防原则及因果关系评定，药品不良反应报告系统与程序；常见的药源性疾病，药源性疾病的分类、诊断与治疗；药品召回流程。

3. 了解 药品不良反应因果关系评定依据的方法。

技能要求 1. 能综合分析临床信息，辨别常见的药品不良反应，能对常见的药品不良反应进行分类及进行关联性评价，正确规范填写“药品不良反应/事件报表”。

2. 能按照药品不良反应报告流程进行 ADR 上报；初步判断哪些疾病是药源性疾病。

3. 会初步分析药品不良反应发生的原因，指导患者预防常见的药品不良反应。

案例导入

案例：黄某在药店选用某药厂生产的藿香正气水，服用 3 小时后出现全身发痒，颜面颈部出现红斑等过敏症状。黄某到药店询问，驻店药师仔细阅读药品说明书，发现说明书中注明该药主要成分为乙醇，但在药品注意事项中并未提示酒精过敏者必须慎用。药师了解情况之后，向黄某解释原因，并填写“药品不良反应/事件报表”，上报药品不良反应监测机构。

讨论：结合这个案例，分析如何判定药品与不良反应的关联，怎样规范填写“药品不良反应/事件报表”？

理论知识

一、药品不良反应与药源性疾病的概述

近年来随着各类新药不断涌现，药物不良反应与药源性疾病的发生率逐年上升，建立完善药物不良反应监测制度，最大限度地减少药物的危害，为药物的安全性提供可靠证据，临床用药中也应最大限度地合理用药，尽量减轻甚至避免药物的不良反应与药源性疾病的发生。

（一）概念

药品不良反应（adverse drug reaction，ADR） 根据世界卫生组织（WHO）对 ADR 的定义是：为了预防、诊断、治疗疾病或调节人体的生理功能，在正常用法、用量下服用药物后机体所出现的不期望的有害反应。该定义排除有意的或意外的过量用药及用药不当引起如用错药物及剂量、滥用药物、自杀性过量服药、应用伪劣药品等的反应。它与药物质量事故和医疗事故有本质的区别，药物不良反应是药物本身所固有的特性与机体相互作用的结果。

药源性疾病（drug induced diseases，DID） 在预防、诊断、治疗疾病或调节生理功能过程中，出现与用药相关的机体功能异常或组织损伤所引起的各种临床异常症状。与 ADR 不同的是，引起药源性疾病并不限于正常用法和用量，还包括过量、误用药物等用药差错造成的损害。药源性疾病是药物不良反应在一定条件下产生的较严重后果，它是由药物作为致病因子，具有相应临床经过的疾病，属于医源性疾病。

扫码“看一看”

知识链接

药物警戒

药物警戒 (pharmacovigil ance， PV) 是指与发现、评价、理解和防范不良反应或其他任何可能与药物有关问题的科学研究与活动。 药物警戒的主要工作内容包括:①早期发现未知药品的不良反应及其相互作用；②发现已知药品的不良反应的增长趋势；③分析药品不良反应的风险因素和可能的机制；④对风险/效益评价进行定量分析，发布相关信息，促进药品监督管理和指导临床用药。

（二）药品不良反应的分类

目前，WHO 按病因分类法将药品不良反应分为 A、B、C 三种类型，见表 3－3－1。

1. A 型不良反应 剂量相关型不良反应。本类型不良反应由药物本身或其代谢物所致，是药物的药理作用增强或与其他药物发生相互作用所产生的不良反应，与药物的剂量有相关性，并随剂量的增加而加重，具有可预期性、发生率高、死亡率低的特点。不良反应发生与用药者的个体状况如年龄、性别、机体状态等有很大关系，包括副作用、毒性反应、继发效应、首剂效应、撤药反应等。

2. B 型不良反应 剂量不相关型不良反应。本类型不良反应与药物常规药理作用无关的异常反应，由药物性质的变化或者用药者的特异体质引起的，与用药剂量无关，分为药物异常性与患者异常性两种，具有不可预期性、发生率低、致死率高的特点。药物异常性包括药

物有效成分的降解产物、药物中的杂质以及制剂中添加的脱色剂、增溶剂、稳定剂、赋形剂、防腐剂等所引起的异常作用；患者异常性包括高敏性体质与特异性遗传体质，可能是遗传药理学变异引起的，包括变态反应和特异质反应，难以在首次用药时预防这类不良反应发生。

3. C 型不良反应 发生机制尚不明确，大多是用药时间长，潜伏期长，且与反应发生无固定时间关系，难以预测。例如，妊娠期服用已烯雌酚，子代女婴甚至第三代女婴青春期后患阴道腺癌。本类型不良反应包括“三致”反应，即致突变、致畸、致癌。

表 3-3-1 三种类型药物不良反应的比较

项目	A 型	B 型	C 型
剂量	有关	无关	正常
潜伏期	短	不定	长
重现性	能	能	不能
遗传性	无关	显著	可能
体质	无关	有关	可能有关
家族性	无关	显著	可能有关
种族性（民族性）	无关	有关	无关
毒理筛选	易	难	不定
预后	一般良好	不定	不定

考点提示

药品不良反应分为 A、B、C 三种类型。

知识链接

药品不良反应九类分类法

A 类（扩大反应）最常见不良反应类型，药物对机体呈剂量相关的反应，可根据药物或赋形剂的药理学和作用模式来预知，停药或减量可部分或完全改善。B 类（过度反应或微生物反应）由药物促进某些微生物生长引起的，这类反应可预测，如抗菌药物引起的肠道菌群失调。C 类（化学反应）取决于赋形剂或药物的化学性质，以化学刺激为基本形式，其严重程度主要与药物浓度有关，可根据药物的物理化学性质预测，如静脉炎、药物外渗反应等。D 类（给药反应）由给药方式引起，改变给药方式，不良反应停止发生，如注射液中的微粒引起血管栓塞。E 类（撤药反应）停止给药或剂量减少时，出现生理依赖反应，再次用药症状改善，常见的引起该类反应的药物有阿片类、苯二氮䓬类、三环类抗抑郁药等。F 类（家族性反应）仅发生在由遗传基因缺陷所致的代谢障碍的敏感个体中，具有家族性，如苯丙酮酸尿症、镰刀形红细胞贫血症等。G 类（基因毒性反应）引起基因损伤的不良反应，如致畸、致癌。H 类（过敏反应）药理学不可预测，与剂量尤关，必须停药，如光敏性皮炎、血管性水肿。U 类（未分类反应）机制不明的反应，如药源性味觉障碍等。

（三）药品不良反应的临床表现

药品不良反应临床表现与常见病、多发病表现相似，表现为皮肤及附件反应、消化系统反应、神经系统反应、泌尿系统反应、心血管系统反应、血液系统反应、内分泌系统反应、全身性反应等。见表3－3－2。

表3－3－2　药品不良反应累及系统临床表现

累及系统	临床表现
皮肤及附件	皮疹、荨麻疹、搔痒、色素沉着、过敏性紫癜、静脉炎
消化系统	恶心、呕吐、腹痛、腹泻、上腹部不适、便秘、肝功异常
神经系统	头痛、头晕、惊厥、谵妄、失眠、烦躁、兴奋、感觉异常
泌尿系统	尿频、尿痛、血尿、少尿
心血管系统	心悸、心慌、胸闷、血压异常、心力衰竭、心律失常
血液系统	血细胞数变化
内分泌系统	血糖升高、月经紊乱
全身性反应	全身不适、寒战、发热、过敏性休克、过敏样反应

（四）药品不良反应的发生原因

1. 药物因素

（1）化学结构　药物的化学结构是药理作用的基础，也是产生不良反应的重要原因。如解热镇痛药阿司匹林分子结构中因含有羧基而呈酸性，故有刺激胃黏膜的不良反应，但如果降低酸性，虽然能保持阿司匹林的镇痛作用，但抗炎活性减少。化学结构相似的同类药物常有类似的药理作用和不良反应，如青霉素类抗菌药物的分子中均含有β－内酰胺环，同时此类药物都能引起过敏性肾病或间质性肾炎。药物化学结构中基团的变化增减也可使药物的理化性质发生变化，其中包括获得新的药理活性或新的不良反应，如卡托普利可致干咳，而去巯基后的依那普利不引起干咳，但可能增加了其他不良反应。

（2）药物选择性　由于某些药物缺乏受体或作用靶位的高度选择性，可产生与治疗目的无关的药理作用，对机体产生不良反应甚至毒害作用，如抗肿瘤药物在杀灭肿瘤细胞的同时也杀伤宿主的正常细胞。

（3）药物大剂量长时间使用　在药品说明书规定的用法用量情况下，药物的剂量越大、使用时间越长，发生不良反应的可能性随之增加，如长期或大剂量使用广谱抗菌药物可致肠道正常菌群失调，引发腹泻、真菌感染、伪膜性肠炎。

（4）给药途径与方法　静脉给药直接进入体循环，不经过首过消除，起效迅速，因此不良反应发生率明显高于肌内注射和口服给药。静脉给药高浓度快速滴注也易发生不良反应，例如，万古霉素输注速度应维持在10～15mg/min，输注过快可发生红人综合征、低血压等不良反应。

2. 药品的质量控制　合格药品的质量会因生产厂家、产品批号不同，制剂工艺、技术条件、管理水平等因素影响而有所差异，其不良反应的发生率也不同。青霉素在生产过程中产生微量级差异的青霉噻唑酸和青霉烯酸，可引起不同概率的过敏反应；中药注射剂成分复杂，在制备过程中分离提纯不够将明显增加不良反应。

3. 药物相互作用　两种或者两种以上药物可作用于同一效应器官，联合或序贯使用的药物间可在吸收、分布、代谢、排泄方面相互影响，从而产生疗效或毒性上的协同、相加或拮抗。如抗血小板药阿司匹林与抗凝药华法林联用可增加出血倾向；止泻药、抗胆碱药等可能延长某些药物在胃肠道内的停留时间，增加药物的吸收而加重药物的不良反应。

4. 生理因素

（1）种族　不同种族之间由于存在基因多态性而使药物在体内代谢存在差异，继而导致不良反应的差异。如药物进入机体代谢转化需经过乙酰化过程被，有快型和慢型之分，黄种人慢乙酰化者占 10% ~20%，欧美白种人慢乙酰化者约占 50%，爱斯基摩人则仅占 5%。患有结核病的慢乙酰化者在使用一次常规剂量的异烟肼后约有 23% 的人发生外周神经炎，快乙酰化者发生率则较低。

（2）性别　女性在特殊生理阶段即月经期、妊娠期、哺乳期、绝经期用药时需更加注意药物不良反应。如在月经期、妊娠期使用泻药和抗凝药可引起月经过多，流产及早产等潜在危害；孕妇需特别注意禁用抗代谢药、激素等致畸药；哺乳期用药应考虑某些药物从乳汁排出影响乳儿。另外，女性体内脂肪占体重百分率高于男性 10% ~20%，而体液总量占体重百分率低于男性约 10%，这种生理特性的差异可使药物在机体的分布不同，产生不良反应的差异。

（3）年龄　不同年龄的患者对药物作用的反应存在较大差异，老年人及婴幼儿尤为明显。

老年人各项生理机能随着年龄的增大而逐渐衰退，如血浆蛋白浓度降低，肝肾功能衰退，药物代谢速度减慢，靶器官对药物敏感性增高，这些因素使血液中游离型药物浓度增加，作用或毒性增强，发生不良反应的可能性较大，另外还应考虑到老年人疾病的影响，如动脉粥样硬化时应慎用升压药。

婴幼儿各系统器官发育不健全，肝肾对药物的消除排泄功能低下，血浆蛋白含量少，体液占体重比例大，水盐代谢率较高，血脑屏障发育不完善，因此对不良反应发生率较高，特别对脂溶性药物、中枢抑制药、影响水盐代谢与酸碱平衡的药物易发生不良反应。

（4）个体差异　大多数人在基本状况相同时对同一剂量的相同药物的反应是相近的，但也有少数人会出现与多数人在药物的反应强度、反应性质方面有显著不同，如高敏性、低敏性、特异质反应。静注异戊巴比妥的常规麻醉剂量是 12mg/kg，高敏性患者 5mg/kg 就可生效，低敏性患者剂量需加大到 19mg/kg 才有效；特异质反应的患者有遗传基因缺陷，导致用药后出现与常人性质不同的反应，常见有药物代谢酶异常、非药物代谢酶异常。之前提到的快慢乙酰化型属于药物代谢酶异常，非药物代谢酶异常如葡萄糖 - 6 - 磷酸脱氢酶缺陷、高铁血红蛋白还原酶缺陷、少年型恶性贫血症。

（5）精神情绪　患者的精神状态和思想情绪可影响药物疗效。有实验证明暗示可提高痛阈，安慰剂有肯定的疗效，如高血压、消化性溃疡患者使用安慰剂的有效率达 20% ~40%，对偏头痛患者有效率可达 62%。

5. 病理因素

（1）肝脏疾患　肝脏疾患时，某些主要经肝脏代谢消除的药物由于血浆蛋白减少，代谢减弱，引起血浆药物浓度升高，导致不良反应出现。如派替啶在一般患者的血浆半衰期为 3.8 小时，但在急性病毒性肝炎患者可长达 7 小时。某些药物如可的松、泼尼松需要经肝脏生物转化后才能发挥药理作用，在肝功能不全时药效减弱。

（2）肾脏疾患　主要经肾脏排泄的药物用于肾脏疾患的患者时，因清除率低下，导致血药浓度升高，引发不良反应。肾功能正常的患者使用多黏菌素，发生神经系统毒性反应的概率约为7%，但在肾功能不良者可高达80%。

（3）其他患者的病理状况能改变药物对机体的作用，影响不良反应的临床表现和发生率。氨苄西林在一般患者中的皮疹发生率约为3.5%，但在单核细胞增多症的患者中可高达42%～100%；链霉素可加重重症肌无力患者的神经肌接头阻滞，使其出现呼吸抑制。

6. 生活习惯与环境因素 患者的生活习惯、环境、营养状况等可能影响药物作用，引起不良反应。营养不良时，患者对药物作用较敏感，对不良反应的耐受性也较差。长期低蛋白饮食或营养不良时，可使肝细胞微粒体酶活性下降，药物代谢速度减慢，从而使药物反应增强，甚至引起毒性；用某些饮料送服药物可引起不良反应，如柚子汁可使特非那定的血药浓度成倍增高而引起心、脑等脏器损害；服用含乙醇的饮料或食物，若使用头孢菌素类药物、咪唑类药物、降血糖药物以及氯霉素、琥乙红霉素、异烟肼等药物，可引起双硫仑样反应。

（五）药品不良反应的预防原则

1. 合理、安全、有效使用药物

（1）了解患者及家族药物、食物过敏史 对有过敏倾向、特异质体质及有药物不良反应家族史的患者非常重要。

（2）注意特殊人群用药 对老年人、婴幼儿、特殊生理期女性及肝肾功能不全等患者应根据个体特点谨慎用药。

（3）避免重复用药 同一作用机制的药物联用可将不良反应叠加放大，应避免联用。

（4）减少联合用药 联合用药会增加不良反应的发生率，联用药物越多，发生率越高。

（5）严格遵照药品说明书用药 药品说明书是具有法律效应的用药指南。应严格按照药品说明书的用法用量、注意事项等使用药品，用药前应认真阅读药品信息，观察不良反应早期症状，以便及时停药和处理。

2. 定期监测

（1）监测器官功能 使用对肝肾等器官有明确损害的药物时，应加强观察，定期监测器官功能，尽量减少身体损害，以求达到最佳药物疗效。

（2）开展血药浓度监测 某些药物具有治疗指数低毒性反应强、血药浓度与疗效密切相关、非线性动力学特性或毒性反应与疾病症状难以区分等特性，需进行血药浓度监测，采取个体化给药以期获得理想的治疗血药浓度。

3. 加强上市药品再评价 新药上市前因研究时间短，临床病例少，试验对象条件控制严格，忽视个体差异，试验设计单纯，观察期短等原因，导致对其不良反应及远期效果不明。新药上市后监察的重点是药品不良反应的监测，旨在考察在广泛使用条件下药品的疗效和不良反应，评价药品的利益与风险等，最终目的是指导临床合理安全用药，保障公众用药安全。

（六）药品不良反应因果关系评定依据的方法

药品不良反应因果关系评价是药物安全性监测管理中一项重要而复杂的步骤。报告药品不良反应，应对不良反应发生的因果关系进行分析研究，以确定其发生是否由所用药物引起。

1. 专家判断法 该方法主要参考临床医生或临床药理学家根据可疑不良反应的所有数据，估计其相对重要性来分配权重，以推断药物与不良反应/事件之间因果关系。最具代表性的是世界卫生组织乌普萨拉监测中心提出的因果关系判断方法（简称UMC评定法）。UMC法将可疑不良反应的因果关系分为“肯定”“很可能”“可能”“可能无关”“待评价”“无法评价”。中国药品不良反应报告因果关系评价方法也参照 UMC 法发展而来。

2. 标准化评价法 利用影响药物与不良反应之间的因素，以问卷形式设置相应问题，根据答案计分，再将所得总分进行概率范畴的定量估计转换，评出 ADR 与药物相关程度，分为“肯定”“很可能”“可能”“可疑”及“无关”5 个等级。Karch 和 Lasagna 评价方法是第一套药品不良反应标准化评价方法，Naranjo 开发的 APS 评分法以其简便易操作而被称为标准化评价法的杰出代表。

3. 概率法 又称为贝叶斯法，运用概率论评定发生药品不良反应/事件时由可疑药物引起的概率与其他因素引起的概率比较，间接判断事件与可疑药品之间的关联度。该法是以流行病学、临床数据及病例分析计算得出的因果概率为依据的决策工具。复杂的计算方法是该法的主要缺陷。

（七）药品不良反应因果关系评定

国家药品不良反应监测中心发布的 2005 年版《药品不良反应报告和监测工作手册》（以下简称《手册》），将不良反应评价结果分为 6 级，要点如下。

1. 肯定 用药及反应发生时间顺序合理；停药以后反应停止，或迅速减轻或好转；再次使用，反应再现，并可能明显加重；同时有文献资料佐证；并已排除原患疾病等其他混杂因素影响。

2. 很可能 用药及反应发生时间顺序合理；停药以后反应停止，或迅速减轻或好转；同时有文献资料佐证；并已排除原患疾病等其他混杂因素影响。即使有合并用药，但基本可排除合并用药导致不良反应发生的可能性。

3. 可能 虽然用药与反应发生时间关系密切，同时有文献资料佐证，但引发不良反应的药品不止一种，或原患疾病病情进展因素不能除外。

4. 可能无关 不良反应与用药时间相关性不密切，反应表现与已知该药不良反应不相吻合，原患疾病发展同样可能有类似的临床表现。

5. 待评价 报表内容填写不齐全，等待补充后再评价，或因果关系难以定论，缺乏文献资料佐证。

扫码“看一看”

6. 无法评价 报表缺项太多，因果关系难以定论，资料又无法补充。

2005 年版《手册》中的“药品不良反应/事件报告表”提出 5 条原则（表 3－3－3），根据原则将关联性评价分为 6 级“肯定”“很可能”“可能”“可能无关”“待评价”“无法评价”（表 3－3－4），以此确定不良反应/事件与药物的相关性。2011 年修订实施了《药品不良反应报告和监测管理办法》（卫生部令第 81 号），对“药品不良反应/事件报告表”中用于直接判定 ADR 关联性的分析项进行了调整，将原来的 5 条原则分析项减少到了 2 条（表 3－3－4），对照表 3－3－5 进行评价。

案例解析

本任务导入案例中患者使用藿香正气水出现药品不良反应，用药及反应发生时间顺序合理，说明书中也注明该药主要成分为乙醇，因此因果关系很可能。药师了解情况之后，可按规范填写“药品不良反应/事件报表”上报药品不良反应监测机构。

表3-3-3　不良反应事件原则分析项（2005版）

序号	分析项目	结果评定
1	用药与反应/事件的出现有无合理的时间关系	有□　无□
2	反应是否符合该药已知的ADR类型	是□　否□　不明□
3	停药或减量后，反应/事件是否消失或减轻	是□　否□　不明□ 未停药或未减量□
4	再次使用可疑药品后是否再次出现同样反应/事件	是□　否□　不明□ 未再使用□
5	反应/事件是否可用并用药的作用、患者病情的进展、其他治疗的影响来解释	是□　否□　不明□

表3-3-4　因果关系判定关联性评价表

评价	1	2	3	4	5
肯定	+	+	+	+	-
很可能	+	+	+	?	-
可能	+	±	±?	?	±?
可能无关	-	-	±?	?	±?
待评价	需要补充材料才能评价				
无法评价	评价的必须资料无法获得				

注："+"表示肯定；"-"表示否定；"±"表示难以肯定或否定；"?"表示不明。

表3-3-5　"药品不良反应事件报告表"直接判定ADR关联性分析项（2011版）

序号	分析项目	结果评定
1	停药或减量后，反应/事件是否消失或减轻	是□　否□　不明□ 未停药或未减量□
2	再次使用可疑药品后是否再次出现同样反应/事件	是□　否□　不明□ 未再使用□

（八）药源性疾病的分类

药源性疾病目前尚无统一的分类标准，可按照病理学、量-效关系进行分类。

1. 按病理学分类　按照药源性疾病的病理学特点，分为功能性改变和器质性改变。前者多数是暂时性的，停药后能恢复正常，无病理组织变化；器质性改变的药源性疾病引起的症状体征与非药源性疾病无明显差异，因此，鉴别诊断应主要根据药源性疾病的要点进行诊断。

2. 按量-效关系分类

（1）量-效关系密切型　A型药源性疾病，是临床最常见的药源性疾病，由药物本身或其代谢物固有的药理作用增强和持续的结果。特点是剂量依赖性，可预测，发生率高，死亡率低。

（2）量-效关系不密切型　B型药源性疾病，与药物正常药理作用无关，主要由药物异常或机体的遗传、免疫异常引起。特点是非剂量依赖性，不可预测，发生率低，死亡率高。包括过敏反应、免疫反应和药物遗传学影响。

（3）长期用药致病型　与用药时间、剂量或两者关系密切。如抗菌药物长期或大量使用引起菌群失调、真菌繁殖。

（4）药物后效应型　某些药物半衰期较长，原有疾病治愈后仍在发挥作用，结果是“过度治疗”。如放射性^{131}I治疗甲状腺功能亢进，多年后产生甲状腺功能低下。

（九）药源性疾病的影响因素

1. 药物因素　药物不良反应、长期用药、大剂量用药、用药途径不当、静脉给药滴速过快、配伍不当或禁忌、重复用药、制剂安全性等均可诱发药源性疾病。如链霉素可引起第八对脑神经损害，造成听力减退或永久性耳聋；异烟肼与利福平合用时导致肝炎的发生率比单用异烟肼高十倍；庆大霉素直接静脉推注易引起呼吸抑制；胶囊中的色素可引起固定性药疹。

2. 机体因素　患者的性别、年龄、特异质体质、遗传基因、饮食生活习惯、疾病状态等与药源性疾病息息相关。如氯霉素可引起再生障碍性贫血，女性发病率是男性的3倍；婴幼儿、老年患者及有肝肾疾病患者的体内药物代谢和清除率低，使血浆半衰期延长，血药浓度升高，易引起药源性疾病；呼吸中枢功能障碍患者使用巴比妥药物时，可致呼吸衰竭。

（十）常见药源性疾病与药源性疾病的诊断与治疗

1. 常见药源性疾病

（1）药源性肝脏疾病　肝脏是人体进行药物代谢转化的主要器官，极易受到药物损害，可通过药物或其代谢物产生毒性反应、过敏反应、特异质反应、干扰微粒体酶代谢活性等原因致病。急性中毒性肝炎大多属于药源性肝病。

（2）药源性肾脏疾病　肾脏是药物体内清除的重要脏器，通过肾脏排泄的药物种类相对较多，因此肾脏易受到药物损害。药源性肾病的主要临床类型有急性肾功能衰竭、急性过敏性间质性肾炎、肾乳头坏死、肾病综合征等。大多数肾损害为功能性损害，停药后可恢复正常。

（3）药源性皮肤病　药源性皮肤病可发生于用药过程的任一阶段，其反应轻重不一，严重者可致表皮坏死、Steven－Johnson综合征、血管炎、血清病、血管神经性水肿等。

（4）药源性肺病　人体全身的静脉血都要流经肺部，因此肺容易受到血液中的药物损害。临床表现为过敏性肺炎、肺水肿、肺栓塞、弥漫性间质性肺炎和肺纤维化等。

（5）药源性血液疾病　许多药物可致药源性血液疾病，临床表现为粒细胞减少，血小板减少，溶血性贫血，再生障碍性贫血。如典型药物氯霉素可致不可逆的再生障碍性贫血。

2. 药源性疾病的诊断与治疗

（1）药源性疾病的诊断对药源性疾病的诊断，很大程度取决于医师的工作态度、临床经验、药理学知识以及对药源性疾病的认识。对药源性疾病的诊断应贯穿于所有疾病诊断的始终，这样才能提高诊断率，减少漏诊率。医师诊断患者是否为药源性疾病，应做到：①追溯患者用药史、药物过敏史、家族史；②确定用药时间、用药剂量及临床症状发生的关系；③排除药物以外的致病因素；④确定致病药物；⑤进行必要的实验室检查或相关试验；⑥流行病学调查。

（2）药源性疾病的治疗　对于诊断明确的药源性疾病，应及时停药，去除病因，绝大多数轻症患者停药后相关疾病可以自愈或症状缓解。对于病情较重患者，应及时采取措施，对症治疗，加快药物排泄，延缓吸收。致病药物有拮抗剂存在的，应及时使用拮抗剂治疗或缓解症状。对药物引起的各系统器官损害，采取与其他疾病因素引起的相应器官损害相同的方法治疗。

二、药品不良反应监测与报告

国家食品药品监督管理总局定期发布“药品不良反应信息通报”“药物警戒快讯”等，临床医务人员由此可以获知更多的药品安全性方面的信息，从而指导临床合理用药，提高用药水平。

（一）药品不良反应监测的目的与意义

1. 早期预警 上市新药的不良反应和远期效果往往尚不明确，药品一旦上市在规模人群中使用就可能出现临床安全问题，只有系统设立药品不良反应监测体系，深入开展相关工作，科学判断，有效控制，才能真正做到早期预警，避免类似事件再次发生。

2. 促进并完善药品评价 通常药品不良反应监测包括发现、报告、评价和控制等四个环节，其中“评价”是监测的核心技术工作，不良反应监测的开展完善了药品技术评价的完整性，丰富了药品评价的内容和方法。随着实践的深入，药品上市前后的评价可以互相弥补、互相借鉴。

3. 促进合理用药 药品不良反应监测中的“自发报告”工作离不开临床医务人员的主动参与。医务人员在第一时间内获得某些药品安全性方面的第一手资料，不仅有助于提高对药品不良反应的警惕性和识别能力，同时对其处方用药无疑具有较好反馈和提示作用。

知识链接

药品不良反应监测

20世纪60年代，沙利度胺事件在全球范围内造成12000多名四肢长骨缺损的海豹婴儿出生，震惊世界，该事件视为现代药品不良反应监测制度建立的里程碑。从过去几十年各国药品安全监管经历可以看出，许多与药品安全有关的问题大都是通过现有的不良反应监测系统发现和预警的。发展至今，上市后药品不良反应监测在早期预警信号、发现药品安全隐患、控制药品安全风险等方面起到了至关重要的作用，是药品安全监管不可或缺的重要组成。

（二）药品不良反应监测报告

常用药物的不良反应监测方法及其特点见表3－3－6。

1. 监测报告系统 我国药品不良反应监测报告系统由国家食品药品监督管理总局主管，由国家药品不良反应监测中心，省级、市县级药品不良反应监测机构，药品生产、经营企业和医疗机构监测机构等部门组成。

2. 监测的方法

（1）自愿呈报系统 一种自愿而有组织的报告系统，由国家或地区设立的专门的药物不良反应监测中心，通过监测报告把大量分散的不良反应病例收集起来，经加工、整理、因果关系评定后储存，并将不良反应信息及时反馈给监测报告单位，以保障用药安全。这是目前许多国家进行药物不良反应监测的基本方法，也是药物上市后进行不良反应监测的最简单、最常用的方法。

（2）集中监测系统 集中力量在一定时间内对某一医院或某一地区的药物使用情况及药物不良反应进行全面监测，从而探索药物不良反应的发生规律。根据研究目的分为病源性监测和药源性监测。病源性监测是以患者为线索，了解患者用药及不良反应情况，药源性监测是以药物为线索，对某一种或某几种药物的不良反应进行监测。我国集中监测系统采用重点医院监测和重点药物监测相结合的监测系统。

（3）队列研究　可分前瞻性队列研究、回顾性队列研究和双向性队列研究3类。队列研究首先选定研究人群，根据是否用过被监测的药物将研究人群分为两个队列，比较两组人群不良反应发生率的差异，近年来广泛应用于新药上市后监测。

（4）病例对照研究　以发生某种药物不良反应的患者作为病例，以未发生该反应但有可比性的患者作为对照，比较两者间的差异，经统计学分析，若两组间的差异有统计学意义，则可认为此不良反应与所怀疑药物之间存在关联。

（5）记录联结　将独特的方式把各种信息联结起来，可能会发现与药物有关的事件。通过分析提示药物与疾病间和其他异常行为之间的关系，从而发现某些药物的不良反应。如通过研究发现镇静催眠药与交通事故之间存在相关性，证实镇静催眠药有嗜睡、精力不集中的不良反应，建议驾驶员、机械操作者慎用。

表3－3－6　常用的药物不良反应监测方法及其特点

方　法	优　点	缺　点
自发呈报	监测范围广，参与人员多，不受时间、空间限制，是不良反应的主要信息源	最大的缺陷是漏报，不能计算不良反应的发生率，报告的随意性易导致资料偏差
集中监测	可计算不良反应的发生率并探讨其危险因素资料详尽，数据准确可靠	数据代表性较差、缺乏连续性
病例对照研究	样本需要量少、耗时短、适合罕见及长潜伏期不良反应研究，可同时对多个可疑药物进行调查研究，费用低、易组织实施，能计算不良反应发生率和相对危险度及归因危险度	费用较高，应用受到一定限制，不能计算不良反应发生率和相对危险度，易发生回忆偏倚、选择偏倚，影响资料的准确性
队列研究	可对同一药物的多个可疑不良反应进行研究，前瞻性研究易于控制偏倚、结果较准确，代表了高效率进行药物流行病研究的发展方向，充分利用现有医疗信息资源、缩短研究周期	样本量大、耗时长、费用高，不适合发生率低、潜伏期长的不良反应研究，因失访、改变用药方案等造成研究实施困难
记录联结	能进行大样本、长时程、各种设计类型的研究，非干预性，对医生处方习惯、处方药物无影响	受医疗数据电子化程度等诸多因素限制、前期工作量大

3. 监测报告程序　2011年实施的《药品不良反应报告和监测管理办法》要求药品生产、经营企业和医疗机构获知或者发现可能与用药有关的不良反应，应当通过国家药品不良反应监测信息网络真实、完整、准确报告。

（1）个例药品不良反应　药品生产、经营企业或医疗机构发现或获知药品不良反应或事件应详细记录、分析和处理，并填写“药品不良反应/事件报告表”（表3－3－7），及时向所在地的市级药品不良反应监测机构报告。

表 3 -3 -7　药品不良反应/事件报告表

首次报告□　　跟踪报告□　　编码：

报告类型：新的□　严重□　一般□　　报告单位类别：医疗机构□　经营企业□　生产企业□　个人□　其他□

<table>
<tr><td>患者姓名：</td><td colspan="2">性别：男□女□</td><td colspan="2">出生日期：　年　月　日
年龄：</td><td>民族：</td><td colspan="2">体重（kg）：</td><td>联系方式：</td></tr>
<tr><td colspan="3">原患疾病：</td><td colspan="2">医院名称：
病历号/门诊号：</td><td colspan="4">既往药品不良反应/事件：有□　无□　不详□
家族药品不良反应/事件：有□　无□　不详□</td></tr>
<tr><td colspan="9">相关重要信息：吸烟史□　饮酒史□　妊娠期□　肝病史□　肾病史□　过敏史□　其他□</td></tr>
<tr><td>药品</td><td>批准文号</td><td>商品名称</td><td>通用名称
（含剂型）</td><td>生产厂家</td><td>生产批号</td><td>用法用量
（次剂量、途径、日次数）</td><td>用药起止时间</td><td>用药原因</td></tr>
<tr><td rowspan="3">怀疑药品</td><td></td><td></td><td></td><td></td><td></td><td></td><td></td><td></td></tr>
<tr><td></td><td></td><td></td><td></td><td></td><td></td><td></td><td></td></tr>
<tr><td></td><td></td><td></td><td></td><td></td><td></td><td></td><td></td></tr>
<tr><td rowspan="3">并用药品</td><td></td><td></td><td></td><td></td><td></td><td></td><td></td><td></td></tr>
<tr><td></td><td></td><td></td><td></td><td></td><td></td><td></td><td></td></tr>
<tr><td></td><td></td><td></td><td></td><td></td><td></td><td></td><td></td></tr>
<tr><td colspan="5">不良反应/事件名称：</td><td colspan="4">不良反应/事件发生时间：　年　月　日</td></tr>
</table>

续表

不良反应/事件过程描述（包括症状、体征、临床检验等）及处理情况（可附页）： 患者因×××疾病于×××月×××日（必要时应详细到×时×分）以×××途径给予×××药品，×××剂量，用药×××时间出现×××反应（反应描述须明确、具体），×××时间后给予是否停药及×××处理（包括以×××途径给予×××药品及×××剂量，和其他处理措施），处理后×××时间患者转归情况。	
不良反应/事件的结果：痊愈☐ 好转☐ 未好转☐ 不详☐ 有后遗症☐ 表现： 死亡☐ 直接死因： 死亡时间： 年 月 日	
停药或减量后，反应/事件是否消失或减轻？ 是☐ 否☐ 不明☐ 未停药或未减量☐ 再次使用可疑药品后是否再次出现同样反应/事件？ 是☐ 否☐ 不明☐ 未再使用☐	
对原患疾病的影响：不明显☐ 病程延长☐ 病情加重☐ 导致后遗症☐ 导致死亡☐	
关联性评价	报告人评价： 肯定☐ 很可能☐ 可能☐ 可能无关☐ 待评价☐ 无法评价☐ 签名： 报告单位评价： 肯定☐ 很可能☐ 可能☐ 可能无关☐ 待评价☐ 无法评价☐ 签名：
报告人信息	联系电话： 职业：医生☐ 药师☐ 护士☐ 其他☐ 电子邮箱： 签名：
报告单位信息	单位名称： 联系人： 电话： 报告日期： 年 月 日
生产企业请填写信息来源	医疗机构☐ 经营企业☐ 个人☐ 文献报道☐ 上市后研究☐ 其他☐
备注	

（2）药品群体不良事件　药品生产、经营企业和医疗机构获知或者发现药品群体不良事件后，应当立即上报所在地的县级药品监督管理部门、卫生行政部门和药品不良反应监测机构，必要时可以越级报告同时填写“药品群体不良事件基本信息表”（表3－3－8），对每一病例还应当及时填写“药品不良反应/事件报告表"，通过国家药品不良反应监测信息网络报告。

表3－3－8　药品群体不良事件基本信息表

<table>
<tr><td colspan="3">发生地区：</td><td colspan="3">使用单位：</td><td>用药人数：</td></tr>
<tr><td colspan="3">发生不良事件人数：</td><td colspan="3">严重不良事件人数：</td><td>死亡人数：</td></tr>
<tr><td colspan="4">首例用药日期：　年　月　日</td><td colspan="3">首例发生日期：　年　月　日</td></tr>
<tr><td rowspan="7">怀疑药品</td><td>商品名</td><td>通用名</td><td>生产企业</td><td>药品规格</td><td>生产批号</td><td>批准文号</td></tr>
<tr><td></td><td></td><td></td><td></td><td></td><td></td></tr>
<tr><td></td><td></td><td></td><td></td><td></td><td></td></tr>
<tr><td></td><td></td><td></td><td></td><td></td><td></td></tr>
<tr><td></td><td></td><td></td><td></td><td></td><td></td></tr>
<tr><td></td><td></td><td></td><td></td><td></td><td></td></tr>
<tr><td></td><td></td><td></td><td></td><td></td><td></td></tr>
<tr><td rowspan="4">器械</td><td colspan="2">产品名称</td><td>生产企业</td><td colspan="2">生产批号</td><td>注册号</td></tr>
<tr><td colspan="2"></td><td></td><td colspan="2"></td><td></td></tr>
<tr><td colspan="2"></td><td></td><td colspan="2"></td><td></td></tr>
<tr><td colspan="6">本栏所指器械是与怀疑药品同时使用且可能与群体不良事件相关的注射器，输液器等医疗器械。</td></tr>
<tr><td colspan="7">不良事件表现：</td></tr>
<tr><td colspan="7">群体不良事件过程描述及处理情况（可附页）：</td></tr>
<tr><td colspan="2">报告单位意见：</td><td colspan="5"></td></tr>
<tr><td colspan="2">报告人信息</td><td colspan="5">电话：　电子邮箱：　签名：</td></tr>
<tr><td colspan="2">报告单位信息</td><td colspan="5">报告单位：　联系人：　电话：</td></tr>
</table>

报告日期：　年　月　日

（3）境外发生的严重药品不良反应　进口药品和国产药品在境外发生的严重药品不良反应，药品生产企业应当填写“境外发生的药品不良反应/事件报告表”（表3－3－9），自获知之日起及时报送国家药品不良反应监测中心，提交原始报表及相关信息。

表3-3-9 境外发生的药品不良反应事件报告表

商品名：（中文：　　英文：　　）　通用名：（中文：　　英：　　）剂型：

序号	不良反应事件名称	不良反应事件发生时间	不良反应结果	用药开始时间	用药结果时间	用法用量	用药原因	性别	年龄	初始跟踪报告	报告来源	来源国家	国内接受日期	备注

注：编号请填写本单位编码；不良反应结果请填写：痊愈，好转，未好转，后遗症，死亡或不详；报告来源请填写：自发报告，研究，文献等。

报告单位：　　联系人：　　电话：　　报告日期：

（4）定期安全性更新报告　药品生产企业应当对本企业生产药品的不良反应报告和监测资料进行定期汇总分析，汇总国内外安全性信息，进行风险和效益评估，撰写定期安全性更新报告，分别向国家、省级药品不良反应监测机构提交。

扫码“学一学”

4. 报告范围　我国药品不良反应报告的原则为可疑即报，监测范围心对于上市5年以内的药品和列为国家重点监测的药品，应报告该药品的所以可疑不良反应，对于上市5年以上的药品，主要报告该药品引起的严重、罕见或新的不良反应。

（三）填写“药品不良反应事件报告表”

1.“药品不良反应/事件报告表”　根据《药品不良反应报告和监测办法）规定，药品生产、经营企业和医疗卫生机构发现可能与用药有关的不良反应，有专（兼）职人员详细记录、调查、分析、评价、处理，并填写“药品不良反应/事件报告表”，定期集中向所在地市级药品不良反应监测中心报告。

2. 填写要求　各项填写内容要求字迹清楚、整洁，不得用不规范的符号、代号、不通用的缩写形式和草体签名。叙述项准确、完整、简明，不得有缺漏项。

（1）药品信息准确完整填写各项药品信息，注意勿将药品生产批号填写为批准文号。怀疑药品是报告人认为可能与不良反应/事件发生有关的药品；并用药品是指报告人认为与不良反应/事件发生无直接相关性的药品，其中不包括治疗ADR药物。

（2）不良反应事件过程描述及处理情况该部分记录要求准确、完整，内容如下：①不良反应/事件开始及变化过程，注明具体发生时间；②ADR的表现、体征、持续时间；③与可疑ADR有关的临床检验、辅助检查结果；④针对ADR的临床处理情况；⑤与ADR有关的既往史。

（3）关联性评价报告人依据药品不良反应/事件的原则项，对可疑药品不良反应/事件进行关联性评价。

三、药品召回制度介绍

药品召回是指药品生产企业（包括进口药品的境外制药厂商）按照规定的程序收回已上市销售的存在安全隐患的药品。药品召回是一种强化医药企业责任的预警性措施，建立完善的药品召回制度，将研发、生产过程中存在问题、治疗效果存在偏差甚至威胁到公众生命安全的、已经上市的药品进行收回，这是对患者安全的基本保障，也是医药行业规划化的必要措施，对于药品的生产、销售以及召回等制度在保障公众用药安全方面起到了十分重要的作用。加强药品召回制度是十分有必要的，药品经营企业、使用单位发现其经营、使用的药品存在安全隐患的，应当立即停止销售或者使用该药品，通知药品生产企业或者供货商，并向药品监督管理部门报告。完善的药品召回制度可以保证质量出现问题的药品及时有效地被召回，从而避免因药品质量问题引发的对患者生命安全、身体健康的伤害。

（一）召回分类

根据药品召回活动发起主体不同，分为主动召回和责令召回两类。

1. 主动召回 药品生产企业通过信息的收集分析，调查评估，根据事件的严重程度，在没有官方强制的前提下主动对存在安全隐患的药品做出召回。

2. 责令召回 药品监督管理部门通过调查评估，认为存在潜在安全隐患，企业应当召回药品而未主动召回的，责令企业召回药品。

（二）药品召回的级别与时限

1. 一级召回 使用该药品可能引起严重健康危害。一级召回时限应在24小时以内全面展开药品召回工作。

2. 二级召回 使用该药品可能引起暂时的或者可逆的健康危害。二级召回时限应在48小时以内全面展开药品召回工作。

3. 三级召回 使用该药品一般不会引起健康危害，但由于其他原因需要召回的。三级召回时限应在72小时以内全面展开药品召回工作。

（三）医院药品召回的情况

必须召回药品的主要有以下情况：①药品调配、发放错误；②已证实或高度怀疑药品被污染；③药品使用过程中发现或患者投诉并证实为不合格药品；④已过期失效的药品；⑤药品监督管理部门公告的质量不合格药品假药、劣药或要求召回的药品；⑥生产商、供应商主动要求召回的药品。

（四）药品召回流程

1. 医院药品召回流程 主要是：①医院做出药品召回决定或收到药品召回通知后，立即停止采购、销售和使用所涉问题药品，启动药品召回流程，通知相关医院科室或患者停止销售和使用问题药品，同时向省食品药品监督管理局报告。②各病区、各药房的药品退回药库，妥善保管于指定场所，做好下架封存、登记报告工作。发现假、劣药品时，按规定及时报告有关部门并迅速召回，妥善保存所有原始记录，对假、劣药品，及时查明原因。发现调剂错误时，立即追回调剂错误的药品，依医疗差错、事故登记报告制度采取相应措施，对调剂错误，及时分析原因，提出整改措施。③各调剂室负责人指定专人通过查找处方、病历等方式找到用药患者，通知其停止用药，并凭药品、病历《或处方）收费及挂号凭证等到原处方医师处开具退药处方，再到药房咨询窗口办理退药手续。各调剂室负责人指定专人负责登记召回药品相关信息，包括药品通用名、商品名、剂型、规格数量、单位、批号、单价、金额、患者姓名、联系方式、身份证号、家庭住址、处方号（或病历号）、登记日期、经手医师和药师姓名。④已召回的药品集中封存，退药处方单独保存，每月将召回药品信息和处方集中上报医务管理部门。

2. 药品生产企业药品召回流程 在启动药品召回后，在规定时限内，将调查评估报告和召回计划提交给所在地省、自治区、直辖市药品监督管理部门备案。省、自治区、直辖市药品监督管理部门将收到一级药品召回的调查评估报告和召回计划报告国家药品监督管理部门，同时可以根据实际情况组织专家对药品生产企业提交的召回计划进行评估，认为药品生产企业所采取的措施不能有效消除安全隐患的，可以要求药品生产企业采取扩大召回范围、缩短召回时间等更为有效的措施。

知识链接

“甲氨蝶呤” 事件 劣药假药害人不浅

从“齐二药”、安徽假药案，到上海华联制药厂生产的“甲氨蝶呤”事件，无不反映出药品安全对生命的重要。

2009 年 7 月，国家食品药品监督管理局接到药品不良反应监测中心的报告，反映在上海和广西的几家医院，白血病患儿使用“甲氨蝶呤”(治疗儿童白血病的药物)以后，出现下肢疼痛、行走困难等不良反应症状。国家药监局经调查结果显示，上海华联制药厂现场操作人员在生产过程中，将硫酸长春新碱尾液混于注射用甲氨蝶呤及盐酸阿糖胞苷等批号药品中，导致了多个批次的药品被硫酸长春新碱污染，造成重大的药品生产质量责任事故。目前国家药监局已依法吊销上海华联制药厂所持有的药品生产许可证，没收全部违法所得，并对其处以《药品管理法》规定的最高处罚。同时，上海市公安机关刑事拘留了该药厂相关责任人，并将依法追究其刑事责任。

技能训练

四、药品不良反应/事件的收集与上报模拟训练

【实训目的】

1. 熟悉药品不良反应/事件的收集与上报流程。
2. 掌握正确规范填写“药品不良反应/事件报表”。

【实训准备】

复习有关药品不良反应报告上报流程，预习“药品不良反应/事件报表”规范填写注意事项，选择和确定调查对象（基层医疗单位或社区药店），获取药品不良反应报告案例的资料。

【实训方法】

1. 结合所学知识和课后调查，基层医疗单位或社区药店调查药品不良反应/事件，复习有关药品不良反应报告上报流程。
2. 通过小组讨论等形式，对获取药品不良反应报告案例的资料进行分析。

3. 通过填写报表，互相点评，教师讲评，优化确定方案。

【实训步骤】

1. 调研拓展　学生分若干小组，由教师带领至基层医疗单位或社区药店调查药品不良反应/事件。

2. 确定案例　学生选取1例药品不良反应/事件，认真调查，获取药品不良反应报告案例的资料。

3. 小组研讨　以4～10人为一个小组，结合所学知识和课后调查，对获取药品不良反应报告案例的资料进行分析，评定药品不良反应因果关系，并讨论药品不良反应报告上报流程。

4. 填写报表　每名学生根据获取的资料，完成“药品不良反应/事件报表”规范填写。

5. 优化方案　对报表互相点评，教师讲评，优化确定方案。

【实训考核】

任意选取一例药品不良反应/事件，规范填写“药品不良反应/事件报表”，按照以下考核表完成上实训技能的考核。

项目	考核内容		标准分（100）	评分标准	得分
职业素养（5分）	衣帽整洁，仪表端庄		2	学生着工作服；女生不得披头发；男女生不得穿拖鞋	
	报告班级、姓名、操作项目		1	汇报清晰无差错	
	举止得体，语言清晰		2	仪态大方，吐字清晰，声音适度，普通话标准	
实训实施（65分）	沟通能力（10分）	对调查对象的礼仪	5	面对调查对象：见面问候（2分）；离开道别（2分）；其间合理运用礼仪暗示行为（1分）	
		与患者或医务人员的沟通技巧	5	参考人际沟通知识，考生回答沟通技巧的内容	
	专业能力（55分）	对不良反应症状做出判断	10	对不良反应症状做出判断正确（5分）；解释依据正确（5分）	
		收集信息	10	收集患者基本情况（2分）；用药情况（3分）；症状具体表现（3分）；处理与预后（2分）	
		对不良反应类型做出判断	10	对不良反应类型判断正确（5分）；解释依据正确（5分）	
		填写报表	15	完成“药品不良反应/事件报表”规范填写，漏项、错项一项分别扣2分，扣完为止	
		对不良反应做出关联性评价	10	对不良反应关联性结果判断正确（5分）；解释正确（5分）	

续表

项目	考核内容	标准分（100）	评分标准	得分
理论知识（30分）	药品不良反应的分类	5	说出药品不良反应的类型	
	药品不良反应监测办法	15	说出药品不良反应监测办法	
	对不良反应做出关联性评价	10	说出不良反应关联性评价的方法（5分）；评价依据（5分）	
合计				

备注：

1. 考核方式：教师与学生一（或二）对一考试；
2. 考核场所：模拟药房或实验室；
3. 学生按号数每次2或3人进入考场，抽取1例药品不良反应/事件，每人准备5分钟后开考；
4. 待考学生由班级学委维持秩序在考场外准备，不得进入考场。

扫码“看小结”

【实训思考】

1. 药品不良反应/事件的概念、监测的意义是什么？
2. 我国药品不良反应报告上报流程？

目标检测

扫码“练一练”

一、选择题

【A_1/A_2型题】

1. 以下有关A类药品不良反应的叙述中正确的是（　　）
   A. 潜伏期长　B. 具有可预期性　C. 具有特异性　D. 发生率低　E. 死亡率高
2. 沙利度胺用于治疗妊娠呕吐导致海豹胎儿属于（　　）
   A. 特异质反应　B. 继发反应　C. 首剂效应　D. 毒性反应　E. “三致”反应
3. 主要表现为全身性反应和皮肤反应两大类的药品不良反应是（　　）
   A. 首剂效应　B. 过敏反应　C. 继发反应　D. 撤药反应　E. 特异质反应
4. 镇静催眠药物引起次日早晨困倦、头昏和乏力属于（　　）
   A. 后遗效应　B. 停药反应　C. 毒性反应　D. 过敏反应　E. 继发反应
5. 氯霉素导致不可逆的再生障碍性贫血，该药源性疾病发生的原因是（　　）
   A. 环境因素　B. 病理因素　C. 遗传因素　D. 生理因素　E. 药品因素
6. 抗肿瘤药物在杀死肿瘤细胞的同时，也损伤正常细胞的原因是（　　）
   A. 剂量与疗程　B. 患者因素　C. 药物相互作用　D. 药物选择性　E. 药品质量

【X型题】

7. 药品不良反应的发生原因包括（　　）
   A. 性别　B. 给药时间　C. 病理状态　D. 遗传差异　E. 药品质量

8. 药品不良反应发生的机体方面原因包括（　　）

A. 种族差别　B. 个体差别　C. 病理状况　D. 生理状态　E. 性别年龄

9. 下列与剂量不相关的药源性疾病及特点是（　　）

A. 青霉素引起患者的过敏反应

B. 抗凝血药引起的出血

C. 葡萄糖－6－磷酸脱氢酶缺乏者服用磺胺类药物引起溶血性贫血

D. 难预测，发生率低，死亡率高

E. 氨基糖苷类抗菌药物可致耳聋

二、问答题

1. 简述药物不良反应的类型及发生的原因。

2. 简述防治药物不良反应与药源性疾病的原则。

三、案例分析

案例：患者，女，37 岁，因右踝部肿痛 3 天，局部见脓性分泌物入院。诊断为左足蜂窝织炎。给予局部外用消毒杀菌药处理，做青霉素皮试阴性后，给予青霉素 800 万 U 加入 5% 葡萄糖溶液 250ml 中静脉滴注，液体滴入 50ml 后患者突感呼吸困难、胸闷、心慌、四肢发凉，继之烦躁不安，神志不清。查体：体温 37℃，脉搏 85 次/分，呼吸 30 次/分，血压 85/50mmHg，神志欠清，叫之能应，口唇发绀，双肺（－），心率 85 次/分，心音有力，四肢末梢凉，发绀。

1. 患者出现的是何种不良反应？

2. 此不良反应按照分类可归入哪一类别？

（邓元荣）

扫码“看解析”

任务四　治疗药物监测的知识与技能训练

扫码“学一学”

学习目标

知识要求　**1. 掌握**　治疗药物监测的概念、意义，需要做治疗药物监测的情况，制定给药方案个体化方法。

2. 熟悉　临床需要进行血药浓度监测的药物，实施的方法与步骤，药物基因组学的研究内容和任务。

3. 了解　治疗药物监测常用药物浓度测定方法，药物基因组学的研究方法。

技能要求　1. 能进行血药浓度监测的基本操作工作流程。

2. 会初步根据测定结果对检测结果做简单的解读。

案例导入

案例：患者，女，59 岁，因突发气促伴大汗淋漓到急诊室就诊，两肺可闻及哮鸣音。询问病史，得知该患者自幼患有哮喘，平素反复哮喘发作，此次发作前曾闻过油漆味。医生立即给予吸氧、心电监护、静脉注射甲基强的松龙（甲基氢化泼尼松）及氨茶碱等进行平喘措施。在注射完氨茶碱后不久，患者头晕、心悸、心电监护显示频发室性早搏、血压下降。医生进行血药浓度监测后，测得氨茶碱的血药浓度为 22mg/L（有效浓度为 10～20mg/L），超出有效浓度，造成氨茶碱的中毒，即发生心律失常、血压下降等中毒反应。

讨论：结合这个案例，分析为什么服用氨茶碱类药物应监测血药浓度？这类药物应该怎样服用？

理论知识

一、治疗药物监测

临床用药中发现，药物在应用常量时有些患者会出现超出预期的强烈反应，甚至引起不良反应，有些患者发挥作用却不明显，可见临床合理用药仅依靠药品说明书上的适应证和常规剂量是不够的，分析其原因，主要是由于患者的个体差异（包括年龄、性别、遗传学、身体状况及病史等）、药物剂型及合并用药等差异，使不同的患者对相同剂量的药物产生了强弱不同的药理作用，只有针对每个患者具体情况制订出给药方案（个体化给药方案），才可能使药物治疗安全有效。

扫码“看一看”

（一）治疗药物监测的概念及意义

1. 治疗药物监测的概念 治疗药物监测（TDM）是指在临床进行药物治疗过程中，观测药物疗效的同时，定时采集患者的血液（有时是尿液或者唾液等液体），测定其中的药物浓度，探讨药物的体内过程，以便根据患者的具体情况，以药动学和药效学的基础理论为指导，借助先进的分析技术与电子计算机手段，并利用药代动力学原理和公式，使给药方案个体化，从而达到满意的疗效及避免发生毒副作用，同时也可以为药物过量中毒的诊断和处理提供有价值的实验室依据。通过 TDM 可使临床给药方案个体化，以提高疗效、防止或减少毒副作用。

近年来，WHO 及我国国家卫生健康委员会药物不良反应监测中心的统计资料均显示，因用药不当而致死者远远高于同期死于各种传染病的人数，而用药不当死亡者中，大多是剂量不当所致。随着临床药学工作的深入和临床合理用药需求的不断提高，国家卫生健康委员会明确规定三级医院应开展血药浓度监测工作，随着医疗技术整体水平的提高，在 TDM 的指导下制订和调整个体化的合理用药方案，是药物治疗学发展的必然趋势。

2. 血药浓度与药理效应 药物进入人体后，与受体形成可逆的结合，产生药理作用，对大多数药物而言，药理作用的强弱和持续时间，与药物在受体部位的浓度呈正比，然而，直接测定受体部位的浓度是一件很困难的事。药物由血液运送至其作用部位（受体部位），血液中的药物浓度与细胞外液及细胞内的药物浓度形成了一个可逆的平衡，因此，血液中的药物浓度间接地反映了药物在受体部位的浓度。

药物的药理作用与血药浓度之间的相关性较之药理作用与每日总剂量的相关性要好得多。剂量与血药浓度之间的相关性较差，而相同的血药浓度甚至对不同种属的动物具有极为相似的药理效应，之所以剂量与血药浓度之间的相关性较差，是因为存在着较多的可能影响血药浓度的因素，见图 3－4－1。

剂量 ⟶ 血药浓度 ⟶ 药理效应

血药浓度	药理效应
（1）个体内的差异	（1）个体内的差异
（2）药物制剂的差异（生物利用度、剂型等）及给药途径	（2）疾病状况
（3）疾病状况	（3）合并用药（药物相互作用）
（4）合并用药（药物相互作用）	
（5）病人的依从性	

图 3－4－1　影响血药浓度及药理效应的因素

3. 治疗药物监测的意义

（1）促进临床合理用药，提高治疗水平　开展 TDM 和实行个体化给药方案弥补了经验式治疗的缺陷，使合理用药水平有了显著提高。医师可依据 TDM 结果从药动学观念出发，根据药动学参数调整给药方案，减少选药、换药、调整剂量时的盲目性。TDM 结果的准确性是研究药动学参数的前提，而药动学参数是合理用药的理论依据。

（2）确定合并用药的原则　临床上合并用药引起的药源性疾病或导致药物中毒的事件很多，开展 TDM 研究药物的相互作用，对确定合并用药的有效性和安全性具有临床指导意义。

（3）有利于诊断和处理药物过量中毒　对于某些治疗指数小、毒性反应强的药物，还有那些剂量不足和中毒症状相似使临床难以辨别的药物，特别在患者肝肾功能受损、长期用药、合并用药存在相互作用时，TDM 往往能为药物的中毒诊断提供依据。

（4）降低患者的治疗费用　通过 TDM 可以了解药物是否在有效治疗浓度范围内，从而根据药动学原理制订和选择最适宜的给药方案，缩短达到稳态血药浓度的时间，使药物能尽快发挥疗效，缩短治疗时间，从而降低治疗费用。

（5）能鉴定患者用药依从性　依从性是指病人是否按时按量服药，依从性好与否，是疗效好坏的基础。

（二）需要治疗药物监测的药物

在临床上，并不是所有的药物或在所有的情况下都需要进行 TDM，大多数药物的有效和中毒浓度存在较大的差异而无须做 TDM，另外下述情况也无须进行 TDM：当药物本身具有客观而简便的效应指标时就不需要进行血药浓度测定，如降压药、降糖药等；对于毒性小且有效治疗浓度范围很大的药物；血药浓度不能预测药物作用强度时；有些药物的安全范围很大，凭医生的临床经验给药就可达至安全有效的治疗目的。

1. 进行 TDM 的临床指征

（1）治疗指数低、安全范围窄、毒性反应强的药物　如地高辛、茶碱、抗心律失常药、氨基糖苷类抗生素、抗癫痫药、甲氨蝶呤、锂盐等，该类药物的有效剂量与中毒剂量接近，需要根据药动学原理和患者的生理、病理情况，制定或调整给药方案。据报道使用地高辛时毒性的发生率为 35%，如采用 TDM 的方法，可大大降低或避免其毒性。

（2）具有非线性动力学特性的药物　药物在用到某一剂量时，体内药物代谢酶或转运载体发生了饱和，此时剂量稍有增加，血药浓度便急骤上升，$t_{1/2}$明显延长，而产生中毒症状，此类药物如苯妥英钠、普萘洛尔等。

（3）血药浓度个体差异大的药物　同一剂量可能出现较大的血药浓度个体差异，如三环类抗抑郁药。

（4）治疗作用与毒性反应难以区分的药物　如地高辛血药浓度过高引起毒性反应时也可表现为房颤，此时需要通过 TDM 来判断此表现是由于用药剂量不足或是药物中毒，进而增减用药剂量。

（5）合并用药而出现的异常反应　一些患者尤其是老年人，自身患有多种疾病，需要合并使用多种药物治疗，此时极易引起药物间的相互作用，因而需要对某些易发生毒副作用的药物进行 TDM。

（6）脏器功能不全的患者　病人患有心、肝、肾和胃肠道等脏器疾患，其药代动力学参数可发生显著变化，需要进行 TDM。如肾功能损害时，减少了药物从肾脏排泄；肝功能损害时，降低了药物代谢速率或减少药物与血浆蛋白的结合；心脏病患者可降低心脏输出功能，使肝血流、肾血流和血容量分布发生改变；胃肠道功能不良者口服药物吸收不完全等。

（7）常规剂量下没有疗效或出现毒性反应　测定血药浓度有利于分析原因。

（8）长期用药　血药浓度可受各种因素的影响发生变化，有的可在体内逐渐蓄积而发生毒性反应；也有的血药浓度反而降低，导致无效，此时需要测定血药浓度，调整剂量。

（9）诊断和处理药物过量或中毒。

考点提示

需要进行 TDM 的药物。

2. 常见监测品种　有关治疗药物监测的具体药物品种，常随实验室条件和医院性质的不同而异。目前在临床上较多进行监测的药物，见表 3－4－1。

表 3－4－1　需进行 TDM 的主要药物

类　别	药　品
强心苷类	地高辛、洋地黄毒苷
抗心律失常药	普鲁卡因胺、利多卡因、奎尼丁、胺碘酮等
抗精神病药	氯氮平、奥氮平、利培酮等
抗癫痫药	苯妥英钠、苯巴比妥、卡马西平、丙戊酸钠等
抗菌药物	氨基糖苷类、万古霉素、伏立康唑、替考拉宁等
平喘药	茶碱、氨茶碱

续表

类　别	药　品
镇痛药	芬太尼、曲马朵等
抗恶性肿瘤药	甲氨蝶呤、5－氟尿嘧啶、伊立替康等
免疫抑制剂	环孢霉素、他克莫司、西罗莫司等
抗结核药	利福平、异烟肼、吡嗪酰胺

知识链接

抗肿瘤药物职业暴露监测

抗肿瘤药大多是细胞毒性制剂，具有致畸、致癌、致突变作用，在杀伤或抑制肿瘤细胞的同时，对机体正常的组织器官也有损害。长期频繁接触抗肿瘤药物可因蓄积作用产生远期影响，对医务人员造成潜在的职业危害，已引起各界关注，抗肿瘤药物职业暴露监测已成为医护人员职业安全防护的重要手段。

3. 决定是否进行TDM的原则　TDM可以保障临床个体化用药，患者有以下临床指征时，TDM才是合理和有意义的。

（1）患者是否使用了适合其病症的最佳药物？

（2）药效是否不易于判断？如有明确的药效指标，则不需要TDM。

（3）血药浓度与药效间的关系是否有利于疾病的治疗？

（4）药物对于此类病症的有效范围是否很窄？

（5）药动学参数是否因病人内在的变异或其他干扰因素而不可预测？

（6）是否能使患者在治疗期间受益于TDM？

（7）TDM结果是否会显著改变临床决策并提供更多有价值的信息？

如果上述问题都得到了肯定的回答，则认为TDM是合理和有意义的。

案例解析

本任务导入案例中茶碱类药物是比较常用的治疗哮喘的药物，其有效浓度与中毒浓度接近，且影响血药浓度的因素多，药物代谢个体差异性大，容易出现不良反应。因此，长期口服茶碱类药物和急性发作时静脉使用茶碱类药物的患者，应定期监测血药浓度，及时调整用药剂量和滴注速度，使血药浓度维持在安全而有效的范围内，同时，要了解茶碱类药物不良反应的表现，注意观察，以便能及早发现不良反应，采取相应措施，减轻药物伤害。

（三）治疗药物监测的工作流程

治疗药物监测的工作流程分为：申请、取样、测定、数据处理及结果解释五个步骤。

1. 申请　对某一病人的临床用药进行监测，首先应由临床医师提出申请，并详细填写TDM申请单，见表3－4－2。

表 3-4-2 TDM 申请表

姓名	病区/床号：		病历号：
性别： 男□ 女□	年龄：	身高： cm	体重： kg
临床诊断：		并发症：	
送检目的	测稳态血药浓度□ 测稳态服药后 2 小时血浓度□ 怀疑中毒□ 疗效不佳□		
监测药物给药途径	im□ iv□ po□ ivgtt□ 入壶□		
监测药物	环孢霉素□ 他克莫司□ 地高辛□ 氨茶碱□ 苯妥英钠□ 丙戊酸钠□ 苯巴比妥□ 卡马地平□ 其他________		
合并药物名称	用法用量		
监测药物	服药始于___年___月___日___时，___次/日，___mg/次 服药止于___年___月___日___时		
备注			
采血送样时间	___年___月___日___时___分		
申请医生			

2. 取样

（1）样品选取原则　能够反映药物浓度与效应之间的关系；易于获取；便于样品处理及分析测定；满足实验的特殊目的和要求。

（2）常见的样本　血清血浆和全血，血液是易于采集的体液，血浆中药物浓度与药物在病灶部位的浓度紧密相关，故血液是 TDM 工作中最常用的标本，尿液、唾液也有其特殊意义，在特殊情况下也有采用粪便、胆汁、羊水、脑脊液、泪液、乳汁，以及各种组织或接近药物作用靶点的检材。

（3）采样时间的确定　取决于药物的半衰期，一般情况下单剂量给药时，根据药物的动力学特点，选择药物宜在峰时（服药后 1 ~ 2 小时）取样。多剂量给药时，在血药浓度达到稳态后采血，多次服相同剂量超过 5 个半衰期以上取血，此时每天摄入药量与从体内消除的药量相等，药物不再在体内进一步蓄积。当怀疑病人出现中毒反应或急救时，可以随时采血。缓释制剂或半衰期长的药物，可在两次给药之间的任意时间点采血。

（4）采血部位　血液标本通常在外周静脉采集。为了能正确反映整个机体循环中的药物浓度，静脉注射或滴注用药时，不宜在同一静脉取血，若在上肢静滴某药物，以采集对侧或下肢静脉血为宜，此外肌内注射或皮下用药后，也应尽量避免在注射部位回流静脉取血。

（5）采血注意事项　应准确记录病人给药时间及采血时间，以便对测得结果进行分析与解释；血样应避免溶血，并应立即送检测部门处理，以免影响测得结果；采血管不可随意代用，如有些药物可被塑料管吸附，影响测得结果的准确性。

3. 测定　应根据测定药物及测定目的来选择测定方法，方法的选择必须注意精密度、灵敏度、专属性价格、测定标本所需要时间等。常见的 TDM 方法主要有光谱法、色谱法和免疫分析法等，每一类的测定方法均有其自身的特点，应根据需要来选择测定方法。

（1）光谱法　包括紫外光度法和荧光光度法，用于体液中药物检测时，都存在灵敏度低、特异性差的缺点，特别是易受代谢物干扰，但光谱法操作简便，所需仪器一般临床实验室都具备，检测成本低，便于推广。

（2）色谱法　近年来发展较快的一种分析技术。色谱法灵敏度高、其特异性高，可同时检测同一样本中的不同组分，是色谱法的共同优点，这在 TDM 中尤有意义。主要包括薄层色谱、气相色谱、高效液相色谱等，但其仪器操作复杂，前处理复杂，仪器稳定性一般。

（3）免疫化学法　根据标记物性质不同，可分为放射免疫法（RIA）、荧光免疫法（FPIA）、受体结合法（RBA）和微粒子酌免分析法（MEIA）等。荧光偏振免疫分析法是医院最常用的检测方法。免疫化学法灵敏度极高，大多可达 ng 甚至 pg 检测水平，可满足所有药物 TDM 的要求，该法所需标本量少，一般均不需预处理，操作简便，并可制成商品化试剂盒，自动化程度高，特别适合于临床急需时，但缺点是试剂较昂贵，不能同时测定多种药物。

多数需进行 TDM 的药物，都不只一种方法可供选用，应根据测定药物的有效血药浓度水平所决定的灵敏度要求，是否需同时检测多种药物或活性代谢物，可供选用的仪器设备及检测经济成本等，综合考虑，确定能满足临床要求的可行方法。

4. 数据处理　根据所测定患者的血药浓度，计算药动学参数，如半衰期、生物利用度等，再调整给药方案。

5. 结果解释　结果解释是关键，是治疗药物浓度监测整个流程的最后一步，是对整个监测过程和监测结果的总结和评价，解释水平的高低决定 TDM 的意义大小。结果解释需进行如下过程。

（1）病人的临床资料　患者的生理、病理状况，被监测药物的用药过程，合并用药情况等。

（2）药动学资料　主要是药物的有效血药浓度范围（如果不了解，无法判断是否中毒、有效等），药动学参数等。

（3）做出合理解释　根据药动学资料计算血药浓度水平作为预测值，比较实测值与预测值，根据患者的情况，如有无依从性、药物剂型的生物利用度、病理的、生理的和合并用药情况进行综合判断，确定是否需要调整给药方案。参见表 3－4－3。

表 3-4-3 综合判断与处理意见

比较结果			处理意见
实测药物浓度（Cp）	临床疗效	患者药动学参数	
Cp 在有效范围内	有效	与已知的一致	给药方案合适，不需要修改
Cp < 有效范围	不佳	与已知的不一致	给药方案不合适，需修改然后再监测
Cp < 有效范围	有效	与已知的不一致	给药方案合适，待病情有变化时再监测
Cp < 有效范围	无效	与已知的不一致	根据新参数修改给药方案，然后再监测
Cp 在有效范围	不佳	与已知的一致	修改给药方案，谨慎提高药物浓度，密切观察临床情况
Cp > 有效范围	无效	与已知的不一致	更换别的药物治疗
Cp > 有效范围	有效	与已知的不一致	逐渐减少剂量并密切观察不良反应

二、个体化给药

药物剂量和所产生的药理效应存在很大的个体差异，因此，理想的给药方案应根据每名患者的具体情况制订。

（一）个体化给药的概念

个体化给药就是根据个体患者的具体情况而“量身定制”的给药方案，因其针对性强，使用药的安全性和有效性均得到了提高。借助 TDM 手段，可测定药物的有效浓度，确定给药的剂量和剂型、给药间隔、给药时间以及疗程、预期达到的血药浓度、药物过量中毒的救治方法等，同时药物的吸收、分布、代谢和排泄过程，不仅与药物本身的性质有关，还受用药个体遗传特点及生理、病理等因素的影响。TDM 的最终目的是对患者进行个体化给药，以达到最优的治疗，获得最好的疗效。

（二）个体化给药方案的制定流程

一般说来，药物体内作用过程是从用药部位吸收进入血液循环，随血液循环分布至病变部位，与受体结合从而发挥药理效应。对大多数药物而言，药物作用的强弱、维持时间的长短与药物效应取决于受体部位活性药物的浓度，但受体部位的药物浓度难以测定，因此，常通过测定血液中药物浓度来间接地反映受体部位的药物浓度。早在 20 世纪 40 年代末期，Bro－die 等已经发现药物的药理作用与血药浓度密切相关。尽管在用药剂量上不同的个体间存在若很大的差异，但产生相同药理作用时的血药浓度却极为相似，因此将血药浓度作为一个指标来指导临床用药具有重要意义。个体化给药方案是提高疗程疗效的一个重要方法，在临床实践中，个体化给药的一般步骤可见图 3－4－2。

（三）制定给药方案个体化方法

1. 比例法 就是按常规的给药方案（给药间隔和给药剂量）给药，到达稳态后，在某一个给药间隔的某一时间，采集一个血样，测定其药物浓度，通常测定药物浓度的偏谷浓度 Cmin，即在下一次给药前取血测定。根据血药浓度与剂量成正比的关系，由测定的血药浓度结果按比例进行剂量调整。

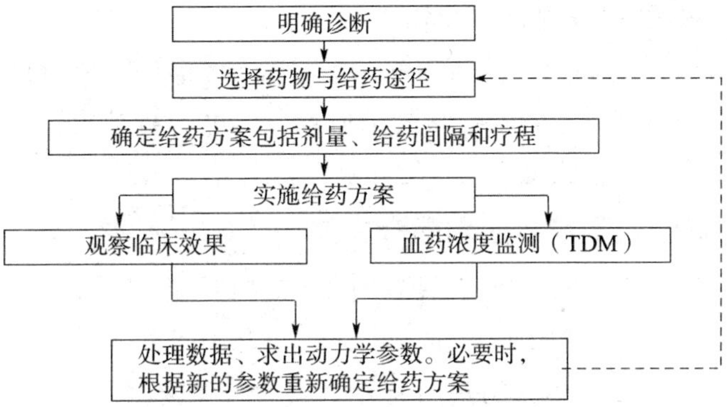

图 3-4-2 个体化给药流程图

依据的公式如下。

$$D_1/D_2 = C_{t_1}/C_{t_2} = C_{max_1}/C_{max_2} = C_{min_1}/C_{min_2} \quad (3-4-1)$$

2. 稳态一点法 本法为估算，准确度一般。稳态一点法的特点是快捷、经济、较易操作，是最常用的方法。适用于血药浓度与剂量呈线性关系的药物。通过多次用药血药浓度达稳态，采一次谷浓度血样测定浓度，经公式计算，调整剂量。

依据的公式如下。

$$D' = D \times (C'/C) \quad (3-4-2)$$

式中，D'为校正剂量，D 为原剂量，C'为目标浓度，C 为测得浓度。

例 1：某患者口服地高辛 125μg/次，每 12 小时一次，预期谷浓度为 0.9μg/L，今实际测得值为 0.5μg/L，问在间隔时间不变的情况下如何调整剂量？

$$D' = D \times (C'/C) = 125 \times (0.9/0.5) = 225\mu g$$

即该患者改服 225μg/次，每 12 小时一次，其稳态谷浓度为 0.9μg/L。

3. 重复一点法 是对稳态一点法的改进，是比较实用经典的个体化给药计算方法。只需在用药初次和第二次给予患者两个相同的试验剂量，在每一个试验剂量后同一时间，分别采血两次，即可求出给药方案相关的两个重要参数 K 值和 V_d，然后根据这两个参数，进一步计算要达到有效的稳态血药浓度所需要的药物剂量 D。

在给予第一个剂量后消除相的某一时间点 t_1 测定血药浓度 C_1，在第二次给药后的相应时间 t_2 测定第二个血药浓度 C_2，按下列公式分别计算出患者 K 及 V_d。

依据的公式如下。

$$K = \{\ln [C_1/(C_2 - C_1)]\}/T \quad (3-4-3)$$

$$V_d = D_{试} e^{-KT}/C_1 \quad (3-4-4)$$

$$D_{需} = K \cdot V_d \cdot C_{SS} \cdot T/F \quad (3-4-5)$$

式中，其中 C_1 和 C_2 分别为第一次和第二次所测血药浓度值，D 为试验剂量，T 为给药间隔时间，C_{SS} 为欲达到的稳态血药浓度；F 为药物的生物利用度。

例 2：给某患者静注茶碱 250mg，12 小时后采血，然后，立即给予第二次剂量 250mg。同样，在第二次给药 12 个小时采集第二个血样。测得 C_1 及 C_2 分别为 4.50mg/L 和 6.15mg/L，试求动力学参数 K 及 V_d。

将 C_1 及 C_2 值代入式中计算

$$K = 1n (4.50/(6.15 - 4.50)/12 = 0.084h$$

$$V_d = 250 \times e\ (-0.0841 \times 12)\ /4.50 = 20.4L$$

即求得该患者的 K 和 V_d分别为 0.084h 及 20.4L。

重复一点法因引用了患者的个体药动学参数计算给药剂量，准确度比稳态一点法高，而且比传统的模型拟合求算药动学参数法的采血点少，患者易于接受，且医护人员工作量不大，容易在临床推广，但本法也有一定的局限性。

三、药物治疗中的基因检测技术应用简介

人与人基因组序列约 99.7% 相同，只有约 0.3% 的差异，而人之间头发、肤色、眼睛等性状，以及疾病易感性和药物反应性的不同，均与基因组差异有关系，因此，基于人类基因组学信息，发现药物反应相关的基因差异，成为人类基因组学（phamacogenomis）研究的重要内容之一。2015 年 1 月美国总统奥巴马提出“精准医学”的概念，掀起了药物基因组学领域的热潮。我国国家卫生健康委员会也出台了多项用于临床药物基因组学检测的试行方案，包括肿瘤靶向药物以及心血管等其他系统用药相关的基因检测方案和要求，说明通过药物基因组学技术开展药物治疗已经逐渐在临床个体化用药中发挥作用。

（一）药物基因组学的概念

药物基因组学研究人类基因组信息和药物反应的关系，利用基因组学信息解答不同个体对同一药物反应存在差异的原因，是近几年在遗传学、基因组学、遗传药理学的基础上发展起来的一门新兴交叉学科。

（二）药物基因组学的研究内容和任务

药物基因组学研究药物效应的个体间差异，以基因多态性为基础，针对不同个体基因型进行个性化治疗，其研究内容包括药物效应的基因型预测和基因组学在医药上的应用，在分子水平上证明和阐述药物疗效、药物作用的靶位、作用模式和毒副作用。

药物基因组学所要解答的问题是：①为什么不同人群对同一种药物的反应有差异？②这种差异能否在基因组水平上被科学地预测，以指导临床正确和安全的用药？③能否运用这种基因组多态性的信息为创新药物的发现提供更合理的理论，减少风险？其研究所要达到的最终目标是为临床药物治疗的高效和安全提供遗传密码的指南。

考点提示

药物基因组学的临床应用。

（三）药物基因组学的研究步骤

1. 选定要研究的可能与某个或多个药物疗效相关的候选基因或基因群。

2. 在临床前和临床试验中对药物疗效与该基因或基因群多态性的关系进行研究分析 。

3. 完成人群中该基因或基因群多态性分布的统计学资料分析，作为未来药物治疗的指南。

知识链接

基因组多态性标志物 SNP

人类基因组多态性既来源于基因组中重复序列拷贝数的不同，又来源于 DNA 序列的变异，以及双等位基因的转换或替换，甚至还包括基因表达、表观遗传修饰等水平的多态性。目前药物基因组学的研究从基因组多态性标记入手，通过分析多态性标记频率与药物反应的相关性，揭示个体药物反应差异的基因组学因素。基因组多态性标记按受关注和被研究的先后，可分为三大类:①限制性片段长度多态性(RFLP);②短串联重复序列(STR)多态性:③单核苷酸多态性(SNP)。其中 SNP 具有基因组多态性的广泛代表性，是近年来研究和应用最多、实用性最强的一种基因组多态性标记。SNP 既是人基因组多态性标志物，又是影响药物反应的潜在因素(部分 SNP 影响基因功能，与药物反应有关系)。

（四）药物基因组学的研究方法

常用的人类遗传病研究方法有连锁分析法和关联分析法。前者适用于家系样本分析；后者不仅适用于家系样本分析，更适用于群体样本分析。由于药物基因组学研究常常面对的是群体样本资料，因而关联分析是药物基因组学研究中最常用的方法，而利用 SNP 进行药物基因组学关联分析研究的主要策略又有两种：一是候选基因关联分析：二是全基因组关联分析。

1. 连锁分析法和关联分析法 连锁分析是基于家系遗传的分析方法，是根据基因在染色体上呈直线排列，不同基因相互连锁成连锁群，遗传给下一代的原理，即应用致病基因与同一染色体上另一基因或多态性标记相连锁的特点进行致病基因定位的方法。关联分析既适合群体样本也适合家系样本，是基于基因位点间存在连锁不平衡和相关性的原理，发现与疾病相关的多态性标记的方法。实际上这两种分析方法都依据相邻 DNA 变异趋于共同遗传给子代的原理，只是前者是在家系成员中发现与疾病基因相连锁的变异（但该变异的致病效应很强才能被发现），而后者是在群体中发现与疾病相关的 SNP 变异位点，适用于发现那些致病效应不强的变异。见表 3－4－4。

表 3－4－4 连锁分析与关联分析主要性能比较

分析方法	样本性质	研究策略	SNP 频率	SNP 效应	相关基因	疾病
连锁分析	相关个体	家系研究	罕见 SNP	强	单基因	罕见疾病
关联分析	无关个体 相关个体	病例－对照研究 家系研究	常见 SNP	强、中、微	多基因	常见疾病

2. 候选基因关联分析 候选基因研究途径是利用实验方法或先前已知的药物代谢、转运、药效机制或发病机制来确定可能与药物反应相关的基因，寻找这些基因的 SNP，检验这些 SNP 与药物反应的相关性。如果相关，则可以假设这些基因变异可能导致个体的药物反应差异，可以进一步研究基因变异对药物反应的作用机制。药物代谢酶、药物转运体、药物靶标受体及其信号转导通路基因或致病基因等都是潜在的候选基因。候选基因关联分析常用模式如下。

（1）选择候选基因。

（2）选取基因区域中 SNP。

（3）选择正常组和对照组。

（4）SNP 检测分型和单体型（推算）构建。

（5）分析各 SNP 及标签 SNP 与疾病相关性，预测风险（危险因素和抵抗因素）。

3. 全基因组关联分析 一般认为药物反应相关 SNP 多为效应中、低危险度，而且常为多基因共同效应，位点分布广。候选基因关联分析检测此类 SNP 的效率并不高，因为分析区域相对全基因组还是较短，一些相关 SNP 可能被漏检。因此，通过全基因组 SNP 扫描，有望发现更多药物反应相关 SNP，为深入研究药物反应机制和个体化用药提供全面的信息。全基因组关联分析（genome - wide association study，GWAS）是检测全基因组遗传变异与可观测性状之间遗传关联的研究方法，自 2005 年《Science》杂志发表第一篇 GWAS 研究年龄相关性黄斑变性之后，陆续出现了有关冠心病、肥胖、糖尿病、精神分裂症等 GWAS 研究。

知识链接

药物代谢酶与转运体基因多态性检测 - DPYD*2A 多态性检测

氟尿嘧啶(5 - FU)、卡培他滨和替加氟属抗代谢类抗肿瘤药物。卡培他滨为 5 - FU 的前体，在体内可活化代谢为 5 - FU,用于结肠癌和对紫杉醇及多柔比星等无效的晚期乳腺癌的治疗。替加氟为 5 - FU 的衍生物，在体内经肝脏活化转变为 5 - FU 而发挥抗肿瘤作用。5 - FU 经二氢嘧啶脱氢酶(DPYD)代谢灭活。DYPD 活性低下的结肠癌和胃癌患者应用 5 - FU、卡培他滨或替加氟后出现体内 5 - FU 蓄积，引起严重黏膜炎、粒细胞减少症、神经系统症状甚至死亡。

DPYD 位于 1 号染色体短臂，该基因 14 外显子 1986 位 A > G 多态性(DPYD* 2A)是最常见的引起酶活性下降的遗传变异，等位基因携带率为 3%。约40% 低 DPYD 活性的个体携带 DPYD* 2A 等位基因，其中有 60% 的患者应用 5 - FU 治疗后出现严重的粒细胞减少；而在 DPYD 活性正常患者中，5 - FU 所致严重毒副反应的发生率仅为 10%。因此，对 DPYD* 2A 多态性进行检测可预测 5 - FU 治疗导致致命性毒性反应发生风险。FDA 已批准在 5 - FU 说明书中增加在用药前对 DPYD 多态性进行检测的建议。CPIC 指南也建议在应用 5 - FU、卡培他滨和替加氟前对 DPYD 多态性进行检测，携带 DPYD* 2A 等位基因的患者慎用 5 - FU、卡培他滨和替加氟，或降低用药剂量，以避免严重不良反应的发生或产生毒性。

技能训练

四、个体化给药方案的制订

【实训目的】

1. 熟悉药品血药浓度监测及个体化给药方案设计。
2. 掌握对检测结果做简单的解读，根据 TDM 结果设计个体化给药方案。

【实训准备】

复习有关药品 TDM 实施的方法与步骤，选择和确定医疗机构，获取药品 TDM 报告案例的资料。

【实训方法】

1. 结合所学知识和课后调查，从医疗机构获取药品 TDM 报告案例的资料，复习有关 TDM 实施的方法与步骤。

2. 通过小组讨论等形式,对获取案例的资料进行分析,根据 TDM 结果设计个体化给药方案。

3. 通过互相点评，教师讲评，优化确定方案。

【实训步骤】

1. 调研拓展　学生分若干小组，由教师带领至医疗机构临床药学部。

2. 确定案例　学生选取 1 例药品（如氨茶碱），认真调查，获取药品 TDM 报告案例资料。

3. 小组研讨　以 4～10 人为一个小组，结合所学知识和课后调查，复习 TDM 实施的方法与步骤，并对获取案例的资料进行分析。

4. 制定方案　每名学生根据获取的资料，根据 TDM 结果设计个体化给药方案。

5. 优化方案　对方案互相点评，教师讲评，优化确定方案，并提出用药建议。

扫码“看一看”

【实训考核】

任意选取一例药品（如氨茶碱），获取药品 TDM 报告案例的资料，根据 TDM 结果设计个体化给药方案，按照以下考核表完成上实训技能的考核。

项目	考核内容		标准分（100）	评分标准	得分
职业素养（5分）	衣帽整洁，仪表端庄		2	学生着工作服；女生不得披头发；男女生不得穿拖鞋	
	报告班级、姓名、操作项目		1	汇报清晰	
	举止得体，语言清晰		2	仪态大方，吐字清晰，声音适度	
实训实施（65分）	沟通能力（10分）	对调查对象的礼仪	5	面对调查对象：见面问候（2分）；离开道别（2分）；其间合理运用礼仪暗示行为（1分）	
		与患者或医务人员的沟通技巧	5	参考人际沟通知识，学生回答沟通技巧的内容	
	专业能力（55分）	收集患者信息	10	收集患者基本情况（2分）；用药情况（3分）；症状具体表现（3分）；处理与预后（2分）	
		填写 TDM 申请表	10	漏项、错项一项分别扣 1 分	
		对 TDM 结果做出判断	10	对 TDM 结果判断正确（5分）；解释正确（5分）	
		根据 TDM 结果设计个体化给药方案	15	个体化给药方案方法选择（5分）；计算过程（5分）；计算结果（5分）	
		提出用药建议	10	用药建议判断正确（5分）；解释正确（5分）	

续表

项目	考核内容	标准分（100）	评分标准	得分
理论知识（30分）	TDM临床指征	5	错一项扣1分	
	TDM工作流程	15	漏项、错项一项分别扣3分	
	给药方案个体化方法	10	漏项、错项一项分别扣3分	
合计				

备注：

1. 考核方式：教师与学生一（或二）对一考试；
2. 考核场所：模拟药房或实验室；
3. 学生按号数每次2或3人进入考场，抽取1例药品不良反应/事件，每人准备5分钟后开考；
4. 待考学生由班级学委维持秩序在考场外准备，不得进入考场。

扫码"看小结"

【实训思考】

1. 不同药物剂型对TDM结果有什么影响？
2. 不同年龄、性别对TDM结果有什么影响？

目标检测

扫码"练一练"

一、选择题

【A_1/A_2型题】

1. 治疗药物监测最常用的样品是（　　）
   A. 血液　B. 尿液　C. 唾液　D. 胆汁　E. 脑脊液
2. 医院最常用的治疗药物监测的药物浓度测定方法是（　　）
   A. 光谱法　B. 免疫化学法　C. 高效液相色谱法
   D. 质谱法　E. 抑菌试验
3. 以下哪个药物不需要进行治疗药物监测（　　）
   A. 地高辛　B. 苯妥英钠　C. 环孢素　D. 庆大霉素　E. 阿莫西林
4. 治疗药物监测的简称为（　　）
   A. HDL　B. TDM　C. ADR　D. LDL　E. ACE
5. 关于药物基因组学说法正确的是（　　）
   A. 药物基因组学研究人类基因变异和药物剂量关系的科学
   B. 生物体的遗传信息都贮存在DNA的核苷酸序列中
   C. 储有遗传信息的基因称为DNA片段
   D. 基因组是指生物体所有细胞中完整的遗传物质
   E. 基因组不仅包括所有的基因，还包括基因间区域（编码区和非编码区）

【X型题】

6. 治疗药物监测的主要意义是（　　）
   A. 减少了药物不良反应　B. 发现药物不良反应

C. 有助于药物过量中毒的诊断 D. 判断患者用药的依从性情况
E. 可以区分毒性反应与疾病本身症状

7. 常需进行治疗药物监测的药物是（　　）
A. 地高辛　　B. 氨茶碱
C. 氨基苷类药物用于严重感染时
D. 氨基苷类药物低剂量用于轻度感染和尿路感染时
E. 利多卡因

8. 需要进行药物治疗检测的药物（　　）
A. 治疗安全范围窄的药物　　B. 治疗指数高的药物
C. 毒副作用强的药物　　D. 具有非线性药代动力学特征的药物
E. 具有线性药代动力学特征的药物

9. 需要监测血药浓度的情况是（　　）
A. 特殊药物　　B. 一般用药　　C. 长期用药
D. 合并用药　　E. 特殊人群用药

10. 药物基因组学研究表明，药物效应基因大致可分为以下三类（　　）
A. 药物诱导酶　　B. 药物代谢酶　　C. 药物抑制酶
D. 药物作用靶点　　E. 致病相关基因

二、简答题

11. 治疗药物监测的步骤有哪些？

12. 血药浓度与药效的相关性大于剂量与药效的相关性，是不是意味着需要对所有的药物与患者进行血浓监测呢？什么特点的药物服用时需要治疗药物监测？什么类型的患者更需要关注呢？

扫码“看解析”

（邓元荣）

任务五　特殊人群的用药知识与技能训练

扫码“学一学”

学习目标

知识要求　**1. 掌握**　特殊人群用药的基本原则和要求，提高药物治疗效果。
2. 熟悉　特殊人群用药特点和慎用、禁用药物品种及不良反应。
3. 了解　特殊人群用药的药动学和药效学特点。

技能要求　1. 能对特殊人群开展合理用药指导，提高用药依从性的方法和实施步骤。
2. 会根据不同特殊人群说出药动学和药效学的变化规律。

案例导入

案例：王大妈，70岁，身体一直比较健康，近日因与儿女闹意见，生气，感觉头晕，目眩，请常年患高血压的邻居刘大妈帮助测量血压为150mmHg/110mmHg，认为自己得了高血压病，听刘大妈介绍其使用的某降压药疗效很好，故索求2片，分两次服下。当夜，起身下床饮水时，突感头晕，两眼漆黑，四肢无力，摔倒在地，被子女紧急送往医院，经查，左上臂骨折。

讨论：结合这个案例，分析针对老年人合理用药指导应注意哪些事项，并说明应采取哪些药学服务技能。

理论知识

扫码“看一看”

特殊人群一般是指老年人、幼儿、妊娠期和哺乳期妇女以及肝肾等功能不全者，这些人群的药效学与药动学规律与特点与普通人群既有相同之处，又有所不同，而且这些人群是用药的重点人群，所以开展药学服务工作应予以特别注意，有针对性的开展工作。

一、老年人的用药

（一）老年人用药的药动学、药效学特点

老年人一般指60及以上者，老年人的器官功能进入衰退期，结构与功能出现较大的改变，患病和用药机会增加，不良反应的发生率也相应较高。

1. 老年人药动学特性的改变

（1）吸收能力降低　老年人对以主动转运方式吸收的药物及脂溶性维生素的吸收均减少。主要是相关消化酶、消化液的减少或活性降低，以及具有膜转运功能的糖蛋白含量下降所致。

（2）血浆蛋白结合率降低　老年人血中结合型药物减少而游离型药物增多，药物分布容积下降，药物的作用强度相对加强，有关药物易出现中毒现象。

（3）代谢速度减慢　老年人肝药酶活性降低，无论是氧化还原反应还是水合反应的速率均降低，生物半衰期明显延长。因此对于半衰期长的药物，如洋地黄毒苷、地西泮等，为避免蓄积中毒，应减少用量或延长服药间隔时间。

考点提示

同样给药剂量和给药方法，老年人的血药浓度容易较高的原因。

（4）排泄速率减慢　一般老年人的肾功能比青年人降低50%左右，对药物的排泄明显降低，特别是主要经肾排泄的药物，反复使用时容易蓄积中毒，对伴有高血压、糖尿病的老年人，其肾功能下降更为明显，用药时要特别注意减量或延长间隔时间。

2. 老年人药效学特性的改变　老年人由于组织结构和代谢功能的改变，对药物的反应性也会发生改变。一般对药物适应力、耐受性较青年人差，而且在多药合用或给药速度较

快时更加明显。

（1）神经系统的药效学特性改变　对中枢兴奋药的敏感性降低，对中枢抑制药反应性增强，更容易出现中毒反应。例如，巴比妥类可产生反常的兴奋、躁狂、噩梦、失眠等症状；对诱发抑郁症和精神病的药物也比较敏感，应加强用药指导；对药物的神经毒性较为敏感，例如耳毒性、神经－肌肉接头阻滞等，在使用氨基糖苷类抗生素、高效利尿药呋塞米等时应特别注意。

（2）心血管系统的药效学特性改变　由于心血管功能减退，对β受体敏感性降低，对α受体敏感性升高，在使用降压药时易导致直立性低血压，也更容易出现血压波动，甚至导致心血管意外；有效循环血量减少，对利尿药和影响血容量的药物也比较敏感；多数老年人会对抗凝血药比较敏感，剂量过大会出现明显的出血现象。

案例解析

本任务导入案例中的王大妈作为一位70岁的老年人，自身对心血管调节能力比常人弱，遇到情绪紧张等诱发因素会导致血压骤升。同样，对降压药物也非常敏感，尤其是夜间突然使用此类药物，出现了明显的直立性低血压，发生意外伤害，应当对王大妈进行如下的合理用药指导：①介绍高血压常识，指导王大妈或家属学会使用电子血压计，并合理监测血压；②说明使用抗高血压药的指证和注意事项；③强调老年人用药应在医生指导下，按照要求使用药物。

3. 内分泌系统的药效学特性改变　老年人激素分泌水平和调节能力均下降，特别是妇女绝经期后，雌激素水平显著下降导致部分生理功能的改变，增加了患动脉粥样硬化、骨质疏松等疾病的概率。对外源性激素和激素类药物的反应差异较大，一般对糖皮质激素反应较为迟钝，而对胰岛素和甲状腺素的反应则较敏感。

（二）老年人用药的基本原则

1. 避免滥用药物　老年人出现的许多不适症状如睡眠减少、食欲减退等是机体功能的退行性改变，一般不需用药治疗，可以通过生活调理、适当锻炼、心理治疗来改善或消除病症。除急症或器质性病变外，应尽量避免滥用药物，对于发生率较高的高血压、糖尿病在坚持规律用药的基础上，以减少药物品种为宜，同类药物不可同时选用。对于功效不确切的保健性食品或营养性药品，应在医生或药师的指导下选用，切忌自行使用，更不要在日常饮食中随意添加某些中药成分以提高身体健康水平。

2. 用药方案个体化　老年人对内、外环境的适应能力明显下降，自身调节能力也较低，不同个体之间的健康状况差异很大，应制订个体化的用药方案，其要点是：①给药剂量和方法应缓和、平稳，常规剂量大约为成人1/2～3/4，一般应从小量开始逐渐达到个体最适应量；②老年性慢性疾病治疗，在达到理想个体化剂量后，注意要定期检测有关指标，及时调整剂量；③出现新发疾病或配伍其他药物时，要及时调整给药方案。

3. 选择适宜的剂型和给药方法　要针对老年人生理和心理特点，选取剂型和给药方法，要考虑其消化道功能较差，避免选用刺激性大的制剂，可采用含蔗糖的糖浆剂、缓释剂、局部润滑剂等；选取的剂型要便于识别，易于使用。用药方法要简单易记，一般给药时间最好固定，避免漏服、错服药物。提倡使用专用的老年人药盒，将药物按每天、每次占一个格分好，每次服用一个格的药物，可很好地避免遗忘或重服。

扫码“学一学”

4. 科学合理的药物配伍 老年人大多同时患有多种疾病，不可避免的出现多种药物合用现象，药物之间的相互作用直接影响疗效和不良反应。为此，药师要协助医生针对老年人个体用药情况进行梳理，辨清治疗主次矛盾，逐个分析相互作用，优化组合，尽可能减少药物配伍所造成的不良后果；对出现的治疗矛盾，在确保重点疾病治疗的基础上，以停药或换药为主。

（三）老年人常用药物的合理使用

1. 心血管疾病药物 老年人由于心脏及血管随着年龄的增长出现心功能下降及血管硬化，更容易患心血管疾病，如高血压、心力衰竭等，用药时应注意根据病情合理选药，采取合理的预防性用药提前预防急性并发症的发生，注意用药方案的个体化。提高患者的依从性，指导其按医嘱给药，不可补服漏服药物，用药时应注意不良反应的观察，告知患者可能的不良反应，如抗高血压药易出现直立性低血压，要专门进行预防措施指导，并加强生活护理。要注意综合治疗措施和配伍药物的相互作用，如应用强心苷类期间注意“补钾禁钙”，还要注意给药方法和静脉滴注速度，尽量避免与其他药液混合注射，如硝普钠、硝酸甘油等，高浓度快速静脉滴注易引起严重不良反应。

知识链接

老年人高血压的特点

老年人高血压与成人高血压的表现略有不同，老年人高血压病程漫长，发病隐匿，多以单纯收缩压升高为主；血压波动范围大。 昼夜节律异常，易发生体位性低血压合并晨峰高血压；β 受体敏感性降低及交感神经活性降低，对血容量减少和交感神经抑制敏感；神经系统功能较低，易发生药物治疗时的抑郁症，应避免选用作用于中枢神经系统的抗高血压药物；一般以良性高血压居多。

2. 抗微生物药 应根据感染类型、耐药情况、老年人肝肾功能和药物特点选用药物，重点注意剂量和疗程，如青霉素、阿奇霉素、甲硝唑、林可霉素、克林霉素、两性霉素 B 等用量不宜过大；氨基糖苷类、半合成青霉素类、头孢菌素类、乙胺丁醇、多黏菌素类则应减量或延长给药间隔时间，而四环素类、万古霉素类等则尽可能不选用。

要明确用药目的，切忌滥用抗生素，有用药过敏史者禁用。严格按照医嘱或给药方案进行，一般敏感菌用药 7 ~ 10 天症状消失或感染控制后，应继续给药 48 小时以上；密切监测肝、肾功能及神经功能，若出现肾区不适、黄疸、耳鸣、头晕等应立即诊治或停药；要教育老年人和家属，不要有“怕浪费”等想法，疗程结束后，剩余药物不能随便自行使用，并要积极配合治疗，促进疗效。

3. 治疗糖尿病的药物 糖尿病是老年人常见疾病，主要采取胰岛素和口服降血糖药物治疗。近年来老年性糖尿病治疗方案日趋完善，以往对老年 2 型糖尿病患者使用胰岛素较保守，仅限于重度，或伴有感染、消耗性疾病、高热、创伤等严重并发症或合并症以及手术等应激情况下使用。循证医学研究表明，早期胰岛素强化治疗在消除症状的同时，可改善胰岛分泌功能，并使口服降糖药失效者重新恢复药物敏感性。因此，胰岛素强化治疗可使血糖得到合理控制，减少长期并发症。老年人合理使用胰岛素应注意：①学会正确使用血糖仪，定时进行自我监测；②学会正确使用胰岛素注射器，确保剂量准确；③学会低血糖的预防和紧急处理原则，随身携带含糖食品。对于生活不能自理的老年人，则应指导家属或看护照料人员掌握上述技能。

口服降糖药要注意其使用范围和剂量，应以餐后血糖的变化指标等作为主要依据，不良反应除应避免低血糖外，还须注意可能出现的组织器官和神经系统损害。如降糖效果不佳，应考虑联合用药，一般不超过三种，联合用药血糖仍控制不理想，则应使用胰岛素。要重点指导老年人采用健康生活方式配合治疗，学会饮食控制措施和膳食方案，明确告知其如不控制饮食、不增加运动，单纯依靠降糖药的长期预后将较差，重点教育预防心血管、眼部、皮肤和四肢的并发症。

二、儿童的用药

（一）儿童的身体特点及对用药的影响

儿童虽然在人体结构上与成人一致，但其器官功能和形态与成人不完全相同，特别是儿童处于生长发育高峰期，具有迥异于成人的生理、生化特点。这些特点会从药动学和药效学两个方面影响儿童的实际用药。

1. 药动学方面

（1）吸收方面　儿童特别是低龄儿童其消化、吸收能力相对较弱，容易发生呕吐和腹泻，对消化道给药的药物疗效影响较大，并且对于味道不佳的药物会有抵触情绪，容易形成给药后呕吐的条件反射，在开展用药指导时应注意采取相应措施。

（2）分布方面　大多数儿童的组织脂肪含量偏低，部分需要经脂肪暂时储存进行二次分布的药物，如中枢神经系统药物，其达峰值会提前且高于成人，容易发生急性毒性反应。同样，儿童的血浆蛋白总量一般不足，同一药物的血浆蛋白结合率会低于成年人，使用血浆蛋白结合率高的药物，如阿司匹林、对乙酰氨基酚、磺胺类药物等，如不调整剂量，瞬时游离型药物的血药浓度会较高，也容易发生急性中毒反应。

（3）生物转化方面　儿童肝脏发育尚未完善，肝药酶活性不足，而肝血流量相对高，肝药酶易受药物诱导而活性增加，但葡萄糖醛酸结合酶活性较低，药物的结合解毒能力差，因此，使用需要肝代谢的药物相对于成人更易蓄积中毒。同样，乙醇代谢中的乙醛脱氢酶活性较低，较成人更易发生乙醇中间代谢物乙醛的堆积现象，导致更明显的毒害作用，所以未成年人应杜绝饮酒。

（4）排泄方面　儿童肾功能发育不全，肾小球滤过率和药物清除率弱于成人，消除能力较差，且肾小管等结构对多种肾毒性药物如氨基糖苷类药物等敏感性较高，容易发生损伤，严重时可导致肾小管坏死甚至肾功能衰竭。大多数情况下尿液 pH 较低，弱酸性药在肾小管容易发生重吸收，排泄少而慢，半衰期明显延长，因此，儿童使用上述药物如磺胺类时应采取碱化尿液配合多饮水等措施。长期使用具有肾毒性药物应定期检查肌酐清除率的肾功能指标。

2. 药效学方面　儿童处于生长旺盛期，容易发生内分泌系统与营养代谢失调现象；调节水和电解质代谢能力较差，在内外环境的水和电解质发生剧烈变化如长时间缺水、大汗淋漓时，极易出现水盐代谢紊乱，发生脱水，甚至危及生命等，因此在给高热患儿使用阿司匹林类解热镇痛药时，要严格控制剂量，防止出汗过多而造成虚脱、休克。同样患儿在炎热天气进行治疗时要注意防暑降温补水，避免过度使用利尿脱水药物。

儿童钙盐代谢旺盛，易受干扰钙盐代谢和成骨细胞生长的药物的影响，如四环素类、喹诺酮类、抗代谢药等，特别是儿童对激素类药物非常敏感，长期使用会影响儿童的生长发育以及智力成长等。

儿童特别是低龄儿童神经系统发育不健全，血－脑屏障通透性高，对中枢系统药物相对敏感，中枢抑制药抑制容易导致呼吸抑制、血压降低，甚至休克；中枢兴奋药过量容易发生惊厥，抢救不及时可发生呼吸麻痹、死亡等严重后果。常规的解热镇痛药、氨茶碱等也有类似情况，对长期使用的患儿也应高度重视。

另外，有遗传缺陷的儿童，如缺乏葡萄糖－6－磷酸脱氢酶的患儿对具有氧化细胞膜作用的药物如伯氨奎等会发生急性溶血等特异质反应；具有耳毒性的药物对尚未具有语言能力的婴幼儿的毒性作用不易被察觉，导致患儿听力损伤的同时，语言能力低下。

（二）儿童合理用药的基本原则

1. 正确诊断，综合分析，科学用药 儿童所患疾病具有其特殊规律，且语言表达多不清晰，注意力不集中，合作性较差，容易干扰诊疗，切忌参照成人治疗方案用药，也不能凭经验用药。在确定药物治疗方案时，要特别注意疾病和药物在儿童身上的特殊表现，既要考虑治疗疾病的需要，又要考虑药物对儿童机体的不利因素，并且要仔细考虑儿童的用药特点，以及剂量选用的实际可操作性，权衡利弊，既要提高疗效，又要方便治疗，避免不良反应。

2. 提倡选用儿童专用剂型 儿童用药的依从性较差，给药方法和途径具有一定特殊性，选用儿童剂型可以保证给药剂量准确和患儿易于接受。

一般儿童专用剂型主要有以下三方面特点。

（1）剂量小规格化 儿童专用剂型是按照儿童剂量标准设计，避免因分割成人剂型造成的误差和药物性状的破坏。

（2）采取儿童喜爱的剂型和包装 如将剂型加工为具有动物卡通形象的异形片等，合理增加矫味剂或溯色剂，增色添香，提高儿童用药的依从性。

（3）方便儿童给药 儿童专用剂型的用药途径适合儿童，如消化道给药，使用糖浆剂或具有芳香及水果味的咀嚼片，均易于被患儿接受，而且可减少消化功能的干扰，避免儿童出现恶心、呕吐。

3. 加强对用药反应的观察，及时防治不良反应 医护人员要熟悉儿童常见疾病治疗药物的主要特点、常用剂量和剂型，注意药物联用的相互影响，提倡个体化给药方案，要根据每个儿童的年龄、性别、营养状况及精神状态等，提前设计好观察疗效和防治不良反应的方案，排除各种可能出现的干扰，以达到药学服务预期的治疗效果。

4. 做好儿童家长的合理用药指导，积极开展儿童合理用药宣教活动 儿童患病的治疗由于更多地受到家长及社会因素的影响，更应该发挥健康教育的作用来减少儿童的用药差错，开展儿童合理用药宣教活动是药师开展药学服务的重要内容，对提高患儿治疗效果尤为重要。

主要需开展儿童合理用药宣教内容如下。

（1）滥用抗生素等抗感染药物 儿童易患感染性疾病，尤其是各种病原微生物引起的上呼吸道和消化道感染，症状也比较明显，在对症治疗的同时，应当合理使用抗生素等抗感染药物。使用抗生素来预防儿童感染更不可取，既增加不良反应的发生率，又容易导致耐药性的发生。平时应通过锻炼身体，提高机体免疫功能，而不能依赖抗生素。

（2）迷信新药、特效药或者价格昂贵的药物　新药由于上市比较晚，长期的毒副作用并不十分清楚，尤其是对生长发育，以及“三致”反应，均需要一定时间进行临床实践验证。因此，选用疗效确切、安全可靠、价廉易得的药物是儿童用药基本策略。另外，常见的儿童疾病药物治疗均有标准化的治疗指导方案，药师应了解并提醒医生采用。

（3）轻信药品广告或他人不正确的宣传误导　儿童用药个体差异性大，在设计治疗方案时应注意个体化，要综合评价药物疗效，切勿盲目跟风用药。夸大宣传的药物对儿童的损害也具有很大的危害性，会破坏患儿家长对医生的信任度，不利于治疗。同时切忌把成人用药经验和方法照搬在儿童身上，易导致不良反应，甚至是不可挽回的严重后果。

（4）滥用滋补药品、营养药品或预防保健品　由于儿童机体生长发育受到自身内分泌系统的严格调控，外源性的补充药品和营养品往往会干扰自身系统的正常状态，出现适得其反的现象。如许多“增益补虚”的药物或食物，往往具有“性激素样”作用，使用会导致发育异常，如性早熟等。脂溶性维生素滥用可导致过量中毒，如儿童过量补充维生素 A 会抑制骨的发育，使软骨细胞造成不可逆性损害，骨生长提前终止。

总之，开展儿童合理用药宣教就是要教育家长和社会要走出用药“误区”，把预防疾病和促进儿童身心健康放在第一位，让儿童加强锻炼，增强体质和抵抗力，科学合理地使用药物，同时给予良好的心理和生活护理，使疾病尽快痊愈。

考点提示

儿童合理用药的基本原则。

（三）儿童慎用的常用药物

儿童常见病主要是呼吸道、消化道感染性疾病，癫痫等神经系统疾病，以及营养不良贫血等，常见症状主要有咳嗽、咳痰、高热、惊厥、乏力等，需要选用的药物较为多见，表 3－5－1 列出了部分儿科常用药物的应用特点和用药指导要点。

表 3－5－1　部分儿科常用药物特点及用药指导要点

药　物	应用特点	用药指导要点
青霉素 G	敏感细菌所致扁桃体炎、上呼吸道、皮肤软组织感染以及防治风湿热、心内膜炎等	新生儿首次使用仍需皮试，注意过敏反应，超大剂量可引起中枢毒性，如惊厥、精神异常等
阿莫西林	与克拉维酸等的复方制剂作为天然青霉素的替代品，新生儿肠道细菌感染可作为首选	有青霉素过敏史者禁用，注射剂应做皮试，皮疹多见，偶见肝肾毒性
头孢菌素类	根据各代不同的抗菌谱，区别选药，第三代多用于其他抗生素无效的严重感染，如败血症中毒性肺炎、脑膜炎等	与青霉素有交叉过敏现象，第一代有肾毒性，滥用可导致多重耐药和菌群失调症等
阿奇霉素	社区获得性肺炎首选，也用于其他支原体和衣原体感染，以及青霉素类过敏患者的革兰阳性菌和部分革兰阴性菌感染	注意儿童剂型选择，不良反应消化道反应较轻，长期应用仍可出现肝毒性

续表

药　物	应用特点	用药指导要点
地西泮	注射给药治疗儿童惊厥，口服也用于儿童镇痛辅助治疗	有明显后遗效应，如嗜睡、注意力不集中等，对儿童呼吸中枢抑制明显，静脉给药过快或过量可导致呼吸骤停，应用氟马西尼抢救
丙戊酸钠	对失神性发作（小发作）和混合型癫痫疗效好	毒性相对较低，尤其适用于儿童，有明显的嗜睡、共济失调等不良反应，长期应用有肝毒性
卡马西平 铁剂	对局限性发作和混合型癫痫较好 缺铁性贫血，采用儿童专用剂型为宜，防止儿童自行过量服用	安全性相对较高，长期应用毒性加大，消化道反应明显，注意调整膳食结构，预防便秘，儿童对铁盐耐受性较差，婴幼儿口服1g可引起严重中毒，2g以上可致死亡，以肝毒性为主
糖皮质激素	儿科各类疾病，如严重感染或休克、自身免疫性疾病、血液系统疾病、哮喘、过敏性皮肤病等	长期用药可明显导致发育迟缓，性激素作用明显，可采用中等剂量隔日疗法加以预防

由于新生儿自身的吸收屏蔽，药物结合和排泄功能较差，用药要注意其特殊反应。例如：新生儿血－脑屏障尚未成熟，游离型胆红素易进入脑组织和组织细胞内，在应用维生素K、磺胺类、氯奎、伯氨奎、水杨酸类等需要与血浆蛋白结合的药物时，因药物与结合型胆红素发生置换，导致游离型胆红素大量释放，易发生脑核性黄疸，引起血液高氧化态，出现高铁血红蛋白症或红细胞膜被氧化，出现溶血反应。另外，新生儿的中枢神经系统对药物反应普遍敏感，个别体质异常的新生儿极易发生中毒现象，如阿片类引起呼吸抑制，抗组胺药、氨茶碱、阿托品易引起昏迷、躁动不安、惊厥等。糖皮质激素易引起手足抽搐，甚至出现中枢兴奋；氨基糖苷类抗生素可造成隐匿性听神经损害等。

（四）儿童用药剂量的计算方法

由于儿童的年龄、体重逐年增长，体质各不相同，用药的适宜剂量有较大差别。所以，应根据儿童年龄和发育情况及所用药物的特点，考虑可能影响药物作用的因素，采用合适的计算方法，拟定给药方案。

目前儿童用药剂量常用以下方法计算。

1. 按体重计算　这是最常用的计算方法，对于大多数儿童都适用，可以非常方便地计算出每天或每次需用量。

每天（次）剂量＝患儿体重（kg）×每天（次）每千克体重所需药量

患儿体重应以实际测得值为准，年长儿按体重计算如已超过成人剂量则以成人量为上限。

2. 按体表面积计算　此法比按体重计算更准确，考虑了基础代谢、肾小球滤过率等生理因素。

儿童体表面积计算公式如下。

小于30kg，儿童体表面积（m^2）=体重（kg）×0.035+0.1

大于30kg，儿童体表面积（m^2）=（体重kg-30）×020+1.05

每天（次）剂量=病儿体表面积（m^2）×每天（次）每平方米体表面积所需药量

按体表面积给药法对于一般患儿的剂量换算相对比较烦琐，但是对于危重患儿或使用抗肿瘤药物等特殊情况仍应坚持使用。

为方便快速折算剂量用药，表3-5-2列出了部分年龄的儿童与成人剂量的折算比例。

表3-5-2 0~6岁儿童用药剂量折算表

年龄	儿童选用的剂器
出生~1个月	成人剂量的1/18~1/14
1~6个月	成人剂量的1/14~1/7
6个月~1岁	成人剂量的1/7~1/5
1~2岁	成人剂量的1/5~1/4
2~4岁	成人剂量的1/4~1/3
4~6岁	成人剂量的1/3~2/5

三、妊娠期、哺乳期妇女的用药

（一）妊娠期药动学的特点

1. 药物的吸收 妊娠早期出现的恶心、呕吐等消化道症状，可减少各种口服药物的吸收。雌激素、孕激素可减少胃酸分泌，影响弱酸类药物的吸收，如水杨酸类等，但弱碱类药物如阿片类、苯二氮䓬类的吸收反而增加。孕妇胃肠蠕动减慢，会延长药物吸收过程，特别是有肝肠循环的药物，出现明显的二次吸收现象。

2. 药物的分布 妊娠期妇女体重平均增长10~20kg，血浆容积相应增加50%左右，对血药浓度呈现“稀释”作用，同样剂量同一药物，孕妇的血药浓度要低于非孕妇女。同时，血浆容积增加，血浆白蛋白浓度降低，药物血浆蛋白结合率下降，解离型药物比例明显提高，药效及不良反应增多，且易于通过胎盘屏障进入胎儿体内，以苯巴比妥、苯妥英钠、地西泮、哌替啶、地塞米松、利多卡因、普萘洛尔等最为明显。

3. 药物的代谢 妊娠期妇女肝脏的葡萄糖醛酸转移酶的活性降低，肝脏酶系统功能变化，肝脏生物转化功能有所下降，易产生蓄积性中毒。

4. 药物的排泄 妊娠期妇女的肾血流量增加，肾小球滤过量增加，尿量增加，可使许多水溶性物质或药物加速排出，如肌酐、氨基酸、葡萄糖、水溶性维生素等。但葡萄糖醛酸转移酶活力降低，需要水化结合的药物不能迅速经肾排泄。部分脂溶性高的药物在肠道排泄时，因肝肠循环而导致再吸收量增多。

（二）药物在胎盘的转运

1. 药物在胎盘的转运 妊娠期母体-胎盘-胎儿构成一个共同的生物学单位，胎盘作为连接体，不仅具有代谢和内分泌功能，还具有生物膜特性，发挥物质选择性转运的重要作用，进入胎儿体内的药物必须通过胎盘屏障。主要的转运方式有单纯扩散、主动转运、胞饮作用、经膜孔或细胞间裂隙转运等。

2. 药物在胎盘转运时的生物转化 胎盘中有酶系统，具有生物合成和分解等功能，部分药物在胎盘转运时会引发生物转化，改变其药理活性或理化性质。有些药物生物转化后有利于透过胎盘屏障进入胎儿体内，如母体血中葡萄糖需经胎盘酶系统的磷酸氧基化作用后，转变为果糖转运至胎儿体内。有些药物经生物转化而失去活性，如肾上腺皮质激素中的可的松、泼尼松，而氢化可的松、地塞米松通过胎盘时则不需代谢，直接进入胎儿。因此，如治疗孕妇疾病可用泼尼松，治疗胎儿疾病则应选用氢化可的松、地塞米松。

3. 影响药物经胎盘转运的因素

（1）药物的理化性质　脂溶性化合物经胎盘转运较快，水溶性药物如琥珀胆碱、肝素等则通过胎盘转运非常缓慢，而硫酸镁等离子型药物则难以通过。相对分子质量越小的物质在胎盘扩散速度越快，一般相对分子质量 250 ~ 500D 的药物很容易穿过胎盘屏障，相对分子质量大于 1000D 的物质则很难通过胎盘。结合型药物不易通过胎盘，药物在母体的血浆蛋白结合率与通过胎盘的数量呈反比。

（2）母体 – 胎盘循环情况　母体血压正常，血流量充足，血流速度快，则母胎间药物转运速率相对较快。妊娠期高血压等病理状态下，母体血管和胎盘血管均呈收缩趋势，母 – 胎间循环障碍，药物转运减少。

（3）胎儿 – 胎盘循环情况　胎儿心脏将胎血经脐动脉排入胎盘绒毛毛细血管，经过与母体进行物质交换后经脐静脉回到体内，包括两条途径：一条途径是经胎儿肝脏 – 下腔静脉到达右心房；第二条途径是经静脉导管直接进入胎儿循环，不需经过肝脏。胎儿肝脏自第 16 周开始具有较强的生物转化能力，可以氧化分解经过的药物，改变其药理活性，因此，采用第二条途径转运的药物，未经胎儿肝脏代谢，药理作用较强，对胎儿影响较大。

3. 胎儿的药动学特点

（1）吸收　大多数药物经胎盘转运进入胎儿体内后，有些药物经羊膜转运进入羊水后被胎儿吞饮，进入胃肠道吸收进入体内，后经胎儿从尿中排出的药物又可因胎儿吞饮羊水重新进入胎儿体内，形成羊水 – 肠道循环。另外，药物经胎盘转运进入脐静脉，经过胎儿肝脏进入循环系统，部分药物会在胎儿肝脏发生生物转化，药理活性降低，药物作用下降。故一般在胎儿发育 70 天后，部分药物在胎儿体内具有与成人相近的首关消除现象。

（2）分布　胎儿的血浆蛋白含量较母体低，同样药物的血浆蛋白结合率较成人低，游离型药物比例高，药物作用相对更强，但持续时间较短。胎儿的肝、脑等器官与体重相比，其所占比值较成人大，且血流更加丰富，更易于药物分布。药物进入脐静脉后，约有 60% 血液进入肝脏，具有肝毒性的药物对胎儿影响较明显；胎儿的血脑屏障功能较差，其中枢神经系统更容易受到药物影响，尤其是呼吸中枢发育不完全，对具有呼吸抑制的药物尤为敏感，分娩前 1 周左右的时间如母体使用具有中枢抑制药物，一旦处理不当则会导致新生儿呼吸窘迫甚至呼吸抑制。

（3）代谢　胎儿肝脏是药物生物转化的主要器官，具有催化氧化、还原和水解反应的各种酶类，但与成人相比其酶活力较低，尤其是催化药物与葡萄糖醛酸结合的有关酶类的活性较低，某些脂溶性较高的药物需要通过这种结合而解毒，胎儿使用此类药物容易发生蓄积中毒。

（4）排泄　胎儿肾脏排泄药物的功能很差，其肾小球滤过率比较低，可明显延长药物及其代谢产物在体内残留时间；有些药物经代谢后其脂溶性降低，不易通过胎盘屏障重新转运到母体血中，在体内蓄积，造成中毒，严重者可导致死胎等现象。

（四）妊娠期用药的基本原则

应避免不必要的用药及联合用药，重视中药和中成药的不良反应，慎用或不用具有保健功能或药理作用的食品及加工品。

1. 优先选用疗效确切、对孕妇、胎儿安全性高的药物，慎用新药或仅有理论评价的药物。

2. 对必须使用但又可能对胎儿产生不良影响的药物应采取前瞻性预防措施，可根据药物对胎儿的影响程度，从选择对胎儿影响最小的药物和剂量开始治疗。

3. 根据孕周时间，即胎儿所属发育时期考虑用药，妊娠12周内为高风险期。孕期用药应详细记录用药情况，并注意密切监测胎儿状况。

（五）妊娠期填用的常用药物

1. 妊娠各期慎用的常用药物

（1）妊娠早期　一般妊娠3个月以内对药物的致畸作用高度敏感，用药应特别慎重。有明确致畸作用的药物主要有乙醇、可卡因、卡马西平、沙利度胺（反应停）、非甾体抗炎药吲哚美辛、叶酸拮抗剂甲氧苄啶、维生素A同质异构体、性激素己烯雌酚与炔诺酮等。另外某些活病毒疫苗如风疹疫苗、放射性碘等也具有致畸作用。

（2）妊娠中期　一般妊娠后3个月到分娩前3个月，药物会影响胎儿器官功能的发育和成熟，如孕妇大剂量使用氯霉素，可发生“灰婴综合征”等；镇静催眠药、吗啡、哌替啶等镇痛药可抑制胎儿的呼吸中枢发育，引起新生儿呼吸窘迫症，甚至窒息死亡。使用四环素可使胎儿骨生长障碍，远期将影响牙齿生长；连续多次注射氨基糖苷类药物，可使胎儿形成先天性耳聋；选用高效利尿药可引起死胎，导致胎儿电解质紊乱、血小板减少等；氯喹、乙胺丁醇可引起视神经损害、智力障碍和惊厥；长期应用氯丙嗪可使婴儿视网膜病变；抗甲状腺药可影响胎儿甲状腺功能，导致先天性甲状腺肿大，甚至压迫呼吸道引起窒息；孕妇摄入过量维生素D，导致新生儿钙过高、智力障碍、肾或肺小动脉狭窄及高血压等。此时期药物对胎儿的不良影响多与给药剂量过大有关，应加强孕期检查，及时发现并纠正以有效避免。

（3）妊娠后期和临产期　胎儿受药物影响相对较小，但要避免影响分娩和产程的药物，如孕妇使用双香豆素等抗凝药，或长期服用阿司匹林治疗，可导致产妇和胎儿的在临盆时严重出血，甚至死亡。孕妇服用麦角制剂、奎宁、缩宫素、垂体后叶素、益母草等药物，会引起子宫提前收缩，导致胎儿流产或早产。临产前使用对子宫平滑肌具有松弛作用或者抑制宫缩的药物，如β受体激动剂、硫酸镁等，会延长产程，且对缩宫素的催产作用不敏感，不利于顺利分娩。葡萄糖-6-磷酸脱氢酶先天性缺乏的胎儿，母体在此期应慎用具有氧化作用的抗疟疾药、磺胺类、硝基呋喃类等，以免引起新生儿的急性溶血。

2. 妊娠期常用药物的合理应用

（1）性激素类药物　此类药物主要用于治疗先兆流产。主要有黄体酮（孕酮），该药能促使子宫内膜由增生期转入分泌期，利于孕卵着床和胚胎发育；抑制子宫收缩，起到保胎作用；也能促进乳腺发育，为哺乳做准备。主要用于黄体功能不足导致的先兆流产，一般不用于习惯性流产。不良反应偶见头晕、恶心、乳房胀痛、抑郁等。绒毛膜促性腺激素（HCG），正常时由胎盘分泌，可继续维持黄体的内分泌功能以适应妊娠的需要。用于HCG水平低下的先兆流产。偶见恶心、头晕等不良反应。

（2）子宫平滑肌抑制药　此类药物通过兴奋β_2受体而松弛子宫平滑肌，主要用于预防早产、习惯性流产等。主要有沙丁胺醇、利托君、特布他林等，使用时应注意心血管系统的不良反应。

（3）解热镇痛药　一般选用对乙酰氨基酚退热。应用阿司匹林有发生胎儿缺陷的报道，也有报道在妊娠晚期因过量应用或滥用本品而增加了死胎或新生儿死亡的发生率。

（4）抗癫痫药　孕妇癫痫发作通常选用丙戊酸钠，一般癫痫妇女病情稳定 1 ~ 2 年后方可怀孕，多种因素可导致孕妇在妊娠期癫痫发作，特别是精神紧张、妊高征等都是常见诱因，应综合治疗减少发作频率。但大部分抗癫痫药均可致畸，应予以高度注意。

（5）镇静催眠药　精神紧张型的先兆流产可选用地西泮等抗焦虑药，剂量应小，且疗程不宜过长。由于苯二氮䓬类都能损害胎儿神经系统发育，唇裂或腭裂发生率也可能增加，因此，一般不主张孕妇任意使用本类药物。

（6）抗高血压药　由于妊娠期高血压是妊娠期的重要疾病，常规的一线降压药应合理选择。相比较而言，钙离子通道阻滞剂和单纯性血管扩张药物比较安全，噻嗪类利尿降压药仅在其他降压措施无效时才考虑使用。血管紧张素转换酶抑制剂在妊娠中晚期使用可致儿童发育迟钝、胎儿肾功能衰竭、羊水过少及颅骨发育不全等，一般不主张使用。

（7）抗心律失常药　地高辛、普鲁卡因胺、维拉帕米可用于孕妇和胎儿的心律失常；奎尼丁类应在严密的心电监护下使用；胺碘酮由于可影响甲状腺激素代谢，故在妊娠前 3 个月和妊娠末期均应避免使用。

（8）抗凝血药　一般选用肝素和华法林，妊娠期机体处于高凝状态，肺栓塞是孕妇死亡最常见的原因，预防性使用肝素可以明显降低肺栓塞的发生率，但肝素长期用药可导致孕妇骨质疏松和血小板减少；另外，华法林可引起胎儿肢端发育不全，妊娠中晚期可发生小头畸形、脑积水等。

（9）降血糖药　糖尿病妇女妊娠风险非常大，口服降糖药中的双胍类、甲苯磺丁胺由于致畸作用的不确定性，不能使用。胰岛素可用于围生期控制血糖，可降低糖尿病孕妇的并发症发生率以及胎儿的死亡率和致畸率。

（10）抗微生物药　本类药物是妊娠期最常用的药物之一，孕妇一般感染采取口服给药为主，如果宫内感染必须大剂量静脉给药。妊娠期细菌感染主张使用青霉素类、头孢菌素类和红霉素等；慎用或禁用的药物主要有氨基糖苷类、四环素类、喹诺酮类、磺胺类和甲氧苄啶（TMP）等，部分抗病毒药如阿昔洛韦和齐多夫定等也不宜选用。浅部真菌感染可用克霉唑、咪康唑等；深部真菌感染可用两性霉素 B，由于氟康挫、酮康唑、氟胞嘧啶、灰黄霉素动物实验有致畸作用和胚胎毒性，一般不采用。

考点提示

妊娠期合理用药的原则和主要内容。

（六）哺乳期妇女合理用药

哺乳期用药必须考虑能从乳汁排泄的药物可影响新生儿、婴儿的生理状态，如呼吸情况、神经精神发育等，以及对婴儿的生长发育将产生长期不良影响。

哺乳期部分常用药物的用药指导要点可参见表 3 - 5 - 3。

表 3-5-3　哺乳期部分常用药物的用药指导要点

种类和名称	用药指导要点
苯二氮䓬类（地西泮等）	乳母长期服用可致血药浓度过高，可使早产儿出现呼吸抑制
抗躁狂药（锂盐）	锂盐可通过乳汁进入婴儿体内造成急性中毒，须禁用
抗甲状腺药（硫脲类等）	可造成婴儿甲状腺功能减退和代偿性甲状腺肿
口服避孕药	大剂量使男婴女性化，女婴阴道上皮增生，成年后有潜在致癌作用，授乳期应采取工具避孕
麦角新碱	可进入乳汁影响婴儿神经系统，并抑制乳汁分泌，避免使用
氯霉素类	可能引起新生儿骨髓抑制，授乳妇禁用
克林霉素	对婴儿有明显中枢毒性，授乳妇禁用
磺胺类、四环素类	乳母连续服用1周以上应停止授乳
异烟肼	易于转运到乳汁中，引起婴儿肝毒性，授乳妇禁用
甲硝唑	易于转运到乳汁中，分布于婴儿神经、血液，引起毒性，授乳妇禁用

四、肝功能不全、肾功能不全患者的用药

（一）肝、肾功能不全对药动学、药效学的影响

1. 肝脏功能不全对药动学、药效学的影响　肝脏是药物体内代谢与排泄的主要器官，肝脏疾病对肝血流量、血浆蛋白含量、肝药酶活性以及肝细胞摄取和排泄等都产生直接的影响，改变药物的体内过程。特别是肝药酶活性对药物的肝脏清除率影响很大，慢性肝炎和肝硬化者，其肝微粒体酶合成减少，使许多药物的代谢减慢。严重的慢性肝脏疾病，肝脏蛋白合成受影响，导致药物的血浆蛋白结合率降低，原本血浆蛋白结合率高的药物显著受到影响，游离型药物明显增加，大幅增加了中毒概率。

胆汁排泄是药物排泄的重要途径之一。某些药物的原型或其代谢产物可迅速经过主动转运系统从胆汁排出。在肾功能不全时，原以肾排泄为主的药物也会代偿性从胆汁排泄，肝脏疾病时，由于进入肝细胞的药物减少或由于肝细胞分解代谢药物的能力下降，会部分地或完全地阻断某些药物从胆汁排泄。如地高辛，健康人7小时内从胆汁排出量为给药量的30%，而肝病患者则减少至8%。

此外，肝脏疾病常伴有其他脏器功能的变化，造成对药物体内过程的影响。例如，门脉高压症者多伴有小肠黏膜水肿或结肠异常，可影响药物自消化道的吸收。而肝脏门腔静脉吻合，可使口服药物直接进入体循环，降低肝脏首过效应，使药物口服的血药浓度升高，治疗指数降低，毒性增加。

2. 肾脏功能不全对药动学、药效学的影响　肾脏是人体的重要排泄器官，具有排泄体内代谢产物、药物等外源性化合物的功能，并调节体内水、电解质、酸碱的平衡，它在维持人体内环境的稳定性中起着重要的作用。当各种病因引起肾功能严重障碍时，人体内环境就会发生紊乱，主要表现为代谢产物在体内蓄积，水、电解质和酸碱平衡紊乱，并伴有尿量和尿质的改变以及肾脏内分泌功能的障碍，进而引起一系列病理生理变化。肾功能不全患者不但容易使药物在体内蓄积，而且由于内环境紊乱使机体对药物的毒性更敏感，增加了药物中毒的发生率。对于主要经肾脏排泄的药物，应根据肾功能损伤程度相应地减少剂量，主要是根据肌酐清除率来调整剂量，由于肾功能不全患者的药物生物半衰期一般长

于正常人，药物达到稳态浓度所需时间也长，呈现起效慢、作用时间延长的特点，对于主要经肾脏排泄而消除的药物，如氨基糖苷类抗生素等，会明显出现蓄积性中毒现象，但对于主要经肝脏代谢消除的药物相对影响较小。

（二）肝、肾功能不全患者的用药原则

1. 肝功能不全患者的用药原则

（1）全面掌握所用药物的肝脏毒性　应熟悉对肝脏有损害的药物种类和所致肝损害的类别，还要了解联合用药增加肝脏毒性的信息，尽可能避免在治疗方案中使用；制订肝毒性低的同类药物替代策略。必须使用时，应短期或交替使用。测定用药后的血药浓度，特别是游离型药物浓度有助于准确调整剂量，制订更合理的个体化给药方案。

（2）定期检查肝功能　通过肝功能状况决定药物治疗方案，药源性肝损害早期症状不明显，最显著的表现是黄疸，其中转氨酶检测对肝实质损害最为敏感。也要注意有黄疸的药物肝脏反应，如肝大、肝功能异常或伴有发热和皮疹等，还要注意药物通过肾脏或骨髓等器官的损害而继发性导致的肝损害，应密切观察药物的临床反应以调整其治疗剂量，所有肝功能不全患者都应制订定期的肝功能检查方案，这也是预防药物造成肝损害的重要措施。

（3）正确处理肝功能不全合并其他病症　由于大部分药物均需要经过肝脏代谢，肝功能不全者患有其他疾病，在使用药物时，应正确处理可能出现的治疗矛盾，治疗相关疾病的药物经常因为肝功能不全而出现药动学特性的改变，影响疗效或加重不良反应。如合并有风湿性心脏病、心功能不全的患者应用强心苷类药物时，由于地高辛主要经肾脏排泄，而洋地黄毒苷需要经过胆汁排泄，所以选用前者更安全，不易产生蓄积中毒。当新增加药物将明显加重肝脏损害时，一般应予停药处理，必要时给予保肝治疗；过多的药物联合应用会进一步加重肝脏负担，远期效果并不理想。

2. 肾功能不全患者的用药原则

（1）避免或减少使用肾毒性大的药物　避免使用肾毒性的药物，制订无肾毒性同类药物替代策略，对于肾功能不全而肝功能正常者可选用双通道排泄的药物，即具有肾脏排泄和胆汁排泄两条途径。应根据肾功能损伤程度、药物的代谢途径、药代动力学特点进行相应的药物剂量调整。可通过减少药物剂量或延长给药间隔进行调整，个别药物应进行血药浓度监测。如发生药物蓄积中毒，应立即停药，采取加速药物排出或拮抗药物毒性的治疗措施，一般主张采用血液透析来作为肾功能不全患者药物中毒抢救的主要措施。

（2）制订个体化给药方案　根据肾功能的情况，及时调整用药剂量和给药间隔时间，设计个体化给药方案是避免肾功能进一步恶化的关键步骤。肾功能不全直接影响药物的排泄，发生药物蓄积的可能性非常大，应高度注意药物血药浓度的监测，避免药物中毒对肾功能不全带来进一步的损害。

（3）定期检查肾脏功能　评价肾功能最常用的指标是肌酐清除率，以此为指标拟订个体给药方案。肌酐清除率因年龄、性别、体重的差别而不同，主要是通过测定患者血清肌酐值计算而得，正常人的肌酐清除率男性约120ml/min，女性约105ml/min。根据患者实测的肌酐清除率对照标准值，参照有关公式可以计算出应当调整的用药剂量。

（三）肝、肾功能不全患者慎用的常用药物

1. 肝脏功能不全患者慎用的常用药物

（1）抗凝血药　早期患者作用不明显，病情较重的慢性活动性肝炎患者，其凝血因子

和纤维蛋白原明显减少，可使抗凝血药的作用大大增强，出现自发性出血、手术大出血等现象，应准备凝血因子等抢救药物，使用促凝血药疗效较差。

（2）糖皮质激素类药物　本类药物促进脂肪分解，影响血脂转运和分布，可加重脂肪肝，并能诱发或加重消化道出血，加重肝功能不全。应用此类药物一般主张短疗程，剂量不宜过大，当病情稳定后应逐渐停药。

（3）利尿药　肝硬化腹水患者应用利尿药时，宜先选用保钾利尿药氨苯蝶啶或螺内酯，在此基础上配伍噻嗪类利尿药，使用高效利尿药不当会导致循环血容量减少，水、电解质紊乱，胺类物质代谢障碍，诱发肝性脑病，甚至导致死亡。

（4）可诱发肝昏迷的药物　能干扰胺类物质代谢的药物，如尿素、锂盐、蛋氨酸、阳离子交换树脂、高效和中效利尿药等，诱发慢性肝炎患者发生肝性脑病。

2. 肾功能不全患者慎用的常用药物

（1）抗微生物药物　有明确肾毒性和潜在肾毒性的药物，主要包括：第一代头孢菌素类、氨基糖苷类、四环素类、氯霉素、喹诺酮类、呋喃妥因、利福平、磺胺类、两性霉素B、氟康唑、伊曲康唑、特比奈芬、多粘菌素类、替考拉宁、万古霉素等。半合成青霉素如氨苄西林、羧苄西林等如剂量过大亦可发生肾损害。

（2）抗肿瘤药　大多数抗肿瘤药都具有肾毒性，比较严重的如环磷酰胺、噻替派、卡莫氟、卡培他滨、顺铂、司莫司汀、甲氨蝶呤、门冬酰胺酶、丝裂霉素等，容易导致肾衰的发生。

（3）解热镇痛药　包括阿司匹林、吡罗昔康、布洛芬、吲哚美辛、甲氯芬酸、非那西丁、保泰松及含非甾体类消炎药的常用复方制剂等。本类药物对肾脏的损害经常被忽略，其毒性多具有隐匿性，常与长期大剂量服用有关，也与个体差异有一定的关系。

（4）造影剂　在血管造影、增强CT造影、静脉尿路造影中使用的造影剂，可因其高渗性直接损伤肾小管及肾缺血、肾小球滤过率下降而发生急性肾衰竭。常见于肾功能不全、糖尿病、高血压或年老、脱水患者等，检查时使用保护剂，包括后期的饮水保护等都是非常有效的措施。

五、驾驶员、运动员的用药

（一）驾驶员的用药

1. 驾驶员的职业特点　驾驶交通工具是现实社会非常重要的一项技能，驾驶工作需要驾驶人员精力集中、动作协调、判断果断，并有一定的预见性和应急处理能力，从交通事故的事后分析中发现，驾驶人员因服用有关药物，导致头脑不清楚，操作失误而引发交通肇事的比例正在逐年上升，这主要是由于药物对驾驶人员的上述能力产生一定的影响，驾驶人员有可能出现困倦、注意力不集中、反应迟钝，进而引起驾驶动作不协调，操作不准确、不合理等表现，以至于发生交通事故，造成生命和财产的损失。

2. 驾驶人员用药原则

（1）了解禁用或慎用的药物　药师应指导驾驶人员了解禁用、慎用药物的名称，特别要注意复方制剂的成分是否含有禁用或慎用药物，注意药物的通用名和商品名的关系。在出现疑虑或不确定时，应及时进行专业咨询，特别要求驾驶人员切忌抱有侥幸心理而使用规定的慎用药物。

（2）合理使用药物　驾驶人员如果由于病情需要而用药，要在医生或药师指导下合理使用。应认真、详细了解其作用，服用方法，可能产生的不良反应和注意事项，严禁自行随意用药。要采取合理的给药方法，加以避免或者减轻药物的不利影响，如对含有中枢抑制作用药物的抗感冒药，应在睡前或休息前半小时服用，2～4 小时内不要驾车，或者选用没有中枢神经抑制作用的药物；糖尿病患者在使用降糖药物之后，血糖会一过性降低，出现四肢无力、头晕，从而影响判断力，故口服降糖药后应休息 1 小时以上。如服药后出现身体不适等异常情况，应立即就诊，以免发生交通事故。

3. 驾驶人员慎用药物 见表 3－5－4。

表 3－5－4 驾驶人员慎用药物

种类和名称	用药指导要点
苯二氮䓬类（地西泮等）	引起嗜睡、发力、头痛、运动失调等，严重者出现视力模糊、精神紊乱、兴奋不安、眼球震颤等症状
抗过敏药（苯海拉明、氯苯那敏等）	用药可出现过敏性疾病，如支气管哮喘、血管神经性水肿、荨麻疹等症状，是复方感冒药的常用成分
解热镇痛药（阿司匹林、水杨酸钠、安乃近等）	使用剂量过大，可出现眩晕、耳鸣、听力减退、大量出汗，甚至虚脱、无力等副作用，影响驾驶安全
中枢性镇咳药（可待因、右美沙芬等）	可出现嗜睡、头晕等不适反应，过量还可引起兴奋、烦躁不安等症状，许多镇咳糖浆中均具有此类成分
止吐药（甲氧氯普胺、多潘立酮、昂丹司琼等）	可引起倦怠、嗜睡、头晕等，长期或大量服用可出现肌震颤、斜颈、共济失调、惊厥等不良反应
抗高血压药（利血平、可乐定、硝苯地平等）	可出现心悸、直立性低血压、头痛、眩晕、嗜睡、视力模糊等不适，不利于安全驾驶
平喘药（麻黄碱、异丙肾上腺素、沙丁胺醇等）	可引起震颤、焦虑、头痛、心悸、心动过速、软弱无力等严重的副作用，影响驾驶安全
抗心绞痛药（硝酸甘油、普萘洛尔、硝酸异山梨酯等）	有搏动性头痛，易出现眼压、颅压升高等副作用，导致视力不清、头痛、头晕、乏力等症状
抗维生素药（氨基糖苷类抗生素及酮康唑等）	长期或过量应用可出现头痛、耳鸣、耳聋、视物不清、颤抖和直立性低血压等不良反应

（二）运动员的用药

1. 运动员用药的基本原则

扫码“学一学”

（1）遵循奥林匹克的“公平、公正”原则　运动员应体现奥林匹克精神，借助兴奋剂等药物提高成绩是不光彩和不被公众接受的，也是有损奥林匹克事业发展的。

（2）体现维护运动员终身健康的原则　为了维护运动员的健康，应当合理使用有关药物，但以牺牲运动员终生健康为目的的使用药物是不被允许的。

（3）严格处罚与预防教育并重的原则　运动员使用兴奋剂会受到国际奥委会的严厉惩罚，甚至终生禁赛，同时，对于因健康原因确实需要使用药物的，会在一定时期一定条件下应用。

2. 运动兴奋剂的种类　兴奋剂不单指那些起兴奋作用的药物，是对禁用药物的统称。具体种类看二维码数字资源。

扫码“看一看”

技能训练

六、老年人用药指导技能训练

【实训目的】

1. 熟悉老年人用药指导的基本原则和方法。

2. 掌握针对社区老年人用药指导的主要特点和方法。

【实训准备】

复习有关高血压、糖尿病知识和老年人患病有关资料，提前分析教育人群情况，准备高血压和糖尿病等用药指导的资料，如宣传单、题板等。

【实训方法】

1. 结合所学知识和课后调查，了解老年人面临的主要健康问题和存在的用药误区。

2. 通过小组讨论等形式，确定针对老年人开展用药指导方案，研究方法和技巧。

3. 通过模拟表演展示各自的用药指导方案，互相点评，教师讲评，优化确定方案。

【实训步骤】

1. 确定课题　可以根据当地实际，确定对老年人进行治疗高血压或糖尿病的用药指导，复习巩固有关知识。

2. 调研拓展　通过问卷调查、网络等手段了解当地老年人高血压病或糖尿病的发病情况，熟悉有关药物的商品名、说明书，了解其他治疗方法或手段。

3. 小组研讨　以4~10人为一个小组，根据目的和要求进行合作性研讨，重点分析用药指导所要达到的目标，采用的方法和技巧，拟订方案。

4. 模拟演练　每组派代表扮演教育者和老年人，借助道具等，在班内或实训场所具体实施，有其他各组同学评价实际效果，教师讲评。根据意见形成最终方案。

5. 现场实施　到社区或养老院进行实际的用药指导，同时客观记录实际效果，作为方案评价的主要依据。

【实训考核】

任意选取老年人高血压或糖尿病问病荐药场景，通过训练制定有关用药指导方案按照以下考核表完成上实训技能的考核。

项目	考核内容	标准分（100）	评分标准	得分
职业素养（5分）	衣帽整洁，仪表端庄	2	学生着工作服；女生不得披头发；男女生不得穿拖鞋	
	报告班级、姓名、操作项目	1	报告准确无遗漏	
	举止得体，语言清晰	2	仪表大方、普通话标准	

续表

项目	考核内容		标准分（100）	评分标准	得分
实训实施（65分）	沟通能力（10分）	与老年用药者的沟通技巧	5	参考人际沟通知识和老年人特点，考生回答沟通技巧的内容	
		针对老年人的问病荐药的礼仪	5	见面问候（2分），离开道别（3分）	
	专业能力（55分）	针对老年人特点和有关病历资料　做出疾病判断	10	疾病判断正确（5分）；解释正确（5分）	
		老年人糖尿病或高血压的疾病相关知识	10	所诊断疾病定义（2分）；临床表现，需结合老年人特点（3分）；常用治疗药物（5分）	
		正确推荐药物	10	根据老年人病情的特点推荐一个/一组正确药物（5分）	
		正确指导老年人患者阅读说明书相关知识	15	指出说明书的格式内容（5分）；教师展示一份说明书，考生解读说明书中的有效期（3分）；批准文号（2分）；根据说明书指导老年人的合理用药要点（5分）	
		提示相关注意事项	10	针对老年人所推荐药物的用药注意事项，长期规律用药（2分）；正确的用药时间（2分）；用药剂量（2分）；提出健康指导策略包括含生活健康知识技能教育（2分）；家属教育（2分）	
理论知识（30分）	疾病的治疗原则或策略		5	老年人的该疾病的治疗原则或要点	
	相关药物的药理作用和用途		15	所推荐药物的药理作用和用途。说出一个正确药理作用和用途各1分，总分不超10分	
	相关药物常见不良反应		10	所推荐药物的不良反应和预防措施（低血糖反应/直立性低血压反应），说出一个正确不良反应得2分，总分不超10分	
合计					

备注：

1. 考核方式：教师与小组学生面对面考试；
2. 考核场所：模拟药房；
3. 学生按号数每次2或3人进入考场，抽取糖尿病或高血压疾病案例，每人准备5分钟后开考；
4. 待考学生由班级学委维持秩序在考场外准备，不得进入考场。

【实训思考】

1. 根据老年人特点，如何更好地开展合理用药指导？

2. 老年人大多同时患有多种疾病，当不同疾病的用药存在配伍禁忌时，应该如何处理？

扫码“看小结”

目标检测

扫码“练一练”

一、选择题

【A_1型题】

1. 以下不是老年人药动学特性改变的是（　　）

A. 药物的吸收能力下降　　B. 药物的血浆蛋白结合率减低

C. 药物的代谢速率减慢　　D. 药物的半衰期缩短

E. 药物的排泄速率减慢

2. 小儿生理特点对药动学和药效学的影响，不包括（　　）

A. 脂溶性药物的血浆蛋白结合率高于成人

B. 葡萄糖醛酸结合酶活性低，易发生脑核黄疸

C. 弱酸性药物重吸收增多

D. 易发生水盐代谢紊乱或脱水现象

E. 容易发生惊厥和呼吸抑制

3. 以下妊娠期用药不正确的是（　　）

A. 慎用保健性药物　　B. 慎用新药或仅有理论评价的药物

C. 做好用药记录　　D. 避免使用各种药物

E. 必须用药时，从选择对胎儿影响最小的药物开始

4. 驾驶人员慎用药物不包括（　　）

A. 氯苯那敏　　B. 地西泮　　C. 硝苯地平

D. 沙丁胺醇　　E. 法莫替丁

5. 哺乳期妇女用药注意事项中“适时哺乳”的涵义是（　　）

A. 避免血药浓度高峰期间哺乳　B. 只在血药浓度高峰期间哺乳

C. 避免血药浓度低谷期间哺乳　D. 避免血药浓度出现期间哺乳

E. 不在血药浓度出现期间哺乳

【X 型题】

6. 老年人药效学的主要特点是（　　）

A. 对抗凝血药物的敏感性增高

B. 对中枢神经系统药物特别敏感

C. 对肾上腺素 β 受体拮抗药的敏感性降低

D. 对抗高血压药的敏感性增高

E. 对肾上腺素 β 受体激动药敏感性增高

7. 妊娠期妇女用药注意事项包括（　　）

A. 谨慎使用可引起子宫收缩的药物　　B. 绝不滥用抗菌药物

C. 重症感染患者不宜联合用药　　　　D. 剂量宜小不宜大
E. 用药时间宜短不宜长

8. 驾驶员应慎用的药物的副作用包括（　　）
A. 视力模糊或辨色困难　　　　B. 出现定向力障碍
C. 出现眩晕或幻觉　　　　D. 出现食欲增加
E. 出现疲乏、嗜睡

二、问答题

1 老年人药动学特点及对药物效应的影响？

2. 儿童合理用药注意事项？

三、案例分析

案例：患儿，李某，6 岁半，平素健康活泼，一天前受凉发热，家长测量体温 38.2℃，随后自行给予扑热息痛片（对乙酰氨基酚）1 片（每片 0.5g），服用后患儿出现恶心、呕吐、烦躁、大汗淋漓等症状，随来就诊，医生诊断为感冒引起的发热，要求暂停用药，回家后采取物理降温，用冰毛巾擦拭额头和腋下等处，饮用淡盐水，并开出小儿退热栓剂（每粒含对乙酰氨基酚 0.15g），如 6 小时后体温未降可直肠给药 1 粒。李某家长对此治疗方案心存疑惑，遂向药房药师咨询。

1. 患儿就诊前使用扑热息痛存在哪些不合理用药问题？
2. 医生为何对患儿采取物理降温，同时还有哪些治疗措施？
3. 医生对患儿使用对乙酰氨基酚栓剂有哪些好处？

扫码“看解析”

（刁爱芹　张　庆）

任务六　药物经济学基础知识与技能训练

扫码“学一学”

学习目标

知识要求　**1. 掌握**　药物经济学的概念和意义。
2. 熟悉　药物经济学的两个基本要素和评价方法。
3. 了解　药物经济学评价步骤。

技能要求　1. 能掌握药物经济学的作用与评价方法。
2. 会运用药物经济学评价方法制订合理用药方案。

案例导入

案例：计划对某地区进行某传染性疾病预防的评估，其中 A 方案需要投入 346871（cost，C）元，预计可由此避免 5649 人发病。如果这些人发病，则由此而造成的治疗费用、患者误工费和/或陪伴误工费等经济损失共计 865298（benefit，B）元，试判断此项目的经济性。

讨论：结合这个案例，如何评价此项目的经济性？若 B 方案需要投入 267483 元，由此可以避免的经济损失为 598469 元，那么，A、B 两种方案中哪一种更经济？应该如何进行评价与选择？

理论知识

一、药物经济学基础知识

随着人们健康水平的不断提高，对药物的需求也在不断增长，而相对人们对生命质量及健康水平需求的无限性，用于满足这种需求的药物资源却是有限的。药物经济学正是研究人们对健康水平需求的无限性与药物资源的有限性这种矛盾现象的学科，为药物资源的合理配置及提高使用效率提供科学依据，使有限的药物资源最大限度地发挥作用，产生最大化的健康效果。

（一）药物经济学的概念

药物经济学（pharmaceutical economics）是应用现代经济学的研究手段，结合流行病学、决策学、生物统计学等相关学科的知识，全方位地分析药物治疗备选方案（包括非药物治疗方案）以及药物治疗与其他方案（如手术治疗方案）的成本（cost）、效益（benefit）或效果（effectiveness）及效用（utility），研究医药领域有关药物资源利用的经济问题和经济规律，研究如何提高药物资源的配置和利用效率，以有限的药物资源实现健康状况的最大限度改善的科学。它是一门为医药及其相关决策提供经济学参考依据的应用性学科。

知识链接

循证药物经济学

循证药物经济学是循证医学在药物经济学的应用及延伸，通过循证医学方法系统地搜集证据（文献），并评价药物研究的证据（文献），获得药物疗效、安全性、经济性等方面的研究依据，评估其最佳治疗方案，以求最大限度地合理利用卫生资源的边缘学科。

——杜彪《中国新药与临床杂志》

（二）药物经济学的两个基本要素

药物经济学研究与评价的主要目的在于以有限的药物资源实现最大化健康状况的改善。药物资源的消耗可以用成本来反映，健康状况的改善可以用收益来反映，因此，成本和收益是药物经济学研究与评价的两大要素，成本和收益的识别与计量的准确、合理与否，直接关系到药物的经济学研究与评价结果的准确性、合理性。

扫码“看一看”

1. 成本

(1) 成本的概念及分类　成本是指实施预防、诊断或治疗项目所消耗的资源（人、财、时间等）和所付出的代价（恐惧、痛苦、不便等）。成本既不等同于实际支付的费用额，也有别于价格或资金的流动，包括直接成本、间接成本和隐性成本。

1）直接成本　在医疗服务活动中直接发生的成本，包括直接医疗成本和直接非医疗成本。直接医疗成本是指某种治疗方案所消耗的医疗资源，如出诊时间、药费、手术费、诊疗费、护理费、材料费、病房费、检验费及其他保健成本；直接非医疗成本是指病人因寻求医疗服务而直接消耗的医疗资源以外的资源，如交通费、食宿费、营养食品费等。一般情况下，直接非医疗成本因条件差异大，难以准确计算，如果所占比例较小，在研究中可将其忽略。

2）间接成本　由于疾病、伤残或死亡造成的患者和其家庭的劳动时间和生产率损失，包括休学、休工、早亡等所造成的工资损失等。

3）隐性成本　因疾病或实施预防、诊断等医疗服务所引起的疼痛、忧虑、紧张等生理上和精神上的痛苦及不适，因隐性成本难以用货币准确测量，且计量隐性成本本身通常要付出较多的成本，通常不单独测量；在测量效用时，隐性成本已被包含在产出的测量中，无需重复测算。

(2) 成本的识别　从患者角度进行药物经济学研究与评价时，患者的目标是取得预期的预防、诊断效果的前提下所付出的最小代价，例如，某疾病全部诊治中的自费部分是病人观点下的成本，而其中的非自费部分虽用于病人却无须病人支付，因而不是病人观点下的成本。从全社会的角度进行药物经济学研究与评价，以有限的全社会药物资源实现国民总体健康水平最大化的目标，所研究与评价的问题的边界是整个国家，因此，凡是减少全社会药物资源可用量或降低国民的健康水平的就是全社会观点下的成本，也即全社会观点下的成本是医疗服务活动中所投入的全部要素和资源消耗的总和，例如，全社会观点下的对某疾病的诊治成本，既包括病人的自费部分，也包括非自费部分。此外，全社会观点下的药物经济学研究与评价还要考虑外部效果，如传染病对健康人群的危害等。

(3) 成本的计量　是在识别成本的基础上进行的，包括计数每一种资源或代价的单位量和赋予资源或代价以货币价值体现这两部分内容。对每一种资源，都应确定或识别其使用单位或消耗单位，并以单位来计数资源的消耗量，例如，药品的使用单位可确定为剂量，也即药品的消耗量可表示为若干剂量。将资源消耗量以计数单位来计量有助于我们对不同货币价值的影响作出判断，例如，每位患者“需要消耗价值100美元的药师服务”和“需要共计4小时价值每小时25美元的药师服务”这两种表达方式相比，前者所揭示的信息少于后者。

2. 收益

(1) 收益的概念及分类　收益是指实施预防、诊断或治疗措施而产生的有利的或有益的结果。通常根据不同的需要，把收益划分为直接收益与间接收益，有形收益与无形收益，效益、效果和效用。

直接收益是指实施预防、诊断或治疗措施而直接产生的有利的或有益的结果，如对患者的健康得到的恢复和促进等。间接收益是指实施预防、诊断或治疗措施而间接产生的有利的或有益的结果，如某一疾病的有效治疗，大大缩短了患者治疗时间，从而减少误工损失和家人陪护的损失，这些减少的损失就是该治疗方案产生的间接收益。

有形收益是指实施预防、诊断或治疗措施而产生的可用临床指标或生命健康指数来表示或反映的健康收益，以及可用货币予以量化的经济收益。无形收益是指实施预防、诊断或治疗措施所减少或避免的无形成本，以及所产生的患者及其亲人的舒适、喜悦，以及医院声誉的提高、社会状况的和谐、稳定等。

在药物经济学研究与评价中，根据计量指标的不同，还可以把收益划分为效益、效果和效用。效益是有益结果的货币表现，是以货币计量的收益。效果是以临床指标或生命治疗指标、健康指标计量的收益。效用是以人们对实施预防、诊断或治疗措施所产生结果的满意程度来计量的收益，是患者接受预防、诊断或治疗措施后对自身健康状况的主观判断。

（2）收益的识别　识别收益就是识别实施预防、诊断或治疗方案所产生的有益的结果。明确目标和评价观点是正确识别收益的前提。进行药物经济学研究与评价所代表的利益主体不同，所要实现的目标就不同，因而所持的评价观点或所占的评价立场就不同，收益的范畴和内容随之而异。

（3）收益的计量　常用的收益形式是效果、效益或效用。为便于分析，收益的计量方法也按照此分类方式分别予以介绍。

1）效果的计量　效果的主要计量对象是特定的预防、诊治方案的有益的临床指标，通常表现为反映药物疗效、预期寿命得以维持或延长、健康状况的改善、生命质量的提高等的健康效果。

2）效益的计量　用货币形式表示用药结果，即采取干预措施后相对于不采取任何措施所挽回的损失或节省的费用，具体来说，就是在检查、诊断和治疗等资源消耗过程中被节约的资源。

3）效用的计量　效用通常指健康效用，是经质量调整的效果产出量。效用的计量以临床指标为衡量参数，并综合考虑不同的诊治结果对生活质量的影响。

3. 贴现率与贴现　货币存在时间价值，成本、效益等值常需通过一定贴现率换算成现值。贴现率指将未来某一时间的货币金额，折算成现在价值（现值）的利率。贴现指在未来某一或若干规定时间收到或支付的款项，按一定利率（贴现率）折算成现在价值的一种方法。

（三）药物经济学评价方法

成本和收益的识别与计量以及参数的确定都是为科学合理地比较方案的收益与成本，对收益和成本进行科学、合理的比较，离不开适宜的评价方法和评价指标，常用的药物经济学评价方法主要有 4 种：成本 – 效益分析（CBA）、成本 – 效果分析（CEA）、成本 – 效用分析（CUA）和最小成本分析（CMA）。

考点提示

药物经济学评价常用方法。

---

1. 成本 – 效益分析　成本 – 效益分析法（cost – benefit analysis，CBA），是对备选方案的成本和收益均以货币予以计量和描述，并对货币化了的成本和收益进行比较的一种方法。它是一般经济评级常用方法也是最为基本的方法，同时也是成本 – 效果分析法和成本 – 效

用分析法的基础，其常用指标的评价指标是效益－成本比（B/C）或成本－效益比（C/B），属于效率型指标。通常情况下，只有效益不低于成本的方案才是可行方案。在目前的实际评价过程中，因效益－成本比指标的经济含义能更好地反映药物经济研究的目的和要求，在药物经济学评价中采用效益－成本比指标更为适宜。常用计算方法为：

$$B/C=\frac{\sum_{t=1}^{n}[B_t/(1+r)^t]}{\sum_{t=1}^{n}[C_t/(1+r)^t]} \tag{3-6-1}$$

效益－成本比值可出现三种情况：B/C＞1，说明效益超过成本；B/C＝1，说明效益与成本相等；B/C＜1，说明此方案在经济学上没有获益。就一个方案来说，只有当效益－成本比值≥1，才可以接受；反之则不可接受。多方案比较时，按照效益－成本比值大小顺序排列，比值高的方案为优选方案。

案例解析

本任务导入案例中的成本和收益均用货币计量，采用效益－成本比指标进行评价。A方案 B/C＝865298/346871＝2.49，因为 B/C＞1，表明该项目的收益大于成本，实施该项目是经济的。B方案 B/C＝598469/267483＝2.23，多方案比较时，按照效益－成本比值大小顺序排列，比值高的A方案为优选方案。

2. 成本－效果分析 成本－效果分析法（cost－effectiveness analysis，CEA），是将备选方案的成本以货币形式计量，收益则以临床指标来表示，进而对各备选方案的成本和效果进行分析和比较的一种方法。其与成本－效益分析法的不同之处在于对备选方案所产生的收益的计量方式不同，成本－效果分析法中的收益直接采用治疗或干预方案实施后所产生的健康效果或临床指标（如治愈率、血糖、血脂等指标的变化值等）予以描述和计量，而无需进行货币化计量。其常用的评价指标是效果－成本比（E/C）或成本－效果比（C/E），在实际评价过程中，采用成本－效果比还是效果－成本比，常常因研究、评价人员的不同偏好而异，尚没有规范性要求与规定，由于某些临床效果指标具有整体性和不可分割性，此时成本－效果比指标更能反映临床治疗的经济意义，目前使用较多的是成本－效果比。见表3－6－1。

（1）成本－效果比值法 成本－效果比（C/E 或 E/C）是成本－效果分析中一个具有重要参考价值的非经济学指标。包括衡量单位效果所花费的成本（C/E）或每一货币单位所产生的效果（E/C），前者如每延长生命一年所需的经费数额，治疗一例消化性溃疡病人的费用，确诊一种疾病的费用等，后者如每花费一元钱所获得的血压 mmHg 下降数等，通过对治疗方案做出评价，一般 C/E 值越低，即产生一份效果所需的费用越低，该方案的实施越有益，或者 E/C 值越大，即每一货币单位获得的效果越大，该方案越有益。

（2）额外成本与额外效果比值法 也称增量成本－效果分析法。它是在两个治疗方案均可接受时，两方案的成本－效果比值即产生一份效果所需的平均费用相等或相近的情况下，结合额外成本（△C）与额外效果（△E）的比值，对方案进行评估的方法。一般额外成本与额外效果的比值（△C/△E）越低，则表明产生一份额外效果所需的追加成本较低，该方案的实际意义越大。

表 3-6-1 成本-效果分析在治疗方案选择中的应用

效果	成本		
	较低	效果相同	较高
较低	运用增量比值判断	接受方案	接受方案
成本相同	拒绝方案	无所得	接受方案
较高	拒绝方案	拒绝方案	运用增量比值判断

3. 成本-效用分析 成本-效用分析法（cost-uti1ityana1ysis，CUA），是将预防、诊治或干预项目的成本以货币形态计量，收益则以效用指标来描述，并对成本和收益进行比较、进而对备选方案的经济性进行比较选择的方法，常用评价指标是成本-效用比（C/U）或效用-成本比（U/C），效用-成本比指标比成本-效用比指标更为适宜。成本-效用分析是在成本-效益分析和成本-效果分析的基础上形成的最新的评价方法，它与成本-效果分析法有较多的相似，成本-效用分析和成本-效果分析的相同之处在于两者都是以货币形态来计量方案的成本，都是以临床指标作为首要的衡量参数；不同之处在于成本-效用分析所用的效果指标是单纯的生物指标，而成本-效用分析所用的效用指标则不仅以生物指标作为衡量参数，同时考虑了患者对生活质量的要求，而非单纯的生物指标变化，因此，采用成本-效用分析可使不同疾病的预防、诊治方案之间具有可比性，应用范围较广。

成本-效用分析法所用指标是综合性质的生活质量调整年（QALYS）和健康测量量表，衡量指标用成本效用比（CUR），CUR 表示项目获得每个单位的 QALYs 所消耗或增加的成本量，CUR 越高，表示项目效率越低，反之，CUR 越低，表示项目效率越高。

（1）生活质量调整年（QALY） 生活质量调整年是将死亡率、发病率、偏好等结合起来的一个综合指标，它是目前能够综合考虑病人的寿命长短和生活质量的一个较为理想的指标。健康效用值是指某个健康状态相对于完全健康的生命质量，表明评价者对某种健康状况满意程度的多维主观判断，通常以 0~1 表明死亡状态到完全健康状态。

$$\text{QALY} = \text{健康改进的效用值} \times \text{健康改进的维持时间} \qquad (3-6-2)$$

知识链接

患者通过药物治疗生命延长 10 年，但因药物副作用及疾病后遗症，其健康效用值为 0.6，计算 QALYS 值。

分析：

QALYS = 0.6 ×10 年 = 6 年，即该病人获得了 6 个生活质量调整年（6 个 QALY）。

（2）健康测量量表 生活质量测量量表是目前评价健康效用另一个常用的方法。常用的量表分为两类：通用量表和疾病专用量表，通用量表主要反映患者的总体健康状况和生活质量，疾病专用量表包含与特定疾病有关的影响健康的特殊情况。实践中一般根据所要测量和评价的对象，选择最能说明药物治疗前后病人生活质量变化的一些评价内容或指标形成量表条目，确定各条目的评分范围，如好、中、差或 0~1 等级打分，根据各条目对生活质量的影响程度确定其权重，就形成了测量量表。测量时根据研究目的不同，由医生或病人对各项量值进行打分填写，最后做综合评定。

4. 最小成本分析 最小成本分析法（cost - minimizationanalysis，CMA），是指对预防、诊断或干预的收益或结果相同的两个或两个以上的备选方案的成本进行比较，进而选择成本最小的方案的一种分析方法。最小成本法实质是在备选方案的收益或结果相同（即效益、效果或效用相同）的情况下，成本 - 效益分析、成本 - 效果分析或成本 - 效用分析的特例。

最小成本法的适用条件是备选方案的收益或结果相同。实际应用中此种情况较少，因此，最小成本法的适用范围较小。但最小成本法有其自身的优势，那就是计算简便、评价结论易于理解，特别是对多个互斥方案评价时，可直接依据指标值的大小排序选优，简单易行。因此，在符合应用条件的情况下，最小成本法是进行药物经济学评价的首选方法。

综上所述，从以上对药物经济学常用评价方法的介绍不难看出，凭借现有的计量收益的方法和手段，在符合评价方法应用条件的情况下，药物经济学评价方法的优先选择顺序依次是最小成本法、成本 - 效益分析法、成本 - 效果分析法、成本 - 效用分析法。也即首选最小成本法，当不具备最小成本法的适用条件时，就首选成本 - 效益分析法，当最小成本法和成本 - 效益分析法的适用条件均不具备时，采用成本 - 效果分析法，前述三种方法均不适用时采用成本 - 效用分析法。

5. 不确定性分析 不确定性是指影响方案经济性的客观因素较多，且各种影响因素未来的变化都存在程度不同的不确定性，加上研究设计方法、预测方法和工作条件的局限性等原因，预测数据与实际发生的数据之间很可能存在偏差，从而导致评价结论偏倚甚至错误，为了避免有关的选择或决策失误，需要了解各种影响因素发生变化时对评价结果的影响程度，了解预防、诊治方案对各种影响因素变化的承受能力，以及各种不确定因素发生不同幅度变化的概率分布及方案经济性的影响等。不确定性分析将有助于上述问题的解决。因此，不确定性分析时药物经济学研究与评价中不可缺少的重要组成部分。药物的经济性是关系到药物资源有效利用程度的最根本的决定因素。随若我国药物经济学研究的不断深入，其涉及领域也在不断延伸，但我国药物经济学发展较晚，应用领域仍较为局限。

表 3 - 6 - 2 药物经济学不同评价分析方法差异比较

项目	最小成本法	成本 - 效果分析	成本 - 效益分析	成本 - 效用分析
研究对象	多种方案	多种方案	单种或多种方案	多种方案
研究基础	效果一致	同一临床效果	不同药物或疾病	不同药物或疾病
研究内容	成本	成本、效果	成本、效益	成本、效用
表示单位	货币	成本效果比值	货币	生命质量调整年
分析结果	成本差异	成本效果差异	成本效益比差异	成本效用比差异

（四）药物经济学研究的设计基本步骤

分析方法不同，应用范围不同，对成本、结果等的计量方法各异，实施程序不尽相同。目前对一些较成熟的分析方法已经形成较为完善的实施步骤，如 1982 年 Warner、Luce 和 Dao 等三位药物经济学专家提出的成本 - 效果分析流程图，美国卫生部 1992 年推荐的成本 - 效益分析的六个基本步骤等。将这些实施程序概括起来，药物经济学分析的过程可分为以下十个基本步骤。

1. 确定研究目的，分析研究前景 首先明确评价目的，是评价某种药物的性价比、确定某种疾病的最佳治疗方案，还是为某项卫生干预或计划做决策；再分析对此进行药物经济学研究的意义和价值。

2. 确立观察问题的角度 观察问题的立场、角度不同，会影响药物经济学分析的内容和结果。药物经济学研究的服务对象主要有四个方面，即卫生决策部门、医疗机构、社保机构或保险公司（第三付费方）和患者，研究者观察问题的角度往往取决于决策者的立场或经费支持者的立场。如计算某药物治疗方案的成本和效益时，减少的住院天数从住院病人角度看就是效益，而对医疗机构而言，就是效益的减少或成本的增加。

3. 区分和确定可供选择的方案 鉴别所有需评价的备选方案，包括设立对照方案，排除与治疗方案或疾病无关或超出范围的内容。如评价头孢噻肟治疗上呼吸道感染的成本－效果，备选方案有四种：头孢噻肟治疗方案（待评价方案）、青霉素治疗方案、环丙沙星治疗方案和氧氟沙星治疗方案（对照方案）。

4. 选择适当的药物经济学分析方法 根据研究的目的和内容选择适当的药物经济学分析方法。如进行卫生经费投入计划的决策分析，可选择成本－效益分析法；同一疾病不同治疗方案的比较，可选择成本－效果分析法；对影响生活质量的疾病的治疗方案的比较，可采用成本－效用分析法。

5. 鉴别、计量成本 不同分析方法对成本的鉴别和计量略有不同。成本－效益分析中，成本包括所有被消耗的资源，包括直接成本、间接成本、隐性成本等，所有的成本以相同的货币单位计量。成本－效果和成本－效用分析中，治疗方案的成本往往是指其净成本。所谓净成本，是指治疗成本加上初期用于检查、诊断而消耗的资源，再减去在检查、诊断和治疗等资源消耗过程中被节约的资源。实质上，在净成本计算过程中以负费用形式出现的被节省的资源就是经济效益。在实际运用过程中，间接成本和隐性成本在净成本计算中没有被包括进去。净成本是反映某种治疗方案获得纯效果在资源利用方面的指标。成本－效用分析方法中的成本往往还要将计量隐性成本。

6. 鉴别结果 不同分析方法结果计量方式的不同。

成本－效果分析的结果是临床指标，如治愈率、转阴率、生命年、发病率等，一般选用对治疗方案最敏感的指标单位。有时某一治疗方案的临床结果可用多种指标衡量，采用复合健康指标，即通过一定方式将多种指标结合起来形成一个非自然的评价指标。

成本－效益分析的结果是效益，除可直接用货币值表示者外，如减少的住院天数等也可用少损失的病人工资、负的病床日成本来衡量，延长的生命年、降低的发病率等的效益值则可用人力资本法或意愿支付法来衡量。

成本－效用分析的结果是生活质量的调整，可通过生活质量调整年等衡量，不再多述。

7. 确定贴现率，计算贴现值 治疗方案的结果往往需要持续若干年才能确定，因此药物经济学研究有一定时间周期。药物经济学研究中的成本和效益的计量应反映货币的时间价值以及物价等因素的变动，通过一定贴现率，将未来的健康结果与成本变化转换为现在的相对数值。实践中多选用一定的贴现率，如世界银行建议采用3%～5%的贴现率，英国国立健康机构推荐选用6%的贴现率，美国疾病控制中心建议选用5%的贴现率。最近美国卫生部门建议药物经济学研究选用3%和5%的贴现率进行计算。

8. 对结果进行统计分析，确定最佳方案 运用所确定的药物经济学分析方法，如净现值法、成本－效果比值法等对各治疗方案的成本和结果进行分析，并决定是否需要进一步进行增量成本－效果分析。采用适当的统计分析方法比较不同治疗方案间的成本、结果差异是否具有统计学意义，进而通过决策分析确定最佳方案。

9. 区分不确定因素并进行敏感度分析 在药物经济学研究尤其是在成本－效果和成本－效用分析中，很多参数是不确定的。一般成本的不确定因素主要是药品价格的波动，以及固定资产折旧率、提成率的估计值，效果的不确定因素通常是疗效率、不良反应率、未经治疗病人的死亡率等，因此需对研究结果进行敏感度分析。敏感度分析是对研究中的某些不确定因素进行波动分析，验证不同假设或估算数据的变动对分析结果的影响，即在固定其他变量的情况下，给一个变量赋予适当波动值，考察药物经济学结论是否改变。

10. 陈述结果即撰写药物经济学研究报告 在陈述药物经济学研究结果时，应对干预方案、对照物等作详细说明，增强方法和资料的透明度，了解结果的局限性和适用性。

（五）药物经济学的作用与意义

1. 药物经济学的作用 卫生政策制定中的应用研究（如为药政管理和医疗保险等提供决策依据）；药品定价和费用补偿水平的确定；国家基本药品目录或药品保险报销目录的确定；医疗保险领域重点干预措施的制定；制定医院处方集、制定临床用药信息指南、指导临床合理用药；新药的研制与开发战略研究；药物经济学的方法研究和药物经济学指南评价标准的研究等。

考点提示

药物经济学在药物评价中的作用。

2. 药物经济学的意义

（1）提高药物资源的配置效率 全社会资源的稀缺性决定了可用于药品的研究开发、生产、流通和使用过程中的药物资源及技术、资金、人员、时间等的有限性，进而导致了可供人们选择和使用的药品的品种、质量和数量的有限。有鉴于此，广泛而深入地开展药物经济学评价是最大限度降低药品资源短缺、节约药物研发成本、提高现有药品资源总利用率的有效方法。

（2）促进临床合理用药、控制药品费用增长 临床药物的不合理使用是医疗费用急速增长最主要的原因之一，不仅造成药品资源的极大浪费，而且也延误了病情，损害了患者的身心健康，同时也增加了药物不良反应和药源性疾病的发生。研究医药和经济的相互关系，探讨医药与经济相互促进、协调发展的途径，医药资源对人力资源的健康状况有着非常重要的作用和影响。无论将医药投入视为投资还是消费，医药投入的多少都与经济实力的强弱密切相关。

（3）为药品市场营销提供科学依据 通过研究药物经济学可以对一些刚上市新药、老药新适应证用药、新型制剂等药品进行市场价格定位以及科学合理调配。由于药品的竞争力来自低成本、高效率，所以药物经济学的作用在于为完善竞争提供支持。药物经济学的评价结果可以提供有力的证据向患者和医生说明药品的价值，为同类药物的价值比较和选择提供参考，增强药品的市场竞争力。

（4）为政府制定药品政策提供决策依据 政府药品管理部门可根据广泛的药物经济学调研，评估药物利用率及各类药物使用占比来制定报销目录或为临床治疗提供用药依据，利用科学的评价准则选择成本 – 效果比较好、社会收益高的药物进入诊疗规范，从而完善医疗保险决策。

技能训练

二、药物经济学技能模拟训练

【实训目的】

1. 熟悉药物经济学的评价方法。

2. 掌握开展对药物经济学采用分析法进行评价。

【实训准备】

复习有关药物经济学的作用与评价方法，选择和确定调查对象（医疗单位或社区药店），获取一种疾病治疗药物的经济学资料。

【实训方法】

1. 结合所学知识和课后调查，获取疾病治疗药物的经济学资料。

2. 通过小组讨论等形式，对获取案例的资料进行分析。

3. 通过药物经济学评价方法结果制订合理用药方案，互相点评，教师讲评，优化确定方案。

【实训步骤】

1. 确定课题　了解医疗单位或社区药店在药物使用过程中的药物性价比，或确定某种疾病的最佳治疗方案问题，复习巩固有关知识。

2. 调研拓展　学生分若干小组，由教师带领至医疗单位或社区药店开展药物经济学分析与评价。

3. 确定案例　学生选取 1 例案例，认真调查，获取疾病治疗药物的经济学资料。

例：126 例抑郁症患者，随机分成三组，用 3 种不同的药物治疗，均为口服给药，疗程 6 周。请采用成本 – 效果分析法，比较哪个治疗方案最佳。

组别	氟西汀（n = 41 例）	帕罗西汀（n = 42 例）	西酞普兰（n = 43 例）
总成本（C）	28405.62	29715.84	27967.20
痊愈率（E1,%）	65.8	64.3	65.1
有效率（E2,%）	78.1	76.2	76.7

扫码“看一看”

4. 小组研讨　以 4 ~ 10 人为一个小组，结合所学知识和课后调查，复习药物经济学的评价方法，对案例运用药物经济学评价方法进行评价。

5. 制订方案　每名学生根据获取的资料，通过药物经济学评价方法结果制订合理用药方案。

6. 优化方案　对评价结果和用药方案互相点评，教师讲评，优化确定方案。

【实训考核】

任意选取一类疾病治疗药物的经济学资料，对案例运用药物经济学评价方法进行评价，按照以下考核表完成上实训技能的考核。

项目	考核内容		标准分（100）	评分标准	得分
职业素养（5分）	衣帽整洁，仪表端庄		2	学生着工作服；女生不得披头发；男女生不得穿拖鞋	
	报告班级、姓名、操作项目		1	汇报清晰	
	举止得体，语言清晰		2	仪态大方，吐字清晰，声音适度	
实训实施（65分）	沟通能力（10分）	对调查对象的礼仪	5	面对调查对象：见面问候（2分）；离开道别（2分）；其间合理运用礼仪暗示行为（1分）	
		与患者或销售人员的沟通技巧	5	参考人际沟通知识，学生回答沟通技巧的内容	
	专业能力（55分）	确定研究目的，分析研究前景	10	确立药物评价观察问题的角度（3分）；正确判断评价的目的（3分）；解释依据正确（4分）	
		区分和确定可供选择的方案	10	评价方案制定正确（5分）；解释依据正确（5分）	
		选择适当的药物经济学分析方法	10	选用分析方法合适（5分）；解释依据正确（5分）	
		对结果进行统计分析，确定最佳方案	15	结果计算正确（4分）；对结果分析正确（3分）；根据确定最佳方案（4分）；解释依据正确（4分）	
		陈述结果	10	判断正确（5分）；解释正确（5分）	
理论知识（30分）	成本和收益的概念		5	漏项、错项一项分别扣1分	
	药物经济学评价方法		15	漏项、错项一项分别扣3分	
	药物经济学研究的设计基本步骤		10	漏项、错项一项分别扣2分	
合计					

备注：

1. 考核方式：教师与学生一（或二）对一考试；
2. 考核场所：模拟药房或实验室；
3. 学生按号数每次2或3人进入考场，抽取1例案例/事件，每人准备5分钟后开考；
4. 待考学生由班级学委维持秩序在考场外准备，不得进入考场。

扫码“看小结”

【实训思考】

结合实际，说明药物经济学研究的设计基本步骤。

目标检测

扫码“练一练”

一、选择题

【A_1/A_2型题】

1. 药物利用研究目的是（　　）

   A. 减少药物不良反应和药源性疾病

   B. 将药物经济学理论用于评价药物

   C. 考察临床医师处方是否合理

   D. 实现用药合理化，保证药物使用的安全有效

   E. 各种药物和非药物的因素对药物利用的影响

2. 成本－效益分析法具体比较时，在经济学上没有效益的方案是（　　）

   A. $C-B<1$　B. $C-B>1$　C. $B/C<1$　D. $B/C>1$　E. $B/C=1$

3. 关于药物经济学的叙述哪一项是错误的（　　）

   A. 评价不同治疗方案的经济学价值的差别

   B. 其研究结合流行病学、决策学、生物统计学等多学科的研究成果

   C. 分析不同药物治疗方案的成本、效益或效果及效用

   D. 应用现代管理学为研究手段

   E. 研究如何提高药物资源的配置和利用效率

4. 关于药物经济学的研究意义，下列哪一项是错误的（　　）

   A. 提高药物资源的配置效率、促进临床合理用药、控制药品费用增长

   B. 调控药品市场占有份额

   C. 探讨医药和经济的相互关系，使其相互促进、协调发展

   D. 为药品市场营销提供科学依据

   E. 为政府制定药品政策提供决策依据

5. 药物经济学研究的 4 种方法主要差别在于（　　）

   A. 用药成本的不同测量上　B. 计算不同类型的成本

   C. 对于用药结果的不同测量　D. 所采用的实验研究方法不同

   E. 研究对象不同

【X 型题】

6. 体现成本－效果分析结果的是（　　）

   A. 成本－结果比　B. 成本－效果比

   C. 平均成本－效果比　D. 净成本－结果比

   E. 净成本－效果比

7. 关于药物经济学应用以下说法正确的是（　　）

   A. 我国药物经济学评价结果已成为其各类药学服务对象决策的重要参考

   B. 完善临床合理用药证据，规范药品配置。

   C. 已成为一门完善的、成熟的学科

   D. 为药物研究开发工作指明方向，减少新药研究开发失败的损失率

   E. 是一门正在发展和完善的新兴学科

8. 药物利用研究的作用包括（　　）

A. 提示国家、地区或医疗单位内部的药物消费基本状况

B. 了解药物在社会、家庭或临床应用的实际消费，提示药物应用的模式

C. 揭示药物消费分布与疾病谱的关系，反映国家人口素质和健康状况

D. 实现对某些药物滥用的监测

E. 为政府制定、调整卫生保健政策法规提供客观资料

9. 疾病治疗成本表现内容包括（　　）

A. 有限的药物资源的消耗

B. 不良反应对人体的有益作用和影响

C. 手术等治疗措施失败的风险及后续心理问题

D. 因预防和诊治增加的痛苦

E. 延长寿命和提高生活质量

10. 在药物经济学研究中，结果的评价指标包括（　　）

A. 效果　B. 效益　C. 效用　D. 效率　E. 效能

二、简答题

举例说明药物经济学研究的设计步骤有哪些？

三、案例分析

案例：一位糖尿病患者，到药店购买降血糖药物治疗，现有 3 种磺脲类药物，均为长效药物，每日一次，口服给药。请采用药物经济学评价法，推荐选用哪个药物最佳。

扫码“看解析”

药物	规格	单价（元/片）	等效剂量（片）
格列齐特缓释片（达美康）	30mg×30 片/盒	1.73	2
格列吡嗪控释片（瑞易宁）	5mg×14 片/盒	2.79	1
格列美脲（万苏平）	2mg×10 片/盒	1.62	1

（邓元荣）

项目四

化验单与家用医疗器械常识

【项目介绍】本项目介绍了常见化验单正常值范围的和临床意义，以及家用医疗器械的基本构造及使用方法。

通过对化验单常识的学习，快速了解化验结果是否正常，初步判断为何种疾病，使病人及其家属了解病情，以便更好地配合医生进行诊断疾病、监测疗效、评判预后等工作。

通过对家用医疗器械常识的学习，掌握、了解一些常见家用医疗器械的使用方法，保证其安全性和有效性，使之达到有效的诊治、防病的目的。

任务一　化验单常识

扫码“学一学”

学习目标

知识要求　**1. 掌握**　常见临床检验指标正常值。

2. 熟悉　常见临床检验指标代表的临床意义。

技能要求　1. 能正确解释化验单主要指标的临床意义。

2. 会结合化验单，结合患者病历、处方等进行用药指导。

案例导入

案例：患者，女，35岁，2年来月经量多，乏力、面色较苍白。经血常规检查报告如下：血红蛋白82g/L，白细胞7.0×10^9/L，血小板120×10^9/L。

讨论：结合这个案例的化验结果，分析该患者所患疾病并给予合理用药指导。

理论知识

检验即是对人体血液、尿液、粪便及其他体液和分泌液等各类生物样品进行检测的过程。检验报告是检测结果的报告形式，其结果（检查、测定）是检查者自身健康与否的最直接说明。掌握了常见化验项目的正常值及化验值偏高或偏低的临床意义，也就相当于学会了“自我诊断”，有助于医护人员之间的沟通，也有利于医疗行为的执行。

扫码“学一学”

一、常见临床检验指标与意义

（一）血常规

血液是流动在心脏和血管内的不透明红色液体，主要成分为血浆和血细胞。血液中含有各种营养成分，如无机盐、氧、细胞代谢产物、激素、酶和抗体等，有营养组织、调节器官活动和防御有害物质的作用。血细胞有红细胞、白细胞和血小板。人体各器官的生理和病理变化，往往会引起血液成分的改变，故血液一般检测有助于很多疾病的诊断。具体见表4－1－1。

表4－1－1　血常规中常见指标正常值及临床意义

项目	正常参考区间	异常表现	临床意义
白细胞计数（WBC）	成人末梢血：(4.0～10.0)×10^9/L， 成人静脉血：(3.5～10.0)×10^9/L， 新生儿：(15.0～20.0)×10^9/L， 6个月－2岁婴幼儿：(11.0～12.0)×10^9/L 影响白细胞计数的因素较多，应结合白细胞分类计数和白细胞形态等指标综合判断	白细胞增多	①生理性：月经前、妊娠、分娩、哺乳期妇女、剧烈运动、兴奋激动、饮酒、餐后等，新生儿和婴儿高于成人。②病理性：各种细菌感染、严重组织损伤或坏死、白血病、恶性肿瘤、尿毒症、糖尿病酮症酸中毒以及有机磷农药、催眠药的急性中毒，某些升白药也有此作用
		白细胞减少	①疾病：流行性感冒、再生障碍性贫血、白血病等。②药物：磺胺类药、解热镇痛药、部分抗生素、抗甲状腺药、抗肿瘤药等。③特殊感染：革兰阴性菌感染（伤寒、副伤寒）、结核分枝杆菌感染、病毒感染（风疹、肝炎）、寄生虫感染等。④其他因素：放射线、化学品（苯及其衍生物）等
中性粒细胞比值	0.50～0.70 (50%～70%)	中性粒细胞增多	①急性感染或化脓性感染：包括局部感染（脓肿、疖肿、扁桃体炎、阑尾炎、中耳炎等）；全身感染（肺炎、丹毒、败血症、猩红热、白喉、急性风湿热）。轻度感染白细胞和中性粒细胞百分比可增多；中度感染计数可>10.0×10^9/L；重度感染计数可>20.0×10^9/L，并伴明显的核左移。②中毒：尿毒症、糖尿病酮症酸中毒、代谢性酸中毒、铅中毒、安眠药、有机磷中毒。③出血和其他疾病 急性出血、急性溶血、手术后、恶性肿瘤、粒细胞白血病、严重组织损伤、心肌梗死和血管栓塞等
		中性粒细胞减少	①疾病：伤寒、副伤寒、布氏杆菌病、某些病毒性感染（如乙肝、麻疹、流感）、血液病、过敏性休克、再生障碍性贫血、高度恶病质、粒细胞减少症或缺乏症、脾功能亢进、自身免疫性疾病等。②中毒、损伤：重金属或有机物中毒、放射线损伤等。③用药：抗肿瘤药、苯二氮䓬类镇静药、磺酰胺类、胰岛素促泌剂、抗癫痫药、抗真菌药、抗病毒药、抗精神病药、部分非甾体抗炎药等

续表

项目	正常参考区间	异常表现	临床意义
嗜酸性粒细胞	成人0.01～0.05（1%～5%）；儿童0.005～0.05（0.5%～5%）	嗜酸性粒细胞增多	①过敏性疾病：支气管炎、支气管哮喘、荨麻疹、药物性皮疹、血管神经性水肿、食物过敏、热带嗜酸性粒细胞增多症、血清病、过敏性肺炎等。②皮肤病与寄生虫病：牛皮癣、湿疹、疱疹样皮炎、真菌性皮肤病、肺吸虫病、钩虫病、包囊虫病、血吸虫病、丝虫病、绦虫病等。③血液病：慢性粒细胞性白血病、嗜酸性粒细胞性白血病等
		嗜酸性粒细胞减少	①疾病或创伤：见于伤寒、副伤寒、大手术后、严重烧伤等。②用药：长期应用肾上腺皮质激素或促肾上腺皮质激素等
嗜碱性粒细胞	0～0.01（0%～1%）	嗜碱性粒细胞增多	①疾病：慢性粒细胞性白血病常伴嗜碱性粒细胞增多，可达10%以上，或红细胞增多症、罕见嗜酸性粒细胞性白血病、骨髓纤维化或转移癌等。②创伤及中毒：脾切除术后、铅中毒、注射疫苗等
		嗜碱性粒细胞减少	①疾病：速发型过敏反应如荨麻疹、过敏性休克等。②用药：见于促肾上腺皮质激素、肾上腺皮质激素应用过量及应激反应等
淋巴细胞	0.20～0.40（20%～40%）	淋巴细胞增多	①传染病：百日咳、传染性单核细胞增多症、传染性淋巴细胞增多症、结核病、水痘、麻疹、风疹、流行性腮腺炎、传染性肝炎、结核及其他传染病的恢复期等。②血液病：急、慢性淋巴细胞白血病、白血病性淋巴肉瘤等可引起淋巴细胞计数绝对性增多，再生障碍性贫血、粒细胞缺乏症也可引起淋巴细胞百分率相对性增多。此外也可见于肾移植术后发生排斥反应期
		淋巴细胞减少	传染病的急性期、放射病、细胞免疫缺陷病、长期应用肾上腺皮质激素后或接触放射线等。此外，各种原因引起中性粒细胞增多时，淋巴细胞也可相对减少
单核细胞	0.03～0.08（3%～8%）	单核细胞增多	①传染病或寄生虫病：如结核、伤寒、亚急性细菌性心内膜炎、急性传染病的恢复期、黑热病。②血液病：单核细胞白血病、粒细胞缺乏症恢复期。③其他疾病：亚急性细菌性心内膜炎

续表

项目	正常参考区间	异常表现	临床意义
红细胞计数（RBC）	成人：男性（4.0~5.5）×10^{12}/L 女性（3.5~5.0）×10^{12}/L；新生儿：（6.0~7.0）×10^{12}/L；婴儿：（5.2~7.0）×10^{12}/L；儿童：（4.2~5.2）×10^{12}/L	红细胞增多	①相对性增多：见于严重呕吐、腹泻、排尿过多、休克、多汗、大面积烧伤，由于大量失水，血浆量减少，血液浓缩，使血液中的各种成分浓度相应增多，仅为一种暂时的现象。②绝对性增多：见于生理性增多，如机体缺氧和高原生活、胎儿、新生儿、剧烈运动或体力劳动、骨髓释放红细胞速度加快等；病理代偿性和继发性增多，常继发于慢性肺心病、肺气肿、高原病和肿瘤（肾癌、肾上腺肿瘤）；真性红细胞增多，为原因不明的慢性骨髓功能亢进，红细胞计数可达（7.0~12.0）×10^{12}/L
		红细胞减少	①造血物质缺乏：由营养不良或吸收不良而引起，如慢性胃肠道疾病、酗酒、偏食等，引起铁、叶酸、维生素等造血物质不足，或蛋白质、铁、维生素C不足均可致贫血。②骨髓造血功能低下：原发性或由药物、放射线等多种理化因素所致的再生障碍性贫血、白血病、癌症骨转移等，可抑制正常造血功能。③红细胞破坏或丢失过多：如先天失血或后天获得性溶血性贫血、急慢性失血性贫血、出血等。④继发性贫血：如各种炎症、结缔组织病、内分泌病等
血红蛋白（Hb）	男性：120～160g/L；女性：110～150g/L；新生儿：170~200g/L 血红蛋白量减少是诊断贫血的重要指标，但不能确定贫血的类型，需结合其他检测指标综合分析	血红蛋白增多见于	①疾病：慢性肺源性心脏病、发绀型先天性心脏病、真性红细胞增多症、高原病、大细胞高色素性贫血以及某些肿瘤如肾癌等；②创伤：大量失水、严重烧伤等
		血红蛋白减少	①出血：血红蛋白量减少的程度与红细胞相同，见于大出血、再生障碍性贫血、类风湿性关节炎及急、慢性肾炎所致出血等。②其他疾病：血红蛋白量减少的程度比红细胞严重，见于缺铁性贫血，是由慢性反复出血所引起，如胃溃疡病、胃肠肿瘤、妇女月经过多、痔疮出血等；红细胞减少的程度比血红蛋白量严重，见于大细胞高色素性贫血，如缺乏维生素B_{12}、叶酸的营养不良性贫血及慢性肝病所致贫血等

续表

项目	正常参考区间	异常表现	临床意义
血小板计数（PLT）	（100～300）$\times10^9$/L	血小板减少	①血小板生成减少：骨髓造血功能障碍、再生障碍性贫血、各种急性白血病、骨髓转移瘤、骨髓纤维化、多发性骨髓瘤、巨大血管瘤、全身性红斑狼疮、恶性贫血、巨幼细胞性贫血。②血小板破坏过多：特发性血小板减少性紫癜、肝硬化、脾功能亢进、体外循环等。③血小板分布异常：脾肿大、各种原因引起的血液稀释。④其他疾病：弥散性血管内出血、阵发性睡眠血红蛋白尿症、某些感染（如伤寒、黑热病、麻疹、出血热多尿期前、传染性单核细胞增多症、粟粒性结核和败血症）、出血性疾病（如血友病）、坏血病、阻塞性黄疸、过敏性紫癜等。⑤药物中毒或过敏。如甲枫霉素有骨髓抑制作用 可引起血小板减少；抗血小板药阿司匹林也可引起血小板减少；应用某些抗肿瘤药、抗生素、细胞毒性药可引起血小板减少等
		血小板增多	①创伤：急性失血性贫血 脾摘除术后、骨折、出血后可见一过性血小板增多。②其他疾病：见于原发性血小板增多症、慢性粒细胞性白血病、真性红细胞增多症、多发性骨髓瘤、骨髓增生病、类白血病反应、霍奇金病、恶性肿瘤早期、溃疡性结肠炎等
红细胞沉降率（ESR）	男性：0～15mm/h 女性：0～20mm/h 生理性增快见于女性月经期、妊娠3个月以上（至分娩后3周内）	病理性增快	①炎症：风湿热、结核病、急性细菌性感染所致的炎症等。②组织损伤及坏死：如手术、创伤、心肌梗死等。③恶性肿瘤：迅速增长的恶性肿瘤血沉增快，而良性肿瘤则血沉多正常。④各种原因造成的高球蛋白血症：如多发性骨髓瘤、肝硬化、系统性红斑狼疮、慢性肾炎、贫血、高胆固醇血症

扫码“看一看”

案例解析

患者2年来月经量多，且伴有贫血的一般症状，血红蛋白低于正常，考虑为慢性失血导致的中度缺铁性贫血，呈小细胞低色素性贫血。治疗以补铁为主。可推荐患者饭后服用硫酸亚铁、琥珀酸亚铁、葡萄糖酸亚铁等二价铁制剂。在用药期间，为促进铁的吸收，可与维生素C同服，并避免与牛奶、蛋类、钙剂、抑酸药、四环素等影响铁剂疗效的物质同时服用。

(二)尿常规检查

肾脏在保证新陈代谢正常进行中发挥着极其重要的作用，通过泌尿活动排泄废物，调节体液以及酸碱平衡；此外，肾脏还兼有内分泌功能。尿液常规检测项目有尿液隐血、尿胆红素、尿胆原、尿酮体、尿蛋白、尿亚硝酸盐、尿葡萄糖、尿酸碱度（pH）、尿比重、尿白细胞等。尿沉渣镜检是通过显微镜观察尿中的沉淀物，检查项目有尿沉渣中的红细胞、白细胞、上皮细胞、管型、结晶等。尿液常规检测加尿沉渣镜检对肾脏疾病的临床诊断、判断疗效和预后有十分重要的价值（表4－1－2）。

表4－1－2　尿常规中常见指标正常值及临床意义

项目	正常参考区间	异常表现	临床意义
尿液酸碱度（pH）	晨尿：pH 5.5～6.5 随机尿：pH 4.5～8.0	酸碱度增高	①疾病：代谢性或呼吸性碱中毒、高钾血症、长期呕吐等；②药物：应用碱性药物，如碳酸氢钠、乳酸钠、氨丁三醇等
		酸碱度减少	①疾病：代谢性或呼吸性酸中毒、糖尿病酮症酸中毒、痛风、肾炎、严重腹泻及饥饿状态等）；②药物：应用酸性药物，如维生素C、氯化铵等
尿比重（SG）	成人晨尿： 1.015～1.025 成人随机尿： 1.003～1.030 新生儿： 1.002～1.004	尿比重增高	急性肾小球肾炎、心力衰竭、糖尿病、蛋白尿、高热、休克、腹水、周围循环衰竭、泌尿系统梗阻、妊娠中毒症或脱水等
		尿比重降低	慢性肾炎、慢性肾功能不全、慢性肾盂肾炎、肾小球损害性疾病、急性肾衰多尿期、尿毒症多尿期、结缔组织病、尿崩症、蛋白质营养不良、恶性高血压、低钙血症，以及肾性或原发性、先天性或获得性肾小管功能异常等
尿蛋白（PRO）	定性试验：阴性； 定量试验： ＜100mg/L，＜150mg/24h 生理性蛋白尿见于由剧烈运动、发热、低温刺激、精神紧张导致 常见于青少年；妊娠期妇女也会有轻微蛋白尿	病理性蛋白尿	①肾小球性蛋白尿：见于急性和慢性肾小球肾炎、肾盂肾炎、肾病综合征、肾肿瘤、糖尿病肾小球硬化症、狼疮性肾炎 过敏性紫癜性肾炎、肾动脉硬化、肾静脉血栓形成、心功能不全等。尿蛋白通常＜3g/24h 但也可达到＜20g/24h（肾病综合征）。②肾小管性蛋白尿：通常以低分子量蛋白质为主 常见于活动性肾盂肾炎、间质性肾炎、肾小管性酸中毒、肾小管重金属损伤。③混合性蛋白尿：肾小球、肾小管同时受损。见于慢性肾炎、慢性肾盂肾炎、肾病综合征、糖尿病肾病、狼疮性肾炎等。④溢出性蛋白尿：肾脏正常而血液中有多量异常蛋白质。见于多发性骨髓瘤、原发性巨球蛋白血症、骨骼肌严重损伤及大面积心肌梗死时的肌红蛋白尿。⑤药物肾毒性蛋白尿：应用氨基糖苷类抗生素（庆大霉素）、多黏菌素类抗生素、抗肿瘤药（甲氨蝶呤）、抗真菌药（灰黄霉素）、抗精神病药（氯丙嗪）等。其他如泌尿系统感染（膀胱炎、尿道炎）所出现的蛋白尿为假性蛋白尿

续表

项目	正常参考区间	异常表现	临床意义
尿液隐血（BLD）	尿血红蛋白：试管法阴性	尿血红蛋白阳性	红细胞被大量破坏产生过多的游离血红蛋白经肾由尿液排出。①创伤：心瓣膜手术、严重烧伤、剧烈运动、肌肉和血管组织严重损伤等。②阵发性血红蛋白尿及引起血尿的疾病：肾炎、肾结石、肿瘤、感染、疟疾、经尿道前列腺切除术等。③微血管性溶血性贫血：溶血性尿毒症、肾皮质坏死。④用药：阿司匹林、磺胺药、伯氨喹、硝基呋喃类、万古霉素、卡那霉素、吲哚美辛、调血脂药、秋水仙碱、吡罗昔康等
	尿肌红蛋白：试管法阴性	尿肌红蛋白阳性	①创伤：挤压综合征、电击伤、烧伤、手术创伤及痉挛。②原发性肌肉疾病：肌肉萎缩、皮肌炎及多发性肌炎、肌营养不良。③局部缺血性肌红蛋白尿：心肌梗死、动脉阻塞。④代谢性疾病：肌糖原累积病、糖尿病酸中毒。⑤中毒：酒精、药物（两性霉素、海洛因、巴比妥类）中毒
尿沉渣白细胞（LEU）	干化学试带法：阴性；镜检法： 正常人混匀一滴尿（WBC <0～3/HPF 离心尿 WBC <0～5/HPF）；	尿中白细胞增多	泌尿系统感染、慢性肾盂肾炎、膀胱炎、前列腺炎，女性白带混入尿液时，也可发现较多的白细胞。另由药品所致过敏反应，尿中会出现多量嗜酸性粒细胞
尿沉渣管型	镜检法： 0或偶见（0～1/HPF 透明管型）	尿沉渣管型异常	①急性肾小球肾炎：可见较多透明管型及颗粒管型，还可见红细胞管型。②慢性肾小球肾炎：可见较多细、粗颗粒管型，也可见透明管型，偶见脂肪管型、蜡样管型和宽大管型。③肾病综合征：常见有脂肪管型，容易见细、粗颗粒管型，也可见有透明管型。④急性肾盂肾炎：少见有白细胞管型，偶见有颗粒管型。⑤慢性肾盂肾炎：可见较多白细胞管型、粗颗粒管型。⑥药物：多黏菌素、磺胺嘧啶、磺胺甲噁唑、顺铂等

续表

项目	正常参考区间	异常表现	临床意义
尿沉渣结晶	阴性	尿沉渣结晶异常	①磷酸盐结晶常见pH碱性的感染尿液。②大量的尿酸和尿酸盐结晶提示核蛋白更新增加，特别是在白血病和淋巴瘤的化疗期间，如发现有x线可透性结石并伴血清尿酸水平增高，则为有力的证据。③尿酸盐结晶常见于痛风。④大量的草酸盐结晶提示严重的慢性肾病，草酸盐尿增加提示有小肠疾病及小肠切除后食物中草酸盐吸收增加。⑤胱氨酸结晶可见于胱氨酸尿的患者，某些遗传病、肝豆状核变性可伴随有胱氨酸结石。⑥酪氨酸和亮氨酸结晶常见于有严重肝病的患者尿液中。⑦胆红素结晶见于黄疸、急性肝萎缩、肝癌、肝硬化、磷中毒等患者的尿液中；脂肪醇结晶见于膀胱尿潴留、下肢麻痹、慢性膀胱炎、前列腺增生、慢性肾盂肾炎患者的尿液中。⑧服用磺胺类药、氨苄西林、巯嘌呤、扑米酮等药，可出现结晶尿
尿葡萄糖(GLU)	尿糖定性试验：阴性；定量： 成人 <0.56－5.0mmol/24h尿 新生儿 <1.11mmol/L；儿童 <0.28mmol/L	血糖增高性糖尿	①心内分泌疾病：糖尿病、甲状腺功能亢进；②心肌梗死、肥胖、肝脏疾病、胰腺炎、糖原累积症、肿瘤等
		血糖正常性糖尿	肾小管病变导致葡萄糖重吸收能力下降所致，肾阈值下降产生的糖尿，也称肾性糖尿。主要见于肾小球肾炎、肾病综合征、间质性肾炎等
		暂时性糖尿	剧烈运动后、头部外伤、脑出血、癫痫发作；持续性糖尿多见于原发性糖尿病、甲状腺功能亢进
		假性糖尿	如烧伤、感染、骨折、心肌梗死、脑血管意外、药物：肾上腺皮质激素、口服避孕药、蛋白同化激素等，以及妊娠期出现妊娠性糖尿，新生儿肾小管重吸收功能发育不全出现新生儿糖尿。短时间内过量进食糖类或输入葡萄糖而出现的糖尿尿液中含有还原性物质如含维生素C、尿酸、阿司匹林、异烟肼等引起尿糖定性出现阳性反应

续表

项目	正常参考区间	异常表现	临床意义
尿酮体（KET）	阴性	尿酮体增高多	①非糖尿病酮尿：婴儿、儿童急性发热，伴随呕吐、腹泻中毒，常出现酮尿；新生儿如有严重酮症酸中毒应疑为遗传性代谢性疾病；酮尿也可见于寒冷、剧烈运动后紧张状态、妊娠期、低糖性食物、禁食、呕吐、甲状腺功能亢进、恶病质、麻醉后、糖原累积病、活动性肢端肥大症及生长激素、肾上腺皮质激素、胰岛素分泌过度等。另外，伤寒、猩红热、肺炎等疾病及氯仿、乙醚麻醉后、磷中毒，也可见尿酮体阳性反应。②糖尿病酮尿：糖尿病尚未控制或未曾治疗，持续出现酮尿提示有酮症酸中毒，尿液中排出大量酮体，常早于血液中酮体的升高。严重糖尿病酮症时，尿液中酮体可达6g/24h
尿胆红素（BIL）	阴性 在临床上，尿胆红素检测仅作为黄疸实验室鉴别的一个指标，实际应用时，尚需与血清胆红素、尿胆原、粪胆原等检测结果一起综合分析	尿胆红素阳性	①肝细胞性黄疸：病毒性肝炎、肝硬化、酒精性肝炎、药物性肝损伤。②阻塞性黄疸：如化脓性胆管炎、胆囊结石、胆道肿瘤、胰腺肿瘤、原发性肝癌、手术创伤所致胆管狭窄等。尿胆红素有助于肝炎的诊断
尿肌酐	男性8.8～17.6 mmol/24h 女性7.04～15.8 mmol/24h 儿童8.8～13 mmol/24h	尿肌酐病理性增加	①内分泌与代谢系统疾病：肢端肥大症、糖尿病、甲状腺功能减退等。②消耗性疾病：伤寒、斑疹伤寒、破伤风等
		尿肌酐病理性减少	①疾病：严重进行性肌萎缩、进行性肌营养不良、贫血、瘫痪、进行性肾病、硬皮病、甲状腺功能亢进症等。②其他：碱中毒、重度充血性心功能不全等
尿酸	磷钨酸还原法： 1.5～4.4mmol/24h	尿酸增高	①疾病：痛风或组织大量破坏、核蛋白分解过度，如肺炎、子痫等。②核蛋白代谢增强：粒细胞性白血病、骨髓细胞增生不良、溶血性贫血、恶性贫血、甲状腺功能亢进症等。③生理性：食用高嘌呤食物、木糖醇摄入过多、剧烈运动、禁食。④药物：促皮质素、肾上腺皮质激素
		尿酸减少	①疾病：肾功能不全、痛风发作前期。②饮食：高糖、高脂肪饮食

续表

项目	正常参考区间	异常表现	临床意义
尿淀粉酶	0～1200U/L 80～300 苏氏单位/小时	尿淀粉酶增高	①心急性胰腺炎、慢性胰腺炎急性发作、胰腺癌、胰腺损伤、急性胆囊炎等；②胰头癌、流行性腮腺炎、胃溃疡穿孔等。减少见于重症肝炎、肝硬化、严重烧伤、糖尿病等
血清尿素氮（BUN）	成人： 3.2～7.1mmol/L 婴儿、儿童： 1.8～6.5mmol/L	增高	尿素氮是氨基酸代谢终产物之一。血中尿素氮的浓度取决于机体蛋白质的分解代谢、食物中蛋白含量及肾的排泄能力。肾小球滤过功能降低时尿素氮排出受阻，因此，尿素氮是在一定程度上可反映肾功能的指标
血肌酐（Cr）	成年男性： 59～104μmol/L 成年女性： 45～84μmol/L 儿童： 0～7 天：53～97μmol/L	血肌酐增多	肌酐为肌肉中磷酸肌酸的代谢产物，人体肌肉以 1mg/min 的速度将肌酐排入血液。严格控制饮食后，血浆内生肌酐浓度比较稳定。肌酐主要从肾小球滤过，仅少量由近端小管排泌，不被肾小管重吸收。若肾小球滤过功能受损，肌酐不能有效滤过，血液中的肌酐就会越积越多。因此，测定血液中的肌酐可以反映肾脏功能受损情况
血尿酸（UA）	男性 180～440μmol/L 女性 120～320μmol/L	尿酸升高	嘌呤核苷酸分解生成嘌呤核苷及嘌呤后，经水解脱氨和氧化，最后生成尿酸。血中尿酸全部通过肾小球滤过和肾小管排泄，但绝大部分被肾小管重吸收，故尿酸的清除度不到 10%。由肾排出的尿酸占总排出量的 2/3～3/4，其余在肠道内被微生物的酶分解。肾小球滤过率降低时，尿酸不能正常排泄而在血中浓度升高。因此，血液中尿酸浓度可反映肾功能

（三）粪常规检查

正常粪便主要由消化后未被吸收的食物残渣、消化道分泌物、细菌和无机盐及水等组成。正常成人大多每日排便一次，随食物种类、食量及消化器官的功能状态而异。检查粪便量，可以帮助鉴别和诊断肠道疾病。具体来说，粪便量检查的主要目的就是了解消化道有无炎症、出血、寄生虫感染、恶性肿瘤等情况；间接判断胃肠、胰腺、肝胆系统的功能状况；了解肠道细菌群分布是否合理，检查粪便中有无致病菌以协助诊断肠道传染病。

正常人的粪便色泽为黄褐色，婴儿为黄色，均为柱状软便。有臭味，有少量黏液但肉眼不可见。粪隐血阴性，粪胆原阴性。粪便细胞显微镜检查示红细胞：无；白细胞：无或偶见上皮细胞；偶见细菌；正常菌群真菌；少量寄生虫卵；无致病性虫卵。

（四）肝功能与乙型肝炎血清免疫学检查

肝功能检查是通过各种生化试验方法，检测与肝脏功能有关的各项指标，以反映肝脏功能的基本状况、由于肝脏功能多样，所以肝功能的检查方法很多。与肝功能有关的蛋白质检查有白蛋白、球蛋白测定等；与肝病有关的血清酶类，有丙氨酸氨基转移酶、天冬氨酸氨基转移酶、碱性磷酸酶及乳酸脱氢酶等。通过化验血液，来对这些检查项目做出准确的检测（表4－1－3）。

表4－1－3　肝功能与乙型肝炎血清免疫学检查中常见指标正常值及临床意义

项目	正常参考区间	异常表现	临床意义
丙氨酸氨基转移酶（ALT）和天门冬氨酸氨基转移酶（AST）	成人<40U/L	增高	AST同工酶的测定有助于判断肝损伤病变程度。AST同工酶包括细胞质AST（ASTc）和ASTm，当肝细胞通透性增加时表现为ASTc的增高；当肝细胞坏死或线粒体崩解时，血清中ASTm明显增高。慢性肝病时若发现有ASTm升高则提示有活动性肝细胞损伤
γ－谷氨酰转移酶（γ－GT）	男性11～50U/L；女性7～32U/L	增高	γ－谷氨酰转肽酶可以作为胆囊疾病和癌症诊断的参考指标之一，尤其是胆囊癌症或者肝癌，有较大的临床意义
碱性磷酸酶（ALP）	女性 1～12岁：<500U/L 大于15岁：40～150U/L 男性 1～12岁：<500U/L 12～15岁：<750U/L 大于25岁：40～150U/L	增高	ALP活性可生理性增高。妊娠3个月时胎盘即可产生ALP，9个月达到高峰，可为同龄妇女的3～4倍。绝经期后妇女ALP水平有所上升。未成年人骨骼生长期ALP较高，1～5岁时有一个高峰，为成人2～4倍；10～18岁出现第二个高峰，为成年人的4～5倍。肝胆管梗阻性疾病、肝炎或肝硬化时，ALP水平均可增高。骨骼系统疾病，成骨细胞功能旺盛和增生活跃时ALP生成增多。如成骨细胞癌、骨折恢复期、变形性骨炎、维生素D缺乏病（佝偻病）、转移性骨肿瘤等均可致ALP不同程度增高。另外，甲状旁腺功能亢进、高维生素D血症、肢端肥大症等，ALP活性也会增高
白蛋白	新生儿：28～44g/L 成人：35～55g/L	白蛋白降低	①白蛋白合成减少：如肝硬化、急性和亚急性重症肝炎、肝坏死、肝癌。②蛋白质丢失过多：如肾病综合征、大面积烧伤、大出血以及胸腹腔积液等。③蛋白质摄入不足：如长期饥饿或慢性腹泻、吸收不良综合征等，妊娠晚期或哺乳期摄入量相对不足。④消耗性疾病：如恶性肿瘤、结核、甲状腺功能亢进、长期慢性发热等
球蛋白	20～30g/L	球蛋白增高	①自身免疫性疾病：如系统性红斑狼疮（SLE）、风湿热。②慢性感染性疾病：如亚急性感染性心内膜炎、活动性肺结核、血吸虫病、疟疾、肝炎等。恶性疾病，如多发性骨髓瘤、原发性巨球蛋白血症

续表

项目	正常参考区间	异常表现	临床意义
总蛋白	新生儿：46～70g/L 成人：60～80g/L A/G 比值：(1.5～2.5)：1	总蛋白增高	①各种原因脱水所致血液浓缩：如呕吐、腹泻、休克、高热。②某些球蛋白增多疾病：如多发性骨髓瘤、巨球蛋白血症等
		总蛋白降低	①各种原因引起的血清蛋白质丢失和摄入不足。②蛋白质合成障碍
乙型肝炎病毒表面抗原（HBsAg）	阴性	阳性	HBsAg 一般在乙型肝炎患者丙氨酸转氨酶（ALT）升高前 2～8 周的血清中出现。患者进入恢复期后，HBsAg 的滴度可逐步降低；当患者血中出现抗 HBs 时，HBsAg 可能会消失。由此可见，HBsAg 是乙型肝炎早期诊断的指标之一。临床发现，大部分患者 HBsAg 在血清中可持续存在，原因可能是编码 HBsAg 的病毒基因与患者的肝细胞 DNA 进行了整合。在这种情况下，即使 HBV 已从体内消除，肝细胞仍能不断地复制 HBsAg。HBV 感染后，大部分人没有临床表现，但在血中可检出 HBsAg。这类人通常称为 HBsAg 携带者，也叫健康携带者。我国健康携带者的人数超过 1 亿。其中，大部分可持续携带 HBsAg 数年、数十年，甚至终身携带而无临床症状
乙型肝炎病毒表面抗体（HBsAb）	阴性	阳性	急性乙型肝炎患者进入恢复期后，血清中会逐步出现抗 HBs。抗 HBs 是一种保护性的抗体，能够保护机体不受 HBV 侵袭，并可在体内存在相当长的时间。免疫注射乙型肝炎疫苗（即 HBsAg），机体会产生抗 HBs，可预防 HBV 感染。一般 10mU/ml 抗 HBs 为对 HBV 具有免疫力的临界水平，低于此值则说明免疫失败。接受乙型肝炎疫苗接种者，体内血循环中除了抗 HBs 外，不应出现其他乙型肝炎病毒感染的标志物，如抗 HBe、抗 HBc 等。一旦出现除抗 HBs 以外的其他标志物，应视为既往有过 HBV 感染。一般情况下，血清中抗 HBs 和 HBsAg 不会同时存在。如果同时检出，一种可能是抗 HBs 产生的早期；另一种可能是不同亚型的 HBV 感染，或 HBV 基因变异所致

续表

项目	正常参考区间	异常表现	临床意义
乙型肝炎病毒 e 抗原（HBeAg）	阴性	阳性	HBeAg 与 HBV 病毒 Dan 颗粒、HBV DNA 具有伴随关系，是 HBV 复制活跃的血清学指标。如果患者血清中的 HBsAg 阳性，说明患者的传染性很强；急性乙型肝炎患者血清中 HBeAg 持续阳性 3 个月以上，则预示疾病有慢性化的倾向。通常 HBeAg 在血清中的出现时间稍后于 HBsAg。血清中 HBeAg 阳性者，一般 HBsAg 亦为阳性。但当乙型肝炎病毒的有关基因发生突变时，可使 HBeAg 无法表达，表现为血清中 HBeAg 或抗 HBe 测定持续阴性，而血清中的 HBsAg 或 HBV DNA 为阳性有时临床实验室也可见到 HBsAg（－）、抗 HBs（＋）、HBeAg（＋）的模式，这也与病毒的有关基因发生了变异有关
乙型肝炎病毒 e 抗体（HBeAb）	阴性	阳性	当血清 HBeAg 转阴后，可出现抗 HBe。两者同时阳性者较为少见。抗 HBe 不是保护性抗体，这一点与抗 HBs 不同。抗 HBe 阳性说明病毒复制减少，传染性减弱，但并非没有传染性
乙型肝炎病毒核心抗体（HBcAb）	阴性	阳性	机体感染 HBV 后，血液中会出现抗 HBc。抗 HBc 不是保护性抗体（对机体没有保护作用）。抗 HBc 在血中呈低滴度且与抗 HBs 同时存在，是既往感染的标志
HBV－DNA 定量测定	小于 1000 拷贝/毫升	阳性	反映乙肝病毒在体内复制活跃情况，以判断携带者传染性，转阴情况和抗病毒治疗效果等

病毒性肝炎是常见的肝脏疾病，有甲型肝炎、乙型肝炎、丙型肝炎、丁型肝炎和戊型肝炎等。引起各种类型肝炎的病毒都属于抗原，抗原能刺激人体产生抗体或致敏淋巴细胞，并能与这些产物在体内或体外发生特异性反应。例如引起乙型肝炎的病毒是一种抗原，可以刺激人体产生抗乙型肝炎病毒的抗体。肝脏疾病的相关检测需抽取空腹静脉血。

知识链接

乙型肝炎“两对半”“澳抗”指的是什么？

临床上乙型肝炎“两对半”，是指判断有无乙型肝炎病毒感染的五项指标，包括乙型肝炎表面抗原（HBsAg）、乙型肝炎表面抗体（HBsAb）、乙型肝炎 e 抗原（HBeAg）、乙型肝炎 e 抗体（HBeAb）、乙型肝炎核心抗体（HBcAb）。目前乙型肝炎“两对半”已成为国内医院最常用的乙型肝炎病毒（HBV）感染的检测指标，因而成为医生和患者经常提到的检测项目。在很多时候，甚至是体检，都会提到这些检测项目。

HBsAg 是 1963 年由 Blumberg 在澳大利亚土著人的血清中首先发现的，被称为澳大利亚抗原，即是很长一段时间内人们一直说的“澳抗”，后又被称为肝炎相关抗原（HAA），1974 年被正式定名为乙型肝炎表面抗原。

扫码“看一看”

（五）血液生化检查

胰腺是人体中最重要的器官之一。它是一个兼有内、外分泌功能的腺体，其生理作用和病理变化都与生命息息相关。胰腺的外分泌液是胰液，其主要成分是碳酸氢盐和消化酶。消化酶在食物消化过程中特别是对脂肪的消化起着重要的作用。胰酶代谢相关检测对于相关疾病的诊断十分重要（表4－1－4）。

表4－1－4　淀粉酶的正常值及临床意义

项目	正常参考区间	异常表现	临床意义
淀粉酶（AMY）	血清80～220U/L	淀粉酶升高	慢性胰腺炎、胰腺肿瘤、胰腺外伤、流行性腮腺炎、唾液腺化脓、急性阑尾炎、急性腹膜炎、溃疡病穿孔、肠梗阻、胆石症、胆囊炎。此外，应用鸦片类药物，如吗啡、可待因后AMY可增高，4小时达高峰。淀粉酶降低可见于重症肝炎、肝硬化、肝脓肿、肝癌和酒精中毒、糖尿病、甲状腺功能亢进、妊娠毒血症及严重烧伤

血脂是血浆中的三酰甘油和胆固醇及类脂（磷脂、糖脂、固醇、类固醇）的总称，广泛存在于人体中，是生命细胞的基础代谢必需物质。常用的血脂检测项目包括，总胆固醇、甘油三酯、低密度脂蛋白胆固醇和高密度脂蛋白胆固醇等。定期检查血脂非常重要，目前医学上提倡：20岁以上的人应该每2年检查一次血脂；40岁以上的人至少应每一年检查一次血脂；有心脏病家族史、体型肥胖、长期吃糖过多、嗜烟、酗酒、习惯静坐、生活无规律、情绪易激动、精神常处于紧张状态者，尤其是那些已经患有心脑血管疾病（如冠心病、高血压病、糖尿病、脑梗死）及高脂血症的患者更应该定期检查血脂。做血脂检测应采集空腹静脉血，采血前2～3天还要尽量少食含脂类食物（表4－1－5）。

表4－1－5　血脂指标正常值及临床意义

项目	正常参考区间	异常表现	临床意义
总胆固醇（TC）	<5. 2mmol/L	升高	总胆固醇就是血液中各种脂蛋白所含胆固醇的总和，包括下面所提及的高密度脂蛋白胆固醇和低密度脂蛋白胆固醇以及少量其他形式的胆固醇。高脂血症病人常见总胆固醇升高
甘油三酯（TG）	0. 56～1. 70mmol/L	升高	即中性脂肪，其水平的升高与动脉粥样硬化的发生有关。降低见于甲状腺功能亢时、肾上腺皮质功能低下、肝实质病变等
低密度脂蛋白胆固醇（LDL－C）	2. 1～3. 1mmol/L	LDL及其所携带的胆固醇（LDL－C）升高	低密度脂蛋白（LDL）从肝脏携带胆固醇到周围血管，特别是到心脏上的血管（医学上称冠状动脉），可造成过多的胆固醇在血管壁上沉积，引起动脉粥样硬化。现已证实，LDL及其所携带的胆固醇（LDL－C）升高是引起冠心病等心脑血管疾病的罪魁祸首

续表

项目	正常参考区间	异常表现	临床意义
高密度脂蛋白胆固醇（HDL－C）	直接遮蔽法：1.2～1.65mmol/L	HDL－C减少	高密度脂蛋白（HDL）能将血管壁多余的胆固醇运送回肝进行代谢，防止游离胆固醇积累在动脉壁和其他组织。所以血液中HDL含量高的人，动脉粥样硬化的危险性较低，HDL－C升高有益健康。研究显示，HDL－C每减少0.026mmol/L（1mg/dl），冠心病（CHD）发生的风险将增加2%～3%。目前临床上已广泛采用HDL－C下降作为CHD危险因素指标

血糖（GLU）的来源是食物中的糖类物质，经消化吸收而生成的葡萄糖，大部分储存在肝脏和肌肉内，小部分随血液输送到组织器官中氧化分解，供应生命活动的能量（表4－1－6）。

表4－1－6 常见糖代谢检查正常值及临床意义

项目	正常参考区间	异常表现	临床意义
血糖	空腹血糖成人：3.9～6.1mmol/L（70～110mg/d） 餐后2小时血糖：<7.8mmol/L（140mg/d）	血糖增高	胰岛素的作用是降低血糖，糖尿病就是由于胰岛素的相对不足或绝对不足引起血糖升高的一种疾病，因而化验血糖可用来诊断、监测糖尿病
糖化血红蛋白	高效液相法：4.8%～6.0%	增高	糖化血红蛋白可以反映测定前1～2个月的血糖平均水平，而与血糖短期波动无关，可以有效地监测糖尿病病人的长期血糖控制情况

知识链接

C反应蛋白监测的临床意义？为什么要和血脂一起检查好？

C反应蛋白（C－reactive protein，CRP）是炎症标志物，在发热性疾病、各种炎症状态和创伤时，血清CRP水平会明显增高。长期以来，临床常以健康群体CRP的95%参考值上限判断患者有无明显的感染性炎症。但是，高灵敏度CRP（Hs－CRP）检测方法的开发和应用研究结果表明，原先认为是正常的血清CRP水平（<7mg/L）的高低却同未来的心血管病的发生密切相关。大量研究资料表明，动脉粥样化的血栓形成除了是脂肪堆积过程外，也是一个慢性炎症过程，而CRP是动脉粥样化的血栓形成疾病的介导和标志物。HS－CRP可辅助冠心病的诊断，与血脂分析中TG、TCHO及HDL－C联合动态观察，可预测冠心病的发展及判断疾病的预后，因此临床上常将CRP与血脂一起检测。

考点提示

医学检查的常用指标和临床意义。

技能训练

二、问病荐药中化验单解读技能训练

【实训目的】

1. 熟练掌握化验单的阅读技巧。
2. 学会根据化验单合理指导用药。

【实训准备】

复习有关临床检验指标正常值及临床意义的知识，准备相关用药指导的资料等。

【实训方法】

1. 结合所学知识，了解目标人群面临的主要健康问题和存在的用药误区。
2. 通过小组讨论等形式，确定开展用药指导的方案，研究方法和技巧。
3. 通过模拟表演展示各自的用药指导方案，互相点评，教师讲评，优化确定方案。

【实训步骤】

1. 确定课题　可以根据化验单提供的信息，确定对其进行合用药指导，复习巩固有关知识。

2. 调研拓展　通过问卷调查、网络等手段了解用药情况，熟悉有关药物的商品名，了解其他治疗方法或手段。

3. 小组研讨　以4～10人为一个小组，根据目的和要求进行合作性研讨，重点分析用药指导所要达到的目标，采用的方法和技巧，拟订方案。

4. 模拟演练　每组派代表扮演教育者和目标人群，借助道具等，在班内或实训场所具体实施，有其他各组同学评价实际效果，教师讲评。根据意见形成最终方案。

5. 现场实施　到社区进行实际的用药指导，同时客观记录实际效果，作为方案评价的主要依据。

【实训考核】

任意选取一张血常规化验单，通过解读化验单，制定有关用药指导方案，按照以下考核表完成上实训技能的考核。

项目	考核内容	标准分（100）	评分标准	得分
职业素养（5分）	衣帽整洁，仪表端庄	2	学生着工作服；女生不得披头发；男女生不得穿拖鞋；	
	报告班级、姓名、操作项目	1	汇报准确无遗漏	
	举止得体，语言清晰	2	仪态自然，普通话标准	

续表

项目	考核内容		标准分（100）	评分标准	得分
实训实施（65分）	沟通能力	与目标人群的沟通技巧	5	参考人际沟通知识和育龄女性特点，考生回答沟通技巧的内容	
		针对目标人群的问病荐药的礼仪	5	面对考官的：见面问候（2分），离开道别（3分）	
	专业能力（55分）	针对目标人群特点和有关病历资料　做出疾病判断	10	疾病判断正确（5分）；解释正确（5分）	
		推荐药物相关知识	5	诊断疾病定义（2分）；临床表现，需结合目标人群特点（3分） 常用治疗药物（5分）	
		正确推荐药物	10	根据目标人群的特点推荐一个/一组正确药物（5分）	
		正确指导患者阅读血常规化验单相关知识	25	指出血常规化验单内容（5分）；教师展示一份化验单，考生解读化验单（10分）；根据化验单指导合理用药要点（10分）	
		提示相关注意事项	15	针对所推荐药物的用药注意事项计3分，并提出健康指导策略，其中生活健康知识技能教育和家属教育各1分	
理论知识（30分）	疾病的治疗原则或策略		5	治疗原则或要点	
	相关药物的药理作用和用途		15	所推荐药物的药理作用和用途。说出一个正确药理作用和用途各1分，总分不超10分	
	相关药物常见不良反应		10	所推荐药物的不良反应，说出一个正确不良反应得2分，总分不超10分	
合计					

备注：

1. 考核方式：教师与学生一（或二）对一考试；
2. 考核场所：模拟药房或实验室；
3. 学生按号数每次2或3人进入考场，抽取案例，每人准备5分钟后开考；
4. 待考学生由班级学委维持秩序在考场外准备，不得进入考场。

扫码“看小结”

【实训思考】

根据化验单提示的问题，如何更好地开展合理用药指导？

目标检测

扫码"练一练"

一、选择题

【A_1/A_2型题】

1. 血常规检查中发现患者白细胞减少，其临床意义不包括

A. 主要见于流行性感冒、麻疹、粒细胞缺乏症、再生障碍性贫血、白血病等疾病

B. 应用磺胺药、解热镇痛药、部分抗生素等

C. 表明是受到某些特殊感染，如革兰阴性菌感染（伤寒、副伤寒）、结核分枝杆菌感染、病毒感染（风疹、肝炎）等

D. 主要见于月经前、妊娠、分娩、哺乳期妇女，剧烈运动、兴奋激动、饮酒、餐后等

E. 表明受到放射线、化学品（苯及其衍生物）等的影响

2. 患者女，16岁，患荨麻疹．血常规检测结果发现：RBC $3.96\times10^{12}/L$，Hb 119g/L，WBC $12.1\times10^{9}L$，中性分叶核细胞47%，中性杆状核细胞3%，淋巴细胞25%，单核细胞2%，嗜酸性粒细胞23%；PLT $123\times10^{9}L$，血常规检测主要的异常表现及病因是：

A. 过敏性疾病引起嗜酸性粒细胞增加

B. 皮肤病引起白细胞数量增加

C. 病毒感染引起中性粒细胞减少

D. 细菌感染引起淋巴细胞减少

E. 血液性疾病引起白细胞数量增加

【A3/A4 型题】

患者，女，41岁，因进食不洁食物后发生腹泻，伴有恶心、呕吐及下腹痛，大便每日6～8次，为糊状或稀水状，伴有黏液。血常规检查提示：白细胞计数、中性粒细胞百分比明显升高。粪常规：白细胞8～10/HP，红细胞3～5/HP。诊断：急性腹泻。医嘱：复方地芬诺酯片，2片，口服，3次/日；诺氟沙星胶囊，300mg，口服，2次/日。

3. 地芬诺酯用于治疗急性腹泻的作用机制是

A. 作用于肠壁的阿片受体，抑制肠蠕动

B. 吸附消化道内气体和各种病原体、毒素

C. 平衡消化道正常菌群，提高免疫功能

D. 修复消化道黏膜

E. 增强黏液屏障

4. 针对该患者诺氟沙星的使用，下列描述正确的是

A. 无使用指征，应立即停用

B. 可能会诱发二重感染，应立即停用

C. 无止泻作用，应立即停用

D. 有辅助止泻作用，可以使用

E. 血常规及粪常规检查提示为感染性腹泻，有使用诺氟沙星的指征

5. 下列不属于地芬诺酯使用禁忌证的是

A. 2岁以下婴幼儿　　B. 肠梗阻患者

C. 细菌性小肠结肠炎患者　　D. 急、慢性功能性腹泻

E. 应用广谱抗菌药物所致的假膜性肠炎

6. 该患者在治疗中应重点监护

A. 肝功能　B. 电解质　C. 肾功能　D. 尿量　E. 体重变化

7. 下列关于止泻药的描述，不正确的是

A. 吸附药和收敛药不被胃肠道吸收，不进入血液循环，不良反应少

B. 地芬诺酯具有中枢神经抑制作用，不宜与巴比妥类等其他中枢抑制剂合用

C. 地芬诺酯与单胺氧化酶抑制剂合用，有发生高血压危象的风险

D. 2 岁以下婴幼儿不宜选择抗动力药

E. 伪膜性肠炎患者应首选地衣芽孢杆菌活菌制剂

二、问答题

1. 白细胞增多或减少何临床意义？
2. 检查肾功能时为什么查血肌酐和血尿素？
3. 哪两个酶可以用来检测肝功能？

三、案例分析

患者，男，25 岁，近 3 天受凉，浑身乏力，打喷嚏。查血常规，血红蛋白 115g/L，白细胞 7.0×10^9/L，血小板 120 $\times10^9$/L，自行买阿莫西林服用。

讨论：结合这个案例的化验结果，分析该患者所患疾病并给予合理用药指导。

（李　娟　张　庆）

扫码“看解析”

任务二　家用医疗器械使用常识

扫码“学一学”

学习目标

知识要求　**1. 掌握**　血压计、血糖仪、体温计的基本构造及原理。

2. 熟悉　血压计、血糖仪、体温计使用的注意事项。

3. 了解　家用制氧机的使用。

技能要求　1. 能熟练掌握血压计、血糖仪、体温计的使用。

2. 会使用家用制氧机及其他家用医疗器械。

案例导入

案例：王大爷，70 岁，身体一直比较健康，近日因与儿女闹意见，生气，感觉头晕，目眩，请邻居刘大爷帮助测量血压为 150mmHg/110mmHg，自认为患上了高血压病，口服降压药血压控制 140mmHg/105mmHg。

讨论：结合这个案例，说明血压计的操作步骤。

理论知识

医疗器械是指单独或者组合使用于人体的仪器、设备、器具、材料或者其他物品，包括所需要的软件。其用于人体体表及体内的作用不是用药理学、免疫学或者代谢的手段获得，但是可能有这些手段参与并起一定的辅助作用，其使用旨在达到下列预期目的：①对疾病的预防、诊断、治疗、监护、缓解；②对损伤或者残疾的诊断、治疗、监护、缓解、补偿；③对解剖或者生理过程的研究、替代、调节；④妊娠控制。

医疗器械是关系人民生命健康的特殊产品，要保证其安全性和有效性，就需要掌握、了解一些常见家用医疗器械的使用方法，使之达到有效的诊治、防病的目的。

一、血压计

测量血压的仪器称为血压计。血压计有电子血压计、水银血压计（压力计）、弹簧表式血压计（压力计）。电子血压计又分臂式和腕式，发展技术经历了“有气芯”的第一代（最原始的臂式与腕式）、“无气芯”的第二代（臂式）和第三代（腕式）。水银血压计和弹簧表式血压计用于听诊法测量血压，必须要有听诊器配合，由医生或护士来判断得出收缩压和舒张压。

（一）水银（汞）血压计

1. 基本构造及原理 临床上，通常使用水银血压计加听诊器来间接测量动脉血压。这种方法目前在国际上仍然是经典而常用的方法，也称为柯氏音法。水银柱式血压计由测压计、皮球、橡胶袋和盒子组成。测压计包括水银壶、玻璃管和标尺。

测血压时，先把扎在被测者臂上的袖袋打入足够的空气，当袖带的压力大于收缩压时就可以阻断动脉血流而没有血液流动的声音，当等于或低于动脉内的最高压力时，血流开始恢复并引起断流而导致动脉壁振动，这时可以通过听诊器听到声音并可以触到脉搏，汞柱所指刻度即为收缩压；继续放气，一旦袖带压力降到舒张压的水平，血管完全通畅而没有断流，声音就会消失，汞柱所指刻度即为舒张压。

2. 选购指导 选购水银血压计应注意其气密性，不应漏水银，水银柱上升灵活、无断开。

3. 操作基本步骤 ①选择测量部位（如上肢肱动脉或下肢肱动脉，常采用上肢肱动脉的测压方法）和体位；②检查血压计。先让被测者休息几分钟，病人取坐位或卧位，使血压计的“0”点与被测者的心脏处于同一个平面上，露出手臂，伸直肘部，手掌向上放平；③放平血压计，驱尽袖带内空气，平整地缠于上臂，袖带的下缘要距肘窝 2～3 厘米，不要过紧，也不要过松，以刚好可以伸进 2 个指头为准；④测量血压；⑤取下袖带，排尽空气，右倾 45℃，关闭水银槽开关，关闭血压计盒盖，记录血压值。

4. 使用注意事项 ①使用时打气不要过猛，用后及时将血压计向右倾斜 45 度，关闭水银槽开关，避免水银溢出造成污染。②排除影响血压的外界因素，如罗袖带过宽使大段血管受压导致波动在到达袖带下缘之前已消失，使测得的血压值偏低；袖带过紧使血管在未充气前已受压，使测得的血压值偏低；袖带太窄或过松使有效的测量面积变窄，测得的血压值偏高。③测量前情绪要稳定。静坐休息 15 分钟，不要紧张地思考某一件事，或者对自己的血压反复推测预计，抱着一种忧虑的心情。④测血压时如果 2 次的舒张压相差 4mmHg 以上，必须再次测量，测到连续 2 次的舒张压相差在 4 毫米汞柱以内时才可以。取所测血压的平均值。

（二）电子血压计

1. 基本构造及原理 电子血压计由充气袖带、电动气泵、压力传感器、电磁气阀、微控制器、液晶显示器等组成，是现代电子技术与血压间接测量原理结合进行测量血压的医疗设备。一般采用示波法原理进行血压测量，就是根据脉搏波振幅与充气袖带压力之间的关系来估计血压值。与脉搏波最大值对应的是平均压，收缩压和舒张压分别由所对应的脉搏波最大振幅按照一定的比例来确定（图 4－2－1）。

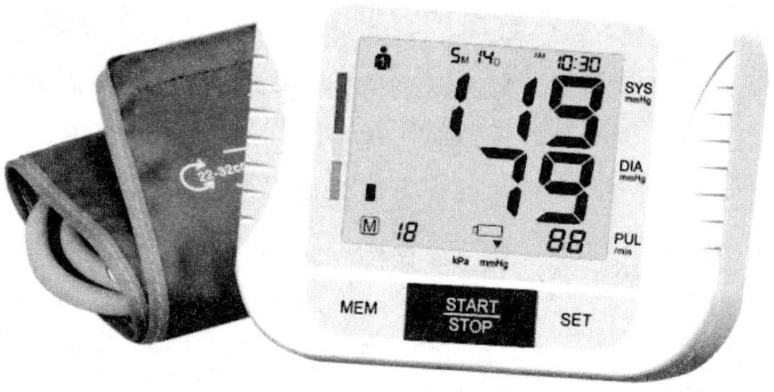

图 4－2－1 电子血压计示意图

2. 选购 指导家用电子血压计从测量方式上主要有两种，一是臂式，二是腕式。臂式：测量的血压是上臂动脉，使用时需脱去上装，裸露上臂，适合家庭使用，使用方法简单易记，更适合老年人使用；腕式：测量的血压是桡骨动脉和尺骨动脉，小型，重量轻，便于携带及测量，冬天使用也无需脱上装，适合家庭，办公室和外出随身携带，但不适用于患有血液循环障碍的病人。对于大多数中、老年人，特别是血液黏稠度高、微循环不太好、血管硬化症等较特殊的人群，用手腕式血压计与上臂式血压计多次测量的平均值之间，会有一个较大的差别，相差 10mmHg 以上是很常见的。所以，对于已经购买了手腕式血压计的人来说，可以用作个人监测，以随时掌握自己的血压变化情况。但要明确指出来，它所测得的不是习惯上所说的“血压值”，而是“腕部脉搏动压力值”。建议这些患者和老年人选择臂式电子血压计。选购时要选购好的品牌，尤其是要选择经过国家权威部门认定的产品。

3. 操作基本步骤 ①选择测量部位（偏瘫患者应在健侧上肢进行测量）和体位（坐位或仰卧）；②在测量血压前，先在安静的环境里休息 5～10 分钟，让血压计和心脏保持在同一水平上，使身心放松，呼吸、心率平稳，然后再开始测量。③臂式：将衣袖上卷至腋窝或脱掉一侧衣袖，手臂放在与心脏同一水平的高度，驱尽袖带内空气，将袖带平整地缚于受测者的上臂，袖带不可过松或过紧，以免影响测量值的准确性。腕式：将腕带平整地缚于受测者的腕部，其余同臂式；④开启血压计开关，待电子血压计显示数值后，读取血压计所显示的血压值并关闭血压计开关。

4. 使用注意事项 ①测量时的姿势对测量结果有一定影响，研究结果表明，测量位置比心脏的高度每升高 10cm，血压值就降低 8mmHg 左右；高度每降低 10cm，血压值就升高 8mmHg 左右。②尽量用左手测量，因左手离心脏较近。③测量的过程中不要弯曲、拧转手腕，手指要自然张开。测量开始后，不要说话，身体不要晃动；④如需再次测量需拆下臂、腕带，活动手腕，休息3～5分钟，待血管恢复畅通后再测量。

扫码"学一学"

考点提示

正确测量血压的影响因素。

案例解析

本任务导入案例中的李大爷作为一位68岁的老年人，自身对心血管调节能力比常人弱，遇到情绪紧张等诱发因素会导致血压骤升。应当对李大爷进行如下的合理用药指导：①介绍高血压常识，指导李大爷或家属学会使用血压计，并合理监测血压；②说明使用抗高血压药的指征和注意事项，强调老年人用药应在医生指导下，按照要求使用药物。

知识链接

如何初步判断电子血压计的治疗？

判断电子血压计是否准确可用交替法测量。具体做法：第一次由医生用水银柱血压计测量血压，休息3分钟后，用电子血压计测量第二次，然后再休息3分钟，最后由医生再用水银柱血压计测量第三次。取第一次和第三次的平均值作为医生的测量值，与电子血压计测量值相比，其差值一般应小于10mmHg（1.33kPa）。满足这个条件的电子血压计，就可以放心地使用了。

扫码"看一看"

二、试纸型血糖仪

1. 基本构造及原理 试纸型血糖仪又称家用血糖仪，主要由液晶显示屏、血糖仪主机、内置存储器、电池组成，附件有测试条和采血针，分为电化学法和光反射法两大类型。电化学法采用检测反应过程中产生的电流信号的原理来反应血糖值，酶与葡萄糖反应产生的电子通过电流记数设施，读取电子的数量，再转化成葡萄糖浓度读数；光反射法是检测反应过程中试条的颜色变化来反映血糖值，通过酶与葡萄糖的反应产生的中间物（带颜色物质），运用检测器检测试纸反射面的反射光的强度，将这些反射光的强度，转化成葡萄糖浓度（图4－2－2）。

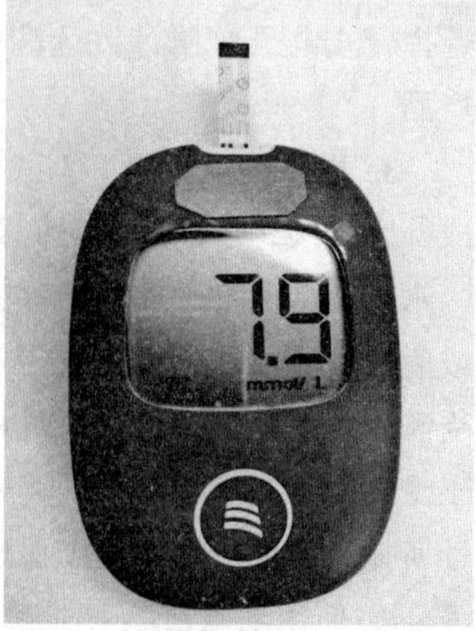

图4－2－2 试纸型血糖仪示意图

2. 选购指导 ①应选择经过药品监督管理部门注册批准的产品。②光反射技术的优势是比较成熟，稳定，而且在紧急情况下可以通过目视检查试纸背面的颜色变化进行辅助判断血糖的高低。但是这种方法在强光环境下操作会产生误差（如夏天室外），其次高脂血症和高胆红素血症的病人用这种家用血糖仪进行测试时，误差也会加大；电化学法不会受到上面两种因素的干扰，但是使用中的微波炉、手机则会影响仪器的准确性。可根据实际使用情况来选择购买。

3. 操作基本步骤 ①旋下采血笔盖装入采血针，调好采血笔深度，旋紧采血笔笔盖；②从试纸桶里取出试纸条插入血糖测试仪。此时，仪器会自动开机，并在屏幕上显示英文“CHK”，当显示一个闪烁的采血点时提示开始采学；③取出采血笔，指尖抵住采血孔下，按下按钮。挤出一小滴血约3μl，将手指靠近入血区，（血液以盖满为原则，不要用力涂抹）。血液自动导入反应区内并启动测试。显示屏中出现数字“10”，并开始倒数。待倒数计时至“0”时屏幕即自动显示血糖值；④抽出试纸条，仪器关机。

4. 使用注意事项 ①一定要保证血糖仪试纸和血糖仪的配套使用血糖试条②更换新批号测试条时，需先用制造商提供的校准试条或质控液进行校准后再测血糖。③血糖测试条有使用期限，购买和使用时要确保在有效期内，并注意干燥、避光和密封保存。④血糖仪试纸只用于体外诊断，只能在18～35℃使用。可以用新鲜的指尖毛细血管全血或耳垂血作为血样，不能采用静脉血液、血浆或血清。⑤试纸只限一次性使用。⑥血样在试纸上留得太久时都会增加血糖值．擦拭血样过早则会减少血糖值。极高的血细胞比容值（>55%），它的检测结果可能会低于实际值的15%，血细胞比容过低（<35%），其检测结果可能会低于实际值的10%。标准比色板也可能会因为批次不同而产生色阶，在使用时要仔细阅读说明书进行正确操作。

三、其他家用医疗仪器

（一）水银体温计

1. 基本构造及原理 水银体温计又称玻璃体温计，为常用的体温计，分口表、腋表和肛表。水银体温计是一种外标刻度的真空毛细玻璃管，玻璃管末端为贮银槽，当贮银槽受热后，水银沿毛细管上升，其上升高度与受热程度成正比，毛细管和贮银槽之间的凹陷处可阻止水银柱遇冷时下降，以便查看温度。摄氏体温计刻度为35.0℃～42.0℃，有些体温计在37.0℃处标记为醒目的红色。

2. 选购指导 ①选购时检查玻璃管末端贮银槽有无裂纹情况，以免在应用时水银溢出，引发水银中毒。②贮银槽内不得有明显的气泡，不应中断、不应自流、不应难甩。

3. 操作基本步骤 ①准备体温计；②测量体温；③读取数值；④体温计消毒。

4. 使用注意事项 ①精神失常、高热神志不清、不能用鼻呼吸者以及幼儿不可测口温，应测肛温。②测体温前需将水银柱甩到35℃以下。甩表时注意避开人和物体。③测腋下体温时，水银端放腋下顶端（即腋窝深处）用上臂夹紧以免脱位或掉落；腋下如有汗液，需擦干再量；若测量时间（5～10分钟）未到，松开腋下，也需重新测量，时间应重新计算。④在测量体温前避免影响实际体温的因素（如饮开水或冷饮等）。⑤读数时，拿住体温计尾部，即远离水银柱的一端，使眼与体温计保持同一水平，然后慢慢地转动体温计，读出相应的温度值。读数时注意千万不要用手触碰体温计的水银端。⑥玻璃体温计最高温度值是42℃，因此在保管或清洁时温度不可超过42℃。⑦体温计用后浸泡在70%酒精中，或用肥皂水洗净后保存。再次使用前用酒精棉球擦拭消毒。

（二）电子体温计

1. 基本构造及原理 电子体温计采用电子感温探头测量体温，具有测量和读数方便，测量时间短，测量准确灵敏度高（误差一般不超过 ±0.1℃），能记忆并有蜂鸣提示等优点，尤其是电子体温计不含水银，对人体及周围环境无害。

2. 选购指导 目前市场上可供选购的电子体温计有塑料封装和玻壳分装两种类型，其中以塑料封装型最常见。要选购好的品牌，尤其是准确性要选择经过国家权威部门认定的产品。

3. 操作基本步骤 ①按下电源开关，体温计发出“嘀”的一声，显示器显示上次测量的温度；②显示器“℃”符号闪烁，进入待测状态，将体温计传感头放入测量部位；③无温度变化时，“℃”将停止闪烁，体温计发出蜂鸣声，提示可确认测量结果；④关闭电源，体温计擦拭消毒。

4. 使用注意事项 塑料封装型体温计对液体的密封性稍差，用后用棉花棒蘸取酒精擦拭消毒电子体温计感温头和量温棒部分，不能将其浸在酒精里，以免液体渗进体温计内，造成电路故障。

（三）制氧机的应用

1. 基本构造及原理 医用保健制氧机从原理上（制氧方式）分为电子制氧机、化学药剂制氧机、富氧膜制氧机、分子筛制氧机。目前医用制氧机大都采用的是世界先进的 PSA（变压吸附）空气分离制氧技术即分子筛变压吸附式制氧方式，利用分子筛的物理吸附和解析技术．直接从空气中提取氧气。制氧机内装填有分子筛，在加压时可以将空气中的氮气吸附在上面，剩余的没有被吸收的氧气就被收集起来，经过净化处理后成为高纯度的氧气。分子筛在减压的时候，可以将吸附的氮气排放回环境中，在下一－次加压时又可以吸附氮气并制取氧气，整个过程周期性地动态循环着．并不消耗分子筛。这种制造氧气的方法，氧气可以即制即用，新鲜自然最大制氧压力为0.2～0.3MPa（即2～3公斤），没有高压易爆的危险。市场上见到最多的分子筛变压吸附式制氧机由压缩机、吸附塔、流量计、湿化器、换向阀、电路板、外壳、连接管、过滤器、雾化组件等组成，作为氧气瓶或化学制氧的有效代替品。分子筛制氧机是目前唯一成熟的制氧机，也是唯一具有国际标准和国家标准的制氧机。

2. 选购指导 ①应选择经过药品监督管理部门注册批准的产品，具备相关的医疗注册号（注意不是医疗器械生产许可证），最好选择金属一体化结构，并且带有分子筛自动预警装填的制氧机。②要选择制氧机输出的氧气浓度达到每分钟 3 升的时候，仍然有 90% 氧气量的机型，制氧浓度可以用仪器或机器自带的氧监控装置来检测。呼吸道．心血管疾病的患者对家用制氧机性能的要求更高一些，购买的时候一定要选择输出的氧气可以达到标准医疗指标，可以长时间持续供氧的机器。③应该选择具有不可更改的累计计时功能的制氧机，以便为日后长期保养维修和服务提供客观的准确数据。④制氧机的噪音水平最好小于 45 分贝，这是一种需要长时间工作的电器，声音一定不能太大，否则会影响使用者和家人的休息。特别是在夜晚。要选择结构性能卓越、体积小巧、散热性能好的机器。⑤不要太看重遥控功能，这个功能在医疗上有一定的风险。

3. 操作基本步骤 制氧机使用简便，按下供氧器的启动按钮，绿色指示灯亮．制氧机开始进入工作状态。按照医生的医嘱，调节所需要的流量。按照吸氧而罩或者鼻吸管的包装说明图解，挂好鼻插管或者戴好面罩开始吸氧。

4. 使用注意事项 购买了制氧机的病人应该仔细阅读说明书后再使用。使用的时候一定要避开明火，避免发生火灾。制氧机要放置在平稳的地方，否则会增加运转时的噪声。湿化瓶中的水位不要太高，达到瓶体的一半就可以了，否则瓶中的水容易逸出或者进入吸氧管中。较长时间不使用制氧机的时候，应该切断电源，倒掉湿化瓶中的水．将制氧机表面擦拭干净，用塑料罩罩好，放置在阳光照射不到的干燥处保存。制氧机开始工作的时候，不要使流量计的浮球置于零位。用制氧机灌装氧气袋的时候要特别注意，氧气袋灌满后一定要先拔掉氧气袋的插管，再关闭制氧机开关，否则湿化瓶中的水会被负压反吸进入制氧机，造成制氧机故障。制氧机在运输和存放过程中，严禁横放、倒置、潮湿或被阳光直射。

扫码“看一看”

技能训练

四、家用医疗器械的使用技能训练

【实训目的】

1. 熟悉血压计、试纸型血糖仪、体温计的基本构造及原理。
2. 掌握血压计、试纸型血糖仪、体温计的使用方法。

【实训准备】

复习有关血压计、试纸型血糖仪、体温计使用有关资料，提前分析教育人群情况，准备高血压病、糖尿病等用药指导的资料，如宣传单等。

【实训方法】

1. 结合所学知识和课后调查，了解血压计、试纸型血糖仪、体温计使用步骤。
2. 通过小组讨论等形式，掌握家用医疗器械的使用技巧和注意事项。
3. 通过模拟表演展示各自的用法，互相点评，教师讲评，优化确定方案。

【实训步骤】

1. 确定课题 复习巩固血压计、试纸型血糖仪、体温计等使用的有关知识。

2. 调研拓展 通过问卷调查、网络等手段了解当地老年人家庭常备医疗器械有哪些，了解使用情况。

3. 小组研讨 以4～10人为一个小组，根据目的和要求进行合作性研讨，重点分析血压计、试纸型血糖仪、体温计等使用所要达到的目标，采用的方法和技巧，拟订方案。

4. 模拟演练 每组派代表扮演教育者和老年人，借助道具等，在班内或实训场所具体实施，有其他各组同学评价实际效果，教师讲评。

5. 现场实施 到社区或养老院进行实际的用药指演练导，同时客观记录实际效果，作为方案评价的主要依据。

【实训考核】

任意选取家用医疗器械，正确使用，并制定有关用药指导方案，按照以下考核表完成上实训技能的考核。

项目	考核内容		标准分（100）	评分标准	得分
职业素养（5分）	衣帽整洁，仪表端庄		2	学生着工作服；女生不得披头发；男女生不得穿拖鞋	
	报告班级、姓名、操作项目		1	汇报准确无口误	
	举止得体，语言清晰		2	仪态大方，自然，普通话好	
实训实施（65分）	沟通能力（10分）	针对患者及家属沟通的礼仪	5	见面问候（2分），离开道别（3分）	
		与患者的沟通技巧	5	参考人际沟通知识，考生回答沟通技巧的内容	
	专业能力（55分）	针对所选器械特点和有关病患资料　做出判断	10	选用器械使用正确（5分）；疾病或健康需求判断正确（5分）	
		正确介绍器械	5	根据顾客需求正确说出器械基本信息名称、型号、厂家、价格等（5分）	
		正确指导患者使用器械，及合理用药相关知识	30	指出器械使用方法（10分）；通过展示一件器械，考生解读器械使用方法（10分）；根据疾病指导操作要点（10分）	
		提示相关注意事项	10	指出器械使用注意事项，给予健康指导策略（含生活健康知识技能教育和家属教育）	
理论知识（30分）	器械的选用策略		5	器械的选择原则或选用依据	
	推荐器械的优缺点		15	所推荐器械的优缺点。说出一个正确的优缺点各3分，总分不超15分	
	其他同类产品的比较		10	同类不同型号、厂家器械的比较，说出一个正确优缺点得2分，总分不超10分	
合计					

备注：

1. 考核方式：教师与学生一（或二）对一考试；
2. 考核场所：模拟药房或实验室；
3. 学生按号数每次2人或3人进入考场，抽取不同的操作器械，每人准备5分钟后开考；
4. 待考学生由班级学委维持秩序在考场外准备，不得进入考场。

扫码"看小结"

【实训思考】

1. 根据不同人群特点，如何更好地指导使用上述器械？

2. 目前大多数医疗器械有多种型号规格，价格差异很大，患者因价格问题，对购买使用产生疑虑或困惑，应该如何处理？

目标检测

扫码“练一练”

一、选择题

【A_1/A_2型题】

1. 医疗器械的使用旨在达到下列哪些预期目的：
   A. 对疾病的预防、诊断、治疗、监护、缓解
   B. 对损伤或者残疾的诊断、治疗、监护、缓解、补偿
   C. 对解剖或者生理过程的研究、替代、调节
   D. 妊娠控制
   E. 健康指导
2. 血压测量的步骤中错误的是：
   A. 选择测量部位（如上肢肱动脉或下肢肱动脉，常采用上肢肱动脉的测压方法）和体位
   B. 检查血压计。先让被测者休息几分钟，病人取坐位或卧位，使血压计的“0”点与被测者的心脏处于同一个平面上，露出手臂，伸直肘部，手掌向上放平
   C. 放平血压计，驱尽袖带内空气，平整地缠于上臂，将听诊器塞入袖带内
   D. 测量血压
   E. 取下袖带，排尽空气，右倾45℃，关闭水银槽开关，关闭血压计盒盖，记录血压值
3. 下列说法错误的是
   A. 一定要保证血糖仪试纸和血糖仪的配套使用血糖试条
   B. 更换新批号测试条时，需先用制造商提供的校准试条或质控液进行校准后再测血糖
   C. 血糖测试条有使用期限，购买和使用时要确保在有效期内，并注意干燥、避光和密封保存
   D. 血糖仪试纸只用于体外诊断，只能在18℃～35℃使用。可以用新鲜的指尖毛细血管全血或耳垂血作为血样，不能采用静脉血液、血浆或血清
   E. 试纸可反复使用

扫码“看解析”

二、问答题

1. 影响正确测量血压的因素有哪些？
2. 使用试纸型血糖仪应该注意哪些事项？

三、案例分析

刘大娘66岁，长期服用降压药，近来因家务劳累，感觉头晕，偶有心悸，在家自行测量血压显示160mmHg/110mmHg，来到社区卫生服务站要求迅速测量血压，并给予降压

治疗。

请对刘大娘给予相应指导与治疗。

（李 娟）

任务三 避孕药具

扫码"学一学"

学习目标

知识要求 **1. 掌握** 避孕药具的使用与注意事项。
2. 熟悉 避孕失败的补救措施。
3. 了解 避孕药具的作用环节。

技能要求 1. 能熟练掌握避孕药具的使用与注意事项。
2. 会根据育龄妇女情况合理推荐避孕方式。

案例导入

案例：某女，28岁，暂无生育需求，要求口服药物避孕。其丈夫因工作需要，每隔2月休假回家，医生开具双炔失碳酸酯片（又称53号抗孕片）。

讨论：1. 可否仅在丈夫在家时服药，出差时停药？
2. 如果服药期间发生漏服应如何应对，是否会影响避孕效果？
3. 此药是否影响生育力？

理论知识

一、受孕与避孕原理简介

受孕是一个复杂的生理过程，包括精子和卵子的形成与成熟、排卵、受精、着床，以及胚胎发育等多个环节。阻断其中任何一个环节都可以达到避孕和终止妊娠的目的。与其他药物比较，避孕药有下列几个特点：①应用广，例如女用口服避孕药目前在全世界有数千万人使用；②服药时间长，可达10年以上；③对于安全度要求特别高；④一般药物的疗效要求达到70%～80%，避孕药要接近99%才算理想。常用药物大多是女用避孕药，分为内用、外用；也可分为短效、长效、事后紧急避孕药等。

二、常用的避孕药具种类和特点

（一）主要抑制排卵的药物

目前应用的女性避孕药以此类为主。它们由不同类型的雌激素和孕激素类组成，主要通过抑制排卵而发挥避孕作用，是临床上最常用的避孕药。根据其维持时间和给药方法可分为以下几类：

1. 短效口服避孕药

【作用与用途】剂型均为薄膜衣片。如复方炔诺酮片、复方甲地孕酮片及复方炔诺孕酮片等。从月经周期第5天开始，每晚服药1片，连服22天，不能间断。一般于停药后2～4天就可以发生撤退性出血，形成人工月经周期。下次服药仍从月经来潮第5天开始。如停药7天仍未来月经，则应立即开始服下一周期的药物。偶尔漏服时，应于24小时内补服一片。

扫码“看一看”

【不良反应】①类早孕反应：服药初期少数人出现轻度类早孕反应，如恶心、头晕、乏力、食欲不振、疲倦、呕吐等。这是由于雌激素刺激胃黏膜所致，一般仍可坚持服药，2～3个月后反应自然减轻或消失。轻症无须处理，恶心较重者可服维生素B6 100mg及山莨菪碱10mg，每日1～3次，以防药物对胃肠道刺激，也可加服抗不良反应片。如治疗无效，可停药或改用单纯孕激素的避孕药。②服药期出血：又称突破性出血。多发生在漏服药之后，少数人虽未漏服药也可发生阴道出血。如出血发生在周期的前半期，可能系雌激素不足，可在服避孕药的同时，加服炔雌醇0.005～0.015mg，直到服完22片为止。如出血发生在周期的后半期，常因孕激素不足，可每晚加服避孕药片0.5～1片，直到服完22片为止。若出血如月经量，应当作1次月经处理，于当日晚上停药，停药后第5日，再开始服下1个月的避孕药片。③对月经的影响：如能按规定服药，一般服药后月经较规律，经期缩短，经量减少，痛经减轻或消失。因抑制子宫内膜生长，内膜变薄，致经期出血量减少，这是服药后的正常反应，对健康无影响，可不予处理。如经量过少，可在开始服避孕片的同时，每次加服炔雌醇0.005mg，连续2～3个周期。个别人服药后月经量显著减少，甚至出现停经。如在服药过程中连续停经2个月，应给予停药，改用其他避孕措施。停药后如发生持续性闭经，应查明原因，给予相应治疗。

2. 长效口服避孕药

【作用与用途】本类药物是以长效雌激素炔雌醇环戊醚（简称炔雌醚）与孕激素配伍的复合片，每月服1片可避孕1个月，使用方法简便，有效率98%以上。炔雌醚具有抑制排卵的抗生育作用，大剂量还有抗着床作用。炔雌醚口服吸收后储存在体内脂肪组织，缓慢释放，从而达到长效作用。左炔诺孕酮具有很强的孕激素活性，能使子宫内膜转化，造成有规则的撤退性出血，在长效口服避孕药中起辅助作用。服法是从月经来潮当天算起，第5天服一片，最初两次间隔20天，以后每月服一次，每次一片。

【不良反应】①类早孕反应：比口服短效避孕药为重。少数人伴有呕吐、腹泻等较重的反应，多发生在第1～3次服药后。随着服药时间延长，反应会逐渐减少或消失。类早孕反应一般发生在服药后8～12h，午饭后与抗不良反应药同时服用，能减少不良反应。②白带增多：较常见。多发生在服药2～3周期后，并不随服药次数的增多而变化。月经来潮后更明显，这是服用雌激素为主的长效避孕药的特点。可于月经后加服低剂量孕激素如炔诺孕酮0.1mg或甲睾酮片5mg，每日1次，连续服7天。③月经变化：大多数妇女在服药后6～14天发生撤退性出血。由于第1次服药是在月经周期第5日，所以服第1片后妇女会感到月经周期缩短。但只要按规定服药，一般周期规律，与服药前相似。经期持续天数与服药前相比，也无明显变化。大多数妇女月经量无明显变化。部分妇女经量减少，一般不须处理。短期停经仍可按期服药，但如连续停经2个周期，则须行妇科检查，以除外服药失败的妊娠。如排除妊娠，可在再次服药的同时，加用孕激素类药物。连续停经3个周期以上则应停药，等待月经自然来潮。停药期间应采用其他避孕措施。④其他：少数人有胃痛、头痛、水肿、乳胀、皮疹、面部色素沉着或脱发等。可对症处理，重者应停药。长效口服避孕药因所含雌激素量较大，现应用较少。

3. 长效注射避孕药

【作用与用途】目前比较成熟的长效避孕针剂有复方针剂和单方孕激素针剂两大类，避孕效果为98%~99%。如复方己酸孕酮注射液（即避孕针1号），第一次于月经周期的第5日深部肌内注射2支，以后每隔28日或于每次月经周期的第11~12天注射一次，每次1支。注射后一般于14天左右月经来潮。如发生闭经，仍应按期给药，不能间断。

本类药物用于控制生育选择注射方式避孕者；不能耐受或不能坚持服用口服避孕药及放置IUD易脱落者。尤其适用于不宜妊娠的慢性病者，如结核病、慢性肾脏病和智力低下等；对贫血又须避孕者有改善作用。

【不良反应】①经期延长：经期7天以上者，可口服短效避孕药，每日1~2片，连服至该周期注射避孕针时止。②月经周期缩短：可在下次用药时增加药量。③不规则出血：可酌情加用雌激素或雌孕激素，无效则停药。月经过多药物治疗无效时，可考虑诊断性刮宫。④闭经：处理同短效口服避孕药。

4. 埋植剂

【作用与用途】本类药具是在育龄妇女的上臂内侧皮下埋植内含左炔诺孕酮避孕药的硅胶囊（棒），药物以缓慢恒定的速度释放进入血液，达到长期避孕的一种新型避孕方法。埋植部位以左上臂内侧为宜，左利者埋于右上臂内侧。一般月经来潮后1~7天或人工流产术后，确保无妊娠组织残留，立即埋植。产后月经未转经者，应排除妊娠后埋植。到期取出或因各种原因提前取出者，应到原埋植单位或开展皮下埋植手术的单位施行手术。

主要用于40岁以下健康育龄需要长期避孕且无禁忌证的妇女，特别适用于IUD反复脱落或带器妊娠者，生殖器官畸形，不宜放置IUD者对服用含雌激素避孕药有禁忌证或口服避孕药难以坚持者，以及已生育子女，需要长期避孕又不适宜绝育或对绝育有顾虑者。

【不良反应】主要包括植入局部明显肿胀、淤血、感染或埋植物脱出。可发生持续性阴道多量出血。个别出现严重头疼、黄疸、乳房肿块、高血压或视觉障碍等特殊症状。

埋植剂的禁忌证比较多，其中绝对禁忌证包括以下情况：①妊娠或可疑妊娠者，特别是异位妊娠者。不明原因的不规则阴道出血者，生殖器官或全身其他器官恶性肿瘤者。②患有缺血性及瓣膜性心脏病，脑血管意外史，高血压、高脂血症患者。以及急慢性肝炎、肾炎、肝肾功能异常者。③患有严重的静脉曲张、血栓或栓塞性疾病史者。凝血障碍或严重贫血者。④糖尿病有并发症等内分泌系统疾患者。⑤频发性偏头痛及严重头痛者。⑥服用巴比妥类、抗癫痫药、利福平、苯妥英钠或四环素族抗生素等药物者。

相对禁忌证包括：癫痫患者、精神抑郁症者、胆囊疾病或胆汁淤积症者、生殖器官良性肿瘤、良性乳腺疾病、乳腺纤维瘤者。以及有明显糖尿病家族史者。

5. 多相片剂

【作用与用途】为使服用者的激素水平近似月经周期水平并减少月经期间出血的发生率，可将避孕药制成多相片剂，如炔诺酮双相片、三相片和炔诺孕酮三相片。

双相片是开始10天每日服一片含炔诺酮0.5mg和炔雌醇0.035mg的片剂，后11天每日服一片含炔诺酮1mg和炔雌醇0.035mg的片剂。

三相片则分为开始7天每日服一片含炔诺酮0.5mg和炔雌醇0.035mg的片剂，中期7天，每日服用一片含炔诺酮0.75mg和炔雌醇0.035mg的片剂，最后7天每日服用一片含炔诺酮1mg和炔雌醇0.035mg的片剂，其效果较双相片更佳。

炔诺孕酮三相片则为开始6天每日服用一片含炔诺孕酮0.05mg和炔雌醇0.03mg的片剂，中期5天每日服用一片含炔诺孕酮0.075mg和炔雌醇0.04mg的片剂，后10天每日服用一片含炔诺孕酮0.125mg和炔雌醇0.03mg的片剂，这种服法更符合人体内源性激素的变化规律，临床效果更好。

【不良反应】一般发生在给药早期，相对较轻，坚持用药后多可以减轻或消失，主要有类早孕反应和子宫不规则出血，必要时可加服炔雌醇。约有1%～2%服药妇女发生闭经，如连续两个月闭经，应予停药。少数哺乳妇女乳汁减少，另外痤疮、皮肤色素沉着也较常见，个别出现凝血功能亢进，有诱发血栓性静脉炎、肺栓塞或脑血管栓塞等风险。

（二）主要干扰孕卵着床的药物

主要为探亲避孕药，多数为单方孕激素制剂，个别也有弱雌激素制剂。常用药物如甲地孕酮片（探亲避孕片1号）、炔诺酮片（探亲避孕片）、复方双炔失碳酯片（53号探亲避孕片）等。

扫码“看一看”

【作用与用途】大剂量孕激素能增加宫颈黏液稠度，阻止精子的穿透；同时影响子宫内膜发育和正常结构功能，干扰孕卵着床而达到避孕目的。服用不受经期限制，在月经周期任何一天开始服用，都能发挥避孕效果，有效率为97%～98%，适用于分居两地临时短期探亲的夫妇。

【不良反应】主要有恶心、呕吐等类早孕反应，或有少量阴道出血等不良反应，处置措施同短效口服避孕药。

（三）主要阻碍受精的药物

为外用避孕药，系非离子型表面活性剂，制成半透明薄膜，从阴道给药，能迅速杀灭精子或导致精子不能游动，难于穿透宫颈口，无法受精，而达到避孕作用，对机体的影响较少。常用药物有壬苯醇醚（nonoxinol）、孟苯醇醚（menfegol）和烷苯醇醚（alfenoxynol）等。

【作用与用途】育龄夫妇均可使用。具体药具和使用方法是：①避孕药膜。为半透明纸样薄膜，每张含壬苯醇醚50mg。可将1张药膜对折成1/4大小或揉成松团用干燥手指放入阴道顶端，10分钟后性交。如超过30分钟，则应放入另1张药膜。②避孕栓剂。每枚含主药100mg。性交前将栓剂放入阴道深处，10分钟后性交。如放药超过1小时才性交，应再放入栓剂1枚。③壬苯醇醚阴道片。含壬苯醇醚100mg。每次1片，于房事前5～10分钟放入阴道深处。对于阴道分泌物较少的妇女，应待药片溶解后，方可进行房事。如房事时间超过0.5小时，则于射精前应再放药片1片。④壬苯醇醚胶冻。含壬苯醇醚，每支重5g。房事前取1支，拧下塑料盖，再取1支注入器，旋于药管螺丝口上，将注入器缓缓插入阴道深处、挤压药管管身，挤出全部胶冻后，抽出注入器即可行房事。

扫码“看一看”

【不良反应】部分妇女对杀精子药过敏，出现皮疹。另有局部烧灼感、干涩刺痛、阴道分泌物增多、外阴瘙痒。对杀精子药物或赋型剂成分如泡沫、凝胶过敏者禁用。

（四）主要影响子宫和胎盘功能的药物

本类药物属于新型抗生育药，主要有孕酮受体拮抗剂米非司酮、前列腺素类药物如米索前列醇、卡前列素、吉美前列素和硫前列酮等。

【作用与用途】通过影响孕酮对子宫内膜的促进作用，发挥前列腺素对受精卵着床和胚胎发育初期的抑制作用达到抗早孕作用，多用于紧急避孕即在无防护措施性交后的一定时间内，采用服药或放置 IUD 等措施，以避免非意愿妊娠的事后避孕措施。

用于避孕套破裂、滑脱或使用不当，阴道隔膜或宫颈帽放置位置不当，破裂，撕脱或取出过早，IUD 脱落；外用杀精子药膜起效前性交，体外排精失误，如阴道内或阴道口射精，安全期计算错误，易受孕期禁欲失败等。

如果口服避孕药漏服 2 片或 2 片以上，单纯孕激素避孕针注射时间延误 2 周以上，雌孕激素复合避孕针注射时间延误 3 天以上也应该选用本类药物。遭受性暴力伤害且无有效避孕措施的妇女为避免受孕也可使用。

本类药物对已形成的妊娠无明显作用。由于剂量小、疗程短，防止意外妊娠的作用大于对身体的潜在不利影响，即使有心血管、肝脏疾患、偏头痛等情况，亦可酌情使用。

【不良反应】首次服用有恶心和呕吐等反应，一般不超过 24 小时，与食物同时服用或睡前服用，会减轻症状。必要时提前 1 小时单次口服氯苯甲嗪 50mg，作为预防。如在服药后 1 小时内呕吐，应补服 1 次避孕药以防药物无法吸收。

另外，服药 1～2 天出现乳房胀痛、头痛、头晕、乏力，个别有不规则子宫出血，通常为点滴状，一般不必特殊处理。但应让服药者了解这不是月经来潮，也不意味着紧急避孕成功，并应做好相应的咨询工作。少数人给药后月经提前或延迟，如超过 1 周，应行妊娠试验，以明确是否为避孕失败。

（五）男用避孕套 （安全套）

【作用与用途】是目前男性节育措施中最常用的方法，为乳胶薄膜制成的长形套，性交时套在男性阴茎上防止精液流入阴道，具有安全有效、方便价廉、可自行掌握等优点。正确使用避孕有效率为95/每百妇女・年（国际妇女年统计法），若配合杀精子药，可明显提高避孕效果。自愿要求避孕而对橡胶制品无过敏者均可使用。本法亦可防止性传播性疾病（STD）。对配偶精子产生凝集抗体而引起不育妇女，使用避孕套可增加妊娠机会。

国产的避孕套有大、中、小三个型号，直径分别为 35 mm、33 mm、31mm；长度皆为 19 ± 1.1cm；厚度 0.04～0.07mm。可分普通型、薄型与极薄型，最薄的 0.03mm。根据是否含硅油润滑剂分为干型与湿润型。形状与染色各异，有的制成波纹型或颗粒型以增加性感。每次性交开始即使用，卷好避孕套，捏瘪套前小囊挤出其中空气，将套贴在勃起的阴茎头部，顺势将卷边翻下直达阴茎根部，射精后在阴茎未完全软缩前，按住套的上口，与阴茎一起从阴道撤出，以免精液溢入阴道，或避免脱落在阴道内。避孕套现为一次性使用，用后弃去。

【不良反应】降低性快感为其主要缺点，勃起功能障碍者无法使用。对乳胶或避孕套中加用的杀精子药过敏者禁用。

（六）阴道药环

含孕激素的阴道避孕环，是以具有良好渗透性和稳定性的硅橡胶制成的环作为载体，环内含有定量的孕激素。

【作用与用途】稳定释放的孕激素使宫颈黏液变得黏稠，不利于精子通过；还可使子宫内膜发育受抑、变薄，不利于受精卵着床。主要类型有：①甲硅环（甲地孕酮硅橡胶环），为药芯型硅橡胶圆环，环外径 40mm，环截面直径 4mm。每环内含甲地孕酮 250mg，每日释放 150μg，每个环可持续使用 1 年。②左炔诺孕酮避孕环（左炔诺孕酮，LNG）为药芯型硅橡胶圆环，环外径 45mm，截面直径 4.5mm。每环含左炔诺孕酮 100mg，每天释放 20μg，每个环可持续使用 1 年。

首次放置应在医务人员指导下使用，于月经周期的第 5 日放置于阴道穹处，或套在宫颈上，不要随便取出，月经期亦不必取出。药物可透过管壁，以较恒定的速率、较小的剂量，持续而缓慢地释放，经阴道黏膜吸收，达到长效避孕效果，避孕有效率为 97%。如环脱出阴道口，可用乙醇棉球消毒后，推入阴道深部。

适用于健康育龄妇女，对孕激素无禁忌证者。

【不良反应】主要是突破性出血，约占 7%。随着放置时间延长，会减轻或消失。如经期前半期出血，可服炔雌醇 0.005 ~ 0.01mg，每晚 1 次，连服 5 ~ 6 天；如后半期出血，可加服短效口服避孕片 1 号，每晚 1 片，连服至下次月经前停止。另外个别有药环脱落，白带增多等现象。

【禁忌证】子宫脱垂、阴道前后壁膨出者。慢性咳嗽疾者和长期便秘导致腹内压增高者阴道环容易脱落。

（七）宫内节育器

1960 年起我国开始推广使用的宫内节育器（intrauterine device，IUD），是目前育龄妇女使用最多的避孕方法，其主要优点为安全、高效、经济、简便，一次放置可长期避孕，而且作用可逆，取出后生育力即可恢复。为了提高 IUD 避孕效果，降低其常见的出血、疼痛等不良反应，IUD 的种类从最初的惰性 IUD 到 20 世纪 70 年代研制出的活性 IUD，得以不断改进发展。目前活性 IUD 包括能释放铜离子的含铜 IUD 和释放孕激素或其他药物的含药 IUD。

【适应证】宫内节育器通过多种机制阻止精子进入输卵管壶部，对受精卵着床也有影响。月经期第 3 日起至月经干净后 7 天内均可放置，以月经干净后 3 ~ 7 天为最佳。如果月经延期或哺乳期闭经者，应在排除妊娠后放置。人工流产负压吸宫术和钳刮术后、中期妊娠引产流产后 24 小时内清宫术后可即时放置。自然流产正常转经后、药物流产 2 次正常月经后放置。产后 42 天恶露已净，会阴伤口已愈合，子宫恢复正常者以及剖宫产 6 个月后均可放置。也可以在剖宫产或阴道正常分娩胎盘娩出后即时放置。

放置宫内节育器要严格无菌操作，操作应轻柔，以防发生心、脑综合征等不良反应。对高危的妇女更宜小心，以防子宫损伤。避免进入宫腔的器械和 IUD 等与阴道壁接触。遇宫颈较紧或使用须扩张宫口的 IUD 时，均须扩张宫口，不可勉强行事。如感到 IUD 未放至宫腔底部时，应取出重放。放置环形 IUD 时，放环叉应避开环的接头。手术过程中，如遇多量出血、器械落空感、宫腔深度异常、受术者突感下腹疼痛等，应立即停止操作，进一步查明原因，采取相应措施。

适用于育龄妇女自愿要求放置 IUD 且无禁忌证者。宫内节育器也可用于紧急避孕，不论月经周期时间，在无保护性性交后 5 天内放置。

【禁忌证】其中绝对禁忌证包括：①妊娠或可疑妊娠者。②生殖器官炎症，如阴道炎、急性或亚急性宫颈炎、急慢性盆腔炎、性传播疾病等，未经治疗及未治愈者。或者 3 个月以内有月经频发、月经过多（左炔诺孕酮 - IUD 例外）或不规则阴道出血者。③子宫颈内口过松、重度撕裂（铜固定式 IUD 例外）及重度狭窄者，以及子宫脱垂Ⅱ度以上者。生殖器官畸形，如子宫纵隔、双角子宫、双子宫者。以及子宫腔深度＜5.5cm 或＞9cm 者（人工流产时、剖宫产后、正常产后和有剖宫产史者放置及铜固定式 IUD 例外）。④人工流产后子宫收缩不良、出血多，有妊娠组织物残留或感染可能者。或者产时或剖宫产时胎盘娩出后放置，有潜在感染或出血可能者。⑤有各种较严重的全身急、慢性疾患者。有铜过敏史者，不能放置含铜节育器。

相对禁忌证主要是产后 42 天后，如恶露未净或会阴伤口未愈者，应暂缓放置。有葡萄胎史未满 2 年者，有严重痛经者慎用以及生殖器官肿瘤慎用。另外中度贫血、有异位妊娠史者慎用。

三、避孕药具的使用指导

（一）健康适龄未生育妇女的暂时避孕

主要有使用复方短效口服避孕药、男用避孕套、外用避孕药膜/片以及阴道药环等四种方法。

1. 复方短效口服避孕药 尤适用于新婚而暂时不想要孩子的夫妇。应按时服用，如每晚睡前，避孕药片潮解或有裂隙时，不宜服用，如有呕吐或腹泻，会影响药物的吸收，可能导致避孕失败，宜暂时加用外用避孕药具。另外抗生素、利福平、苯妥英钠等药物，会降低避孕药的药效，长期使用宜改用其他避孕方法或加大避孕药剂量。

告知定期随访体检，包括测量血压及乳房检查、妇科检查、宫颈细胞涂片检查。吸烟妇女服药应戒烟。如出现下肢肿胀疼痛、头痛等情况，应及时就医，考虑有无血栓栓塞性疾病或其他血管疾病。若有视力障碍、复视、视神经乳头水肿、视网膜血管病变等情况，应立即停药，并做相应检查。服药妇女有右上腹痛，应考虑做肝脏 B 超，如诊断为与避孕药有关的肝腺瘤，应立即停药并做相应检查。服药期间避孕失败妊娠，建议终止妊娠。有相对禁忌证的妇女，服药期间应加强随访，如有异常及时诊治。

2. 男用避孕套（安全套） 必须坚持正确使用、全程使用，不应采用油脂类润滑剂，其可破坏乳胶分子交联度，套强度明显下降；注意不要被指甲、戒指等损伤避孕套。若发现阴茎套破裂或滑脱在阴道内，应立即采用补救措施，如 72 小时内服用紧急避孕药或 5 天内放置活性 IUD。避孕套必须保存在阴凉避光处，并避免与樟脑等挥发性物质接触，以防变脆。保存期一般不超过 2 年。

（二）已生育妇女的长期避孕

一般采用长效注射避孕药、埋植剂、多相片、宫内节育器，也可以根据实际情况选用避孕套、阴道药环等方法

1. 长效注射避孕药 首次注射后，须观察 15 分钟以上，以防过敏反应。抽取药液时，应将药物摇匀并吸净，Ⅰ号避孕针如发现药液有固体物析出，可置于热水中，待溶解后摇匀方可使用。应仔细告知使用者可能出现的不良反应，如发生严重头痛、黄疸、视物模糊等症状，并定期做乳房检查，出现肿块，立即停药。

2. 埋植剂 注意禁忌证，如充血性心力衰竭等水肿倾向者慎用。哺乳期或 45 岁以上妇女、急慢性肝病及糖尿病需用胰岛素治疗者不宜使用。宫颈癌患者禁用。一般认为长期用药可减少子宫内膜癌、卵巢癌、子宫肌瘤、乳腺纤维囊性和纤维腺性病变的发病率，但对子宫颈癌和乳腺癌的发病率有增高趋势，尤其 35 岁以上，如出现乳房肿块，应立即停药。

3. 多相片剂　避孕效果高，正确服用的避孕有效率接近100%。发生突破性出血和闭经发生率显著低于单相片，恶心、呕吐等副反应也减少，使三相片选用者逐年增多。

4. 宫内节育器　避孕效果好，有效期长，同房时无明显异物感，已生育或愿意采用此法避孕的未生育妇女均可采用。

（三）临时紧急避孕和其他需要避孕的情况

紧急避孕主要选用米非司酮、米索前列醇、卡前列素、吉美前列素和硫前列酮等。但紧急避孕药不能替代常规避孕方法，用药后应尽快落实常规避孕措施。对紧急避孕失败者应予警惕异位妊娠。紧急避孕药没有抗HIV/AIDS和STDs感染的功能，对STDs高危人群，应提供何处可获得STDs诊治和咨询的信息。

另外，探亲避孕药中的53号抗孕片所含的双炔失碳酸酯具有雌激素活性，哺乳妇女不宜服用。且不良反应及对下次月经的影响均较探亲避孕药明显。

考点提示

针对不同需要，避孕药具的选用及注意事项。

案例解析

1. 不可以。应于探亲当日中午服1片，晚上加服1片，以后每晚服1片，探亲结束的次日再服1片。连服14天，如探亲未结束，应改服短效口服避孕药。
2. 偶尔漏服时，应于24小时内补服1片。
3. 不会影响生育力。

技能训练

四、避孕药具咨询模拟训练

【实训目的】

1. 掌握避孕药具的使用及注意事项。
2. 正确指导患者选择避孕药。

【实训准备】

复习有关避孕药具知识，提前分析用药人群情况，准备相关用药指导的资料，如宣传单等。

【实训方法】

1. 结合所学知识，了解育龄女性面临的主要健康问题和存在的避孕需求。
2. 通过小组讨论等形式，确定开展育龄妇女避孕方案，研究方法和技巧。
3. 通过模拟表演展示不同需求的育龄妇女避孕指导方案，互相点评，教师讲评，优化确定方案。

【实训步骤】

1. 确定课题　可以根据育龄女性实际情况，确定对其进行合理避孕的用药指导，复习巩固有关知识。

2. 调研拓展　通过问卷调查、网络等手段了解发病情况，熟悉有关药物的商品名，了解其他治疗方法或手段。

3. 小组研讨　以4～10人为一个小组，根据目的和要求进行合作性研讨，重点分析用药指导所要达到的目标，采用的方法和技巧，拟订方案。

4. 模拟演练　每组派代表扮演教育者和育龄女性，借助道具等，在班内或实训场所具体实施，有其他各组同学评价实际效果，教师讲评。根据意见形成最终方案。

5. 现场实施　到社区进行实际的用药指导，同时客观记录实际效果，作为方案评价的主要依据。

【实训考核】

任意选取问病荐药场景，通过训练制定有关用药指导方案，按照以下考核表完成上实训技能的考核。

项目	考核内容		标准分（100）	评分标准	得分
职业素养（5分）	衣帽整洁，仪表端庄		2	学生着工作服；女生不得披头发；男女生不得穿拖鞋；	
	报告班级、姓名、操作项目		1	汇报准确无遗漏	
	举止得体，语言清晰		2	仪态大方，普通话标准	
实训实施（65分）	沟通能力（10分）	与育龄妇女的沟通技巧	5	参考人际沟通知识和育龄女性特点，考生回答沟通技巧的内容	
		针对育龄妇女避孕需求的礼仪	5	面对模拟顾客或患者的：见面问候（2分），离开道别（3分）尤其是避免害羞等	
	专业能力（55分）	针对育龄妇女特点和有关病历资料　做出疾病判断	10	避孕需求（5分）；解释正确（5分）	
		避孕药物相关知识	10	诊断育龄妇女需求（2分）；临床表现，需结合育龄女性特点（3分）常用避孕药具（5分）	
		正确推荐药物	5	根据育龄女性的特点推荐一个/一组正确避孕药具（5分）	
		正确指导育龄女性阅读避孕药说明书相关知识	25	指出相关避孕药说明书的格式内容（5分）；教师展示一份说明书，考生解读说明书中的主要内容（5分）；说明不良反应（5分）；根据说明书指导合理避孕要点（10分）	

续表

项目	考核内容		标准分（100）	评分标准	得分
实训实施（65分）	专业能力（55分）	提示相关注意事项	5	针对育龄女性所推荐药物的用药注意事项，并提出健康指导策略（含生活健康知识技能教育和家属教育）	
理论知识（30分）	避孕药具选择原则或策略		5	选择原则或要点	
	相关药具的适用人群和注意事项		15	所推荐药具的适用人群和注意事项。说出一个正确答案各1分，总分不超15分	
	相关药物常见不良反应及对策		10	所推荐药具的不良反应（类早孕反应等），说出一个正确不良反应和对策得2分，总分不超10分	
合计					

备注：

1. 考核方式：教师与学生一（或二）对一考试；
2. 考核场所：模拟药房或实验室；
3. 学生按号数每次2或3人进入考场，抽取案例，每人准备5分钟后开考；
4. 待考学生由班级学委维持秩序在考场外准备，不得进入考场。

【实训思考】

根据育龄女性特点，如何更好地开展合理避孕指导？

目标检测

扫码“看小结”

一、选择题

【A_1/A_2型题】

扫码“练一练”

1. 长期两地分居的夫妻，探亲期间推荐使用的避孕措施是
   A. 短效避孕药 B. 长效避孕药 C. 探亲避孕药 D. 紧急避孕药
2. 关于避孕药，下列哪项错误
   A. 口服避孕药的主要成分是人工合成雌激素和孕激素
   B. 18－甲基炔诺酮是孕酮衍生物
   C. 口服避孕药可分为长效和短效
   D. 最常用的避孕药是复方短效口服避孕药
   E. 口服避孕药物主要的发展趋势是降低激素剂量、减少副反应
3. 目前对避孕药的研究，下列哪项错误
   A. 降低激素剂量以减少副反应
   B. 增加激素含量以提高避孕效果
   C. 改变避孕药剂型以延长药物作用时间

D. 进一步开发新型避孕药

E. 以上均错误

4. 国产 1 号避孕片内性激素成分是

A. 炔雌醇加炔诺酮　　B. 炔雌醇加甲地孕酮

C. 炔雌醇加左炔诺孕酮　　D. 炔诺酮

E. 炔雌醇

5. 国产三相避孕片内含有的性激素成分为

A. 炔雌醇加炔诺酮　　B. 炔雌醇加甲地孕酮

C. 炔雌醚加左炔诺孕酮　　D. 炔雌醇加左炔诺孕酮

E. 己烯雌酚加左炔诺孕酮

【A_3/A_4 型题】

女性，33 岁，GP，最后一胎于 3 年前足月顺产，产后半年放置宫内节育器，1 年前因宫外孕行左侧输卵管切除术，前来咨询避孕措施。

6. 下列哪项避孕措施不适合

A. 服用长效口服避孕药

B. 宫内节育器

C. 阴道避孕药环

D. 输卵管绝育术

E. 自然避孕法

7. 经过咨询，自愿选用复方炔雌醚一氯地孕酮避孕，其服用方法为

A. 月经周期第 1 日服第 1 片，然后每月 1 片

B. 月经周期第 5 日服第 1 片，然后每月 1 片

C. 月经周期第 10 日服第 1 片，然后每月 1 片

D. 月经周期第 1 日服第 1 片，第 10 日服第 2 片，然后每个周期第 1 日服 1 片

E. 月经周期第 5 日服第 1 片，第 10 日服第 2 片，然后每个周期第 1 日服 1 片

8. 服用过程中，可能出现药物副反应，但与下列哪项无关

A. 头晕、恶心、呕吐

B. 白带增多、面部蝴蝶斑

C. 继发性闭经

D. 合并缺铁性贫血

E. 体重增加、乳房胀痛

9. 服用半年内恶心、呕吐较重，下列哪项处理不恰当

A. 无需特殊处理，待其自然消退

B. 加服维生素 B

C. 立刻停用，改用短效避孕药

D. 加服灭吐灵

E. 加服抗副反应片

10. 若经上述处理无效，要求停用，应该做何处理

A. 最后 1 次用药后口服炔雌醇 0.005mg/日至月经来潮

B. 最后 1 次用药后半月口服安宫黄体酮 8mg/日至月经来潮

C. 最后 1 次用药后加服炔雌醚 1mg/日至月经来潮

D. 最后 1 次用药后，于月经周期第 5 日应用短效避孕药，连服 3 个月

E. 最后 1 次用药后，于月经周期第 5 日应用短效避孕药，连服 6 个月

二、问答题

常用的避孕药有哪些？分别在什么情况使用？

三、案例分析

不少人流术后的女士来到咨询室或打电话来询问：

“我刚做完人流医生为啥让吃避孕药呢？”

“以前我吃过这药，是要等我来月经后才开始服用吧？”

“大夫建议术后一个月不要同房，为什么还要我口服避孕药？”

“医生说术后要做好避孕，我只要保证不怀孕，是不是就不用吃这药呢？”

“这避孕药吃多了，以后想要小孩时还能怀上吗？

请回答：人流后为什么选择口服避孕药？

扫码“看解析”

（李 娟　张 庆）

项目五

常见病症用药咨询与技能训练

任务一　发热

扫码“学一学”

学习目标

知识要求　**1. 掌握**　发热的常用药物及其用药咨询与健康教育。

2. 熟悉　发热的病因及治疗原则。

3. 了解　发热的分型。

技能要求　1. 能指导选用治疗发热的药物，说出解热镇痛药的常见不良反应及防治策略。

2. 会进行发热的用药教育，提供治疗发热的用药信息服务。

案例导入

案例：患者，男，35岁，咽痛3天伴高热2天。患者于三天前受凉后，出现咽喉部肿痛不适，进食吞咽过程明显，2天前开始发热，体温最高达40°C，遂来就诊。体格检查：体温40°C，脉搏115次/分，呼吸25次/分，血压110/70mmHg。咽部充血明显，扁桃体三度肿大，有脓苔附着；触诊浅表淋巴结仅颌下淋巴结肿大，活动可，有触痛；心肺及其他未见异常。血常规显示：WBC 14.9×10^9/L，中性粒细胞85%。医生诊断为：急性化脓性扁桃体炎。

讨论：该患者的体温高达40℃，属于哪种程度的发热？是否需要使用解热药？还需要其他治疗措施吗？

理论知识

发热是一种常见的症状，当机体由于某些原因引起体温调节中枢功能障碍时，体温升高超出正常范围，即为发热。

人体的正常体温在37℃左右，但身体各个部位的温度不尽相同，其中直肠温度平均为37.2℃，口腔温度比直肠低0.3℃～0.5℃，而腋窝下的温度又比口腔低0.3℃～0.5℃。体温在一日之内也会发生一定的波动，在清晨2～6时体温最低，随后逐渐上升，于下午4～7时最高，继而下降，昼夜温差不会超过1℃。体温在年龄、性别方面也略有差异，如新生儿略高于儿童，女性略高于男性，老年人由于代谢率低，其体温略低于青年人。此外，体温还受进食、精神、环境、女性生理周期等因素的影响。

当腋下温度超过37.0℃、口腔温度超过37.2℃、直肠温度超过37.6℃、昼夜体温波动超过1℃时即为发热。按口腔温度状况，发热分为低热（37.4℃～38℃）、中等度热（38.1℃～39℃）、高热（39.1℃～41℃）和超高热（41℃以上）。

一、病因、类型与表现、临床意义

发热的病因可分为感染性和非感染性两类，其中以前者多见。感染性发热主要见于各种病原体引起的全身性或局灶性感染，在发热待查中占首位，包括细菌、病毒、衣原体、支原体、立克次体、螺旋体、真菌、寄生虫等所引起的感染。非感染性发热多见于变态反应，如药物热、风湿热等；血液病与恶性肿瘤，如白血病、结肠癌、恶性淋巴瘤、原发性肝细胞癌等；结缔组织病，如结节性多动脉炎、系统性红斑狼疮、皮肌炎等；其他还有甲状腺功能亢进、体温调节中枢功能失常如中暑、无菌性坏死组织吸收如大面积烧伤、脑出血、严重失水等。

知识链接

药物热

药物热是在治疗疾病使用药物的过程中因药物导致的发热，是药物不良反应之一，也是临床常见的发热原因之一。解热镇痛药、镇静药、抗感染药，均可引起药物热，其中，抗感染药最为常见。表现有恶寒（或寒战）发热，热型有弛张热、稽留热、间歇热或微热。还可伴有周身不适、头痛、肌肉疼痛、关节痛、淋巴结肿痛和消化系症状等，继而部分患者还可出现皮疹、血管神经性水肿等。皮疹呈多形性对称性分布，并往往伴有瘙痒或烧灼感；严重的药疹可表现为剥脱性皮炎。皮疹严重者，停药后热度可持续较长时间。对于药物热，最好的治疗方法是停用可疑药物，补液有利于退热和药物的排泄。重症者可应用糖皮质激素，对高热或超高热患者可同时应用物理降温。

发热的主要临床表现为体温升高、脉搏加快，突发热一般为0.5～1天，持续热一般为3～6天。结合其他伴随症状以及相关实验室检查，可能与以下疾病相关。

1. 伴感冒 患者伴有畏寒、头痛、咽喉痛、四肢关节痛、全身乏力、鼻塞或咳嗽，可能患感冒。

2. 伴感染 ①血常规检查显示，若白细胞计数高于正常值，中性粒细胞比例升高，C反应蛋白升高，提示可能有细菌感染；若白细胞计数低于正常值，淋巴细胞比例升高，提示可能有病毒感染。②患者持续高热，24小时内体温维持在39℃～40℃，居高不下，且伴有寒战、咳嗽、胸痛、咳出铁锈色痰，提示可能患肺炎。③发热过程中有间歇期，表现为间歇发作的寒战、高热，继而大汗，提示可能患有化脓性感染或疟疾。④若起病缓慢，持续稽留热，无寒战，伴有脉缓、玫瑰疹、肝脾肿大，提示可能患有伤寒。

3. 儿童或青少年 儿童伴有咳嗽、眼结膜充血、流涕、麻疹黏膜斑及全身斑丘疹，提示可能是麻疹；若伴有以耳垂为中心的腮腺肿大，多为流行性腮腺炎。

4. 功能性发热 若出现不明原因的长期低热，经过一段时间的动态观察，完全排除器质性疾病，一般为功能性发热，可能与体温调节中枢功能紊乱或自主神经功能紊乱相关，需积极正规治疗。

考点提示

发热的定义、分类和病因。

知识链接

热型

发热患者在不同时间测得的体温数值记录在体温单上，并将各体温数值点连接起来形成体温曲线，该曲线的不同形态(形状)称为热型。 掌握热型对于临床诊断、判断病情、评价疗效和预后等，有一定的参考意义。 临床上常见的热型有以下几种。

1. 稽留热：是指患者体温恒定地维持在 39℃ ~40℃以上的高水平，达数天甚至数周，24 小时内体温波动范围不超过 1℃。 常见于斑疹伤寒、伤寒高热期、大叶性肺炎等。

2. 弛张热：是指患者体温在 39℃以上，波动幅度大，24 小时内波动范围超过 2℃，但都在正常水平以上。 常见于风湿热、败血症、重症肺结核及化脓性炎症等。

3. 间歇热：是指患者体温骤升达高峰后持续数小时，又迅速降至正常水平，无热期可持续 1 天至数天，如此高热期与无热期反复交替出现。 常见于急性肾盂肾炎、疟疾等。

4. 波状热：是指患者体温逐渐上升达 39℃或以上，数天后又逐渐下降至正常水平，持续数天后又逐渐升高，如此反复多次。 常见于布氏杆菌感染。

5. 回归热：是指患者体温急剧上升至 39℃或以上，持续数天后又骤然下降至正常水平。 高热期与无热期各持续若干天后规律性交替一次。 常见于霍奇金病、回归热等。

6. 不规则热：是指患者发热的体温曲线无一定规律，常见于风湿热、支气管肺炎、结核病、渗出性胸膜炎等。

二、药物治疗学基础与合理用药原则

1. 治疗原则

（1）急诊治疗原则 发热的治疗要在维持生命体征的基础上，针对原发病进行积极治疗。对患者进行全面的体格检查以及必要的实验室检查来确定发热的病因。当体温 >40℃或发热导致中枢神经系统症状、心功能障碍或脱水等，应积极进行对症处理。

（2）对因治疗 针对发热的病因进行积极的处理是解决发热的根本措施。除对症治疗外，对于各种感染性疾病，还应该选用抗感染药物进行治疗。如通过细菌培养结果和药敏试验，可针对性使用抗菌药。对于非感染性发热也应及时进行病因治疗。发生药物热时，立即停用药物并进行抗过敏治疗等。

（3）退热治疗　对于感染性发热而言，发热本身是机体免疫系统清除感染源的表现之一。退热治疗可能对热型和其他临床征象造成干扰，掩盖基础疾病，影响对疾病的判断。所以除非高热以及患者严重不适、强烈要求外，患者体温不超过39℃，通常可不急于使用解热药，但对于高热惊厥的儿童及有心、肺、脑功能不全的患者，必须进行降温处理。

2. 治疗药物的选用　《国家非处方药目录》中收录的解热镇痛药的活性成分为对乙酰氨基酚、阿司匹林、布洛芬、贝诺酯等。

（1）对乙酰氨基酚　又名扑热息痛，临床作为退热的首选药，其解热作用强，与阿司匹林相似，镇痛作用弱于阿司匹林，但作用缓和而持久，无明显抗炎作用。常规剂量下，较为安全，对胃肠道刺激小；大剂量应用对肝脏有损害，尤其适于老年人和儿童使用。其常见的剂型主要有片剂、口服液、滴剂、缓释片以及混悬液等。

成人一次0.3～0.6g，每隔4小时1次或一日4次，用于退热每日最大安全剂量不宜超过2g。儿童按照体重一次10～15mg/kg，每4～6小时1次，12岁以下儿童每日不超过4次，用于解热连续使用不超过3天。

（2）布洛芬　具有解热镇痛抗炎作用，其解热作用与阿司匹林相似，但作用较为持久；镇痛作用较强，比阿司匹林强16～32倍，抗炎作用较弱。其对胃肠道的不良反应较轻，是同类药中胃肠道刺激最低的。1～12岁儿童每次5～10mg/kg，每日3次；成人及12岁以上儿童一次0.2～0.4g，一日3～4次。

（3）阿司匹林　口服吸收迅速而完全，解热镇痛作用较强，能有效降低发热者的体温，对正常体温几乎无影响。成人一次0.3～0.6g，一日3次，儿童一日30～60mg/kg，分4～6次服用，或一次5～10mg/kg。

与对乙酰氨基酚、布洛芬相比，阿司匹林的副作用大，有严重胃肠道反应，且病毒性感染的儿童使用，有可能引起瑞夷综合征，故一般不推荐用于儿童退热，12岁以下儿童禁用。

（4）贝诺酯　是阿司匹林与对乙酰氨基酚的酯化物。解热镇痛作用与阿司匹林相似，特点是对胃肠道刺激性小，作用持续时间较阿司匹林和对乙酰氨基酚长。口服，一次0.5～1g，一日3次，老年人用药一日不超过2.5g。

对5岁以下儿童高热时紧急退热，可选用处方药20%安乃近溶液滴鼻，婴儿每侧鼻孔滴1～2滴，2岁以上儿童每侧鼻孔滴2～3滴，第二次可于4小时后给药。对于儿童出现持续性高热惊厥（一次性发作持续半小时及以上）或周期性惊厥，需要积极治疗，并给予地西泮。

考点提示

发热的治疗原则及其常用药物。

案例解析

1. 本任务导入案例中，该患者体温40℃，属于高热，需要使用解热药，首选对乙酰氨基酚。

2. 本案例中，患者为化脓性扁桃体炎，实验室检查提示细菌感染，需配合使用抗菌药物，退热治疗仅为对症治疗，需积极进行对因治疗。

3. 不良反应及应对措施

（1）胃肠道反应　阿司匹林的胃肠道反应较大，多数解热镇痛药（肠溶制剂除外）宜在餐后服药，不宜空腹服药，以避免药物对胃肠道的刺激。特别提示，老年人、肝肾功能不全者、血小板减少症患者，以及有出血倾向、上消化道出血或穿孔病史者、消化性溃疡患者慎用或禁用。

（2）凝血障碍　阿司匹林一般剂量可抑制血小板聚集，出血时间延长；大剂量或长期服用可抑制凝血酶原的形成，造成凝血障碍，可用维生素K防治。手术前一周应停用阿司匹林。

（3）肝肾损害　长期或过量使用对乙酰氨基酚，可致严重肝肾损害，甚至诱发肾衰竭。肝肾功能不全者慎用。

（4）过敏反应　少数患者会出现皮疹、血管神经性水肿、过敏性休克等。某些患者使用阿司匹林可诱发支气管哮喘，称为“阿司匹林哮喘”，用肾上腺素治疗无效，故支气管哮喘患者禁用。

（5）水杨酸反应　阿司匹林剂量过大，可致水杨酸中毒，表现为头痛、眩晕、恶心、呕吐、耳鸣、听力减退和视力减退，称为水杨酸反应。严重中毒者，应立即停药，并静脉滴注碳酸氢钠。

扫码“看一看”

（6）瑞夷综合征　病毒性感染的儿童或青少年，如流感、水痘等使用阿司匹林退热时，偶可引起急性肝脂肪变性－脑病综合征（瑞夷综合征），虽少见，但致死率高。故病毒感染的儿童不宜用阿司匹林，可选用对乙酰氨基酚。

4. 用药教育

（1）疗效评价和后续药物治疗指导

①解热镇痛药用于退热时，仅为对症治疗，并不能解除疾病的致热原因，由于用药后改变体温，可能会掩盖病情，影响疾病的诊断，应予以重视。

②解热镇痛药用于解热一般不超过3日，如3日后症状未缓解应及时向医师或药师咨询，不得长期使用。如发热持续3日不退，或伴有寒战、胸痛、咳嗽；小儿发热超过39℃，并且神志不清；发热同时伴有严重疼痛、频繁呕吐；长期反复发热或有不明原因的发热时，应及时去医院就诊。

（2）特殊人群的合理用药

①妊娠期及哺乳期合理用药：阿司匹林可透过胎盘屏障，在动物试验中，在妊娠初始3个月内使用，可引起胎儿缺陷；在妊娠后3个月长期大量使用可使妊娠期延长，有增加产前出血的危险；在妊娠的最后2周使用，可增加胎儿或新生儿出血的危险；在妊娠后期长期用药，也有可能导致胎儿动脉导管收缩或早期闭锁，导致新生儿持续性肺动脉高压及心

力衰竭。对乙酰氨基酚可通过胎盘屏障，孕妇使用本品后可能会对胎儿造成不良影响。布洛芬用于妊娠后期可使孕期延长，故孕妇及哺乳期妇女不宜使用。

②小儿合理用药：阿司匹林：12 岁以下儿童，病毒感染的儿童或青少年禁用；萘普生：2 岁以下儿童禁用；双氯芬酸：14 岁以下儿童禁用；尼美舒利：12 岁以下儿童禁用；美洛昔康：15 岁以下儿童禁用；吲哚美辛：14 岁以下儿童禁用。

③特异体质者使用阿司匹林后，可能发生皮疹、血管神经性水肿、哮喘等反应，故过敏体质、哮喘及鼻息肉患者禁用。如患者对解热镇痛药或复方制剂中某一成分有过敏史，则不宜再次使用其他同类解热镇痛药，因为存在交叉过敏反应。

（3）药物相互作用、禁忌证、用药禁忌、健康教育及其他

①不宜同时应用两种以上解热镇痛药，以免引起胃肠道、肝、肾的损害。对于酒精中毒、肝病患者，对乙酰氨基酚有增加肝损害的风险，应慎用。

②使用解热镇痛药时，不宜饮酒或饮用含有酒精的饮料。

③老年人、小儿或体弱者在高热骤降时，可能引起虚脱。故在应用解热镇痛药时，应严格掌握剂量，避免滥用，老年患者应适当减量，并注意两次用药间隔时间为 4 ~ 6 小时。在退热的同时，需多饮水，并及时补充电解质。

④发热时宜注意控制饮食，多饮水，补充能量、蛋白质和电解质。对高热患者可采用冰袋或凉毛巾冷敷，或温水擦拭四肢、胸背、头颈部等物理降温措施。发热期间宜多休息，并保持充足的睡眠，夏季要注意调节室温。

考点提示

治疗发热的药物用药注意事项。

技能训练

三、发热的用药咨询技能训练

【实训目的】

1. 掌握发热患者的用药咨询和健康教育。
2. 熟悉发热患者基本治疗原则。

【实训准备】

1. 临床合理用药案例、处方或发热有关的资料。
2. 具有多媒体设备的模拟药房。

【实训方法】

1. 结合所学知识和课后调查，了解发热的用药误区。
2. 通过小组讨论等形式，针对发热患者开展问病荐药。
3. 通过模拟表演展示各自的用药咨询方案，互相点评，教师讲评，优化确定方案。

【实训步骤】

1. 学生分组，对临床合理用药案例或处方进行讨论、分析，教师巡视指导，每组推选

代表发言，最后由教师点评、总结；

2. 教师通过多媒体，向学生介绍发热的用药咨询及健康宣教的基本知识，学生分组进行合理用药指导和宣教的模拟训练，小组成员分别扮演患者与药师角色，进行问病荐药模拟，最后每组推选代表登台表演，各小组互相点评，教师讲评，优化确定方案。

3. 模拟情景对话

药师：您好！请问我能帮助您什么？

患者：我想来买点退烧药。

药师：请问您发热有几天了？

患者：我昨天上午突然出现发烧，到现在有 1 天半了。

药师：那您的体温是多少度？您测量的是口腔温度、腋下温度、还是直肠温度？

患者：是在腋下测的，最高时有 39.6℃，上午体温稍低一点，到下午就会高上去。

药师：您除了发热还有其他不舒服吗？

患者：我鼻子有点塞，发痒，打了好多喷嚏。流清鼻涕，嗓子有点干。

药师：流鼻涕吗？

患者：有，清水鼻涕。

药师：那您有没有头痛、浑身酸痛的现象？

患者：有点儿，头有点不舒服。

药师：咽喉痛吗？口干吗？

患者：咽喉有一点点痛，口干倒还好。

药师：有没有咳嗽？

患者：没有

药师：您是否去过医院检查血常规？

患者：去了。

药师：白细胞高不高？

患者：医生说血常规正常。

药师：那考虑病毒感染的可能性比较大。

4. 推荐用药

（1）根据上述对话，请分析患者的病情，并向患者推荐合适的药物。

（2）若该病人为消化性溃疡患者，哪些退热药是不适宜的？

（3）如患者是细菌感染，除了选用解热镇痛药外，还需要选用哪类药物？

5. 用药指导　可参照前边的理论部分重点介绍有关内容。

扫码“看一看”

【实训考核】

任意选取发热问病荐药场景，通过训练制定有关用药咨询方案，按照以下考核表完成上实训技能的考核。

项目	考核内容		标准分（100）	评分标准	得分
职业素养（5分）	衣帽整洁，仪表端庄		2	学生着工作服；女生不得披头发；男女生不得穿拖鞋；	
	报告班级、姓名、操作项目		1	向观摩者和评判者致礼，汇报清晰	
	举止得体，语言清晰		2	仪态大方，吐字清晰，声音适度	
实训实施（65分）	沟通能力（10分）	与发热患者的沟通技巧	5	根据发热患者不同特点和咨询期望，考生回答沟通技巧内容和要点	
		针对发热患者的问病荐药的礼仪	5	面对咨询者：见面问候（2分），离开道别（2分），其间合理运用礼仪暗示行为（1分）	
	专业能力（55分）	根据有关病历资料做出疾病判断	5	疾病判断正确（2分）；解释判断依据正确（3分）	
		发热的相关知识	5	所诊断疾病定义（1分）；临床表现（1分）；常用治疗药物（3分）	
		正确推荐药物	10	根据发热患者的病情特点推荐正确药物	
		正确指导发热患者阅读说明书相关知识	25	指出说明书的格式内容（5分）；教师展示一份说明书，考生解读说明书中的有效期（5分）；批准文号（5分）；根据说明书指导发热患者的合理用药要点（10分）。此项内容也可以由教师进行针对性提问。	
		提示相关注意事项	10	针对发热患者所推荐药物的用药注意事项（5分），并提出非药物治疗策略（含生活健康知识技能教育和家属教育）（5分）	
理论知识（30分）	疾病的治疗原则或策略		5	发热患者的治疗原则或要点	
	相关药物的药理作用和用途		15	所推荐药物的药理作用和用途。说出一个正确药理作用和用途各2分，总分不超15分	
	相关药物常见不良反应		10	所推荐药物的不良反应，说出一个正确不良反应得2分，总分不超10分	
合计					

备注：

1. 考核方式：教师与学生一（或二）对一考试；
2. 考核场所：模拟药房；
3. 学生按号数每次2或3人进入考场，抽取发热用药案例，每人准备5分钟后开考；
4. 待考学生由班级学委维持秩序在考场外准备，不得进入考场。

扫码“看小结”

【实训思考】

1. 除药物降温外，有哪些物理降温措施？
2. 儿童服用解热药时，应注意哪些问题？

目标检测

扫码“练一练”

一、选择题

【A_1 型题】

1. 可作为退热药首选，适合儿童和老年人退热使用的药品是
   A. 布洛芬　B. 阿司匹林　C. 对乙酰氨基酚
   D. 贝诺酯　E. 安乃近
2. 发热的程度按体温状况分级，40℃属于
   A. 低热　B. 正常体温　C. 中等度热　D. 高热　E. 超高热
3. 非处方药中，解热镇痛药用于解热的服用时间一般不应超过
   A. 2 日　B. 3 日　C. 5 日　D. 7 日　E. 10 日
4. 解热镇痛药用于解热时，两次用药的间隔时间至少是
   A. 6 小时　B. 7 小时　C. 4 小时　D. 3 小时　E. 2 小时
5. 下列解热镇痛药中，胃肠道反应最小的是
   A. 阿司匹林　B. 安乃近　C. 贝诺醋
   D. 对乙酰氨基酚　E. 布洛芬

【B 型题】

A. 阿司匹林　B. 吲哚美辛　C. 布洛芬
D. 保泰松　E. 对乙酰氨基酚

6. 几乎无抗炎作用的药物是
7. 胃肠道反应轻的药物是
8. 能导致瑞夷综合征的药物是

【X 型题】

9. 12 岁以下儿童，如有感冒发热，可选用的药物有
   A. 对乙酰氨基酚　B. 布洛芬　C. 尼美舒利
   D. 塞来昔布　E. 氯丙嗪
10. 阿司匹林用于退热时，禁用或不宜应用的人群有
    A. 有哮喘病史者　B. 妊娠期和哺乳期妇女
    C. 由病毒性感染引起发热的儿童　D. 老年人
    E. 血小板减少症、上消化道出血或穿孔病史者

扫码“看解析”

二、问答题

1. 简述发热的病因和治疗原则。
2. 简述常用的解热药物和其作用特点。

三、案例分析

陈某，女，3 岁 2 个月。因受凉而出现发热 1 天，体温最高达 39.7℃，并伴有寒战，

鼻塞流涕，无咳嗽咳痰，其母亲到药店来买药，作为药师，请进行问病荐药。

（常　静）

任务二　疼痛

扫码"学一学"

学习目标

知识要求　**1. 掌握**　头痛、牙痛、关节痛的常用药物及其用药咨询与健康教育。

2. 熟悉　头痛、牙痛、关节痛的治疗原则。

3. 了解　头痛、牙痛、关节痛的病因及临床表现。

技能要求　1. 能选用疼痛的治疗药物，说出解热镇痛药的常见不良反应及防治策略。

2. 会进行疼痛的用药教育，提供治疗疼痛的用药信息服务。

案例导入

案例：患者，女性，22岁，右下第三磨牙反复发生冠周炎，一周前，再次急性发作，峡部肿胀、开口困难、咽下疼痛，伴发热、头痛、食欲减退，近三日，夜间因疼痛无法入睡，前来就诊。

讨论：口腔医生进行局部治疗外，可以开具哪类药物缓解牙痛？

理论知识

疼痛是一种复杂的生理心理活动，是临床常见的症状。它包括伤害性刺激作用于机体所引起的痛感觉，以及机体对伤害性刺激的痛反应（躯体运动性反应和/或内脏植物性反应，常伴随有强烈的情绪色彩）。痛觉可作为机体受到伤害的一种警告，引起机体一系列防御性的保护反应。但另一方面，疼痛作为报警也有其局限性，而且常常引起失眠或其他生理功能的紊乱，而某些长期的剧烈疼痛，对机体已成为一种难以忍受的折磨。世界卫生组织将疼痛确定为继血压、呼吸、脉搏、体温之后的"第五大生命体征"。下面主要介绍常见部位的疼痛，如头痛、牙痛、关节痛等。

一、病因、类型与表现、临床意义

（一）头痛

头痛是生活中最常见的症状之一，是人体在受到伤害性刺激后发出的一种保护性反应，同时也是很多疾病的前驱症状。引起头痛的病因很多，如全身感染发热性疾病、脑膜炎、鼻窦炎、感冒、精神紧张、过度疲劳等均可引起头痛；同时头痛也是某些特殊情况的信号，如高血压、基底动脉供血不足、动脉硬化、脑外伤、中风；此外，近视、散光、青光眼或其他原因引起的眼压升高也常会导致头痛。反复发作或持续的头痛可能是某些器质性疾病的信号，应详细检查，明确诊断，及时治疗。

头部疼痛形式多种多样。常见胀痛、闷痛、撕裂样痛、电击样疼痛、针刺样痛，部分伴有血管搏动感及头部紧箍感，以及恶心、呕吐、头晕等症状。继发性头痛还可伴有其他系统性疾病症状或体征，如感染性疾病常伴有发热，血管病变常伴偏瘫、失语等神经功能缺损症状等。头痛依据程度产生不同危害，病情严重可使患者丧失生活和工作能力。

1. 感冒发热性头痛 最常见的一种头痛，患者表现为感冒初起，有低热或不发热，但头痛较明显，通常伴随有全身肌肉酸痛或其他感冒症状。

2. 紧张性头痛 又称为肌收缩性头痛，临床上较为常见，通常女性多见。表现为头部的紧束、受压或钝痛感，更为典型的是具有束带感，较常见，且反复发作，发作前有明显的诱因，如工作或学习压力过大，精神紧张、焦虑等。发作时，可扩散至颈、肩、背部，呈轻至中度疼痛，伴随有麻木、发硬、紧绷感等。

3. 偏头痛 表现为阵发性的单侧头痛，疼痛集中于头的一侧，呈搏动性，常伴有恶心、呕吐。其发作是由于血管的舒缩功能不稳定，血管收缩与舒张功能发生障碍，以及某些体内物质暂时性改变所致的搏动性头痛。偏头痛频繁发作将影响患者的工作生活，最直接的是影响睡眠，久治不愈，甚至会诱发脑血栓、高血压、脑出血等。

4. 鼻窦炎性头痛 各类鼻窦炎，尤其是慢性鼻窦炎可引起头痛。患者用力擤鼻涕时疼痛加剧。根据炎症部位的不同，头痛部位也不尽相同，若是额窦病变，则头痛时眼睛上方前额下面会有触痛；若是上额窦病变，则面颊、上颌及牙齿会疼痛。

5. 三叉神经性头痛 表现为一侧面部（多为颞侧）闪电样、刀割样、烧灼样、顽固性的剧烈疼痛，说话、刷牙或微风拂面时都会导致阵痛，患者通常难以忍受，有人称此痛为“天下第一痛”。

6. 青光眼引起的头痛 头痛部位多位于眼眶的上部或眼球周围，主要是由于眼压过高引起，常伴有视力障碍。

7. 脑血管意外性头痛 是一种突发性头痛，常伴恶心、呕吐及意识障碍等，有脑出血或蛛网膜下隙出血的可能。多见于中老年人，病情十分危急，药师应建议患者立即去医院就诊。

扫码“看一看”

8. 高血压性头痛 伴有头晕、头胀等症状，易胀痛、跳痛为多见，或伴有头部沉重或颈项部的紧绷感。多发于早晨，疼痛多位于前额、枕部或颞部，可能是颅外颈动脉系统血管扩张、脉搏振幅增高所致。本病与血压有直接的关系，控制血压后头痛可缓解。

知识链接

偏头痛

偏头痛的分型较多，包括无先兆偏头痛和有典型先兆的偏头痛等，有的以反复发作和有家族史为特征，有的发作前在视觉、感觉、运动症状等有先兆。实际上，很少有单一类型的偏头痛存在，常常表现为几个类型甚至和其他类型头痛（如紧张性头痛）等同时存在。

偏头痛始发于儿童期，60% ~70% 为青少年女性，年龄多在 10 ~30 岁，在部分儿童中也有罹患。约 60% 的偏头痛患者有家族史，成年后发病者女性多于男性，发病次数不等，但女性成年患者发作周期与月经周期有很大关系。

偏头痛的病因比较复杂，目前尚不清楚，可能与遗传因素、内分泌和代谢因素、生化因素（5 -羟色胺、去甲肾上腺素、缓激肽、前列腺素 E 及内源性阿片样物质）、血管功能因素有关，其他因素包括心理精神因素（焦虑、紧张、疲劳）、饮食因素（饮酒、喝咖啡、进食含酪胺食品如香蕉）、物理因素（强光、寒冷、气候变化、声音）、过度剧烈运动等也是重要的促发因素。

（二）牙痛

牙痛是口腔疾病中最常见、最主要的症状，其表现为牙龈红肿、遇冷热刺激痛、面颊部肿胀等。牙痛大多由牙龈炎、牙周炎、蛀牙或折裂牙而导致牙髓（牙神经）感染所引起的。很多牙病可引起牙痛，常见的有龋齿、急慢性牙髓炎、牙周炎、牙龈炎等。此外，某些神经系统疾病，如三叉神经痛、周围性面神经炎等；身体的某些慢性疾病，如高血压病患者牙髓充血、糖尿病患者牙髓血管发炎坏死等都可引起牙痛。

牙痛主要表现为剧烈的难以忍受的疼痛，疼痛的性质有以下特点：自发性疼痛，阵发性加剧，呈间歇性发作。在无外界任何刺激的情况下，患牙发生剧烈疼痛，早期疼痛发作时间短，缓解时间较长。随着病情发展，晚期则疼痛发作时间长，缓解时间较短，乃至最后无缓解期；夜间疼痛比白天严重，特别是平卧时更为显著；早期冷、热刺激均可引起疼痛加剧，晚期冷刺激可能反而使疼痛暂时缓解。

（三）关节痛

关节痛表现为主要由骨关节炎、类风湿性关节炎、关节外伤、化脓性关节炎、结核性关节炎以及发热性疾病等致关节疼痛、红肿、炎症和活动受阻、功能受限。轻者因疼痛影响活动与睡眠，重者严重影响劳动与生活料理。以上引起关节痛的疾病，多累及膝、肩、肘、腕、踝等关节，也可影响指、趾关节。

1. 风湿性关节炎 多呈游走性，有的有轻度红肿；如果治疗不及时，常常侵犯心脏，后期发展成风湿性心脏病。

2. 类风湿性关节炎 以手、腕、踝、趾关节受累最多，发病关节处红、肿、热、痛明显，发展至晚期则造成关节变形、僵直至活动严重障碍。

3. 关节外伤 因外伤（扭、挫、跌、打、碰等）撞击于关节者，轻者皮肤红肿，重者可致韧带撕裂、关节脱位甚或骨折、破裂，这种伤损均可带给伤者以严重的关节痛；

4. 继发性关节痛 凡全身性发热、感染或结缔组织性疾病，都可累及、影响到关节，常致关节与肌肉疼痛。

5. 骨关节炎 一种最常见的关节疾病。是以关节软骨的变性、破坏及骨质增生为特征的慢性关节病。本病的发生与衰老、肥胖、炎症、创伤、关节过度使用、代谢障碍及遗传等因素有关。本病好发于膝、髋、手、足、脊柱（颈椎及腰椎）等负重或活动较多的关节。其主要症状为：关节疼痛及压痛、关节肿大、晨僵、关节摩擦音、关节活动受限等。

考点提示

疼痛的病因和临床意义。

二、药物治疗学基础与合理用药原则

（一）治疗原则

1. 明确诊断，对因治疗 疼痛的病因诊断是至关重要的，疼痛治疗需明确疼痛的诱发原因、病变的性质，如关节疼痛伴有肿胀、晨僵者多为类风湿性关节炎；疼痛伴有发热者考虑感染性疾病、风湿热等。应针对性进行对因治疗，积极治疗原发性疾病，同时配合其他综合治疗手段。

2. 全面分析，评估疼痛 科学评估疼痛是规范化治疗的关键。对疼痛的评估一定要相信患者的主诉，询集全面、详细的疼痛病史，注意患者的精神状态，分析有关心理社会因素。同时对患者进行仔细全面的体格检查，评估患者疼痛的程度，并要定期、全面、动态评估疼痛程度。疼痛评估内容包括：疼痛部位及范围、疼痛性质、疼痛程度、疼痛发作的相关因素、疼痛对生活质量的影响及疼痛治疗史。

3. 缓解疼痛，对症治疗 药物治疗是疼痛治疗的最基本、最常用的方法，疼痛主要是对症治疗。可根据疼痛的评估分级，选择相应的理想的镇痛药物，缓解疼痛，改善病人的生活质量。对于精神紧张或心理因素较强的疼痛患者，可应用镇静药和配合进行心理疗法。

知识链接

癌症三阶梯止痛治疗原则

癌症三阶梯止痛治疗原则是1986世界卫生组织（WHO）推荐的，是当前癌痛药物治疗的基础与核心。

1. 首选无创途径给药　口服用药具有无创、方便、安全、经济的优点。

2. 按阶梯给药　根据疼痛的程度选用由弱到强、用量逐渐增加的止痛药物。

（1）第一阶梯　轻度疼痛——给予非阿片类(非甾类抗炎药)加减辅助止痛药。常用药物包括对乙酰氨基酚、布洛芬、阿司匹林、双氯芬酸盐、吲哚美辛等。

（2）第二阶梯 中度疼痛——给予弱阿片类加减非甾类抗炎药和辅助止痛药。

常用药物有可待因、双氢可待因、曲马多等。

（3）第三阶梯 重度疼痛——给予阿片类加减非甾类抗炎药和辅助止痛药。

常用药物有吗啡等。注意：哌替啶由于代谢产物毒性大等因素，未被推荐用于控制慢性疼痛。

3. 按时给药 止痛剂应有规律按时给予，不能等到疼痛难忍时再用药。下一次用药应在前一次药物药效消失之前给予，得以持续镇痛。

4. 个体化给药 阿片类药物无理想标准用药量，能使疼痛得到缓解的剂量就是正确的剂量。

5. 注意具体细节 注意服药期间的身体状况，如果出现不适，立即报告医生。

（二）治疗药物的选用

《国家非处方药目录》收载的药物活性成分有对乙酰氨基酚、布洛芬、阿司匹林、双氯芬酸钠二乙胺乳胶剂等。

1. 非处方药

（1）对乙酰氨基酚 口服：成人一次300～600mg，6～12岁儿童一次300～600mg或10～15 mg/kg，每4～6小时一次。成人一日不宜超过4g，老年人不超过2g。镇痛不宜连续超过10日。

（2）布洛芬 具有消炎、镇痛作用。口服：成人一次200～400mg，每4～6小时一次，一日最大剂量2～4g；儿童一次5～10mg/kg。

（3）双氯芬酸钠二乙胺乳胶剂 用于缓解肌肉、软组织和关节的轻至中度疼痛。外用：按照痛处面积大小，使用本品适量，轻轻揉搓，使本品渗透皮肤，一日3～4次。

（4）对紧张性头痛，长期精神比较紧张者、神经痛，药师可建议患者养成良好的生活习惯，精神放松，劳逸结合，戒除烟酒，不饮浓茶、咖啡等。同时，可推荐合并应用谷维素，口服：一次10～30mg，一日3次。维生素B_1，口服：一次10mg，一日3次。

（5）对鼻窦炎性头痛，药师可建议患者进行局部治疗，使用呋麻滴鼻液，或0.05%盐酸羟甲唑啉滴鼻液滴鼻。

2. 处方药

（1）非甾体类抗炎药 用于缓解各种软组织急性发作期风湿性疼痛，如肩痛、关节痛、肌痛等。急性的轻、中度疼痛如：手术后、创伤后、劳损后及运动后损伤性疼痛、头痛、牙痛等。

①双氯芬酸钠缓释片：口服，成人：推荐剂量为一日一次，每次75mg，一日最大剂量为150mg，分两次服用或遵医嘱。对轻度及长期治疗患者，每日服用75mg。对夜间及清晨症状较重的患者，应在傍晚服用75mg。

②塞来昔布：急性疼痛：推荐剂量为第 1 天首剂 400mg，必要时，可再服 200mg；随后根据需要，每日两次，每次 200mg。骨关节炎：本品缓解骨关节炎的症状和体征推荐剂量为 200mg，每日一次口服，或 100mg 每日两次口服。

（2）紧张性头痛　首先针对病因进行治疗，如纠正导致头颈部肌肉紧张性收缩的异常姿势，伴随情绪障碍者可适当给予抗抑郁药；长期精神较紧张者，推荐应用地西泮（安定）片；对发作性紧张性头痛，可选阿司匹林、对乙酰氨基酚、罗通定、双氯芬酸、麦角胺咖啡因及佐米曲普坦等；慢性紧张性头痛有较长的头痛史，常是心理疾病如抑郁、焦虑的表现之一，可适当选用抗抑郁药。

（3）反复性偏头痛　推荐应用抗偏头痛药，如麦角胺咖啡因、罗通定、苯噻啶。

（4）三叉神经痛　首选卡马西平，如无效可继服苯妥英钠或氯硝西泮等药物。

（5）关节痛　氨基葡萄糖是存在于机体内尤其是关节软骨中的氨基单糖，是人体关节软骨基质中合成蛋白聚糖所必需的重要成分，它选择性地作用于骨性关节，阻断骨性关节的病理过程，有直接抗炎作用，可缓解骨关节的疼痛症状，改善关节功能。硫酸氨基葡萄糖胶囊，口服，每次 500mg，每日 3 次（早晨及进餐时）；连续用药 6 周，必要时可以 6 周以上。间隔 2 个月可以重复使用。

考点提示

疼痛的治疗原则及其常用药物。

案例解析

本任务导入案例中，该患者为第三磨牙冠周炎导致牙痛，除进行局部治疗外，需要使用解热镇痛药缓解疼痛，可选择布洛芬。布洛芬具有解热镇痛抗炎作用，其镇痛作用比阿司匹林强 16～32 倍，同时对胃肠道的不良反应较轻。

3. 不良反应及应对措施

（1）阿司匹林　胃肠道反应、过敏反应、瑞夷综合征、水杨酸反应等。

（2）对乙酰氨基酚　治疗量短期使用，不良反应少，对胃肠道刺激小，偶可见皮疹、药物热等过敏反应。长期或大剂量使用，可导致严重肝、肾损害，尤其肾功能不全者可出现急慢性肾衰竭。

（3）布洛芬　布洛芬对胃肠道的刺激小，不良反应的总发生率较低，在各种非甾体抗炎药中属耐受性最好的一种。常见的反应为恶心、呕吐；其次是腹泻、便秘、胃灼热、上腹部痛；偶见有头晕、头昏、头痛和斑丘疹性红斑或麻疹性皮炎及全身瘙痒的报道，并可发生尿潴留和水肿，故有心功能不全史的患者应慎用，肾功能明显障碍的患者使用本药有发生急性肾衰竭的报道，故肾功能不良者应慎用，并作严密监护。

（4）双氯芬酸钠　不良反应与阿司匹林相似，偶见肝功能异常、白细胞减少等。

（5）塞来昔布　该药为选择性环氧酶-2 抑制剂，其胃肠道反应、出血、消化性溃疡的发生率均较其他解热镇痛抗炎药低，但仍有可能引起水肿、多尿、肾损害等。有血栓形成倾向的患者慎用。

（6）硫酸氨基葡萄糖　少见轻微而短暂的胃肠道症状，如恶心、便秘、腹胀和腹泻；部分病人可能出现皮疹、皮肤瘙痒和皮肤红斑等过敏反应。

（7）苯妥英钠　局部刺激、牙龈增生、巨幼细胞贫血、神经系统反应、低钙血症、过敏反应等。

（8）卡马西平　常见眩晕、恶心、呕吐、共济失调，偶可见骨髓移植、肝损害等。

（9）地西泮　治疗量连续应用可出现头晕、嗜睡、乏力、记忆力减退等。口服过量或静脉注射速度过快可引起急性中毒，表现为昏迷、呼吸抑制、循环抑制，甚至心跳骤停。久用可产生耐受性和依赖性。

4. 用药教育

（1）疗效评价和后续药物治疗指导

①疼痛的病因很多，无论何种疾病引起的疼痛，均须明确病因，积极治疗原发疾病，再进行对症治疗，不宜轻易使用镇痛药，以免延误病情。为减轻疼痛所带来的不适，在不影响对因治疗的同时，可选用解热镇痛抗炎药，尤其是非处方药。

②解热镇痛药用于镇痛一般不超过 5 天，如症状未缓解，或伴有发热、嗜睡、复视、血压或眼压升高、手脚冰凉、神志不清时应去医院诊治。

③阿司匹林、对乙酰氨基酚、布洛芬等药物均通过抑制环氧酶而减少前列腺素的合成，由此减轻组织充血、肿胀，降低痛觉神经的敏感性，具有中等程度的镇痛作用，对慢性钝痛如牙痛、头痛、神经痛、肌肉痛、关节痛等有较好的镇痛效果，而对创伤性剧痛和内脏平滑肌痉挛引起的绞痛几乎无效。但由于仅对疼痛的症状有缓解作用，不能解除疼痛的致病原因，也不能防止疾病的发展和预防并发症的发生，故不宜长期服用。

（2）特殊人群的合理用药

①妊娠及哺乳期妇女应禁用阿司匹林、布洛芬。

②妊娠早期应用苯妥英钠偶可致畸胎，孕妇慎用。肝肾功能不全、妊娠期和哺乳期妇女禁用卡马西平。

③老人、小儿、肝肾功能不全、呼吸功能不全慎用地西泮，孕妇及哺乳期妇女禁用地西泮。

（3）药物相互作用、禁忌证、用药禁忌、健康教育及其他

①药物治疗以口服给药为主，尽量避免有创给药方式。尽量使用最低有效剂量，避免过量用药及同类药物重复或叠加使用。应用外用制剂的解热镇痛药时应注意：按说明书规定剂量使用，避免长期大面积使用；在破损皮肤或感染性创口上禁用。

②为避免药物对胃肠道的刺激，解热镇痛药宜在餐后服用，或与食物同服，不宜空腹服用；同时不宜饮酒或饮用含酒精性饮料，老年人应适当减量。

③有消化道溃疡病史、支气管哮喘、心功能不全、高血压、血友病或其他出血性疾病、有骨髓功能减退病史的患者慎用解热镇痛抗炎药。

④双氯芬酸钠缓释片须整片吞服，用液体送下，不可分割或咀嚼。宜与食物同服。

⑤硫酸氨基葡萄糖胶囊宜在饭时或饭后服用，可减少胃肠道不适，特别是有胃溃疡的患者。同时服用非甾体抗炎药的患者可能需降低本品的服用剂量，或降低非甾体抗炎药的服用剂量。

⑥大多数头痛与精神因素有关，应注意心理健康，保持乐观情绪，劳逸结合。同时，

应多喝水，多吃水果，补充蛋白质和电解质；戒除烟酒，忌食巧克力或辛辣食品；长期伏案工作患者，应经常锻炼身体，放松颈部肌肉。

考点提示

疼痛治疗药物的用药注意事项。

技能训练

三、疼痛的用药咨询技能训练

【实训目的】

1. 掌握疼痛患者的用药咨询和健康教育。
2. 熟悉疼痛患者基本治疗原则。

【实训准备】

1. 临床合理用药案例、处方或疼痛有关的资料。
2. 具有多媒体设备的模拟药房。

【实训方法】

1. 结合所学知识和课后调查，了解疼痛的用药误区。
2. 通过小组讨论等形式，针对疼痛患者开展问病荐药。
3. 通过模拟表演展示各自的用药咨询方案，互相点评，教师讲评，优化确定方案。

【实训步骤】

1. 学生分组，对临床合理用药案例或处方进行讨论、分析，教师巡视指导，每组推选代表发言，最后由教师点评、总结；

2. 教师通过多媒体，向学生介绍疼痛的用药咨询及健康宣教的基本知识，学生分组进行合理用药指导和宣教的模拟训练，小组成员分别扮演患者与药师角色，最后每组推选代表登台表演。各小组互相点评，教师讲评，优化确定方案。

3. 模拟情景对话

药师：您好！请问有什么我能帮助您？

患者：我头有点痛，想来买点止痛药。

药师：请问您头痛有多久了？

患者：有三四天了，前两天受凉后就觉得头痛。

药师：那您具体哪个部位比较痛？

患者：头部的前面和两侧的位置。

药师：是哪一种痛，胀痛还是刺痛？

患者：我感觉是胀痛。

药师：您除了头痛还有其他不舒服吗？有没有恶心、想吐、眼花、看不清的感觉？

患者：没有。

药师：有没有咳嗽、咳痰？

患者：没有。

药师：有测过体温吗？发热吗？

患者：前天测好像有点低烧，最高 38.2℃，今天倒还好，测了几次，都是 37℃左右、

药师：有去医院做过检查吗？

患者：没有。

药师：那您还有别的什么症状吗？

患者：我有点流清鼻涕，嗓子有点干。

药师：那您有吃过什么药吗？

患者：没有。

药师：从您的症状看，应该是感冒引起的头痛。

患者：那我应该吃什么药比较好呢？

药师：你有没有药物过敏史？

患者：没有。

药师：你有没有其他疾病，比如胃肠道疾病？

患者：没有。

药师：您可以选择对乙酰氨基酚片，口服，一次 1 片，一日 3 次。

患者：这个药有没有什么不良反应？

药师：这个药可能引起胃部不适，比较轻微，最好是饭后服用，而且连续用药不能超过 7 天，症状消失后就停止用药，3 天后不缓解要去医院看看。

扫码"看一看"

患者：好的，谢谢。

药师：注意吃药时不能饮酒或饮用含有酒精的饮料，要劳逸结合，注意休息，多喝水、多吃水果，不要吃辛辣、刺激的食物。

患者：好的，谢谢。

4. 推荐用药

（1）根据上述对话，请分析药师推荐的药物是否合适。

（2）若该病人为精神紧张性头痛，宜选用何药？

（3）如患者是偏头痛，宜选用何药？

5. 用药指导　可以参考有关理论知识内容对有关重点内容进行介绍

【实训考核】

任意选取疼痛的问病荐药场景，通过训练制定有关用药咨询方案，按照以下考核表完成上述实训技能的考核。

项目	考核内容	标准分（100）	评分标准	得分
职业素养（5分）	衣帽整洁，仪表端庄	2	学生着工作服；女生不得披头发；男女生不得穿拖鞋；	
	报告班级、姓名、操作项目	1	向观摩者和评判者致礼，汇报清晰	
	举止得体，语言清晰	2	仪态大方，吐字清晰，声音适度	

续表

项目	考核内容		标准分（100）	评分标准	得分
实训实施（65分）	沟通能力（10分）	与疼痛患者的沟通技巧	5	根据疼痛患者不同特点和咨询期望，考生回答沟通技巧内容和要点	
		针对疼痛患者的问病荐药的礼仪	5	面对咨询者：见面问候（2分），离开道别（2分），其间合理运用礼仪暗示行为（1分）	
	专业能力（55分）	根据有关病历资料做出疾病判断	5	疾病判断正确（2分）；解释判断依据正确（3分）	
		疼痛的相关知识	5	所诊断疾病定义（1分）；临床表现（1分）；常用治疗药物（3分）	
		正确推荐药物	10	根据疼痛患者的病情特点推荐正确药物	
		正确指导疼痛患者阅读说明书相关知识	25	指出说明书的格式内容（5分）；教师展示一份说明书，考生解读说明书中的有效期（5分）；批准文号（5分）；根据说明书指导疼痛患者的合理用药要点（10分）	
		提示相关注意事项	10	针对疼痛患者所推荐药物的用药注意事项（5分），并提出非药物治疗策略（含生活健康知识技能教育和家属教育）（5分）	
理论知识（30分）	疾病的治疗原则或策略		5	疼痛患者的治疗原则或要点	
	相关药物的药理作用和用途		15	所推荐药物的药理作用和用途。说出一个正确药理作用和用途各2分，总分不超15分	
	相关药物常见不良反应		10	所推荐药物的不良反应，说出一个正确不良反应得2分，总分不超10分	
合计					

备注：

1. 考核方式：教师与学生一（或二）对一考试；
2. 考核场所：模拟药房；
3. 学生按号数每次2或3人进入考场，抽取发热用药案例，每人准备5分钟后开考；
4. 待考学生由班级学委维持秩序在考场外准备，不得进入考场。

扫码“看小结”

【实训思考】

1. 头痛分为哪几类？主要临床表现是什么？

2. 头痛有哪些非药物治疗方案？

目标检测

一、选择题

【A_1 型题】

1. 紧张性头痛，长期精神紧张者，推荐应用的处方药是
   A. 谷维素　B. 苯妥英钠　C. 布洛芬
   D. 地西泮片　E. 杜冷丁
2. 头痛治疗首选的非处方药是
   A. 对乙酰氨基酚　B. 西咪替丁　C. 茶碱
   D. 头孢拉定　E. 阿奇霉素
3. 感冒发热性头痛无效的药物是
   A. 对乙酰氨基酚　B. 布洛芬　C. 阿司匹林
   D. 复方对乙酰氨基酚　E. 茶碱
4. 推荐用于治疗反复性偏头痛的处方药是
   A. 谷维素　B. 麦角胺咖啡因片　C. 阿司匹林
   D. 地西泮　E. 维生素 B_1

【B 型题】

A. 原因不明头痛　B. 三叉神经痛　C. 紧张和焦虑性头痛
D. 反复性偏头痛　E. 丙酮与乳酸堆积的头痛

5. 应用卡马西平可治疗
6. 应用地西泮可治疗
7. 应用麦角胺咖啡因片可治疗
8. 应用维生素 B_1 可治疗

【X 型题】

9. 以下哪些药物常用于疼痛治疗
   A. 布洛芬　B. 苯妥英钠　C. 对乙酰氨基酚
   D. 庆大霉素　E. 阿司匹林
10. 下列关于治疗疼痛药物的叙述正确的是
    A. 维生素 B_1 可缓解血管性或紧张性头痛
    B. 解热镇痛抗炎药对钝痛效果好
    C. 解热镇痛抗炎药对创伤性剧痛几乎无效
    D. 明确诊断前轻易不先用镇痛药
    E. 镇痛药不宜长期使用

二、问答题

1. 简述疼痛的病因和治疗原则。
2. 简述阿司匹林、对乙酰氨基酚、布洛芬的镇痛特点。

扫码“练一练”

扫码“看解析”

三、案例分析

案例：患者，男，43岁，公司高级职员，工作压力较大。近日，他时常右侧头痛，每周发作3～4次，每次可持续4～8小时，发作时每晚不能入睡，每次发作时有恶心症状，但未出现过呕吐。查体未见异常，吸烟，偶尔喝酒。现来药店买药，请对其进行问病荐药。

（常 静）

扫码“学一学”

任务三 咳嗽

学习目标

知识要求 **1. 掌握** 咳嗽药物治疗常用药物分类、基本治疗药物的选用。

2. 熟悉 咳嗽病人的症状、治疗原则、药物的常见不良反应。

3. 了解 咳嗽的的病因和治疗新进度。

技能要求 1. 能指导患者合理应用咳嗽治疗药物，并进行用药教育。

2. 会根据咳嗽类型正确推荐用药。

案例导入

案例： 张某，男，3岁，一月前出现干咳，流涕。自行服用药物后流涕症状好转，但10天前出现痉挛性咳嗽。于当地社区医院就诊，使用头孢克肟治疗一星期，未见明显疗效。故转至上级医院就诊，诊断为百日咳，白细胞总数$15\times10^9/L$，淋巴细胞$0.7\times10^9/L$。

讨论： 1. 为什么使用头孢克肟治疗无效？

2. 为促进患儿早日康复，请药师给出合理的用药建议。

理论知识

咳嗽是一种呼吸道常见症状，人们通过咳嗽可以清除呼吸道分泌物及气道内异物，是一种保护性的呼吸反射。

一、病因、类别与表现、临床意义

1. 病因 咳嗽的主要病因是气管、支气管黏膜或胸膜受炎症、异物、物理或化学性刺激引起，导致人体猛烈有力地吸气，紧接着声门关闭，呼吸肌用力收缩，可约有40kPa（千帕）的肺内压力。而后声门突然开放，脱肌迅速收缩，肺内气体高速度冲出呼吸道，将呼吸道黏膜上黏附的物质喷出，形成咳嗽和咳痰。人们通过咳嗽可以清除呼吸道分泌物及气道内异物，是一种保护性的呼吸反射。但频繁剧烈的咳嗽对患者的工作、生活和社会活动造成严重的影响。

2. 类别与表现 常见的咳嗽有干咳，常见于急性支气管炎初期、普通感冒、咳嗽变异性哮喘、上气道咳嗽综合征等。咳嗽伴有咳痰称为湿性咳嗽，常见于慢性支气管炎、支气管扩张症、嗜酸性粒细胞支气管炎、气管－支气管结核等。咳嗽按性质又可分为干咳与湿咳。建议以每天痰量大于10ml作为湿咳的标准。

按时间分类：急性、亚急性、慢性咳嗽。急性咳嗽 <3 周，亚急性咳嗽 3～8 周，慢性咳嗽 ≥ 8 周。

（1）急性气管炎 临床表现咳嗽、咳痰一般持续2～3周。X线检查无明显异常或仅有肺纹理增加。查体双肺呼吸音粗，有时可闻及湿性或干性啰音。

（2）慢性气管炎 临床表现为咳嗽、咳痰连续2年以上，每年累积或持续至少3个月，咳嗽、咳痰一般晨间明显，咳白色泡沫痰或黏液痰，加重期亦有夜间咳嗽。

（3）普通感冒 临床表现除咳嗽外，还伴有其他上呼吸道相关症状，如流涕、喷嚏、鼻塞和鼻后滴流、咽喉刺激感或不适，可伴发热，全身症状少见。普通感冒的咳嗽常与鼻后滴流有关。

（4）咳嗽变异性哮喘（CVA） 咳嗽是其唯一或主要临床表现，无明显喘息、气促等症状或体征，但有气道高反应性。临床表现：主要表现为刺激性干咳，通常咳嗽比较剧烈，夜间咳嗽为其重要特征。感冒、冷空气、灰尘、油烟等容易诱发或加重咳嗽。

（5）上气道咳嗽综合征（UACS/PNDS） 临床表现除咳嗽、咳痰外，可表现鼻塞、鼻腔分泌物增加、频繁清嗓、咽后黏液附着及鼻后滴流。变应性鼻炎还表现为鼻痒、喷嚏、水样涕及眼痒等。鼻－鼻窦炎常有鼻塞和脓涕等症状，也可伴有面部疼痛/肿胀感和嗅觉异常等。

扫码“看一看”

（6）嗜酸细胞性支气管炎（EB） 临床表现为气道嗜酸粒细胞浸润为特征，痰嗜酸粒细胞增高，临床表现：主要为慢性刺激性咳嗽，常是唯一的临床症状，干咳或咳少许白色黏液痰，多为白天咳嗽，少数伴有夜间咳嗽。患者对油烟、灰尘、异味或冷空气比较敏感，常为咳嗽的诱发因素。患者无气喘、呼吸困难等症状。肺通气功能和呼气峰流速变异率正常，无气道高反应。

（7）支气管扩张症（bronchiectasis） 典型临床表现为慢性咳嗽、大量咳脓痰及间断性咯血，常合并慢性鼻窦炎。

考点提示

咳嗽的治疗原则、常用药物。

二、药物治疗学基础与合理用药原则

1. 治疗原则 首先应明确病因对因治疗，否则不仅治疗效果不好，还会延误病情；只有在明确病因的基础上，为患者减轻痛苦和防止剧烈咳嗽引起的痛苦。

2. 治疗药物的选用 镇咳药可抑制咳嗽反射弧中的任何一个环节，具有镇咳作用。按其作用机制不同分为三大类，中枢性镇咳药、外周性镇咳药和具有镇咳祛痰效果的中成药。

祛痰治疗可提高咳嗽对气道分泌物的清除效率。祛痰药的作用机制包括：增加分泌物的排出量；降低分泌物黏稠度；增强纤毛的清除功能。

（1）急性气管炎　治疗原则以对症处理为主。剧烈干咳者可适当应用镇咳剂，有痰而不易咳出者使用祛痰剂或黏痰溶解剂可在一定程度上缓解咳嗽症状．缓释愈创甘油醚可缓解急性呼吸道感染的症状。研究表明疑诊为急性支气管炎的患者，不必常规给予抗生素治疗，对于咳黄脓痰的急性支气管炎患者，推荐给予抗生素治疗如咳脓性痰或外周血白细胞增高者，可依据感染的病原体及药物敏感试验选择抗菌药物。在未得到病原菌阳性结果之前，可选用 β－内酰胺类、喹诺酮类等口服抗菌药物。阿莫西林每次 0.5g、每 8 小时 1 次或左氧氟沙星每次 0.2g、每日 1 次、左氧氟沙星 18 岁以下禁用。

（2）慢性支气管炎　如未急性发作，不需要常规治疗。如急性发作参考急性支气管炎治疗原则。

（3）普通感冒　以对症治疗为主。抗生素应用，无法缩短感冒病程或减轻症状，且可能伴随不良反应。因此，感冒患者不推荐常规使用抗菌药，推荐解热镇痛药，解热镇痛药主要针对普通感冒患者的发热、咽痛和全身酸痛等症状。对乙酰氨基酚是临床上使用最为广泛的解热镇痛药之一。推荐成人服用对乙酰氨基酚每次 0.5g，每日 1 次，儿童剂量减半。如咳嗽剧烈者，必要时可使用中枢性或外周性镇咳药。对于普通感冒所致的剧烈咳嗽患者，中枢性止咳药物，如右美沙芬成人推荐一次 15～30mg、每日 3～4 次，可待因成人及 12 岁以上儿童一次 300mg、每日 3 次，儿童剂量请遵医嘱。

（4）咳嗽变异性哮喘（CVA）　治疗原则与典型哮喘相同。吸入型糖皮质激素（ICS）联合支气管舒张剂治疗比单用 ICS 或支气管舒张剂治疗能更快速和有效地缓解咳嗽症状。推荐使用吸入糖皮质激素和支气管舒张剂（β_2 受体激动剂）的复方制剂（1B），如布地奈德/福莫特罗、氟替卡松/沙美特罗。建议治疗时间至少 8 周以上，部分患者需要长期治疗。如果患者症状或气道炎症较重，或对吸入激素治疗反应不佳时，建议短期口服糖皮质激素治疗（10～20mg/天，3～5 天）。白三烯受体拮抗剂治疗 CVA 有效，能够减轻患者咳嗽症状、改善生活质量并减缓气道炎症。少数对 ICS 治疗无效的患者，使用白三烯受体拮抗剂治疗可能有效。中医认为 CVA 与风邪犯肺、肺气失宣有关，治疗宜疏风宣肺、止咳利咽，推荐苏黄止咳胶囊每次 3 粒，每日 3 次，疗程 7～14 天。

（5）上气道咳嗽综合征（UACS/PNDS）　对于非变异性鼻炎以及普通感冒，治疗首选第一代抗组胺药和减鼻充血剂，大多数患者在初始治疗后数天至 2 周内起效。变异性鼻炎患者首选鼻腔吸入糖皮质激素和口服第二代抗组胺药治疗。鼻吸入激素包括布地奈德、丙酸氟地卡松和糠酸莫米松等。第二代抗组胺药常用的有氯雷他定、地氯雷他定及枸地氯雷他定等。用法、用量请遵医嘱。若无第二代抗组胺药，第一代抗组胺药亦有同样效果，但嗜睡等不良反应较明显。白三烯受体拮抗剂治疗过敏性鼻炎有效。症状较重、常规药物治疗效果不佳的变应性鼻炎，特异性变应原免疫治疗可能有效，但起效时间较长。慢性鼻窦炎患者鼻窦分泌物细菌培养，以金黄色葡萄球菌或表皮葡萄球菌、肺炎球菌为主，但要注意的是多数情况下为定植菌，可能与急性发作有关，另外培养菌群可有细菌生物膜形成。细菌性鼻窦炎多为混合感染，抗感染是重要治疗措施。抗菌谱应覆盖革兰阳性菌、阴性菌及厌氧菌，急性发作者不少于 2 周，慢性建议酌情延长使用时间。常用药物为阿莫西林/克拉维酸、头孢类或喹诺酮类，用法用量请遵医嘱。长期低剂量大环内酯类抗生素对慢性鼻窦炎的治疗作用证据有限，不建议作为常规治疗。联合鼻吸入糖皮质激素，疗程 3 个月以上。

（6）嗜酸细胞性支气管炎（EB） 糖皮质激素治疗后咳嗽很快消失或明显减轻。建议首选糖皮质激素治疗，持续应用 8 周以上（2C）。初始治疗可联合应用泼尼松口服每天 10～20 mg，持续 3～5 天。

（7）支气管扩张症（bronchiectasis） 不推荐稳定期支气管扩张症患者常规吸入激素，但对存在慢性气流阻塞或气道高反应性的稳定期纤维化支气管扩张症患者，联合吸入糖皮质激素（ICS）+长效 β_2 受体激动剂（LABA）或长效胆碱能受体拮抗剂（LAMA）可改善慢性咳嗽症状。对于重度支气管扩张症患者，静脉抗生素治疗可能有助于减轻咳嗽症状。具体剂量请遵医嘱。

3. 咳嗽是许多疾病的一种非特异性症状，可由多种病因引起，镇咳药只是对症治疗，故要找出病因，在治疗原发病的基础上，选择恰当的止咳祛痰药，才能有效治疗咳嗽。针对咳嗽类型的不同药品的选择也不同。

（1）对刺激性干咳或阵咳症状为主者，宜选用苯丙哌林或喷托维林。

（2）对剧烈咳嗽者宜首选非麻醉性强效镇咳药苯丙哌林，起效迅速；次选右美沙芬，效果与相同剂量的可待因镇咳强度相似或稍强；咳嗽较弱者选用喷托维林，其对咳嗽中枢有直接抑制作用，大剂量可使痉挛的支气管松弛，降低呼吸道阻力。

（3）对白天咳嗽宜选用苯丙哌林；而夜间咳嗽宜选用右美沙芬，其镇咳作用显著。

（4）针对感冒引起的咳嗽，常选用右美沙芬复方制剂，如酚麻美敏胶囊、美扑伪麻、双酚伪麻、美息伪麻、伪麻美沙芬等制剂。

（5）对频繁、剧烈性无痰干咳及刺激性咳嗽，也可考虑选可待因，其能直接抑制延髓的咳嗽中枢，镇咳作用强大而迅速，尤其适用于胸膜炎伴胸痛的咳嗽患者，考虑其是成瘾性用药需加强管控。

（6）对呼吸道有大量痰液并阻塞呼吸道，引起气急、窒息者，可及时应用司坦类黏痰调节剂如羧甲司坦，以降低痰液黏度，利于痰液排出。

4. 不良反应及应对措施

（1）中枢性镇咳药不良反应常见幻想；对于呼吸系统的不良反应有呼吸缓慢、呼吸微弱、呼吸不规则；少见惊厥、耳鸣、震颤或不能自控的肌肉运动、流涕、寒战、睡眠障碍、嗜睡、多汗、疲乏、无力、情绪激动或原因不明的发热；少见的不良反应有打喷嚏、打哈欠；偶见胸闷。如右美沙芬可引起嗜睡，对驾车、高空作业或操作机器者应慎用，对妊娠期妇女、严重高血压者、有精神病史者禁用。喷托维林对青光眼、前列腺肥大和心功能不全者慎用；可待因、喷托维林等长期应用易产生依赖性，常用量所引起依赖性的倾向较其他吗啡类弱。

（2）外周性镇咳药不良反应偶见口干、口渴、胃部烧灼感、疲乏、发困、无力、头晕等。苯丙哌林口服后可出现咽喉部麻木感。遇到上述不良反应停药即可恢复。

（3）咳嗽是 ACEI 类降压药物的常见不良反应，发生率约 5%～25%，在慢性咳嗽中的比例约为 1.7%～12%。停用 ACEI 后咳嗽缓解可以确诊。通常停药 1～4 周后咳嗽消失或明显减轻，对于既往出现过或现在有可能是 ACEI 相关咳嗽的患者，可用血管紧张素Ⅱ受体拮抗剂替代 ACEI 类药物治疗原发病（2D）。除了 ACEI，亦有麦考酚酸吗乙酯，呋喃妥因，异丙酚，β-受体阻断剂，来氟米特，辛伐他汀，γ-干扰素、奥美拉唑等亦可引起咳嗽的个案报道。停药即可恢复。

5. 用药教育

（1）服药后疗效判定。对持续1周以上的咳嗽，并伴有发热、皮疹、哮喘等症状的持续性咳嗽，应及时去医院就诊。镇咳药连续口服1周，症状未缓解者应及时向医师或药师咨询。

（2）患者平时多喝温开水，充足的水分可帮助稀释痰液，有利于痰液的排除，清淡饮食，以新鲜的蔬菜为主，尽量避免剧烈运动，防治咳嗽加剧。避免受风、受凉，注意保暖，多休息，保持居室空气清新、戒烟戒酒。

考点提示

镇咳的用药教育。

知识链接

关注右美沙芬的严重不良反应

右美沙芬为中枢性镇咳药，其镇咳强度与可待因相当或略强，目前是多种复方感冒药的主要成分。但上市后的长期调查发现，不正确使用右美沙芬具有潜在危险性，小剂量正确使用右美沙芬，可以安全、有效地控制感冒症状，超剂量服用或滥用可能导致严重中枢神经系统不良反应，如惊厥、癫痫发作、认知障碍、意识丧失、脑损伤和心律失常，甚至导致死亡。药师在推介含有右美沙芬的感冒药时，应警示患者切忌为了尽早治愈感冒而过量服用，一定要严格遵循药品说明书使用，发生不良反应应及时停药并到医院就诊。

技能训练

三、咳嗽的用药咨询技能训练

【实训目的】

1. 掌握针对咳嗽药物用药指导的主要特点和方法。
2. 熟悉咳嗽患者用药指导的基本原则和方法。
3. 熟悉用药教育的整个流程。

【实训准备】

复习咳嗽的概念、发生机制、分类、病因、治疗原则和常用药物等有关资料，提前分析教育人群情况，确定模拟病人的同学等；准备咳嗽患者用药指导的资料，如用药教育资料，药品说明书。

【实训方法】

1. 能根据咳嗽类型正确推荐用药和不良反应对策。
2. 指导患者合理应用咳嗽治疗药物，并进行用药教育。
3. 通过模拟表演展示各自的用药指导方案，互相点评，教师讲评，优化确定方案。

【实训步骤】

1. 小组研讨　以 4～10 人为一个小组，根据目的和要求进行合作性研讨，重点分析用药指导所要达到的目标，采用的方法和技巧，拟订方案。

2. 模拟演练　每组派代表扮演教育者和患者，借助道具等，在班内或实训场所具体实施，有其他各组同学评价实际效果，教师讲评。根据意见形成最终方案。

3. 现场实施　到实训室进行实际的用药指导，同时客观记录实际效果，作为方案评价的主要依据。

扫码“看一看”

【实训考核】

任意选取咳嗽患者问病荐药场景，通过训练制定有关用药指导方案，按照以下考核表完成上述实训技能的考核。

项目	考核内容		标准分（100）	评分标准	得分
职业素养（10 分）	衣帽整洁，仪表端庄		3	学生着工作服；女生不得披头发；男女生不得穿拖鞋	
	报告班级、姓名、操作项目		3	每项 1 分	
	举止得体，语言清晰		4	举止得体（2 分），语言清晰（2 分）	
实训实施（65 分）	沟通能力（7 分）	与患者的沟通技巧	5	参考人际沟通知识和咳嗽人群特点，考生回答沟通技巧的内容	
		针对患者的问病荐药的礼仪	2	见面问候你好，请稍等（1 分），离开道别你好，请慢走（1 分）	
	专业能力（58 分）	根据有关病历资料做出疾病判断	10	能够对咳嗽疾病判断正确（5 分）；解释判断依据正确（5 分）	
		咳嗽病因、临床表现等疾病相关知识	10	所诊断疾病定义（2 分）；临床表现，需结合咳嗽病人特点（3 分）常用治疗药物（5 分）	
		正确推荐药物	8	根据咳嗽患者病情的特点推荐一个/一组正确药物（8 分）	
		正确指导咳嗽患者阅读说明书相关知识	20	指出说明书的格式内容（4 分）；教师展示一份说明书，考生解读说明书中的有效期（4 分）；批准文号（4 分）；根据说明书指导咳嗽患者的合理用药要点（8 分）	
		提示相关注意事项	10	针对咳嗽患者所推荐药物的用药注意事项，并提出健康指导策略（含生活健康知识技能教育和家属教育）	

续表

项目	考核内容	标准分（100）	评分标准	得分
理论知识（25分）	疾病的治疗原则或策略	5	咳嗽患者的治疗原则或要点	
	相关药物的药理作用和用途	10	所推荐药物的药理作用和用途。说出一个正确药理作用和用途各1分，总分不超10分	
	相关药物常见不良反应	10	所推荐药物的不良反应，说出一个正确不良反应得2分，总分不超10分	
合计				

备注：

1. 考核方式：教师与学生一（或二）对一考试；
2. 考核场所：模拟药房或实验室；
3. 学生按号数每次2或3人进入考场，抽取咳嗽患者疾病案例，每人准备5分钟后开考；
4. 待考学生由班级学委维持秩序在考场外准备，不得进入考场。

扫码“看小结”

【实训思考】

1. 各种咳嗽类型分别推荐什么药物，依据是什么？
2. 慢型咳嗽患者应该有什么特殊注意事项，健康教育怎么做？

目标检测

扫码“练一练”

一、选择题

【A_1/A_2 型题】

1. 白天咳嗽者宜首选的药物是
   A. 地西泮　B. 吗啡　C. 苯丙哌林　D. 青霉素　E. 硝普钠
2. 夜间咳嗽宜首选的药物是
   A. 右美沙芬　B. 吗啡　C. 苯丙哌林　D. 盐酸氨溴索　E. 喷托维林
3. 针对感冒引起的咳嗽，宜选的药物是
   A. 酚麻美敏　B. 吗啡　C. 苯丙哌林　D. 盐酸氨溴索　E. 喷托维林
4. 对呼吸道有大量痰液并阻塞呼吸道，引起气急、窒息者，宜选的药物是
   A. 右美沙芬　B. 羧甲司坦　C. 苯丙哌林　D. 可待因　E. 喷托维林
5. 属于外周性镇咳药的是
   A. 可待因　B. 喷托维林　C. 苯丙哌林
   D. 右美沙芬　E. N－乙酰半胱氨酸

【X 型题】

6. 下列选项描述正确的是
   A. 百日咳多发生于儿童，为阵发性剧烈痉挛性咳嗽
   B. 以刺激性干咳或阵咳症状为主者宜选苯丙哌林或喷托维林

C. 苯丙哌林镇咳效力比可待因强 2 –4 倍

D. 白天咳嗽宜选用右美沙芬，夜间咳嗽宜选用苯丙哌林

E. 右美沙芬可用于干咳且有镇痛作用

7. 下列属于中枢性镇咳药的是

A. 右美沙芬　B. 喷托维林　C. 苯丙哌林

D. 可待因　E. 羧甲司坦

8. 对镇咳药的描述，正确的有

A. 对痰液较多的咳嗽应以祛痰为主，不宜单纯使用镇咳药

B. 对支气管痉挛患者可选择外周性镇咳药

C. 使用镇咳药后可能出现嗜睡，应避免驾驶汽车

D. 一些镇咳药兼有中枢性和外周性两种作用，只是主次不同

E. 镇咳药应避免用于慢性肺部感染

二、问答题

1. 咳嗽的分型有哪几型？每型举例 1 ~2 个常见疾病？

2. 中枢性镇咳药右美沙芬和喷喷托维林在什么情况下应该慎用？右美沙芬在什么情况下应该禁用？

三、案例分析

患者就诊前 2 周受凉后出现咳嗽咳痰不适，痰为白色痰，痰少，咳痰困难。无畏寒发热，无胸痛胸闷。近 5 天患者自觉咳嗽较前加重，夜间咳嗽明显，咳痰较前减轻。推荐什么治疗方案？

（谢玉惠　彭香婷）

扫码“看解析”

任务四　消化功能障碍（消化不良、便秘、腹泻等）

扫码“学一学”

学习目标

知识要求　**1. 掌握**　消化功能障碍的基本治疗方案、治疗药物种类。

2. 熟悉　消化功能障碍的症状、治疗原则、不良反应种类和表现。

3. 了解　消化功能障碍的病因（机制）以及其他，如新药、新进展及发展方向。

技能要求　1. 能选用治疗消化功能障碍的药物，说出防治不良反应的表现和策略；

2. 会进行消化功能障碍的用药教育，提供治疗消化功能障碍的用药信息服务。

案例导入

案例：李工程师，男，32岁，平时工作紧张，经常加班，就餐不规律，近半年开始间断性出现上腹部不适，食欲不振，饭后饱胀感明显。经实验室及B超检查排除器质性疾病，诊断为慢性消化不良。

讨论：结合这个案例，分析该患者应该选用何药治疗，并采取哪些药学服务技能。

理论知识

消化功能障碍主要是由于致病因素损害消化道（主要是胃肠道）的结构或调节机制，引起消化道的消化、吸收、排泄、屏障和分泌功能中的一种或多种功能异常，常表现出恶心、呕吐、腹痛、腹胀、便秘、腹泻等症状，可能导致水和电解质紊乱、过敏、营养不良等后果。

一、消化不良

（一）病因、类型与表现、临床意义

消化不良（dyspepsia）是胃和十二指肠组织结构或生化异常引起的一种临床综合征。

引起消化不良的原因较多，主要包括：①功能性消化不良，如慢性胃炎（萎缩性胃炎）、胃溃疡、十二指肠溃疡、慢性胆囊炎、慢性十二指肠炎、慢性胰腺炎等；②偶发性消化不良，可能与进食过饱、饮酒过量、进食油腻食物等有关；③药物因素，如服用阿司匹林、抗肿瘤药、红霉素等；④精神因素，如抑郁、失眠、疼痛等；⑤胃动力不足，老年人由于年龄增大而胃肠动力下降，食物在胃内滞留时间过长，胃内容物排空缓慢；⑥全身性疾病在胃肠方面的表现，如感染、发热、贫血、月经期、尿毒症、食物中毒、甲状腺功能减退及慢性肝炎等消耗性疾病。

临床表现：①进食后腹部不适、嗳气、腹胀、恶心、上腹部或胸部钝痛或烧灼样痛，并伴有上腹部压痛和舌苔厚腻；②食欲下降，对油腻食物反感；③经常感觉饱胀或有胃肠胀气感，排气、打嗝增多，有时出现轻度腹泻；④进食、运动或平卧后上腹正中有反酸或烧灼感，并可延伸至咽喉部。

考点提示

消化不良的症状。

（二）药物治疗学基础与合理用药原则

1. 治疗原则 消化不良目前尚缺乏特异性药物，可以根据病因和诱因，采取综合、对症、个体化的用药原则，以达到缓解症状、提高生活质量的目的。胃肠器质性疾病引起的消化不良，多为短时间内难以治愈的慢性疾病，改善消化功能、改变不良的饮食起居习惯以及提高患者的营养状况有利于疾病治疗。

2. 治疗药物的选用

（1）功能性消化不良　质子泵抑制剂（PPI）和 H_2受体拮抗剂可以作为首选经验性治疗药物。对慢性胃炎、胃溃疡、十二指肠溃疡等引起的消化不良，可口服抗酸药和胃黏膜保护药。对于伴有胃灼热、恶心、呕吐、嗳气、早饱、上腹胀者可选用莫沙必利、伊托必利。对中度功能性消化不良或餐后伴有上腹痛、上腹胀、嗳气、恶心、呕吐、胃灼热、早饱症状者可选用多潘立酮。

（2）胃动力不足　暴饮暴食或老年人因胃肠功能障碍引起的恶心、呕吐等可选用多潘立酮。

（3）精神因素　消化不良患者常常伴有焦虑或抑郁等负面情绪，因此抗抑郁药对缓解消化不良的症状具有一定的作用。对精神因素引起的消化不良，应予以安慰和解释，必要时口服地西泮。

（4）偶发性消化不良　复方消化酶制剂可以作为消化不良的辅助治疗。对食欲缺乏者可服用增加食欲药，如干酵母片，维生素 B_1、维生素 B_6；对偶然性消化不良或进食蛋白质过多者可选乳酶生、胃蛋白酶合剂；对由于胃肠、肝胆疾病引起的消化酶不足或胰腺外分泌功能不足者可选用胰酶片，餐前或进食时服用。

扫码“看一看”

3. 不良反应及应对措施

（1）腹泻　过量使用干酵母、乳酶、胰酶等可能导致腹泻。

（2）催乳素水平提高　伊托必利可明显提高体内催乳素水平。

（3）多潘立酮对乳腺癌、嗜铬细胞瘤、胃肠道出血、机械性肠梗阻等患者禁用。心律失常、妊娠期妇女、孕妇及 1 岁以下儿童、肿瘤化疗患者不宜服用多潘立酮。

4. 用药教育

（1）疗效评价和后续药物治疗指导

①质子泵抑制剂对消化不良患者的改善优于安慰剂组，大剂量 PPI 治疗效果不优于标准剂量，对动力障碍为主的消化不良疗效不佳，推荐治疗疗程一般为 4 ~ 8 周。

②莫沙必利与西沙必利作用机制类似，但对心血管系统无不良反应，临床上已替代西沙必利。伊托必利疗效与莫沙必利相近，对餐后饱胀不适症状的改善效果更好。

③消化不良与幽门螺杆菌（Hp）感染之间存在密切联系，持续感染可导致黏膜不同程度的急慢性炎症，进一步导致胃黏膜萎缩、肠上皮化生甚至上皮内瘤变的发生。根除治疗可改善胃黏膜炎症，延缓萎缩、肠上皮化生等病变进展，减少消化道溃疡、肿瘤的发生率。若应用抑酸药和促胃肠动力药治疗无效，推荐 Hp 的检测和根除治疗。

（2）特殊人群的合理用药　老年人消化道结构和功能均存在生理性退化，是消化不良的高发人群。消化酶分泌不足或缺乏是老年人消化不良重要的发病因素。老年人消化不良可在一线治疗（抑酸剂或促动力药）的基础上，辅以消化酶制剂治疗，当一线治疗无效时，则应积极给予消化酶制剂或促动力药联合消化酶制剂治疗。

（3）其他健康教育内容

①促胃肠动力药不是助消化药，不可一有恶心、腹胀等消化不良症状就随意使用。促胃肠动力药不可与抗胆碱药、抗酸药等消化道药物合用。

②铝制剂可能影响胃蛋白酶和复方消化酶的疗效，不宜合用。

③消化不良如果伴有发热、腹部疼痛、尿色深等症状，则可能患有胃溃疡、慢性胆囊炎或肝炎，应及时去医院就诊。

④消化酶制剂多为酶或活菌制剂，应置于冷暗处储存，服用时不宜热水送服。抗菌药

可杀灭或抑制活菌制剂类助消化药的活性，降低其效价。服用消化酶制剂时不能同时服用酸碱性较强的药物或食物，胰酶不宜与酸性药物同服，胃蛋白酶不宜与碱性药物同服；服用消化酶制剂时可将胶囊打开，但不可嚼碎片剂；胰酶口服时不可嚼碎，应整片吞下，避免药物残留于口腔内；与吡格列酮、阿卡波糖合用会使降糖药疗效下降；与碳酸氢钠合用，疗效增加；与西咪替丁合用，疗效增强。

案例解析

本任务导入案例中的李工程师经诊断为慢性消化不良。可选用莫沙必利等促胃肠动力药，促进胃肠道蠕动，减轻腹胀；同时可服用胃蛋白酶等消化酶类制剂，促进消化。为防治消化不良，应均衡饮食规律，少吃生冷、油炸食物，常食用山楂、酸奶等有助于消化的食物；生活劳逸结合，适当进行体育锻炼。

考点提示

消化不良的一线治疗药物。

二、便秘

（一）病因、类型与表现、临床意义

便秘（constipation）是指排便频率减少，每2～3日或更长时间排便1次，排便困难，粪便干结。正常人排便习惯不一，部分人习惯于数天排便一次而并无异常，故不能以每天排便一次作为正常排便的标准。其发病机制为：食物在消化道经消化吸收后，剩余的食糜残渣从小肠输送至结肠，在结肠内再将大部分水分与电解质吸收形成粪团，最后输送至乙状结肠，通过一系列排便活动将粪便排出体外。从形成粪团到产生便意和排便动作的各个环节，均可因神经系统活动异常、肠平滑肌病变及肛门括约肌功能异常而致便秘。

便秘的分类按照有无器质性病变分为器质性和功能性便秘，按照病程或起病方式分为急性和慢性便秘，一般认为便秘时间大于12周为慢性便秘。便秘的类型和病程长短不同其临床表现也有所不同。主要表现为排便困难，数天大便1次，每次排便时间长，排出粪便干结如羊粪且数量少，排便时可有左腹痉挛性痛与下坠感。部分病人诉口苦、腹胀、食欲减退、下腹不适、排气多，或有头痛、头晕、疲乏等神经官能症症状，但一般不严重。部分患者可因用力排坚硬粪块而伴有肛门疼痛、肛裂、痔疮或肛乳头炎等症状。

扫码“学一学”

考点提示

便秘的临床表现。

（二）药物治疗学基础与合理用药原则

1. 治疗原则　便秘的治疗以缓解症状、恢复正常肠动力和排便生理功能为目的。

知识链接

便秘的非药物治疗

保持合理饮食和良好的生活习惯，多摄入富含纤维素的食物，保证每日摄入30g纤维素，坚果类、油脂类食物有助于预防便秘。适当的活动和锻炼有助于胃肠功能的改善。建立正常的排便习惯，每日定时排便，是大多数患者最终真正长期解决便秘的重要措施。

2. 治疗药物的选用

（1）排便不尽　轻度排便不尽感短期应用刺激性泻药（接触性泻药），如蓖麻油、比沙可啶、酚酞和蒽醌类药物等，但应警惕肠绞痛、直肠粪便嵌塞、大便失禁等症状。

（2）粪便干结　使用容积性泻药，如欧车前、麦麸、聚卡波非钙等效果较好，但需特别注意保证水分的充分摄入，以防肠梗阻的发生。不适合用于结肠无力、肠道运动功能差的患者。润滑性泻药如液体石蜡、甘油、开塞露等，见效快，但作用时间较短。

（3）胃肠蠕动不足　普芦卡必利、莫沙必利等促动力药作用于肠神经末梢，释放运动性神经递质，拮抗抑制性神经递质或直接作用于胃肠道平滑肌，增加肠动力。甘露醇、山梨醇、硫酸镁、乳果糖、聚乙二醇等渗透性泻药通过将体内水分吸收到肠道或防止大便内的水分被重吸收来增加肠道水分，维持肠腔内高渗透压，从而达到扩张肠腔、刺激肠蠕动的作用。

（4）饮食调整和渗透性泻药效果欠佳　对饮食调整和渗透性泻药效果欠佳的患者可应用促分泌药。国外临床治疗药物包括鲁比前列酮、利那洛肽，国内尚未上市。

3. 不良反应及应对措施

（1）药物依赖性　长期服用蒽醌类刺激性泻药、开塞露等，可引起药物依赖。蒽醌类药物还有可能导致结肠病变甚至诱发肠息肉，故应用不应超过1周，孕妇及哺乳期妇女禁用。开塞露还会造成肠壁干燥，经常使用将引起习惯性便秘。

（2）影响脂溶性维生素以及钙、磷吸收　久用润滑性泻药会影响脂溶性维生素以及钙、磷的吸收，不宜长期使用，在直肠使用时还会有灼痛感。

4. 用药教育

（1）疗效评价和后续药物治疗指导　泻药应用需遵循以下原则。

①注意服药时间：一般泻药口服6～8小时候发挥作用，故用药时间应在睡前，次晨或早餐后排便，符合生理规律。

②腹痛患者在诊断不明的情况下不能随意应用泻药，年老体弱、妊娠期或月经期妇女不能应用强作用泻药。

（2）特殊人群的合理用药

①老年人：老年人便秘发病率较高，对其治疗的目标是减轻便秘症状，恢复正常的排便习惯，提高生活质量。对粪便嵌塞者，应首先用清洁灌肠或液体石蜡等直肠给药清除嵌塞粪便。对膳食纤维摄入不足和能够饮用足够水的患者，首选口服容积性泻药；若症状持续，可改用聚乙二醇和乳果糖；若症状仍不能缓解，考虑缓泻剂合并灌肠剂或益生菌；对

于严重患者，也可短期适量应用刺激性泻药；对于合并肾衰竭老年患者，应避免使用容积性泻药、盐类渗透性泻药和刺激性泻药；若合并心功能不全，应避免服用盐类渗透性泻药。

②孕妇：便秘是孕妇常见的症状，治疗目标是安全有效地缓解症状。容积性泻药是孕妇最安全的泻药，主要适用于无并发症的长期治疗患者，不适用于急性的症状缓解，且禁用于粪便嵌塞的患者。渗透性泻药中的乳果糖和聚乙二醇不会影响胎儿的生长发育，也不进入乳汁，哺乳期仍可继续用药。盐类渗透性泻药可引起产妇钠潴留，应慎用。如果容积性和渗透性泻药均无效，则可考虑使用刺激性泻药。

③儿童：便秘是儿童常见消化道症状，治疗应首先强调基础治疗。聚乙二醇和乳果糖能使儿童恢复正常的排便习惯，粪便性状好转。除了泻药，常用药物还包括益生菌制剂。

④糖尿病患者：便秘是糖尿病患者最常见的胃肠道症状，大多数情况下，容积性泻药、渗透性泻药和刺激性泻药都可尝试使用。

⑤癌症终末期患者：晚期癌症患者由于病情需要无法停止使用阿片类药物，应在使用药物期间预防性给予泻药治疗，应用刺激性泻药或联合渗透性泻药/润滑性泻药，一般不建议单纯使用容积性泻药。

（3）其他健康教育内容

①服用比沙可啶肠溶片不得压碎或嚼碎，以防产生胃刺激；服药前后 1 ~ 2 小时不宜服用抗酸药或牛奶，餐前 1 小时内不宜服用本品。避免眼睛和皮肤黏膜接触，妊娠期妇女慎用。

②合理的膳食、多饮水、运动、建立良好的排便习惯是便秘的基础治疗措施。推荐每日摄入膳食纤维 25 ~ 35g，每日至少饮水 1 ~ 2L；在晨起或餐后 2 小时内尝试排便，排便时集中注意力，减少外界因素的干扰。

考点提示

便秘的治疗药物。

三、腹泻

（一）病因、类型与表现、临床意义

腹泻（diarrhea）是指排便次数增多（每日超过 3 次），量加大（每日超过 200g），伴有粪便稀薄，或带有黏液、脓血或未消化的食物。腹泻的原因比较复杂，大致归为两类：①消化系统疾病，如胃部疾病、肠道疾病、肝胆胰疾病等；②全身性疾病，如糖尿病、甲状腺功能亢进、尿毒症、动脉粥样硬化、慢性肾上腺髓质功能减退、系统性红斑狼疮等。

临床上，腹泻的发生往往是多种机制共同作用引发的，其发病机制主要有以下四种：①渗透性腹泻，肠腔内有大量不能吸收的溶质而使渗透压增高，阻碍肠道吸收水分和电解质；②渗出性腹泻，肠黏膜因损伤、炎症、溃疡、浸润性病变等导致血浆、脓血、黏液等渗出而引起；③分泌性腹泻，由于肠黏膜受到刺激而导致水分和电解质分泌过多或吸收受到抑制；④动力性腹泻，由于肠蠕动过快，食物在肠内停留时间缩短，不能充分被吸收。

根据大便性状不同，可以将腹泻分为水样泻、炎症性腹泻和脂肪泻三种类型：①水样泻，大便呈水样，每天 5～20 次，容量 >1L/d，粪便镜检无明显红细胞和白细胞，可伴有脱水、大便失禁、低血钾；②炎症性腹泻，大便呈水样或黏液脓血便，粪便镜检有红细胞和白细胞，可伴有发热等症状；③脂肪泻，典型者有大容量、腐臭味、灰白色或浅黄色稀水样便或糊状便，表面常漂浮油脂状物，轻度脂肪泻大便无明显改变。

考点提示

腹泻的病因和临床表现。

（二）药物治疗学基础与合理用药原则

1. 治疗原则 腹泻主要应对因治疗，盲目给予止泻药有时不但无效，反而会干扰腹泻对机体保护的一面，腹泻对因治疗十分重要：①细菌感染性腹泻，需及时使用抗生素，有效抗菌治疗后腹泻仍严重者，才可使用止泻药；②高渗性腹泻，应停食高渗性食物或药物；③乳糖不耐受者或麦胶性肠病，需分别剔除食物中的乳糖或麦胶类成分；④胆盐重吸收障碍引起的腹泻，可用考来烯胺吸附胆汁酸止泻；⑤治疗胆汁酸缺乏引起的脂肪泻，可用中链脂肪替代长链脂肪。

腹泻原因诊断不明或疾病过程未得到控制时，需要支持治疗和必要的对症治疗。腹泻时需要注意及时补充体液，维持体液的酸碱平衡，纠正体内电解质的紊乱。如果病情较重，有明显消瘦或衰竭、病因难以去除或无法在短期内去除者，应配合静脉补充营养物质，必要时给予全胃肠外营养支持。脂肪泻者一般给予高蛋白质、低脂肪食物，脂肪量减至每日正常摄入量的 50%，补充必需氨基酸、脂溶性维生素、钙和足够的能量供应。

2. 治疗药物的选用

（1）严重水样泻 严重水样泻所致的水、电解质和酸碱失衡可在短期内使用止泻药作为辅助治疗。蒙脱石散、药用炭等吸附剂可以吸附肠道中的水、气、细菌、病毒和毒物，阻止其被肠黏膜吸收或破坏肠黏膜。鞣酸蛋白、碱式碳酸铋等收敛保护剂通过凝固蛋白质形成保护膜避免肠道受到有害因子的刺激。

（2）功能性腹泻 苯乙哌啶、复方樟脑酊、盐酸洛哌丁胺等阿片及其衍生物通过提高胃肠道张力、抑制肠道运动、制止推进性收缩而止泻，但腹泻早期和腹胀者不宜使用。

（3）肠道菌群紊乱 益生菌、益生元等肠道微生态制剂可以调节肠道菌群，改善肠道微生态环境。对细菌或病毒引起的感染性腹泻早期应用无效，在使用抗感染药和抗病毒药后期，可辅助给予微生态制剂，以恢复菌群平衡。

（4）伴有痉挛性腹痛 可使用山莨菪碱、丁溴东莨菪碱等抗胆碱药，以解除胃肠平滑肌痉挛，缓解疼痛。

3. 不良反应及应对措施

（1）依赖性，长期应用阿片类药物可产生依赖性。

（2）肠道吸收，服用药用炭可影响肠道营养吸收，禁止长期应用于 3 岁以下的小儿腹泻或腹胀。

（3）山莨菪碱可有口干、面红、轻度扩瞳、视近物模糊、抑制唾液分泌等副作用。

4. 用药教育

（1）疗效评价和后续药物治疗指导

①腹泻由多种不同的病因引起，在应用止泻药治疗的同时，应采取相应的对因治疗措施。若病因不明，绝不可放松或取消应有的检查步骤，选择药物时，尽量避免选用成瘾性药物。

②腹泻患者常常过量丢失钾离子，低血钾可以影响心脏功能，长期腹泻还会造成体内水和电解质紊乱，甚至危及生命。因此在治疗腹泻时，还应及时补充水和电解质，以维持平衡。腹泻时排出大量水分，造成血容量降低，血液黏稠度增加，容易诱发脑动脉栓塞和脑梗死。

（2）特殊人群的合理用药　儿童急性感染性腹泻：益生菌治疗主要应用于急性水样腹泻，强烈推荐布拉酵母菌、鼠李乳杆菌。蒙脱石可缩短腹泻病程，减少腹泻排便次数和量，提高治愈率。消旋卡多曲能明显缩短患儿病程，在最初24小时内明显控制腹泻症状。怀疑为细菌性腹泻时，不首先推荐使用抗生素，因为大多数病原菌所致急性腹泻均为自限性。

（3）药物相互作用、禁忌证、用药禁忌、健康教育及其他

①碱式碳酸铋不宜与土霉素、四环素、诺氟沙星、环丙沙星等口服抗菌药合用，会降低其抗菌活性。

②微生态制剂一般不宜与抗生素、抗菌药、活性炭、黄连素、鞣酸蛋白、铋剂、氢氧化铝合用，但死菌制剂和地衣芽孢杆菌、酪酸梭菌可与抗生素等联合使用，如需合用，至少应间隔3小时。

③盐酸小檗碱不宜与鞣酸蛋白合用。

④急性水泻期需要暂时禁食，脱水过多者需要输液治疗，不需禁食者宜给予清淡流质饮食；腹泻停止后进食细软、少渣、易消化的食物。

⑤慢性腹泻者宜摄入低脂少渣和高蛋白高能量食物，禁用油炸、煎炒等烹调方式，宜蒸煮，忌粗粮、生冷瓜果等。

考点提示

腹泻的治疗药物。

技能训练

四、消化功能障碍的用药咨询技能训练

【实训目的】

1. 熟悉消化功能障碍患者用药指导的基本原则和方法。
2. 掌握针对消化功能障碍患者用药指导的主要特点和方法

【实训准备】

复习有关消化功能障碍（消化不良、便秘、腹泻等）的病因、类型与表现、临床意

义、治疗原则与治疗方法有关资料，提前分析教育人群情况，确定模拟病人的同学等；准备消化功能障碍用药指导的资料，如宣传单、题板等；准备模拟场景训练使用的药品包装及说明书等。

【实训方法】

1. 结合所学知识和课外调查和网络调查，发现或确定消化功能障碍患者面临的主要健康问题和存在的用药误区。

2. 通过小组讨论等形式，确定针对消化功能障碍患者开展用药指导方案，研究方法和技巧。

3. 通过模拟表演展示各自的用药指导方案，互相点评，教师讲评，优化确定方案。

【实训步骤】

1. 确定课题　可以根据当地实际，确定对消化功能障碍患者进行用药指导，复习巩固有关知识。

2. 调研拓展　通过问卷调查、网络等手段了解当地消化功能障碍的发病情况，消化功能障碍的用药情况、熟悉有关药物的商品名，搜集整理药品说明书等，了解其他治疗方法或手段，并记录整理。

3. 小组研讨　以 4 ~ 10 人为一个小组，根据目的和要求进行合作性研讨，重点分析用药指导所要达到的目标，采用的方法和技巧，拟订方案，并进行组内试讲等。

4. 模拟演练　每组派代表扮演药学工作人员和患者，借助道具等，在模拟药房和实训室具体实施，其他各组同学评价实际效果，教师讲评，并根据考核表进行赋分考核。

5. 现场实施　到药店或模拟药房进行实际的用药指导，同时客观记录实际效果，作为方案评价的延展性重要依据。

扫码“看一看”

【实训考核】

任意选取消化功能障碍（消化不良、便秘、腹泻等）问病荐药场景，通过训练制定有关用药指导方案，按照以下考核表完成实训技能的考核。

<table>
<tr><th>项目</th><th colspan="2">考核内容</th><th>标准分（100）</th><th>评分标准</th><th>得分</th></tr>
<tr><td rowspan="3">职业素养（5分）</td><td colspan="2">衣帽整洁，仪表端庄</td><td>2</td><td>学生着工作服；仪表规范得体，女生不得披头发；男女生不得穿拖鞋等</td><td></td></tr>
<tr><td colspan="2">报告班级、姓名、操作项目</td><td>1</td><td>向观摩者和评判者致礼，汇报清晰</td><td></td></tr>
<tr><td colspan="2">举止得体，语言清晰</td><td>2</td><td>仪态大方，吐字清晰，声音适度</td><td></td></tr>
<tr><td rowspan="2">实训实施（65分）</td><td rowspan="2">沟通能力（10分）</td><td>与患者的沟通技巧</td><td>5</td><td>根据不同类型消化功能障碍患者特点和咨询期望，考生回答沟通技巧内容和要点，说出一点（1分），最多不超过（5分）</td><td></td></tr>
<tr><td>针对消化功能障碍患者的问病荐药的礼仪</td><td>5</td><td>面对咨询者：见面问候（2分），离开道别（2分），其间合理运用礼仪暗示行为（1分）</td><td></td></tr>
</table>

续表

项目	考核内容		标准分（100）	评分标准	得分
实训实施（65分）	专业能力（55分）	针对消化功能障碍患者有关病历资料做出疾病判断	5	能够对消化功能障碍类型判断正确（2分）；解释判断依据正确（3分）	
		消化功能障碍的疾病相关知识	5	所诊断疾病定义（1分）；临床表现，需结合不同类型患者的特点（2分）；常用治疗药物（2分）	
		正确推荐药物	25	根据患者特点推荐一个/一组正确的药物（5分），药物的使用方法和注意事项（2分）最多不超过25分	
		正确指导消化功能障碍患者阅读说明书相关知识	10	向患者介绍上述模拟药品的说明书的格式、内容（2分），单独解读说明书中的有效期（2分）；批准文号（2分）；药物的保存方式（2分）；根据说明书指导消化功能障碍患者的合理用药要点（2分） 此项内容也可以由教师有针对性提问	
		提示相关注意事项	10	针对患者所推荐药物的用药注意事项（5分），并提出健康指导策略（含生活健康知识技能教育、心理行为健康知识技能教育和家属教育）（5分）	
理论知识（30分）	疾病的治疗原则或策略		5	正确说出消化功能障碍的治疗原则或要点，每条1分，最多不超过5分，也可由教师单独提问	
	相关药物的药理作用和用途		15	说出所推荐药物的药理作用和用途（或优点、特点等）。每一个正确药理作用、用途各2分，总分不超15分	
	相关药物常见不良反应		10	所推荐药物的不良反应，说出一个正确不良反应得2分，总分不超10分	
合计					

扫码“学一学”

备注：

1. 考核方式：教师在学生模拟演示活动中应进行非介入性评分，个别情况可以临时提问，一般一次考核一个模拟演示组（2或3人）；

2. 考核场所：模拟药房或实验室；

3. 学生按学号或随机抽取每次2或3人进入考场，抽取消化性溃疡疾病案例，每人准备5分钟后开考；

4. 待考学生由班级学委维持秩序在考场外准备，不得进入考场，有条件的可以现场录像，进行后期集体学习点评等，各地也可以依据考核要求不同，采取同学现场直接观摩等形式。

【实训思考】

1. 根据患者症状，如何更好地开展合理用药指导？
2. 如何针对特殊人群开展合理用药？

目标检测

扫码“练一练”

一、选择题

【A_1/A_2型题】

1. 不宜与抗菌药或吸附剂同时服用的助消化药是
   A. 稀盐酸　B. 胰酶　C. 乳酶生　D. 多潘立酮　E. 莫沙必利
2. 使胃蛋白酶活性增强的药物是
   A. 胰酶　B. 稀盐酸　C. 乳酶生　D. 奥美拉唑　E. 抗酸药
3. 下列药物需要吞服药物，不能嚼服的是
   A. 稀盐酸　B. 胰酶　C. 乳酶生　D. 多潘立酮　E. 莫沙必利
4. 不可掰碎服用的泻药是
   A. 吡沙可啶　B. 枸橼酸铋钾　C. 药用炭　D. 鞣酸蛋白　E. 乳果糖
5. 属于润滑性泻药的是
   A. 酚酞　B. 吡沙可啶　C. 液体石蜡　D. 植物纤维素　E. 乳果糖
6. 腹泻患者的饮食宜给予
   A. 高热量、高蛋白、高脂肪　B. 低脂肪、易消化、少纤维素
   C. 高脂肪、高维生素、多纤维素　D. 低热量、低脂肪、低盐
   E. 禁食
7. 可以吸附气体、有毒物质及细菌毒素，可用于细菌病毒性腹泻的是
   A. 药用炭　B. 洛哌丁胺　C. 鞣酸蛋白　D. 碳酸氢钠　E. 地芬诺酯

【A_3/A_4 型题】

（8～9 题共用题干）患者，男，28 岁，导游，因腹泻，呕吐十余次来医院就诊。腹泻呕吐物呈稀水样，不发热，口渴，腹软无压痛，肠鸣音活跃。

8. 此病人最可能的诊断是
   A. 急性菌痢　B. 消化不良
   C. 胃肠型食物中毒　D. 病毒性肠炎　E. 霍乱
9. 最重要的治疗措施是
   A. 大量抗生素　B. 积极补充水电解质
   C. 肾上腺皮质激素　D. 大量升压药　E. 大量止泻药

【B 型题】或【X 型题】

10. 在使用助消化药时应注意
    A. 酶、活菌制剂不宜用热水送服
    B. 急性胰腺炎早期、对蛋白质及其制剂过敏者禁用胰酶
    C. 胰酶与碳酸氢钠、西咪替丁合用可增强疗效
    D. 胃蛋白酶服用时可合用碱性药物

E. 活菌制剂和抗菌药、吸附剂合用时应间隔 2 ~ 3 小时

二、问答题

1. 不同类型的便秘该如何合理选用药物？

2. 腹泻的发病机制有哪些？

三、案例分析

患者，女，37 岁，便秘 2 年，近两年来常有大便干结、变硬，大便次数减少，一周 1 ~ 2 次，同时伴有口苦、口臭及排便费力等症状。粪便为褐色或深褐色。患者平时工作繁忙，饮食不规律，少喝水，不喜欢吃水果和蔬菜。

分析该患者应该选用何药治疗，并采取哪些药学服务技能？

扫码"看解析"

（黄泓轲）

任务五 失眠症

扫码"学一学"

学习目标

知识要求 **1. 掌握** 失眠症的药物治疗方案、常用药物种类及药物选择。

2. 熟悉 失眠症的症状、药物治疗原则和药物常见不良反应。

3. 了解 引起失眠的原因、失眠的类型及治疗新进展。

技能要求 1. 能根据失眠的类型选择药物并对不良反应采取措施。

2. 会对失眠症患者进行用药教育。

案例导入

案例：王大姐，48 岁，公司职员，中等收入水平，身体一直比较健康，但睡眠较差，有每日饮酒习惯。近日炒股有亏损，心情烦闷，思绪繁多，难以入睡，每晚入睡前必须喝酒，精神状态较差。听邻居张大妈说其使用的某药治疗失眠症疗效很好，故索求了几片，服下。谁知患者出现昏迷、呼吸抑制，口唇发乌、四肢冰凉，被家人紧急送往医院，经查，药物过量中毒所致。

讨论：结合这个案例，分析针对失眠患者合理用药指导有哪些注意事项，并采取哪些药学服务技能？

理论知识

失眠症作为睡眠障碍的一种，指患者对睡眠时间和（或）质量不满足并影响日间社会功能的一种主观体验。

一、病因、类型与表现、临床意义

引起失眠的原因很多，躯体因素主要有：疼痛、瘙痒、喘息、吐泻等。环境因素包括：如生活习惯的改变、更换住所、空气污浊、环境嘈杂和光线刺激等。生物药物因素：如酒精、咖啡、浓茶、中枢兴奋药、戒断反应等。此外，如受白天生活的影响，个性人格特征，自幼不良睡眠习惯以及遗传因素等也都可成为引起持续失眠。还可由其他心理或精神疾病引起，各类心理或精神疾病大多伴有睡眠障碍，失眠往往是精神症状的一部分。

失眠按照病因可分为原发性失眠和继发性失眠。原发性失眠缺少明确的病因，主要包括心理生理性失眠、特发性失眠和主观性失眠 3 种类型。原发性失眠的诊断缺乏特异性指标，主要是一种排除性诊断。当可能引起失眠的病因被排除或治愈以后，仍遗留失眠症状时即可考虑为原发性失眠。继发性失眠是由于躯体疾病、精神障碍、药物滥用等引起的失眠，以及与睡眠呼吸紊乱、睡眠运动障碍等相关的失眠。

失眠症的临床表现主要有入睡困难、睡眠不深、易惊醒、自觉多梦、早醒、醒后不易入睡、醒后感到疲乏或缺乏清醒感、白天嗜睡等。患者常对失眠感到焦虑和恐惧；严重时还可影响其精神活动的效率或社会功能，患者情绪控制能力下降、容易生气，胸闷、心悸、血压不稳定，便秘或腹泻、胃部闷胀，颈肩部肌肉紧张、头痛和腰痛等，男性可出现阳痿，女性可出现性功能减低等表现。

知识链接

长期失眠的危害

长期失眠会对人的精神和身体产生广泛的不利影响，主要表现为：

1. 大脑功能下降：思维困难，脑力劳动的效率明显下降，头昏，记忆力下降。
2. 诱发躯体疾病：食欲减退、体重下降、性欲减退、便秘、阳痿、闭经、乏力等。
3. 出现消极情绪：失眠导致的不良心境可使思维消极、悲观，出现自责、自卑，感到任何事情都困难重重，对前途悲观绝望。
4. 损害社会功能：长期失眠后，会逐渐出现思维困难、睡眠障碍、食欲下降、脑力劳动效率明显下降，很难胜任日常工作，还会使人体免疫功能下降，使社会适应能力和心理、生理自控调节能力下降。

二、药物治疗学基础与合理用药原则

1. 治疗原则 尽可能明确病因，改善睡眠质量和（或）增加有效睡眠时间；减少或消除与失眠相关的躯体疾病或与躯体疾病共病的风险；避免药物干预所带来的负面效应；恢复社会功能，提高患者的生活质量。

目前常用的基本治疗方案是根据失眠的人群特点和严重程度，采取合适的治疗方案，包括药物治疗和非药物治疗两部分。

2. 治疗药物的选用 治疗失眠的药物种类繁多，目前临床常用药物主要包括苯二氮䓬受体激动剂（BZRA）、巴比妥类、褪黑素受体激动剂和具有催眠效果的抗抑郁药物等，需根据患者的失眠情况合理选择。

（1）早醒失眠 早醒失眠是指清晨早醒，且不能再度入睡，可选用中长效类的镇静催眠药，如地西泮、艾司唑仑、硝西泮、氯硝西泮、阿普唑仑，氟安定、硝基安定等。苯二氮䓬类（BZDs）通过非选择性激动 γ-氨基丁酸受体 A（$GABA_A$）上不同的 α 亚基而发挥作用，具有抗焦虑、镇静催眠、抗惊厥、肌肉松弛的作用，能明显缩短入睡时间，显著延长睡眠持续时间，减少觉醒次数。氟安定在美国一直是最常用的安眠药之一，有助入睡和维持睡眠时间，副作用较少，长期应用较其他 BZD_S 耐受性好。

（2）入睡障碍性失眠 入睡困难导致的失眠，多与精神压力过大、情绪紧张、过度劳累有关。应选择起效快，$t_{1/2}$短的 BZD_S，如奥沙西泮、舒乐安定、三唑仑。三唑仑是作用时间最短的安眠药之一，因在体内清除快，无白天困倦而受到欢迎，但因其可能的严重副作用（遗忘效应）和依赖性（尤其大剂量时），引起关注和争论，其应用已大为减少。

（3）保持睡眠障碍性失眠 是以频繁的夜间易觉醒为特征。可以选择新型的镇静催眠药，如佐匹克隆（zopiclone，唑比酮，忆梦返），可缩短睡眠潜伏期，减少觉醒次数，提高睡眠质量。适用于各种类型失眠症，且无明显的耐受性和依赖性。

（4）老年失眠患者 随着年龄的增长，老年人松果体功能逐渐减退，下丘脑视交叉上核中的褪黑素分泌减少、心内神经元血管加压素的表达降低，都会改变睡眠结构，使睡眠觉醒周期的调节能力下降，出现睡眠节律紊乱和夜间片段睡眠等症状。可选用唑吡坦、扎来普隆、佐匹克隆、褪黑素受体激动剂等。唑吡坦可用于入睡困难患者，老年人耐受性较好，且并不改变睡眠结构。唑吡坦不良反应较少，主要有头晕、嗜睡和恶心；扎来普隆半衰期仅为 1h，老年人使用安全，易耐受，无药物撤退反应；佐匹克隆对日间行为影响较小，对认知记忆的影响非常小。褪黑素受体激动剂雷美尔通、阿戈美拉汀，能模拟松果体分泌的褪黑素的生理功能，有助于调节睡眠周期，改善睡眠。

（5）伴有抑郁的失眠 部分失眠患者，伴随抑郁、焦虑心境，在抑郁症"充分治疗"后，即使缓解心境症状，还可残留失眠，而失眠是抑郁复发的最强预报指标。这类患者可选择具有镇静作用的抗抑郁药，如曲唑酮、米氮平、多虑平、多塞平等。各药主要特点是：①曲唑酮治疗失眠比治疗抑郁更常见，它不改善睡眠潜伏期或总睡眠时间，但降低觉醒性，增加慢波睡眠，改善主观睡眠质量，能短期治疗原发性失眠。②米氮平能明显改善睡眠发作潜伏期和总睡眠时间。③多虑平一般采用 25～50mg，增加总睡眠时间，改善主观睡眠质量。④多塞平低剂量（3～6mg/d）时具有专一性抗组胺机制，可以改善中青年和老年慢性失眠患者的睡眠状况，具有临床耐受性良好、无戒断等症状的特点。

抗抑郁药物与 BZRAs 联合应用慢性失眠常与抑郁症状同时存在的患者，在应用抗抑郁药治疗的开始阶段，可联合使用短效 BZRAs 有益于尽快改善失眠症状，提高患者依从性。唑吡坦和帕罗西汀联用可以快速缓解失眠症状，同时协同改善抑郁和焦虑症状。

考点提示

不同类型失眠症患者的药物选用。

3. 不良反应及应对措施

（1）后遗效应（宿醉现象） 镇静催眠药后，次晨有嗜睡、乏力、头昏、头痛、困倦等症状。从事驾驶、高空作业、精细作业等工作人员慎用。

（2）耐受性和依赖性 短期内反复用药可产生耐受性，久用可产生依赖性。突然停药，可出现戒断症状，表现为兴奋、焦虑、震颤，甚至惊厥。为避免产生耐受性和依赖性，应严格掌握用药适应证，并采用小剂量、短期或间断给药。用药超过2～3周，应换用其他类型催眠药，停药时应逐渐减量。

（3）急性中毒 苯二氮䓬类受体激动剂一次大剂量服用，或与其他的中枢抑制药合用或同时饮酒可增强其中枢抑制作用，明星抑制心血管系统，严重者可致心跳及呼吸停止，特异性解救药为苯二氮䓬受体阻断药氟马西尼。一次服用5～10倍催眠量的巴比妥类药物可致急性中毒，表现为呼吸抑制、低血压、反射消失，甚至休克、昏迷。死亡原因为呼吸抑制或并发症。巴比妥类急性中毒的处理原则是排出毒物，支持疗法，对症治疗和预防并发症。可应用洗胃、补液、碱化尿液、透析，维持呼吸和循环功能，适量应用中枢兴奋药如尼可刹米等措施急救。

考点提示

镇静催眠药的主要不良反应。

扫码“看一看”

案例解析

本任务导入案例中的王大姐，服用镇静催眠药的同时饮了酒，加重了药物的毒性反应，出现昏迷、呼吸抑制的现象。应当对王大姐进行如下的合理用药指导：①介绍失眠的原因，进行心理疏导和行为指导；②说明镇静催眠药使用的指征和注意事项；③强调镇静催眠药不能与其他的中枢抑制药合用或同时饮酒，会增强其中枢抑制作用，甚至发生毒性反应。

4. 用药教育

知识链接

失眠的非药物治疗

失眠的非药物治疗包括睡眠的健康教育、心理疏导与放松治疗、行为矫正与多因素干预治疗、物理治疗等。其中应激、紧张和焦虑是诱发失眠的常见因素，心理疏导与放松治疗可以缓解这些因素带来的不良效应，是治疗失眠最常用的非药物疗法，可降低卧床时的警觉性及减少夜间觉醒次数，作为独立的干预措施用于失眠治疗。

（1）疗效评价和后续药物治疗指导 根据患者的症状可以将失眠症的疗效分为治愈、

好转、见效和无效4类。

治愈：睡眠正常，伴随症状消失，随访一月无复发；好转：睡眠时间延长，伴随症状改善；见效：患者精神状况及伴随症状有改善；无效：症状无改变。后续药物治疗应根据患者的病情、结合患者的文化水平以及职业特点，制定个体化的治疗方案。由于长期服用会有药物依赖及停药反跳，原则上应使用最低有效剂量、间断给药（每周2~4次）、短期给药（常规用药不超过3~4周）、缓慢减药和逐渐停药（每天减掉原药的25%）。

（2）特殊人群的合理用药

①妊娠期妇女：推荐采用非药物干预手段治疗失眠。哺乳期应用镇静催眠药物以及抗抑郁药物需谨慎，避免药物通过乳汁而影响婴儿。建议患者改变不利于睡眠的生活方式，增加体力活动，调整心理状态，有规律地作息，尽量用非药物方法缓解焦虑和失眠问题。

②共病精神障碍患者：精神障碍患者中常存在失眠症状，应该由精神科执业医师按照专科原则治疗并控制原发病，同时治疗失眠症状。需要注意抗抑郁药和镇静催眠药的使用有可能加重睡眠呼吸暂停综合征和不安腿综合征。焦虑症患者存在失眠时，以抗焦虑药为主，必要时在睡前加用镇静催眠药。精神分裂症患者存在失眠时，应选择抗精神病药物治疗为主，必要情况下可辅以镇静催眠药物治疗失眠。

（3）药物相互作用、健康教育及其他　利福平可使唑吡坦血药浓度峰值、半衰期、曲线下面积减少，血药浓度降低，药效降低；苯巴比妥可通过酶诱导作用增加西咪替丁的肝脏代谢，降低西咪替丁血药浓度。合用时应增加西咪替丁的剂量；苯巴比妥与维生素 B_6 合用时磷酸吡哆醛相关酶的活性增大，使苯巴比妥的血药浓度降低，应监测苯巴比妥的血药浓度，可考虑增加苯巴比妥的剂量；苯巴比妥可诱导肝微粒体酶，增加环孢素的代谢，使其血药浓度降低，应监测环孢素的血药浓度，开始联合用药或停用苯巴比妥时应调整环孢素的用量。

药物应用时应把握获益与风险的平衡：在选择干预药物时需要考虑症状的针对性、既往用药反应、患者一般状况、当前用药的相互作用、药物不良反应以及现患的其他疾病，在遵循治疗原则的同时还需兼顾个体化原则；寻找患者需要服用镇静催眠药的原因或症状，找出影响患者睡眠的客观和外界因素，避免长期使用和滥用；嘱咐患者用药后行走应缓慢，避免摔倒；服药期间不可驾车、从事操作机械或登高作业等。

技能训练

三、失眠症用药咨询技能训练

【实训目的】

1. 熟悉失眠患者用药指导的基本原则和方法。
2. 掌握针对失眠患者用药指导的主要特点和方法。

【实训准备】

复习有关失眠的病因、分类、临床表现、治疗原则和治疗方法等有关资料，提前分析教育人群情况，确定模拟病人的同学等；准备失眠患者用药指导的资料，如宣传单、题板；准备模拟场景训练使用的镇静催眠药包装及说明书等。

【实训方法】

1. 结合所学知识和课外调查，了解失眠患者面临的主要健康问题和存在的用药误区。

2. 通过小组讨论等形式，确定针对失眠患者开展用药指导方案，研究方法和技巧。

3. 通过模拟表演展示各自的用药指导方案，互相点评，教师讲评，优化确定方案。

【实训步骤】

1. 确定课题　可以根据当地实际，确定对失眠患者（早醒、入睡困难、易觉醒、老年失眠患者等，可一类也可多类患者）进行治疗失眠的用药指导，复习巩固有关知识。

2. 调研拓展　通过问卷调查、网络等手段了解当地人群中失眠症的发病情况，失眠症的用药情况，熟悉有关药物的商品名，搜集整理药品说明书，了解其他治疗方法或手段，并记录整理。

3. 小组研讨　以 4～10 人为一个小组，根据目的和要求进行合作性研讨，重点分析用药指导所要达到的目标，采用的方法和技巧，拟订方案，并进行组内试讲等。

4. 模拟演练　每组派代表扮演教育者和失眠症患者，借助镇静催眠药等道具，在模拟药房和综合实训室具体实施，其他各组同学评价实际效果，教师讲评，并根据考核表进行赋分考核。

5. 拓展实施　根据课程安排的实际情况，有选择地到药店、社区或养老院对失眠症患者进行实际的用药指导，同时客观记录实际效果，作为方案评价的延展性重要依据。

扫码“看一看”

【实训考核】

任意选取失眠症患者问病荐药场景，通过训练制定有关用药指导方案，按照以下考核表完成实训技能的考核。

项目	考核内容		标准分（100）	评分标准	得分
职业素养（5分）	衣帽整洁，仪表端庄		2	学生着工作服；女生不得披头发；男女生不得穿拖鞋	
	报告班级、姓名、操作项目		1	向观摩者和评判者致礼，汇报清晰	
	举止得体，语言清晰		2	仪态大方，吐字清晰，声音适度	
实训实施（65分）	沟通能力（10分）	与失眠症患者的沟通技巧	5	根据不同类型失眠症患者特点和咨询期望，考生回答沟通技巧内容和要点，说出一点（1分），最多不超过（5分）	
		针对失眠症患者的问病荐药的礼仪	5	面对咨询者：见面问候（2分），离开道别（2分），其间合理运用礼仪暗示行为（1分）	

续表

项目	考核内容		标准分（100）	评分标准	得分
实训实施（65分）	专业能力（55分）	针对患者特点和有关病历资料做出疾病判断	10	能够对失眠的类型判断正确（5分）；解释判断依据正确（5分）	
		失眠症病因、临床表现等疾病相关知识	10	所诊断疾病定义（2分）；失眠的临床表现，需结合不同类型失眠患者的特点（3分），常用镇静催眠药物（5分）	
		正确推荐药物	15	根据失眠人群的特点推荐一个/一组正确的药物（3分），药物的使用方法（2分），最多不超过10分。	
		正确指导失眠症患者阅读说明书相关知识	10	向患者介绍上述模拟药品的说明书的格式、内容（2分），单独解读说明书中的有效期（2分）；批准文号（2分）；药物的保存方式（2分）；根据说明书指导失眠症患者的合理用药要点（2分）。 此项内容也可以由教师有针对性提问	
		提示相关注意事项	10	针对失眠症患者所推荐药物的用药注意事项（5分），并提出健康指导策略（含生活健康知识技能教育、心理行为健康知识技能教育和家属教育）（5分）	
理论知识（30分）	疾病的治疗原则或策略		5	正确说出失眠症的治疗原则或要点，每条1分，最多不超过5分，也可由教师单独提问	
	相关药物的药理作用和用途		15	说出所推荐药物的药理作用和用途（或优点、特点等）。每一个正确药理作用、用途各2分，总分不超15分	
	相关药物常见不良反应		10	所推荐药物的不良反应（如依赖性/戒断现象），说出一个正确不良反应得2分，总分不超10分	
合计					

备注：

1. 考核方式：教师在学生模拟演示活动中应进行非介入性评分，个别情况可以临时提问，一般一次考核一个模拟演示组（2或3人）；

2. 考核场所：模拟药房或实验室；

3. 学生按学号或随机抽取每次2或3人进入考场，抽取失眠症（早醒、入睡困难、易觉醒、老年失眠患者）疾病案例，每人准备5分钟后开考；

4. 待考学生由班级学委维持秩序在考场外准备，不得进入考场，有条件的可以现场录像，进行后期集体学习点评等，各地也可以依据考核要求不同，采取同学现场直接观摩等形式。

扫码“看小结”

【实训思考】

1. 根据不同人群的特点，如何更好地开展合理用药指导？

2. 失眠症患者可伴随其他疾病，当不同疾病的用药存在配伍禁忌时，应该如何处理？

扫码“练一练”

目标检测

一、选择题

【A_1/A_2型题】

1. 焦虑紧张引起的失眠宜用

A. 巴比妥　B. 苯妥英钠　C. 水合氯醛　D. 地西泮　E. 氯丙嗪

2. 地西泮急性中毒可用下列哪种药物解毒

A. 三唑仑　B. 甲喹酮　C. 氟马西尼　D. 甲丙氨酯　E. 扑米酮

3. 属于苯二氮䓬类药物的是：

A. 唑吡坦　B. 异戊巴比妥　C. 司可巴比妥　D. 地西泮　E. 硫喷妥钠

4. 下列哪项不是苯二氮䓬类的不良反应：

A. 困倦　B. 嗜睡　C. 焦虑　D. 耐受性　E. 依赖性

扫码“看解析”

5. 患者，女，55岁，因神经官能症有焦虑等症状，长期口服地西泮，近期参加某养生健康讲座后，立刻停用药物，第二天出现情绪烦躁、肌肉震颤等现象，应采取的治疗措施是

A. 给予氟马西尼治疗　B. 给予巴比妥类药物治疗

C. 恢复使用地西泮　D. 给予三唑仑治疗

E. 无需给予，调控心态，症状会逐渐消失

6. 患者，女，1小时前因与人发生争吵后，一气之下服了大量苯巴比妥，造成苯巴比妥急性中毒。为加速药物排泄应选用下列哪个药物：

A. 静脉滴注5%葡萄糖注射液　B. 静脉滴注碳酸氢钠溶液

C. 静脉滴注低分子右旋糖酐　D. 静脉滴注甘露醇

E. 静脉滴注生理盐水

【B型题】

A. 地西泮　B. 三唑仑　C. 硫喷妥　D. 巴比妥钠　E. 水合氯醛

7. 持续焦虑状态宜选用

8. 可用于麻醉诱导的是

9. 作用最强的苯二氮䓬类药物是

10. 癫痫持续状态的首选药物是

二、简答题

1. 治疗失眠的药物有哪几类？各有何特点？

2. 治疗失眠症药物的主要不良反应有哪些？

三、案例分析

李某，女，52岁，家庭收入一般，孩子读大学费用较高，常为此发愁。近一段

时间以来，失眠多梦，难以入睡，醒来感觉乏力、疲倦、健忘，饮食减少。请根据患者的情况，分析针对患者合理用药指导应注意哪些事项，并采取哪些药学服务技能。

（任亚丽　张　庆）

扫码“学一学”

任务六　皮肤真菌感染

学习目标

知识要求　**1. 掌握**　皮肤真菌感染用药的基本原则和要求。

2. 熟悉　皮肤真菌感染的常用治疗药物种类、作用和特点、不良反应、禁忌证及药物相互作用。

3. 了解　皮肤科疾病用药的基础知识。

技能要求　1. 能对皮肤真菌感染患者开展合理用药指导，并能掌握、提高用药依从性的方法和实施步骤。

2. 会运用促进患者用药依从性的指导技巧。

案例导入

案例：王女士，34岁，因双足部出现红斑、脱屑、瘙痒前来就诊。查体：双足跖、足趾间、足侧沿见红斑、角化过度、脱屑。诊断为足癣。医生给予特比萘芬治疗。

讨论：结合这个案例，分析特比萘芬属于哪一类抗真菌药，用药后常见的不良反应是什么，需采取哪些药学服务技能？

理论知识

皮肤真菌感染是非常常见的皮肤感染性疾病，可分为浅部及深部两大类。绝大多数局限性浅表真菌感染都可使用外用抗真菌制剂治疗。但因致病真菌种类、患者体质、表现各不相同，抗真菌药物种类繁多、剂型各异，所以开展药学服务工作应特别注意，有针对性地开展工作。

一、病因、类型与表现、临床意义

（一）病因

皮肤真菌感染是由真菌引起的皮肤、黏膜及毛发和甲板等皮肤附属器的感染性疾病。浅部真菌主要指皮肤癣菌，只侵害浅表角化组织（皮肤、毛发、甲）而不侵害较深组织和内脏，根据感染部位不同，癣菌病可分为头癣、股癣、手癣、足癣、甲癣等。深部真菌主要指皮下真菌，如孢子丝菌、着色芽生菌等，临床少见。

（二）类型与表现

1. 手足癣 根据皮损形态分为间擦型、水疱型、鳞屑型和角化型。自觉痒，发生皲裂时可引起疼痛。足癣可反复发生，不易治愈，也可因搔抓继发细菌感染而形成淋巴管炎、淋巴结炎、蜂窝组织炎或丹毒。搔抓及用药不当可引起湿疹样改变。

2. 甲癣 真菌自甲缘或甲侧侵入，向内蔓延，使甲变形，增厚及凹凸不平，呈灰白色或污黄色，无光泽，本病多由手癣传染而来。

3. 体股癣 初为红色丘疹或丘疱疹，逐渐向外扩大，中心消退，故皮损呈环状，环状损害相互融合呈多环形，边缘有干燥性鳞屑，自觉痒，夏季多发，青壮年多见。

扫码“看一看”

二、药物治疗学基础与合理用药原则

1. 治疗原则 皮肤真菌感染主要采用抗真菌药外用制剂进行治疗。常用的抗真菌药物有抗生素类、唑类、丙烯胺类、吗啉类和吡啶酮类抗真菌药。水杨酸、苯甲酸、十一烯酸、冰醋酸等兼有角质溶解和抑制真菌作用，也常用于治疗皮肤真菌感染。剂型有霜剂、乳膏剂、软膏剂、散剂、凝胶剂和溶液剂等。

2. 治疗药物的选用

（1）水疱型足癣 可选用特比萘芬乳膏、咪康唑乳膏，或外搽复方苯甲酸酊，一日1～2次，连续2～4周。

（2）间擦型足癣 应尽量保持干燥，注意保护创面，避免水洗和使用肥皂，不要搔抓，可先用依沙吖啶液浸泡后涂敷水杨酸或硫黄粉剂。无明显糜烂时，可应用足癣粉或枯矾粉。易继发细菌感染的间擦型足癣可使用环吡酮胺。

（3）鳞屑型和角化型足癣 可用复方苯甲酸软膏、克霉唑软膏、咪康唑乳膏、水杨酸软膏、特比萘芬乳膏外用涂擦。

（4）手癣 用药与足癣相同，最佳方法是采用药物封包治疗，睡前选用水杨酸软膏、复方苯甲酸软膏或尿素乳膏（可任选其一）涂敷于手上，按摩5分钟用塑料薄膜和3层纱布包好，每隔1～2日换药1次，连续1～2周。

联苯苄唑乳膏用于治疗各种皮肤真菌病，如手、足癣，体癣、股癣，花斑癣等。

知识链接

抗真菌药的作用机制

1. 多烯类抗真菌药可与真菌细胞膜上的麦角固醇结合，使细胞膜上形成微孔，从而改变细胞膜的通透性，引起细胞膜内重要物质外漏，无用物或对其有毒性的物质内渗而导致菌体死亡。

2. 唑类抗真菌药通过抑制麦角固醇的合成，使细胞膜屏障作用降低而产生作用。

3. 丙烯胺类抗真菌药的作用机制是抑制角鲨烯环氧酶，从而抑制麦角固醇的合成，发挥抗真菌作用。

4. 吗啉类抗真菌药也是通过干扰麦角固醇的合成导致菌体死亡。

5. 吡啶酮类抗真菌药是通过增加细胞膜的渗透性，导致钾离子等内容物漏出，菌体死亡。

3. 不良反应及应对措施 抗真菌药典型的不良反应是肝毒性，尤其是唑类和灰黄霉素尤为明显，用药期间应定期进行肝功能监测。两性霉素 B 十分常见高热、寒战等不良反应，几乎所有患者在治疗过程中均可出现不同程度的肾功能损害，其脂质体制剂因具有特有的药动学特点而降低其肾毒性。唑类、丙烯胺类、吗啉类、吡啶酮类抗真菌药外用偶见局部刺激症状，停药后可消失。

4. 用药教育

（1）使用外用抗真菌药症状消失后，真菌仍然存活在皮肤鳞屑或贴身衣服中，遇到潮湿温暖环境，又会大量繁殖，导致复发。因此，应用抗真菌药在症状消失后，需再持续使用 1 ~2 周。

（2）特殊人群的合理用药 妊娠期并不禁忌在皮肤上局部应用克霉唑，但儿童禁用环吡酮胺，急慢性肝病患者禁用酮康唑。

（3）注意药物相互作用 灰黄霉素对肝药酶有诱导作用，使合用药物血药浓度降低，导致抗凝药作用减弱，避孕药避孕失败。唑类抗真菌药对肝药酶有抑制作用，使合用药物血药浓度升高，在疗效增强的同时，不良反应风险也有所增加。

考点提示

皮肤真菌感染的药物选择、药物的典型不良反应及相互作用。

（4）注意与糖皮质激素的适宜联合应用 糖皮质激素有免疫抑制作用，因此在体、股、足癣未根治之前，原则上应禁用糖皮质激素制剂，如曲安奈德乳膏、氟西奈德（肤轻松）乳膏，以免加重病情。为减轻炎症和过敏反应，可使用抗真菌药与糖皮质激素的复方制剂，如益康唑曲安奈德软膏，复方酮康唑软膏等，但不能用于皮肤薄嫩处，更不能长期使用，以免产生皮肤萎缩、多毛等不良反应。

（5）注意对手、足癣的预防与合理用药

①真菌性皮肤真菌感染可以治愈，但容易复发或再感染，正确的预防措施对降低复发、减少传播至关重要。如家庭成员有癣病者，应积极治疗，对于污染的衣物应采取晒、煮、烫、熏等措施，对带菌的毛发、鳞屑及痂皮等应采取焚毁措施，注意不与患者共用日常生活用品。长期使用激素或患有慢性病及长期照射 X 射线者，会为真菌感染创造机会，因此需要特别加强皮肤防护。

②在使用外用药期间，对患部皮肤尽量不洗烫，少用或不用肥皂和碱性药物，少洗澡，以使抗真菌药在体表停留的时间延长，巩固和提高疗效。

③若患者同时患有手、足癣，必须同时治疗，以免又搔抓而引发再次感染。体、股癣合并有糖尿病者，在应用抗真菌药的同时，应控制血糖。

④保持足、体、股、大腿部的皮肤干燥，注意个人卫生，糜烂性足癣禁用热水洗烫。

⑤足癣患者应穿透气性好的鞋袜，并保持鞋袜的清洁干燥，在夏季潮湿的季节，应在

适宜场合经常解开鞋带释放湿气；避免长期将手足浸泡于水等液体中，脚掌出汗多时，可使用抑汗剂，如6.25%～20%的氯化铝。

考点提示

皮肤真菌感染的患者用药教育。

案例解析

1. 特比萘芬是丙烯胺类抗真菌药，抗菌谱广。对各种浅部真菌均有明显的抗菌活性。作用机制是抑制真菌细胞膜麦角固醇合成，从而发挥抑菌或杀菌作用。
2. 不良反应较轻，口服主要是胃肠道反应，外用局部烧灼感和红斑，停药后恢复。
3. 对该患者应进行如下合理用药指导：①本类药物多采用软膏剂和喷雾剂，白天可用喷雾剂，晚上使用软膏剂；②消灭浅部真菌病传染源；穿透气好的衣服、鞋袜，保证身体、足部干燥；避免酸碱物质对手部的损害；注意个人卫生，不共用衣服鞋袜、浴盆、毛巾等生活用品；③指导患者饮食，避免食用刺激性和过敏性食物，如辛辣食品、酒、牛羊肉以及鱼虾、海鲜产品。

技能训练

三、甲癣、脚癣的用药咨询技能训练

【实训目的】

1. 掌握皮肤真菌感染用药指导的基本原则和方法。
2. 熟悉对社区患者用药指导的主要特点和方法。

【实训准备】

复习有关皮肤真菌感染及皮肤抗真菌药合理用药的知识，提前了解实训社区居民皮肤真菌感染的患病情况，准备合理用药的宣传资料，如宣传画报、宣传单、题板等。

【实训方法】

1. 结合所学知识、文献检索及课后调研，了解社区皮肤真菌感染现状及患者使用药物存在的主要问题。

2. 通过小组讨论等形式，确定针对社区皮肤真菌感染患者开展用药指导方案，研究方法和技巧。

3. 通过模拟表演展示各自的用药指导方案，互相点评，教师讲评，优化确定方案。

【实训步骤】

1. 确定课题　可以根据当地实际，确定对社区皮肤真菌感染患者进行用药指导，复习巩固有关知识。

2. 调研拓展　通过问卷调查、网络等手段了解当地皮肤真菌感染的发病情况，熟悉有关药物的商品名，了解其他治疗方法或手段。

3. 小组研讨 以4～10人为一个小组，根据目的和要求进行合作性研讨，重点分析用药指导所要达到的目标，采用的方法和技巧，拟订方案。

4. 模拟演练 每组派代表扮演药师和皮肤真菌感染患者，借助道具等，在班内或实训场所具体实施，由其他各组同学评价实际效果，教师讲评，根据意见形成最终方案。

5. 拓展实施 根据课程安排的实际情况，有选择地到药店、社区或养老院对皮肤真菌感染患者进行实际的用药指导，同时客观记录实际效果，作为方案评价的主要依据。

扫码“看一看”

【实训考核】

任意选取皮肤真菌感染问病荐药场景，通过训练制定有关用药指导方案，按照以下考核表完成实训技能的考核。

项目	考核内容		标准分（100）	评分标准	得分
职业素养（5分）	衣帽整洁，仪表端庄		2	学生着工作服；女生不得披头发；男女生不得穿拖鞋	
	报告班级、姓名、操作项目		1	向观摩者和评判者致礼，汇报清晰	
	举止得体，语言清晰		2	仪态大方，吐字清晰，声音适度	
实训实施（65分）	沟通能力（10分）	与皮肤真菌感染患者的沟通技巧	5	根据不同类型的皮肤真菌感染患者的特点和咨询期望，考生回答沟通技巧和要点，说出一点（1分），最多不超过（5分）	
		针对皮肤真菌感染患者的问病荐药的礼仪	5	面对咨询者：见面问候（2分），离开道别（2分），其间合理运用礼仪暗示行为（1分）	
	专业能力（55分）	根据患者特点和有关病历资料做出疾病判断	10	能够对皮肤真菌感染的类型进行正确判断（5分）；解释判断依据正确（5分）	
		皮肤真菌感染的病因、临床表现等疾病相关知识	10	所诊断疾病定义（2分）；临床表现，需结合不同类型患者的特点（3分）；常用抗真菌药物（5分）	
		正确推荐药物	15	根据皮肤真菌感染患者的病情特点推荐一个/一组正确药物（5分），药物的使用方法和注意事项（2分），最多不超过15分	
		正确指导皮肤真菌感染患者阅读说明书相关知识	10	向患者介绍上述模拟药品的说明书的格式内容（2分）；单独解读说明书中的有效期（2分）；批准文号（2分）；药物的保存方式（2分）；根据说明书指导皮肤真菌感染患者的合理用药要点（2分）此项内容也可由教师有针对性提问	
		提示相关注意事项	10	针对皮肤真菌感染患者所推荐药物的用药注意事项（5分），并提出非药物治疗策略（含生活健康知识技能教育和家属教育）（5分）	

续表

项目	考核内容	标准分（100）	评分标准	得分
理论知识（30分）	疾病的治疗原则或策略	5	正确说出皮肤真菌感染的治疗原则或要点，每条1分，最多不超过5分，也可由教师单独提问	
	相关药物的药理作用和用途	15	所推荐药物的药理作用和用途（或优点、特点等）。每一个正确药理作用和用途各3分，总分不超15分	
	相关药物常见不良反应	10	所推荐药物的不良反应，说出一个正确不良反应得2分，总分不超10分	
合计				

备注：

1. 考核方式：教师在学生模拟演示活动中应进行非介入性评分，个别情况可以临时提问，一般一次考核一个模拟演示组（2或3人）；

2. 考核场所：模拟药房或实验室；

3. 学生按号数每次2或3人进入考场，抽取皮肤真菌感染疾病案例，每人准备5分钟后开考；

4. 待考学生由班级学委维持秩序在考场外准备，不得进入考场，有条件的可以现场录像，进行后期集体学习点评等，各地也可以依据考核要求不同，采取同学现场直接观摩等形式。

【实训思考】

1. 皮肤真菌感染患者治疗过程中，容易出现哪些不合理的用药习惯？

2. 皮肤真菌感染治疗过程中，若原有治疗方案疗效不好，应如何进行调整？

扫码“看小结”

目标检测

扫码“练一练”

一、选择题

【A_1/A_2型题】

1. 下述不属于抗真菌药物的是

A. 两性霉素B B. 制霉菌素 C. 克霉唑 D. 特比萘芬 E. 苯海拉明

2. 唯一可用于治疗深部和皮下真菌感染的多烯类药物是

A. 制霉菌素 B. 两性霉素B C. 阿莫罗芬 D. 环吡酮胺 E. 特比萘芬

3. 兼有角质溶解和抑制真菌作用的药物是

A. 咪康唑 B. 苯甲酸 C. 特比萘芬 D. 阿莫罗芬 E. 环吡酮胺

4. 可使胞浆膜通透性增加，且渗透性强，可透过甲板的药物是

A. 环吡酮胺 B. 赛洛唑啉 C. 丁卡因 D. 林旦 E. 过氧苯甲酰

5. 皮肤癣菌感染的首选治疗药物是

A. 咪康唑 B. 苯甲酸 C. 特比萘芬 D. 阿莫罗芬 E. 环吡酮胺

【B 型题】

A. 制霉菌素　B. 酮康唑　C. 阿莫罗芬　D. 特比萘芬　E. 环吡酮胺

6. 属于唑类抗真菌药的是

7. 属于丙烯胺类抗真菌药的是

8. 属于吗啉类抗真菌药的是

9. 属于吡啶酮类抗真菌药的是

扫码“看解析”

【X 型题】

10. 下列有关皮肤真菌感染治疗药物的描述中，正确的是

A. 在体、股、足癣尚未根治之前，原则上禁止应用糖皮质激素

B. 治疗在感染症状消失后需再持续 1～2 周

C. 使用抗真菌药与糖皮质激素复合制剂可减轻炎症和过敏反应

D. 保持足、体、股、大腿部的皮肤干燥

E. 用药期间，对患部皮肤少用或不用肥皂和碱性药物

二、简答题

1. 简述皮肤真菌感染治疗药物的分类、代表药物。

2. 简述手、足癣的预防及合理用药原则。

三、案例分析

刘先生，65 岁，因足部出现红斑、脱屑、瘙痒前来就诊。查体：双足跖、足趾间、足侧沿见红斑、角化过度、脱屑。辅助检查：真菌（+），诊断为足癣。该患者尚患有高脂血症，常规使用瑞舒伐他汀调血脂治疗。

1. 针对该患者，应推荐的治疗方案是什么？

2. 若推荐该患者使用酮康唑乳膏，是否合适？为什么？

3. 针对该患者，因如何进行用药指导和患者教育？

（曲　蕾）

项目六

常见疾病用药指导与技能训练

【项目介绍】本项目包括支气管哮喘、高血压、高脂血症、糖尿病、甲状腺功能亢进症与减退症、消化性溃疡、骨质疏松、痛风、缺铁性贫血、抑郁症、帕金森等常见疾病的用药指导与技能训练任务，每个任务由病因与症状、药物治疗学基础与合理用药原则等理论知识和针对性技能训练组成，旨在通过以上疾病的用药指导和技能训练使学习者掌握常见疾病的用药指导技能，为胜任药师岗位奠定重要基础。

任务一　支气管哮喘用药指导与技能训练

扫码“学一学”

学习目标

知识要求　**1. 掌握**　支气管哮喘常用药物的合理使用。
2. 熟悉　支气管哮喘的治疗原则和健康教育。
3. 了解　支气管哮喘的症状与分期。

技能要求　1. 能对支气管哮喘进行准确判断，能帮助患者选药并提供用药指导。
2. 会对支气管哮喘的治疗和预防提出合理的建议，保证患者的用药安全。

案例导入

案例：患者，女，36 岁，咳嗽、发热 2 周，喘息 5 天。2 周前受凉后出现咽痛、发热、咳嗽，以干咳为主，最高体温 37.8℃。口服感冒药后发热症状明显改善，但咳嗽症状改善不明显。5 天前出现喘息，夜间明显，自觉呼吸时有“喘鸣音”。常夜间憋醒，接触冷空气或烟味后症状加重。既往患过敏性鼻炎 5 年，经常使用抗过敏药。无烟酒嗜好。其父患湿疹多年。就医后诊断为哮喘，处方孟鲁司特钠咀嚼片。

讨论：结合案例，分析医生用药依据，以及如何进行用前指导？

理论知识

支气管哮喘（bronchial asthma，简称哮喘），是由多种炎性细胞（如嗜酸性粒细胞、肥大细胞、T 淋巴细胞、中性粒细胞等）、气道结构细胞（如平滑肌细胞、气道上皮细胞等）和细胞组分参与的气道慢性炎症性疾病。其临床表现为患者出现反复发作性喘息、气急、胸闷和（或）咳嗽等症状，常在夜间和（或）凌晨发作或加剧，多数患者可自行缓解或经治疗后缓解，同时伴有可逆性气流受限和气道高反应性，随着病程延长可导致的一系列气道结构的改变及气道重构。

扫码“看一看”

全球约有3亿哮喘患者，我国的患病率为1%～4%，儿童患病率高于青壮年，发达国家高于发展中国家，城市高于农村。

一、病因与症状

（一）病因

哮喘是一种复杂的、具有多基因遗传倾向的疾病，发病具有家族聚集现象，血缘关系越近，患病率越高，如绝大多数患者的亲人当中，都可以追溯到有哮喘或其他过敏性疾病病史。具有哮喘易感基因的人群发病受环境因素的影响较大。环境因素如下。

1. 过敏原性因素 ①室内过敏原：如尘螨、宠物、蟑螂；②室外过敏原：如花粉、草粉；③职业性过敏原：如油漆、饲料、活性染料；④食物：如鱼、虾、蛋类、牛奶等；⑤药物：如阿司匹林、抗生素、普萘洛尔等。

2. 非过敏原性因素 如大气污染、吸烟、运动、肥胖等。

（二）症状与分期

1. 症状 典型的症状为发作性伴有哮鸣音的呼气性呼吸困难。多与接触过敏原、冷空气、物理、化学性刺激以及上呼吸道感染、运动等有关。哮喘症状可在数分钟内发作，并持续数小时至数天，可经支气管舒张剂等平喘药物治疗后缓解或自行缓解。某些患者在缓解数小时后可再次发作。夜间和（或）凌晨发作或加剧是哮喘的重要临床特征。有些患者尤其是青少年，其哮喘症状在运动时出现，称为运动性哮喘。此外，临床上还存在无喘息症状的不典型哮喘，患者可表现为慢性咳嗽症状，以咳嗽为唯一症状的不典型哮喘称为咳嗽变异性哮喘。

2. 体征 发作时典型的体征是双肺可闻及广泛的哮鸣音，呼气音延长。但非常严重的哮喘发作，哮鸣音反而减弱，甚至完全消失，表现为“沉默肺”，是病情危重的表现。心率增快、奇脉（吸气时脉搏显著减弱或消失）、胸腹反常运动（吸气时腹壁内移与正常相反）和发绀常出现在严重哮喘患者中。非发作期体检可无异常发现。

扫码“学一学”

3. 分期 根据临床表现支气管哮喘分为急性发作期、慢性持续期和临床缓解期。

（1）急性发作期 喘息气促、咳嗽、胸闷等症状突然发生或原有症状急剧加重，常有呼吸困难，以呼气流量降低为特征。常因接触过敏原、刺激物或呼吸道感染诱发。其程度轻重不一，病情加重，可在数小时或数天内出现，偶尔可在数分钟内即危及生命，故应对病情做出正确评估，以便给予及时有效的紧急治疗。按哮喘急性发作严重程度分为轻度、中度、重度和危重4级。

①轻度：步行或上楼时气短，可有焦虑，呼吸频率轻度增加，闻及散在哮鸣音，肺通气功能和血气检查正常。

②中度：稍事活动感气短，可有焦虑，呼吸频率增加，可有三凹征（锁骨上窝、胸骨上窝、肋间隙凹陷），闻及响亮、弥漫的哮鸣音，心率增快，可出现奇脉。

③重度：休息时感气短，端坐呼吸，只能发单字表达，常有焦虑和烦躁，大汗淋漓，R（呼吸频率）>30次/分，常有三凹征，闻及响亮、弥漫的哮鸣音，P（心率）>120次/分，奇脉，PaO_2（血氧分压）<60mmHg；$PaCO_2$（二氧化碳分压）>45mmHg，SaO_2（动

脉血氧饱和度）≥90%，pH 可降低。

④危重：不能讲话，嗜睡、意识模糊，胸腹反常运动等，喘鸣音减低或消失。

（2）慢性持续期　是指患者没有急性哮喘发作，但是在相当长的时间内总有不同频度和不同程度的哮喘症状发生。根据其临床表现和肺功能可将慢性持续期的病情程度分为间歇发作、轻度持续、中度持续、严重持续 4 级，并以此制订合理的治疗方案。此分级并不是一成不变的，对于没有经历规范治疗的患者，可直接根据临床表现和肺功能进行分级；对于已经处于规范化治疗中的患者，则要与本人治疗前临床表现和肺功能进行比较，如果症状未改善则将病情严重程度升一个级别，如轻度持续升为中度持续。

扫码“学一学”

（3）临床缓解期　是指经过治疗或未经治疗，症状、体征消失，肺功能恢复到急性发作前水平，并维持 3 个月以上。

考点提示

支气管哮喘的症状与分期。

二、药物治疗学基础与合理用药原则

（一）治疗原则

哮喘治疗的目标是控制症状、预防未来发作的风险，即通过使用最小有效剂量的药物，甚至不用药物能使患者活动不受限制，并能和正常人一样生活、学习和工作。

扫码“学一学”

1. 积极治疗　不仅是在疾病急性发作期治疗，也要注意平常的治疗，减少疾病急性发作的次数。

2. 规范治疗　由于哮喘的治疗方法在不断地更新和完善，所以哮喘患者应到正规医院进行正规治疗，即使不能治愈，也可以很好地控制病情。

3. 长期治疗　哮喘病程迁延时间长，是一种慢性疾病，而目前的治疗主要以控制病情发展、减轻症状为主，还不能彻底治愈疾病，因此患者应坚持长期的治疗。

4. 个体化原则　患者因体质不同，治疗效果也会不同，因此，根据患者自身的病情进行针对性治疗。

（二）治疗药物的选用

1. 药物作用特点

（1）糖皮质激素　可以抑制嗜酸性粒细胞等炎性细胞在气道的聚集、抑制炎症介质的生成和释放、增强平滑肌细胞 β_2 受体的反应性等，是目前控制哮喘最有效的药物。分为吸入、口服、静脉用药。

扫码“学一学”

①吸入型糖皮质激素（ICS）：由于其局部抗炎作用强、全身不良反应少，已成为目前哮喘长期治疗的首选药物。常用药物有倍氯米松、布地奈德、氟替卡松等，不同糖皮质激素之间可进行等效剂量换算，通常需规律吸入 3～7 天以上方能起效。大剂量吸入型糖皮质激素对儿童哮喘发作的治疗有一定帮助，但病情严重时不能以吸入治疗替代全身糖皮质激素治疗，以免延误病情。布地奈德还有雾化用混悬液制剂，起效快，适用于轻中度哮喘急性发作的治疗。

②口服糖皮质激素：用于吸入激素无效或需要短期加强治疗的患者。常用泼尼松和泼

尼松龙，起始剂量 30～60mg/d，症状缓解后逐渐减量至≤10mg/d，然后停用或改用吸入剂。不主张长期口服激素用于延长哮喘缓解期。全身应用糖皮质激素是治疗儿童重症哮喘发作的一线药物，一般口服泼尼松 1～2mg/（kg·d）。

③静脉注射糖皮质激素：重度或严重哮喘发作时应及早静脉给予激素。氢化可的松琥珀酸钠 100～400mg/d，或甲泼尼龙 80～160mg/d。地塞米松因在体内半衰期较长、不良反应较多，应慎用。无激素依赖倾向者可在 3～5 天内停药；有激素依赖倾向患者应适当延长给药时间，症状缓解后逐渐减量，然后改口服或吸入剂维持。重症患儿可静脉注射氢化可的松琥珀酸钠 5～10mg/（kg·次），或甲泼尼龙 1～2mg/（kg·次），根据病情可间隔4～8 小时重复使用。

（2）β_2受体激动剂　通过激动气道的 β_2受体，减少肥大细胞等炎症细胞释放，起到舒张支气管、缓解哮喘症状的作用。分为短效 β_2受体激动剂（SABA，维持 4～6 小时）和长效 β_2受体激动剂（LABA，维持 10～12 小时），LABA 又可分为快速（数分钟）起效和缓慢（30 分钟）起效。

①短效 β_2受体激动剂：治疗哮喘急性发作的首选药物，有吸入、口服和静脉注射三种制剂。首选吸入给药，常用沙丁胺醇和特布他林。如吸入沙丁胺醇 100～200μg/次或特布他林250～500μg/次，必要时每 20 分钟重复 1 次，1 小时后疗效不满意者应及时就医。应采取“按需间歇使用”，不宜单一、长期使用。吸入给药不适用于重度哮喘发作，其溶液经雾化泵吸入，适于轻重度哮喘发作。

②长效 β_2受体激动剂：常用沙美特罗（缓慢起效）和福莫特罗（快速起效）。建议前者剂量 50μg/次；后者剂量 4.5～9μg/次，可按需用于哮喘急性发作时的治疗。LABA 与 ICS 联合使用是目前最常用的哮喘控制方案，如氟替卡松/沙美特罗吸入干粉剂、布地奈德/福莫特罗吸入干粉剂等。特别注意，LABA 不能单独用于哮喘治疗。

（3）白三烯受体阻断剂　可减少炎性介质释放和舒张支气管平滑肌，是目前除糖皮质激素外唯一可单独使用的哮喘控制性药物，可作为轻度哮喘糖皮质激素的替代治疗药物和中重度哮喘的联合治疗用药。常用药物有孟鲁司特钠和扎鲁司特。孟鲁司特钠成人 10mg/次，儿童 4～5mg/次，每日 1 次，睡前服用咀嚼片；扎鲁司特 20mg/次，每日 2 次。尤其适用于阿司匹林哮喘、运动性哮喘和伴有过敏性鼻炎哮喘患者的治疗。

（4）磷酸二酯酶抑制剂（茶碱类药物）　通过抑制磷酸二酯酶提高平滑肌细胞内环磷酸腺苷浓度，增强呼吸肌的收缩力量以及增强气道纤毛清除功能等，从而起到舒张支气管和气道抗炎作用。口服缓、控释制剂用于轻中度哮喘，尤其是夜间哮喘症状的控制，一般剂量为 6～10mg/kg。静脉给药主要应用于重症和危重症哮喘，缓慢静注，速度不宜超过 0.25mg/（kg·min）或静脉滴注，首剂负荷剂量 4～6mg/kg，维持剂量 0.6～0.8mg/（kg·h）。由于茶碱的治疗窗窄以及茶碱代谢存在较大个体差异，有条件的应在用药期间监测其血药浓度。安全有效浓度为 6～15μg/ml。每日最大用量一般不超过 1.0g（包括口服和静脉给药）。

（5）抗胆碱药　舒张支气管的作用比 β_2受体激动剂弱，起效也较慢，但长期应用不易产生耐受性，对老年人疗效不低于年轻人，另有减少痰液分泌作用。

①短效抗胆碱药：异丙托溴铵有气雾剂和雾化溶液两种，约 10 分钟起效，维持 4～6 小时。主要用于哮喘急性发作的治疗，多与 β_2受体激动剂联合应用，尤其适用于夜间哮喘及多痰的患者。25～75μg/次，每日 3 次或用 100～150μg/ml 的溶液持续雾化吸入。

②长效抗胆碱药：噻托溴铵作用更强，持续时间更久（24 小时），目前只有干粉吸入剂。主要用于哮喘合并慢阻肺以及慢阻肺患者的长期治疗。

（6）IgE 抗体：可阻断游离 IgE 与 IgE 效应细胞表面受体结合。主要用于 ICS 和 LABA 联合治疗后症状仍未控制且血清 IgE 水平增高的重症哮喘患者。使用方法为每 2 周皮下注射 1 次，持续至少 3 ~6 个月。

考点提示

哮喘常用治疗药物的合理选用。

2. 急性发作期的药物选用 治疗目的为尽快缓解症状，解除气道痉挛、纠正低氧血症、恢复肺功能；预防再次急性发作、恶化，防止并发症（气胸、肺不张、肺气肿、支气管扩张、间质性肺炎、肺纤维化、肺源性心脏病等）。

（1）轻度 经定量气雾剂吸入 SABA，在第 1 小时内每 20 分钟吸入 1 ~2 喷。随后可调整为每 3 ~4 小时吸入 1 ~2 喷。如果疗效欠佳，可加缓释茶碱片，或加用短效抗胆碱药气雾剂吸入。

（2）中度 吸入 SABA（常用雾化吸入），第 1 小时内可持续雾化吸入。联合应用雾化吸入短效抗胆碱药、激素混悬液，也可联合静脉注射茶碱类。如果疗效欠佳，应尽早口服激素，同时吸氧。

（3）重度至危重度 持续雾化吸入 SABA，联合雾化吸入短效抗胆碱药、激素混悬液以及静脉茶碱类药物。尽早静脉应用激素，待病情得到控制和缓解后改为口服，逐步减量。吸氧，注意维持水、电解质平衡，纠正酸碱失衡。经过上述治疗，临床症状和肺功能无改善甚至继续恶化者，应及时给予机械通气治疗，其指征包括呼吸肌疲劳、$PaCO_2$ >45mmHg、意识改变。

3. 慢性持续期的药物选用 是指以控制哮喘临床特征、维持肺功能接近正常水平为目标的治疗方案（五步分级治疗方案）。由于哮喘的复发性和多变性，因此需在不断评估和监测患者哮喘控制水平的基础上，定期对治疗方案进行调整。若目前的治疗方案不能使哮喘得到控制，则应该升级直至达到哮喘控制为止。

扫码“学一学”

对大多数未经治疗的持续性哮喘患者，初始治疗应从第 2 级开始，若初始评估哮喘处于严重未控制状态，治疗则应从第 3 级开始。通常情况下，初诊患者 1 ~3 个月回访，以后每 3 个月随访 1 次。当哮喘控制维持至少 3 个月后，可以降级治疗。

其中，吸入型糖皮质激素的使用剂量分起始剂量和维持剂量，前者依据病情严重程度而定，后者以能控制症状和气道炎症的最低量确定，分 2 ~4 次给予，一般要连续应用 2 年。哮喘慢性持续期的治疗必须以个体化、最小量和最简单联合、副作用最少、达到最佳控制症状为基本原则。

4. 咳嗽变异性哮喘的药物选用 咳嗽变异性哮喘的治疗原则与典型哮喘治疗相同，多数患者给予低剂量 ICS 联合支气管舒张剂（β_2受体激动剂或缓释茶碱）即可，或用上述药物的联合制剂。必要时短期口服小剂量糖皮质激素。咳嗽变异性哮喘治疗不及时可以发展为典型哮喘。

5. 难治性哮喘的药物选用 是指采用包括两种（ICS + LABA）或两种以上的控制药物规范治疗至少6个月以上而仍未达到良好控制效果的哮喘。在排除患者治疗依从性不好、诱发加重或使哮喘难以控制的因素后，治疗措施包括：①给予高剂量ICS，加或不加口服激素，加白三烯受体阻断剂、抗IgE抗体治疗；②其他可选择的方法，如免疫抑制剂、支气管热成形术等。

（三）不良反应及应对措施

1. 糖皮质激素类

（1）ICS局部可出现口咽白色念珠菌感染、声音嘶哑，吸药后用清水漱口可减轻局部反应和胃肠吸收。

（2）长期应用糖皮质激素易出现药源性肾上腺皮质功能亢进症，表现为满月脸、水牛背、多毛、痤疮、向心性肥胖等。可采用低至中剂量糖皮质激素与长效β_2受体激动剂、白三烯受体阻断剂或缓释茶碱联合使用。

（3）突然停药出现撤药反应，表现为四肢酸痛、心悸、乏力及原有疾病加重等反应，如停药应逐步减量。

2. β_2受体激动药 少数患者可出现头痛、头晕、心悸、手指颤抖等副作用，停药或坚持用药一段时间后可消失。

3. 白三烯受体阻断药 通常较轻微，主要是胃肠道症状，少数有皮疹、血管性水肿、转氨酶升高，停药后可恢复正常。

4. 茶碱类

（1）刺激反应，口服可出现胃肠道反应，表现为恶心、呕吐、腹痛等，饭后服用可减轻。

（2）急性中毒，表现为血压骤降、心律失常、惊厥等，应用时必须稀释后缓慢静脉注射，有条件时应进行血药浓度监测。

（3）与β_2受体激动剂联合应用，易出现心率增快和心律失常，应避免联用。

5. 抗胆碱类 最常见口干、便秘、视物模糊等不良反应，少见心动过速、心悸、眼部调节障碍、胃肠动力障碍和尿潴留等抗胆碱副作用。服药时可适当饮水，或调整给药方案以避免抗胆碱副作用。

（四）用药教育

1. 疗效评价和后续药物治疗指导 虽然目前哮喘尚不能根治，但长期规范化治疗可使大多数哮喘患者达到良好或完全的临床控制，减少复发乃至不发作。急性发作期症状控制之后，要及时制订个体化的长期治疗方案。

2. 特殊人群的合理用药 目前，儿童哮喘患者逐渐增多。对于<6岁儿童哮喘的长期治疗，最有效的治疗药物是ICS，对大多数患儿推荐使用低剂量ICS作为初始控制治疗；无法应用或不愿使用ICS，或伴有过敏性鼻炎的患儿可选用白三烯受体拮抗剂。对于≥6岁儿童，ICS + LABA联合治疗是该年龄儿童哮喘控制不佳时的优选升级方案。

对于哮喘急性发作建议哮喘患儿和（或）家长及时经储雾罐或雾化吸入SABA。如治疗后喘息症状未能有效缓解或症状缓解维持时间短于4小时，应即刻前往医院就诊。

3. 药物相互作用、禁忌证、用药禁忌、健康教育及其他

（1）药物相互作用、禁忌证、用药禁忌　茶碱类药物妊娠、小儿、老年或发热患者，以及伴有心、肝、肾功能障碍及甲状腺功能亢进者须慎用。合用西咪替丁、喹诺酮类、大环内酯类、普萘洛尔等药物可影响茶碱代谢而使其排泄减慢，应减少用药量。

（2）健康教育

①心理指导：由于哮喘患者病程较长，病情易反复，造成患者心理压力较大，有的患者入院后不思饮食、睡眠质量差。药师应帮助患者树立信心，让患者了解哮喘虽不能根治，但通过适当、长期的治疗是可以控制的，使其消除思想顾虑，主动地配合治疗和护理。

②饮食指导：哮喘患者应尽量食用清淡、易消化、有足够热量的食物，如瘦肉、大豆等高蛋白食物；胡萝卜、韭菜、南瓜、大枣、番茄、青菜等含维生素 A、维生素 C 及钙质多的食物。不适宜食用鱼、虾、蟹、蛋、牛奶等易过敏的食物；忌酒及过咸的食物。消化不良的病人要少食多餐。

③休息与活动指导：哮喘发作时应半卧位或坐位，可以在床上放一小桌，以便患者休息，减少疲劳。非发作期时，应积极锻炼，如游泳、快走、慢跑等，尽可能改善肺功能，最大程度恢复劳动力，并预防疾病发展为不可逆性气道阻塞，预防发生猝死。

④日常生活指导：结合每位患者的具体情况，有针对性寻找和避免接触敏感因素，以免诱发哮喘。保持居住环境的干净清洁，经常打扫卫生，清洗床上用品，打扫时尽量离开现场，不用皮毛制成的衣物或被褥。禁止吸烟，避免接触烟雾及刺激性气体。多补充水分，尤其是急性发作期要多饮水，进食半流质食物，以利于痰液湿化和排出。随身携带平喘药，掌握正确的吸入技术，学会疾病发作时进行简单的紧急自我处理。熟悉哮喘发作的先兆表现，如打喷嚏、鼻痒等，并强调出现哮喘发作先兆时，即吸入受体激动剂，同时保持平静，以迅速控制哮喘症状，防止严重哮喘发作。

知识链接

哮喘与慢性阻塞性肺病的区别

慢性阻塞性肺病（COPD），简称慢阻肺，是一种以不完全可逆的气流受限为特征的常见慢性疾病，主要表现为反复咳嗽、咳痰、气短、活动耐力下降。其与哮喘的区别在于哮喘夜间症状常见，肺功能可逆性好，激发试验阳性，运动后支气管收缩；而 COPD 很少有夜间症状，大多数病人具有吸烟史，肺功能可逆性差，激发试验经常阴性，运动后无支气管收缩。

案例解析

孟鲁司特钠单用可用于轻度哮喘，尤其适用于伴有过敏性鼻炎患者，处方合理。药师应进行如下合理用药指导：①介绍孟鲁司特钠作用特点，增加患者用药依从性；②介绍咀嚼片用法用量，使患者掌握正确用法；③介绍主要不良反应、用药禁忌和注意事项，避免不当用药；④进行心理、饮食、生活等方面健康教育。

技能训练

三、支气管哮喘的用药指导技能训练

【实训目的】

1. 掌握支气管哮喘治疗原则、药物选用、不良反应应对及用药教育知识。
2. 运用所学理论知识，学会面向患者开展正确的用药指导。

【实训准备】

引导学生复习支气管哮喘病因、症状与分期、治疗原则及常用药物等知识，老师准备10份以上支气管哮喘患者案例（含处方），学生准备支气管哮喘患者用药指导资料，如气雾剂使用方法示意图、常用药物模拟包装及说明书等，布置用药咨询场景。

扫码“看一看”

【实训方法】

1. 结合所学知识，了解用药指导的主要内容。
2. 通过小组讨论等形式，制定老师随机给定案例的用药指导方案。
3. 通过模拟表演展示各自的用药指导方案，互相点评，教师讲评，优化确定方案。

【实训步骤】

1. 分析案例　根据老师随机给定的支气管哮喘案例，查阅文献，复习巩固有关知识。
2. 小组研讨　以4～10人为一个小组，根据目的和要求进行合作性研讨，重点分析用药指导所要达到的目标，采用的方法和技巧，拟定方案。
3. 模拟演练　每组派代表扮演药师和患者或患者家属，借助道具等，在班内或实训场所具体实施，有其他各组同学评价实际效果，教师讲评。根据意见形成最终方案并提交。

【实训考核】

根据教师给定的支气管哮喘案例，通过训练制定有关用药指导方案，按照以下考核表完成上实训技能的考核。

项目	考核内容	标准分（100）	评分标准	得分
职业素养（5分）	衣帽整洁，仪表端庄	2	学生着工作服；女生不得披头发；男女生不得穿拖鞋	
	报告班级、姓名、操作项目	1	汇报准确无遗漏	
	举止得体，语言清晰	2	仪态大方，普通话标准	
实训实施（80分）	疾病评估（20分）	20	从疾病症状，持续时间，疾病诱因，是否用药，是否有过敏史、疾病史等进行询问，缺一项扣5分	
	药品介绍（25分）	5	介绍处方药品商品名、通用名。全对得5分，错一项扣2分	
		10	介绍药品作用特点。说出1项得5分，不超过10分	
		10	介绍药品适应证。说出1项得5分，不超过10分	

续表

项目	考核内容	标准分（100）	评分标准	得分
实训实施（80分）	用药指导（25分）	10	告知患者或患者家属药品的用法用量。全对得10分，错一项扣5分	
		15	告知主要不良反应、禁忌证及注意事项。说出1项得3分，不超过15分	
	健康教育（10分）	10	告知患者避免接触过敏原，进行饮食、作息、生活等指导。说出1项得2分，不超过10分	
理论知识（15分）	气雾剂使用技巧（6分）	6	气雾剂使用技巧介绍全部正确得6分，遗漏1项扣2分	
	支气管哮喘用药常见不良反应及应对措施（9分）	9	每类药物常见不良反应及应对措施介绍正确得2分，不超过9分	
合计				

备注：

1. 考核方式：教师与学生一对一考试；
2. 考核场所：模拟药房、教室或实验室；
3. 学生按号数每次1人进入考场，抽取一种给定支气管哮喘案例，每人准备5分钟后开考；
4. 待考学生由班级学委维持秩序在考场外准备，不得进入考场。

扫码“看小结”

【实训思考】

1. 支气管哮喘常用药物的特点有哪些？
2. 儿童支气管哮喘的特点与防治措施有哪些？

目标检测

扫码“练一练”

一、选择题

【A_1/A_2型题】

1. 支气管哮喘典型的临床症状是

   A. 胸闷　B. 胸痛　C. 咯血　D. 干咳

   E. 反复发作性伴有哮鸣音的呼气性呼吸困难

2. 下面有关哮喘特征的描述中不准确的是

   A. 凡气道高反应性者都是支气管哮喘

   B. 不同程度的可逆性气道阻塞

   C. 反复发作性呼气性呼吸困难

   D. 典型发作时可闻及哮鸣音

   E. 可自行缓解或治疗后缓解

3. 轻度支气管哮喘的临床表现不包括

A. 步行或上楼时气短　　B. 有焦虑

C. 呼吸频率轻度增加，闻及散在哮鸣音

D. 心率增快 >120 次/分

E. 肺通气功能和血气检查正常

4. 外源性支气管哮喘，浆细胞产生使人体致敏的抗体是

A. IgA　　B. IgG　　C. IgE　　D. IgM　　E. IgD

5. 重度哮喘的处理不包括

A. 补液　　B. 给予糖皮质激素

C. 注射毛花苷 C（西地兰）　　D. 吸氧　　E. 静脉滴注氨茶碱

6. 支气管哮喘患者，持续发作 24 小时，大汗淋漓，发绀，端坐呼吸，双肺散在哮鸣音。首选的治疗是

A. 山莨菪碱静脉注射　　B. 补液 + 氨茶碱 + β_2受体激动剂

C. 沙丁胺醇雾吸入 + 溴化丙托品吸入

D. 色甘酸钠吸入 + 糖皮质激素

E. 补液 + 糖皮质激素静脉滴注 + 氨茶碱静脉滴注

【B 型题】

A. 多索茶碱注射液　　B. 布地奈德混悬液

C. 孟鲁斯特钠咀嚼片　　D. 沙丁胺醇气雾剂

E. 异丙托溴铵气雾剂

7. 患者，男，48 岁，患有青光眼 3 年。今日因支气管哮喘急性发作，给予舒张支气管、抗炎等治疗，该患者应慎用的药物是

8. 患者，男，48 岁，患有青光眼 3 年。今日因支气管哮喘急性发作，给予舒张支气管、抗炎等药物治疗，应告知该患者用药后需漱口的药物是

【X 型题】

9. 重度至危重度哮喘急性发作期药物主要有

A. 持续雾化吸入 SABA　　B. 短效抗胆碱药

C. 激素混悬液　　D. 静脉应用茶碱类药物

E. 缓释茶碱片

10. 哮喘易感基因的人群发病受环境因素的影响，过敏原性因素包括

A. 室内过敏原如尘螨、家养宠物、蟑螂

B. 室外过敏原如花粉、草粉

C. 职业性过敏原如油漆、饲料、活性染料

D. 食物如鱼、虾、蛋类、牛奶

E. 药物如阿司匹林、抗生素

扫码“看解析”

二、问答题

1. 支气管哮喘常用药物的种类及代表药物有哪些？

2. 支气管哮喘用药常见不良反应及防控措施有哪些？

三、案例分析

患者，男 72 岁既往有高血压、心绞痛、心力衰竭、房室传导阻滞和胃溃疡病史。一个

月前因出现哮喘症状就诊，医师开具布地奈德气雾剂 200μg bid 吸入，沙丁胺醇气雾剂 100μg pm 吸入，氨氯地平片 5mg qd 口服及硝酸甘油片 0.5mg pm 舌下含服治疗。药师在用药指导时应告知患者气雾剂的正确使用步骤是？可能出现的不良反应有哪些？如血压控制不佳，如何联合用药？

（于　勇）

任务二　高血压用药指导与技能训练

扫码"学一学"

学习目标

知识要求 **1. 掌握**　高血压的药物治疗原则与常用降压药的合理使用。

2. 熟悉　高血压常用药物的用药指导及健康教育。

3. 了解　高血压的定义、临床表现及不良预后。

技能要求 1. 能对高血压进行准确判断和对高血压患者开展合理用药指导。

2. 会对高血压的治疗和预防提出合理的建议，保证患者的用药安全。

案例导入

案例：患者，女，58 岁，公司职员，发现高血压 4 年，血压最高达 210/120mmHg，有明显症状，否认有其他病史，就诊时正在服用复方利血平氨苯蝶啶片。近期感觉身体不适，检查：190/112mmHg，尿常规（－），血脂、血糖均正常。诊断：3 级高血压。治疗：依那普利与氢氯噻嗪联合用药。

讨论：结合这个案例，说明联用依那普利与氢氯噻嗪的原因，对该高血压患者进行合理用药指导应包括哪些事项？

理论知识

高血压是以体循环动脉血压持续升高［收缩压≥140mmHg 和（或）舒张压≥90mmHg］、周围小动脉阻力增高同时伴有不同程度的心排血量和血容量增加为主要临床表现的综合征。长期高血压会引起心、脑、肾等重要器官并发症，是心脑血管病最主要的危险因素。目前，我国有 2 亿多高血压患者，且每年新增加患者近千万人。通过有效的药物治疗，可改善高血压患者的预后，降低并发症，减少患者、家庭及社会的负担。

一、病因与症状

高血压是由多种病因和复杂的发病机制所致，根据病因不同，将高血压分为原发性高血压和继发性高血压两类。前者以血压增高为主要临床表现但病因不明，约占高血压人群的90%，主要与遗传、环境（如饮食不合理、精神应激等）有关；后者是有明确的原发疾病（如原发性醛固酮增多、嗜铬细胞瘤、肾实质损害、糖尿病、甲状腺疾病等），血压增高只是其临床症状之一。根据病程进展，临床上又将高血压分为缓进型高血压和急进型高血压两种。其中，缓进型高血压较为多见，约占95%。根据血压水平，可将高血压分为1、2、3级（表6－2－1）。根据高血压患者的血压水平、合并的心血管危险因素（身高、体重腰围、年龄、吸烟状况、血脂情况、体力活动情况、早发家族史、心脑血管病史等）、靶器官损害、同时患有的其他疾病（糖尿病、肾病等）等情况，将高血压患者分为4层（组）：低危、中危、高危、很高危（表6－2－2）。依此可以确定治疗时机和治疗策略，并评估预后。

表6－2－1　血压水平分类和定义

分　类	SBP（mmHg）		DBP（mmHg）
正常血压	<120	和	<80
正常高值	120～139	和（或）	80～89
高血压	≥140	和（或）	≥90
1级高血压（轻度）	140～159	和（或）	90～99
2级高血压（中度）	160～179	和（或）	100～109
3级高血压（重度）	≥180	和（或）	≥110
单纯收缩期高血压	≥140	和	<90

表6－2－2　血压升高患者心血管风险水平分层

其他心血管危险因素和疾病史	血压（mmHg）			
	SBP 130～139和（或）DBP85～89	SBP 140～159和（或）DBP90～99	SBP 160～179和（或）DBP100～109	SBP≥180和（或）DBP≥110
无		低危	中危	高危
1～2个其他危险因素	低危	中危	中/高危	很高危
≥3个其他危险因素，靶器官损害，或CKD3期，无并发症的糖尿病	中/高危	高危	高危	很高危
临床并发症，或CKD≥4期，有并发症的糖尿病	高/很高危	很高危	很高危	很高危

注：CKD表示慢性肾脏疾病

高血压的不同类型和病情发展的不同阶段，临床表现轻重不一。高血压早期较少出现症状或症状不明显，部分患者体检时才发现血压升高。遇精神紧张、劳累、情绪波动等因素影响时，患者出现等神经官能症样症状，休息后恢复正常。高血压后期血压常持续在较高水平，除上述早期一般症状外，还可出现心、脑、肾等器官受损相应的临床表现：①心脏：长期的高血压可导致左心室肥厚、心脏扩大、心律失常和反复发作心力衰竭，出现胸闷、呼吸困难、咳嗽等症状；②肾脏：持续高血压可致肾动脉硬化，从而引起高血压肾损害，出现夜尿增多、蛋白尿、管型尿、血尿、尿比重减轻等；严重时出现肾衰竭，表现为恶心、呕吐、厌食、少尿、无尿、氮质血症或尿毒症；③脑：因脑血管痉挛或硬化，可致患者头痛（多发生于枕部）、头晕加重，出现一过性失明和肢体麻木等，严重者可致脑卒中（脑出血和脑血栓）。脑卒中是高血压脑部主要并发症，易在血压波动、情绪激动、排便、用力等情况下发生。④血管和视网膜：高血压可导致主动脉夹层破裂和动脉粥样硬化等疾病，同时可导致视网膜病变，出现眼底出血、渗出及视神经乳头水肿。极少数患者病情发展急骤，血压急剧升高，同时伴有剧烈头痛、头晕、恶心、心悸、视力障碍，甚至昏迷、抽搐等，称为高血压危象。

扫码"看一看"

考点提示

高血压的定义、分类和不良预后。

知识链接

不同人群的高血压

1. 小儿高血压　原发性高血压在小儿少见，占20%～30%，但近年来有增加的趋势；继发性高血压较多见，占65%～80%。在小儿继发性高血压中，肾脏疾病占79%，次为心血管疾病、内分泌疾病、神经系统疾病和中毒等。

2. 妊高征　即妊娠高血压综合征，也是以往所说的妊娠中毒症、先兆子病等，是孕妇特有的病症，多数发生在妊娠20周与产后2周，约占所有孕妇的5%。

3. 老年收缩期高血压　是指60岁以上的老年人收缩压高于正常水平而舒张压正常，是一种独立类型的疾病，是发生老年心血管疾病和脑卒中的独立危险因素，是影响老年人健康的重要疾病。

二、药物治疗学基础与合理用药原则

1. 治疗原则

（1）综合治疗　高血压的治疗是包括生活方式干预和药物治疗两方面的综合治疗。应全面评估患者的总体危险，并在危险分层的基础上做出治疗决策。遵循干预生活方式，血压控制标准个体化，多重心血管危险因素协同控制的原则。生活方式的干预包括：①减少钠盐摄入，增加钾盐摄入；②合理膳食；③控制体重；④戒烟、限酒；⑤增加运动；⑥减轻精神压力，保持心理平衡。

扫码"看一看"

（2）药物治疗原则　高血压的药物治疗应遵循以下原则：①起始剂量：一般患者采用常规剂量；老年人及高龄老年人初始治疗时通常应采用较小的有效治疗剂量。根据需要，可考虑逐渐增加至足剂量。②长效降压药物：优先使用长效降压药物，以有效控制24小时血压，更有效预防心脑血管并发症发生。如使用中、短效制剂，则需每天2～3次给药，以达到平稳控制血压的目标。③联合治疗：对血压≥160/100 mmHg、高于目标血压20/10 mmHg的高危患者，或单药治疗未达标的高血压患者应进行联合降压治疗，包括自由联合或单片复方制剂。对血压≥140/90 mmHg的患者，也可起始小剂量联合治疗。④个体化治疗：根据患者合并症的不同和药物疗效及耐受性，以及患者个人意愿或长期承受能力，选择适合患者个体的降压药物。⑤药物经济学：高血压是终生治疗，需要考虑成本/效益。

考点提示

高血压的治疗原则、降压药物的合理使用。

案例解析

1. 本任务导入案例中该患者联合应用依那普利＋氢氯噻嗪降压的原因为：依那普利属ACEI类药物，利尿剂氢氯噻嗪可激活RAAS系统，而ACEI恰好抵消这一作用；氢氯噻嗪可致低血钾，而ACEI却可升高血钾，两者可相互抵消对钾离子的影响。

2. 应当该患者进行如下的合理用药指导：①耐心向患者解释高血压治疗的必要性，提醒高血压可以带来的并发症。②说明使用依那普利和氢氯噻嗪过程中可能出现的不良反应及处理方法。③说明抗高血压药物的服用方法：宜在上午7～8时服药，不宜睡前或夜间服药。④提醒患者需坚持用药，并注意治疗期间直立性低血压的危险，停药或更换药物要逐渐过渡，以免停药反跳。⑤注意结合非药物治疗（改善生活方式）。

2. 治疗药物的选用 目前，临床常用的抗高血压一线药物主要有：二氢吡啶类钙通道阻滞剂（CCB）、血管紧张素转化酶抑制剂（ACEI）、血管紧张素Ⅱ受体阻断药（ARB）、噻嗪类利尿药、β受体阻断药及由上述药物组成的固定配比复方制剂六类。常用的基本治疗方案是根据高血压类型、并发症及对靶器官的损害程度，从一线抗高血压药物中选用不同品种，同时兼顾不良反应和相互作用组成不同治疗方案。

（1）轻度高血压 此类患者开始采用单药治疗，可选择的药物有利尿药、β受体阻断药、ACEI、ARB、钙通道阻滞剂、α受体阻断药等。若单药治疗血压不能达标，可在原治疗方案基础上增大剂量或联合用药。

（2）中、重度高血压 此类患者开始宜选用两种药物联合或复方制剂治疗，如二联用药血压不达标，可在原治疗方案基础上增大剂量或三联用药。如噻嗪类利尿剂＋ACEI/ARB，CCB＋ACEI/ARB，CCB＋噻嗪类利尿剂，CCB＋β受体阻断剂，CCB＋ACEI/ARB/噻嗪类利尿剂，CCB＋ACEI/ARB＋噻嗪类利尿剂。

（3）伴有并发症或其他疾病的高血压 此类患者选择合适的抗高血压药尤为重要（表6－2－3）。

表 6－2－3　高血压合并其他疾病时的选药

合并病症	可选择的降压药	不宜选择的降压药
冠心病	氨氯地平、β受体阻断药	短效硝苯地平
慢性心功能不全	ACEI/ ARB、利尿剂（氢氯噻嗪、安体舒通）、钙拮抗剂、β受体阻断药	
糖尿病	ACEI/ ARB、利尿剂（吲哒帕胺）、钙拮抗剂	β受体阻断药、氢氯噻嗪
肾功能不全	ACEI/ ARB、吲哒帕胺、钙拮抗剂、甲基多巴	胍乙啶
急性脑卒中	ACEI/ ARB、利尿剂（氢氯噻嗪）	
上消化道溃疡	ACEI/ ARB、利尿剂、钙拮抗剂、β受体阻断药、可乐定	利血平

3. 不良反应及应对措施　抗高血压药物种类繁多，不良反应也各有不同。合理联合用药可相互抵消彼此单独使用过程中的某些不良反应。

（1）ACEI　常见不良反应为刺激性咳嗽（多见于老人和妇女），尤其在用药早期；也可见味觉异常、皮疹、药热、粒细胞减少、血管神经性水肿、高血钾等，出现时停药即可缓解。应避免同时服用含钾补充剂或保钾利尿药；服药后咳嗽不能耐受者，可换用 ARB 类药物；双侧肾动脉狭窄、高血钾患者及孕妇禁用。

（2）β受体阻断药　常见不良反应有眩晕、心动过缓、焦虑、精神抑郁、反应迟钝等中枢神经系统反应。窦性心动过缓、重度房室传导阻滞、重度或急性心力衰竭、心源性休克、低血压、哮喘及过敏性鼻炎等患者禁用，妊娠期、哺乳期妇女慎用。

（3）利尿药　长期大量应用利尿药可致低钾血症，氢氯噻嗪还可引起高尿酸血症、高脂血症和高血糖，故痛风、高脂血症及糖尿病患者禁用氢氯噻嗪，可选用吲达帕胺。对磺胺药过敏者禁用吲达帕胺。

（4）钙通道阻滞剂　二氢吡啶类钙通道阻滞剂常见不良反应有踝部水肿、头痛、眩晕、心悸、齿龈增生等。若发生水肿，可减少剂量、停用药物或与 ACEI/利尿药联用应用；与β受体阻断药合用可预防心动过速的发生。

（5）α受体阻断药　常见不良反应有头痛、眩晕、心悸、口干、乏力等。首次用药后可能出现直立性低血压，表现为心悸、晕厥等，首剂药量减半，睡前服用可避免发生。长期用药有耐受性现象。

4. 用药教育

（1）疗效评价和后续药物治疗指导　高血压治疗的主要目标是血压达标，减少心脑血管疾病发生率和死亡率，并控制高血压引起的其他并发症。不同高血压患者降压目标不同，在患者能耐受的情况下，逐步降压达标。一般高血压患者，应将血压降至 140/90mmHg 以下；65 岁及以上的老年人的收缩压应控制在 150mmHg 以下，如能耐受还可进一步降低；伴有肾脏疾病、糖尿病或病情稳定的冠心病的高血压患者可以将血压降至 130/80mmHg 以下；脑卒中后的高血压患者一般降压目标为 $<140/90$mmHg，处于急性期的冠心病或脑卒中患者，应按照相关指南进行血压管理，舒张压低于 60mmHg 的冠心病患者，应在密切监测血压的情况下逐渐实现降压达标。

若高血压患者血压未能达标，可在原有治疗方案的基础上增大剂量或联合用药。

（2）特殊人群的合理用药

①老年高血压：老年高血压患者推荐的抗高血压药物有利尿剂、CCB、ACEI 或 ARB，均可作为初始或联合药物治疗。应从小剂量开始，逐渐增加至最大剂量。无并存疾病的老年高血压患者不宜首选 β 受体阻断剂。利尿剂可能降低糖耐量，诱发低血钾、高尿酸和血脂异常，需小剂量使用。α 受体阻断剂可用作伴良性前列腺增生或难治性高血压患者的辅助用药，但高龄老年人以及有体位血压变化的老年人使用时应当注意体位性低血压。

②儿童及青少年高血压：生活方式干预 6 个月后血压仍未达标，在继续生活方式干预同时可启动药物治疗；在生活方式干预期间，如血压上升至 2 级高血压或出现临床症状，也要进行药物治疗。儿童高血压的药物治疗原则是从小剂量、单一用药开始，同时兼顾个体化，视疗效和血压水平变化调整治疗方案和治疗时间，必要时联合用药。目前，我国经国家食品药品监督管理局批准的儿童降压药品种有限，主要有 ACEI（卡托普利）、利尿剂（氨苯蝶啶、氯噻酮、氢氯噻嗪、呋塞米）、二氢吡啶类 CCB（氨氯地平）、肾上腺能受体阻断剂（普萘洛尔、阿替洛尔及哌唑嗪）。

扫码“看一看”

③妊娠高血压：妊娠高血压分为妊娠期高血压、子痫前期/子痫、妊娠合并慢性高血压、慢性高血压并发子痫前期。最常用的口服药物有拉贝洛尔、甲基多巴和硝苯地平，必要时可考虑小剂量噻嗪类利尿剂。妊娠期间禁用 ACEI 和 ARB，有妊娠计划的慢性高血压患者，也应停用上述药物。

④高血压伴糖尿病：SBP 在 130～139 mmHg 或者 DBP 在 80～89 mmHg 的糖尿病患者，进行不超过 3 个月的非药物治疗后，若血压不能达标，应采用药物治疗。血压≥140/90 mmHg 的患者，应在非药物治疗基础上立即开始药物治疗。伴微量白蛋白尿的患者应该立即使用药物治疗。首先考虑使用 ACEI 或 ARB；如需联合用药，应以 ACEI 或 ARB 为基础，加用利尿剂或二氢吡啶类 CCB，合并心绞痛可加用 β 受体阻断剂。糖尿病合并高尿酸血症的患者慎用利尿剂。反复低血糖发作者，慎用 β 受体阻断剂，以免掩盖低血糖症状。因此，如需应用利尿剂和 β 受体阻断剂时宜小剂量使用。有前列腺增生且血压控制不佳的患者可使用 α 受体阻断剂。血压达标通常需要 2 种或 2 种以上药物的联合治疗。

（3）药物相互作用、禁忌证、用药禁忌、健康教育及其他

①利尿药：保钾利尿药（螺内酯、氨苯蝶啶、阿米洛利）与其他保钾作用的降压药如 ACEI/ARB 合用时需注意发生高钾血症的危险；小剂量氢氯噻嗪对代谢影响较小，与其他降压药（如 ACEI/ARB）合用可显著增加其他药物的降压作用；痛风者禁用，高尿酸血症、明显肾功能不全者慎用，肾功能不全者如需使用利尿药降压，应使用呋塞米。

②β 受体阻断药：Ⅲ度房室传导阻滞者禁用，非选择性 β 受体阻断药（普萘洛尔）禁用于支气管哮喘患者；慢性阻塞性肺病、运动员、周围血管病或糖耐量异常者慎用。

③二氢吡啶类 CCB：没有绝对禁忌证，但心动过速及心力衰竭患者应慎用；急性冠脉综合征患者不推荐使用短效硝苯地平。

④ACEI/ARB：与保钾利尿药、补钾药、含钾替代盐合用及肾功能损害者，可出现高钾血症；限盐或加用利尿药可增加 ACEI 的降压效果；双侧肾动脉狭窄、高钾血症及妊娠期妇女禁用。

⑤α 受体阻断药：直立性低血压者禁用，心力衰竭者慎用；开始用药应在睡前，以防直立性低血压发生，使用过程中注意测量坐立位血压，最好使用控释制剂。

技能训练

三、高血压的用药指导技能训练

【实训目的】

1. 掌握针对社区高血压患者用药指导的主要特点和方法。

2. 熟悉高血压患者用药指导的基本原则和方法。

【实训准备】

复习有关高血压的病因、分级、心血管危险分层、治疗原则及高血压合理用药等方面的知识，提前了解教育人群高血压的患病情况，准备高血压合理用药的宣传资料，如宣传画报、宣传单、题板等；准备模拟场景训练使用的常用抗高血压药物的包装及说明书等。

【实训方法】

1. 结合所学知识、文献检索及课后调研，了解高血压现状及高血压患者使用抗高血压药物存在的主要问题。

2. 通过小组讨论等形式，确定针对高血压患者开展用药指导方案，研究方法和技巧。

3. 通过模拟表演展示各自的用药指导方案，互相点评，教师讲评，优化确定方案。

【实训步骤】

1. 确定课题　可以根据当地实际，确定对社区高血压患者进行治疗高血压的用药指导，复习巩固有关知识。

2. 调研拓展　通过问卷调查、网络等手段了解当地社区居民高血压的发病及高血压患者的用药情况，熟悉有关药物的商品名，搜集整理药品说明书和其他辅助材料或道具，如袖带式水银柱血压计，了解其他治疗方法或手段，并记录整理。

3. 小组研讨　以4～10人为一个小组，根据目的和要求进行合作性研讨，重点分析用药指导所要达到的目标，采用的方法和技巧，拟定方案，并进行组内试讲等。

4. 模拟演练　每组派代表扮演药师和高血压患者，借助血压计、药品说明书及包装盒等道具，在模拟药房和综合实训室具体实施，由其他各组同学评价实际效果，教师讲评，并根据考核表进行赋分考核。

5. 拓展实施　根据课程安排的实际情况，到社区、实习药店、社会福利院等场所进行实际的用药指导，同时客观记录实际效果，作为方案评价的主要依据。

扫码“看一看”

【实训考核】

任意选取高血压问病荐药场景，通过训练制定有关用药指导方案，按照以下考核表完成实训技能的考核。

项目	考核内容		标准分（100）	评分标准	得分
职业素养（5分）	衣帽整洁，仪表端庄		2	学生着工作服；女生不得披头发；男女生不得穿拖鞋	
	报告班级、姓名、操作项目		1	向观摩者和评判者致礼，汇报清晰	
	举止得体，语言清晰		2	仪态大方，吐字清晰，声音适度	
实训实施（65分）	沟通能力（10分）	与高血压患者的沟通技巧	5	根据不同类型高血压患者特点和咨询期望，考生回答沟通技巧内容和要点，说出一点（1分），最多不超过（5分）	
		针对高血压患者的问病荐药的礼仪	5	面对咨询者的：见面问候（2分），离开道别（2分），其间合理运用礼仪暗示行为（1分）	
	专业能力（55分）	根据有关病历资料做出疾病判断	10	能够对高血压级别和心血管危险分层判断正确（5分）；解释判断依据正确（5分）	
		高血压病因、临床表现等疾病相关知识	10	所诊断疾病定义（2分）；临床表现，需结合不同类型患者的特点（3分）；常用治疗药物（5分）	
		正确推荐药物	15	根据高血压患者的病情特点推荐一个/一组正确药物（5分），药物的使用方法和注意事项（2分），最多不超过15分	
		正确指导高血压患者阅读说明书相关知识	10	向患者介绍上述模拟药品的说明书的格式、内容（2分）；单独解读说明书中的有效期（2分）；批准文号（2分）；药物的保存方式（2分）；根据说明书指导高血压患者的合理用药要点（2分） 此项内容也可以由教师有针对性提问	
		提示相关注意事项	10	针对高血压患者所推荐药物的用药注意事项（5分），并提出健康指导策略（含生活健康知识技能教育、心理行为健康知识技能教育和家属教育）（5分）	

续表

项目	考核内容	标准分（100）	评分标准	得分
理论知识（30分）	疾病的治疗原则或策略	5	正确说出高血压的治疗原则或要点，每条1分，最多不超过5分，也可由教师单独提问	
	相关药物的药理作用和用途	15	说出所推荐药物的药理作用和用途（或优点、特点等）。每一个正确药理作用、用途各2分，总分不超15分	
	相关药物常见不良反应	10	所推荐药物的不良反应（低血压、刺激性干咳等），说出一个正确不良反应得2分，总分不超10分	
合计				

备注：

1. 考核方式：教师在学生模拟演示活动中应进行非介入性评分，个别情况可以临时提问，一般一次考核一个模拟演示组（2或3人）；

2. 考核场所：模拟药房或综合实训室；

3. 学生按号数每次2或3人进入考场，抽取高血压（老年人单纯性收缩期高血压、伴糖尿病的高血压、伴心功能不全的高血压、妊娠期高血压等）疾病案例，每人准备5分钟后开考；

4. 待考学生由班级学委维持秩序在考场外准备，不得进入考场，有条件的可以现场录像，进行后期集体学习点评等，各地也可以依据考核要求不同，采取同学现场直接观摩等形式。

【实训思考】

1. 高血压患者治疗过程中，容易出现哪些不合理的用药习惯？
2. 高血压治疗过程中，若原有治疗方案疗效不好，应如何进行调整？

扫码“看小结”

目标检测

一、选择题

扫码“练一练”

【A_1/A_2 型题】

1. 治疗老年高血压的目标是血压降低至

A. <125/75mmHg　　B. <130/80mmHg　　C. <140/90mmHg
D. <150/90mmHg　　E. 收缩压<150mmHg或更低

2. 合并有CKD≥4的高血压患者的心血管危险层次是

A. 低危　B. 中危　C. 高危　D. 很高危　E. 没有危险

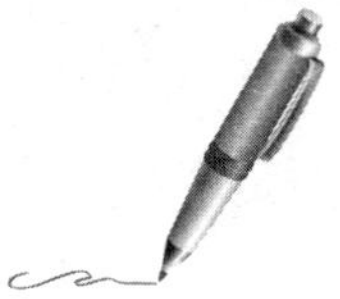

3. 患者，女，68岁，既往有高血压，双侧肾动脉狭窄，因水肿复诊，体检和实验室检查：血压172/96mmHg，尿蛋白>2g/24h（正常值150mg/24h），血尿酸416μmol/L（正常

值 180 ~ 440μmol/L），血钾 601mmol/L（正常值 3.5 ~ 5.5mmol/L）。在已经服用氨氯地平的基础上，应考虑联合应用的降压药物是

A. 螺内酯　B. 依那普利　C. 卡托普利　D. 呋塞米　E. 拉西地平

【A_3 型题】

王某，男，49 岁。近日感觉头痛、心悸、头晕、眼花、耳鸣等症状，血压为 163/100mmHg。该患者有糖尿病史 10 年。诊断为高血压。

4. 该患者的高血压级别为

A. 1 级　B. 2 级　C. 3 级　D. 4 级　E. 5 级

5. 该患者心血管风险为

A. 低危　B. 中危　C. 高危　D. 很高危　E. 没有危险

6. 该患者应选择的降压药物为

A. 呋塞米　B. 卡托普利　C. 维拉帕米　D. 普罗帕酮　E. 硝酸甘油

【B 型题】

下面为第 7 ~ 9 题备选答案

A. 缬沙坦　B. 氢氯噻嗪　C. 依那普利　D. 氨氯地平　E. 美托洛尔

7. β 受体阻断药

8. 血管紧张素Ⅱ受体阻断药

9. 钙通道阻滞药

【X 型题】

10. 与高血压相关的生活习惯和饮食习惯包括

A. 高钠低钾饮食　B. 吸烟　C. 肥胖　D. 酗酒　E. 缺乏体育运动

扫码“看解析”

二、问答题

1. 简述高血压的药物治疗原则。

2. 简述高血压患者用药过程中有哪些注意事项？

三、案例分析

案例：陈某，男，32 岁，公司职员。体型偏胖，平时身体健康，无任何不适，在单位体检过程中查出血压偏高，血压：140/95mmHg，其余一切正常，无既往病史，吸烟史 6 年。目前患者比较焦虑，紧张，前往医院就诊。试给予初步诊断，并进行合理治疗和指导。

（熊存全）

任务三　高脂血症用药指导与技能训练

学习目标

知识要求　**1. 掌握**　调脂药物的治疗原则及治疗药物的合理应用。
2. 熟悉　高脂血症的分型、用药指导与健康教育。
3. 了解　血脂异常的治疗目标值。

技能要求　1. 能对高脂血症进行准确判断和对高脂血症患者开展合理用药指导。
2. 会对高脂血症的治疗和预防提出合理的建议，保证患者的用药安全。

扫码"学一学"

案例导入

案例：患者，男，55岁，教师，体型肥胖，吸烟30年，每天20支，6年前在例行体检时发现血压升高，最高达170/110mmHg，头晕、头痛及心悸，一直规则服用氨氯地平及美托洛尔治疗，血压控制在130/80mmHg左右。1个月前在门诊检查：血清总胆固醇6.25mmol/L，甘油三酯4.8mmol/L，低密度脂蛋白胆固醇4.53mmol/L。诊断为：混合型高脂血症（高甘油三酯为主），选用非诺贝特治疗。

讨论：结合这个案例，说明选用非诺贝特治疗的原因，对该高脂血症患者进行合理用药指导应包括哪些事项？

理论知识

血液中的脂肪类物质，统称为血脂，包括胆固醇（TC）、甘油三酯（TG）、磷脂和非游离脂肪酸等。它们在血液中与不同的蛋白质结合在一起，以“脂蛋白”的形式存在。分为高密度脂蛋白（HDL）、低密度脂蛋白（LDL）、极低密度脂蛋白（VLDL）及乳糜微粒（CM）。高脂血症指血清总胆固醇（TC）升高、甘油三酯（TG）升高、低密度脂蛋白（LDL）升高、高密度脂蛋白（HDL）降低，现代医学称之为血脂异常。其中由于脂肪代谢或转运异常使血浆一种或多种脂质高于正常称为高脂血症，表现为高胆固醇血症、高三酰甘油血症或两者兼有（混合型高脂血症）。

一、病因与症状

高脂血症是环境因素和基因缺陷相互作用所导致的代谢异常。主要包括以下几个方面的原因：①饮食因素：如长期摄入过多胆固醇、高饱和脂肪酸和过多热量或大量饮酒等。②年龄和体重：高脂血症好发年龄为50～55岁，随着年龄的增加，胆汁酸合成减少，肝内胆固醇含量增加，LDL受体活性降低。女性绝经后体内雌激素减少，LDL受体的活性降低，胆固醇水平也高于同龄正常男性。随体重增加，高脂血症易发生。③遗传异常：某些遗传基因的异常，可导致 LDL 分解代谢减低，LDL 产生增加，载脂蛋白 B（ApoB）代谢缺陷，LDL 颗粒游离型胆固醇酯增高，引起高胆固醇血症。④继发因素：某些代谢性疾病（如糖尿病、甲状腺功能减退症、肾病综合征、系统性红斑狼疮、骨髓瘤等）和药物（利尿剂、β 受体阻断药、糖皮质激素）也可引起高脂血症。

扫码“看一看”

高脂血症的临床表现主要包括：①黄色瘤：常见异常的局限性皮肤隆起，由脂质在真皮内沉积所引起；②冠心病、周围血管病：由于脂质在血管内皮沉积引起动脉粥样硬化，而动脉粥样硬化是心脑血管疾病的主要病理学基础。血清总胆固醇水平增高不仅增加冠心病发病危险，也增加缺血性脑卒中发病危险，低密度脂蛋白（LDL）升高是冠心病的主要原因；③眼角膜弓（老年环）和眼底改变。因其发生和发展是一种缓慢渐进的过程，所以在通常情况下，多数患者并无明显症状和异常体征。

世界卫生组织（WHO）制定了高脂蛋白血症分型，共分为 6 型，即 Ⅰ、Ⅱa、Ⅱb、Ⅲ、Ⅳ和Ⅴ型。从实用角度出发，血脂异常可进行简易的临床分型（表 6－3－1）。

表 6－3－1　高脂蛋白血症分型

分型	TC	TG	HDL－C	相当于 WHO 表型
高胆固醇血症	增高			Ⅱa
高甘油三酯血症		增高		Ⅳ（Ⅰ型）
混合性高脂血症	增高	增高		Ⅱb（Ⅲ、Ⅳ、Ⅴ）
低高密度脂蛋白胆固醇血症			降低	

考点提示

血脂异常分型。

二、药物治疗学基础与合理用药原则

1. 治疗原则　血脂异常与饮食和生活方式有密切关系，治疗过程中应遵循以下原则：①饮食控制是基础：药物治疗的降脂效果有局限性，非药物性降脂治疗尤其重要，包括饮食控制、血浆净化、外科手术和基因治疗等。其中饮食治疗和改善生活方式是高脂血症治疗的基础，血浆净化和外科手术治疗很少采用，基因治疗仅适用于极少数严重高脂血症。②明确降脂目标：根据《中国成人血脂异常防治指南（2016 年修订版）》，血脂异常治疗的首要目标是降低 LDL 水平。我国血脂异常防治目标水平见表 6－3－2。③联合用药：常采用 2～3 种作用机制不同的药物联合应用。

表 6－3－2　血脂异常患者调脂治疗的 TC 和 LDL 及其目标值

危险等级	开始药物治疗 mmol/L（mg/dl）	治疗目标值 mmol/L（mg/dl）
低危：（10 年危险性 <5%）	TC≥6.99（270） LDL≥4.92（190）	TC <6.22（240） LDL <4.14（160）

续表

危险等级	开始药物治疗 mmol/L (mg/dl)	治疗目标值 mmol/L (mg/dl)
中危：（10 年危险性 5% ~10%）	TC≥6.22（240） LDL≥4.14（160）	TC＜5.18（200） LDL＜3.37（130）
高危：CHD 或 CHD 等危症，或 10 年危险性 10% ~15%	TC≥4.14（160） LDL≥2.59（100）	TC＜4.14（160） LDL＜2.59（100）
极高危：急性冠脉综合征或缺血性心血管病合并糖尿病	TC≥4.14（160） LDL≥2.07（80）	TC＜3.11（120） LDL＜2.07（80）

注：CHD 表示冠心病

根据血脂异常的类型以及治疗需要达到的目的，选择合适的调脂药物，需要定期进行调脂疗效和药物不良反应的监测。

考点提示

血脂异常的治疗原则，患者教育。

知识链接

依折麦布

依折麦布是第一个胆固醇吸收抑制剂，通过选择性抑制小肠胆固醇转运蛋白，有效减少肠道内胆固醇吸收，降低血浆胆固醇水平以及肝脏胆固醇储量。《2014 年 CCEP 血脂异常防治专家建议》明确指出我国多数患者不适用于大剂量强化他汀治疗，中等强度他汀治疗适用于我国多数血脂异常患者的一级预防和二级预防。而高危、极高危的动脉硬化性心血管疾病患者，如 PCI 术后、冠心病合并糖尿病患者等，需要进行强化降脂治疗进一步降低 LDL－C，从而延缓斑块进展，降低事件再发的风险。中等强度他汀并不能满足强化降脂的临床需求；而大剂量他汀剂量加倍后疗效仅增加 6%，不良反应却增加了一倍，临床应用有着很大的局限性。而依折麦布联合中、低强度他汀，可以同时抑制胆固醇的吸收和合成，两种机制互补协同增效，降 LDL－C 幅度即达 50% 以上。

2. 治疗药物的选用　一般认为合适的降脂药物应具备以下几个方面的要求：①降脂（尤其降胆固醇）效果确切，在应用常规剂量 4 ~6 周内能使胆固醇降低 20%（LDL 降低 25%）以上，并能降低甘油三酯、升高高密度脂蛋白；②不良反应少，不产生严重的毒性作用；③能明显降低心血管病死亡率和致残率，不增加非心血管病死亡率；④具有良好的成本效益比。

目前，临床常用的调血脂药物主要有：他汀类、贝特类、烟酸类、胆酸螯合剂及其他

（如普罗布考、泛硫乙胺、多烯脂肪酸类、弹性酶、依折麦布等）。常用的基本治疗方案是根据血脂异常的类型以及治疗需要达到的目的，从上述药物中选用不同品种，同时兼顾不良反应和相互作用组成不同治疗方案。如胆汁酸螯合剂＋贝特类合用于混合型高脂血症的治疗。药物选用参见表6－3－3。

表6－3－3　降脂药选用参考

分型		首选药	次选药
高胆固醇血症		他汀类	胆汁酸螯合剂、烟酸、贝特类
高甘油三酯血症		贝特类	烟酸、鱼油、亚油酸
混合型	高胆固醇为主	他汀类	烟酸、贝特类
	高甘油三酯为主	贝特类	烟酸
	胆固醇、甘油三酯均高	胆汁酸螯合剂＋贝特类	他汀类
低高密度脂蛋白血症		贝特类、阿昔莫司	他汀类、鱼油、亚油酸
严重高胆固醇血症		他汀类＋胆汁酸螯合剂/烟酸＋贝特类	
重度高甘油三酯血症		鱼油＋贝特类	

考点提示

血脂异常的治疗药物选择。

扫码“学一学”

案例解析

1. 本任务导入案例中的患者为混合型高脂血症（高甘油三酯为主）患者，根据表6－3－3应选择贝特类调血脂药。

2. 需提醒该患者，用药过程中应注意以下几点：①改变生活方式：少摄入饱和脂肪酸（＜总热量的7%）和胆固醇（＜200mg/d），多从饮食中摄入可溶性纤维（10～25g/d），减轻体重，增加体力活动。②说明贝特类药物的常见不良反应及处理方法。③坚持用药，治疗后4～6周内，应复查血脂达标情况，根据检查结果调整用药。如血脂未能达标，应增加药物剂量或改用其他降脂药物或联合用药。长期连续用药时，每3～6个月复查肝肾功能、血钙、碱性磷酸酶、肌磷酸激酶等。

3. 不良反应及应对措施　降血脂药物种类繁多，可引起多种不良反应，主要包括：

（1）胃肠道反应　降血脂药物均可引起不同程度的胃肠道反应。他汀类可引起腹痛、腹泻、便秘等；贝特类主要引起轻度腹胀；胆汁酸螯合剂引起吸收不良综合征；普罗布考可引起恶心、腹泻、消化不良等。

（2）横纹肌溶解症　2%～3%的患者服用他汀类药物后出现横纹肌溶解症，可导致急性肾衰竭，危及生命。如患者用药后出现全身性肌肉酸痛、僵硬、乏力时应警惕横纹肌溶解症的发生，检测肌酸磷酸激酶（CPK）可帮助诊断。

（3）肝功能异常　如长期应用贝特类药物可诱发类似Ⅰ型自身免疫性慢性肝炎，停药后可逐渐恢复；烟酸类、胆汁酸螯合剂、普罗布考等可引起转氨酶升高。

4. 用药教育

（1）疗效评价和后续药物治疗指导　饮食与非调脂药物治疗3～6个月后，应复查血脂水平，如能达到目标值即继续治疗，但仍需6个月至1年复查1次，如持续达到目标值，每年复查1次。药物治疗开始后4～8周复查血脂及AST、ALT和CK水平，如能达到目标值，逐步改成每6～12个月复查1次，如开始治疗3～6个月复查血脂仍未能达到目标值，则调整剂量或药物种类，或联合药物治疗，再4～8周后复查。达到目标值后延长为每6～12个月复查1次。

同时，降脂药物治疗需要个体化，治疗期间必须监测安全性。依据患者的心血管病状况和血脂水平选择药物和起始剂量。在药物治疗过程中，必须监测不良反应，主要定期检测肝功能和血CK。如AST或ALT超过3×ULN（正常上限），应暂停给药。停药后仍需每周复查肝功能，直至恢复正常。在用药过程中应询问患者有无肌痛、肌压痛、肌无力、乏力和发热等症状，血CK升高超过5×ULN应停药。用药期间如有其他可能引起肌溶解的急性或严重情况，如败血症、创伤、大手术、低血压和抽搐等，应暂停给药。

（2）特殊人群的合理用药　①合并糖尿病：以饮食治疗为基础，根据病情、危险因素、血脂水平决定是否或何时开始药物治疗。应控制摄入总热卡量，特别强调减低脂肪，尤其胆固醇和饱和脂肪酸的摄入量；适当增加蛋白质和碳水化合物的比例；减少饮酒或戒烈性酒，同时注意运动锻炼和戒烟。治疗性生活方式干预后疗效不满意者及冠心病发病危险较高或已有冠心病者应积极实施药物治疗。药物治疗应以LDL－C作为首要治疗目标，首选他汀类药物，他汀类药物使用有禁忌者可用胆酸螯合剂或胆固醇吸收抑制剂；对伴有高甘油三酯血症和低HDL－C血症者，可选用贝特类药物。烟酸缓释制剂能较好地升高HDL－C，可视情况选用。②合并代谢综合征：应先启动生活方式治疗，如不理想，再用针对个别危险因素异常的药物治疗，代谢综合征时调脂的目标与血脂异常的治疗目标一致。通过降低体重、控制饮食、中等程度的体力活动等方式治疗基本危险因素；正确选用调血脂药治疗血脂异常；对于血压≥140/90mmHg的非糖尿病患者，用降压药使血压达到140/90mmHg以下，血压≥130/80mmHg的糖尿病患者用降压药使血压达到130/80mmHg以下；对血糖调节异常者，可采取饮食控制、增加体力活动、减低体重，使血糖恢复正常，已有糖尿病者，在生活方式的干预下，加用降糖药物（如噻唑烷二酮类或二甲双胍），使糖化血红蛋白（HbA1c）<6.5%。

（3）药物相互作用、禁忌证、用药禁忌、健康教育及其他　①他汀类：与其他调血脂药（如贝特类、烟酸等）合用时可增加药物不良反应，联合应用时应谨慎。不宜与环孢素、环磷酰胺、雷公藤、大环内酯类抗菌药物以及咪唑类抗真菌药（如酮康唑）等合用。儿童、孕妇、哺乳期妇女及准备生育的妇女禁用。②贝特类：可增强抗凝药物的作用，合用时需调整抗凝药物的剂量。禁用于肝肾功能不全者及儿童、孕妇和哺乳期妇女。③烟酸类：禁用于慢性肝病和严重痛风患者。慎用于高尿酸血症及消化性溃疡患者。④胆酸螯合剂（树脂类）：可干扰其他药物的吸收，如叶酸、贝特类、地高辛、他汀类、抗生素、甲状腺激素、脂溶性维生素等。

技能训练

三、高脂血症的用药指导技能训练

【实训目的】

1. 掌握针对社区高脂血症患者用药指导的主要特点和方法。

2. 熟悉高脂血症患者用药指导的基本原则和方法。

【实训准备】

复习有关高脂血症的病因、分型、临床表现、治疗原则及合理用药的知识，提前了解教育人群高脂血症的患病情况，确定模拟病人的同学等；准备高脂血症合理用药的宣传资料，如宣传画报、宣传单、题板等；准备模拟场景训练使用的常用降血脂药的包装及说明书等。

【实训方法】

1. 结合所学知识、文献检索及课后调研，了解社区高脂血症现状及高脂血症患者使用调血脂药物存在的主要问题；

2. 通过小组讨论等形式，确定针对社区高脂血症患者开展用药指导方案，研究方法和技巧。

3. 通过模拟表演展示各自的用药指导方案，互相点评，教师讲评，优化确定方案。

【实训步骤】

扫码“看一看”

1. 确定课题　可以根据当地实际，确定对高脂血症患者（高甘油三酯型高脂血症、高胆固醇型高脂血症、混合型高脂血症）进行治疗高脂血症的用药指导，复习巩固有关知识。

2. 调研拓展　通过问卷调查、网络等手段了解当地高脂血症的发病情况，熟悉有关药物的商品名，搜集整理药品说明书和其他辅助材料或道具，如药物包装盒；了解其他治疗方法或手段，并记录整理。

3. 小组研讨　以4～10人为一个小组，根据目的和要求进行合作性研讨，重点分析用药指导所要达到的目标，采用的方法和技巧，拟定方案，并进行组内试讲等。

4. 模拟演练　每组派代表扮演药师和高脂血症患者，借助药品说明书、包装盒等，在模拟药房或综合实训室具体实施，由其他各组同学评价实际效果，教师讲评，并根据考核表进行赋分考核。

高脂血症的用药注意事项及患者教育（微课）

5. 现场实施　到社区、实习药店、社会福利院等场所对高脂血症患者进行实际的用药指导，同时客观记录实际效果，作为方案评价的主要依据。

【实训考核】

任意选取高脂血症问病荐药场景，通过训练制定有关用药指导方案，按照以下考核表完成实训技能的考核。

项目	考核内容		标准分（100）	评分标准	得分
职业素养（5分）	衣帽整洁，仪表端庄		2	学生着工作服；女生不得披头发；男女生不得穿拖鞋	
	报告班级、姓名、操作项目		1	向观摩者和评判者致礼，汇报清晰	
	举止得体，语言清晰		2	仪态大方，吐字清晰，声音适度	
实训实施（65分）	沟通能力（10分）	与高脂血症患者的沟通技巧	5	根据不同类型高脂血症患者特点和咨询期望，考生回答沟通技巧内容和要点，说出一点（1分），最多不超过（7分）	
		针对高脂血症患者的问病荐药的礼仪	5	面对咨询者：见面问候（2分），离开道别（2分），其间合理运用礼仪暗示行为（1分）	
	专业能力（55分）	针对患者特点和有关病历资料做出疾病判断	10	能够对高脂血症类型判断正确（5分） 解释判断依据正确（5分）	
		高脂血症病因、临床表现等疾病相关知识	10	所诊断疾病定义（2分）；临床表现，需结合不同类型患者的特点（3分） 常用降血脂药物（5分）	
		正确推荐药物	15	根据高脂血症患者的特点推荐一个/一组正确的药物（5分），药物的使用方法和注意事项（2分）最多不超过15分	
		正确指导高脂血症患者阅读说明书相关知识	10	向患者介绍上述模拟药品的说明书的格式、内容（2分），单独解读说明书中的有效期（2分）；批准文号（2分）；药物的保存方式（2分）；根据说明书指导高脂血症患者的合理用药要点（2分）。 此项内容也可以由教师有针对性提问	
		提示相关注意事项	10	针对高脂血症患者所推荐药物的用药注意事项（5分），并提出健康指导策略（含生活健康知识技能教育、心理行为健康知识技能教育和家属教育）（5分）	

续表

项目	考核内容	标准分（100）	评分标准	得分
理论知识（30分）	疾病的治疗原则或策略	5	正确说出高脂血症的治疗原则或要点，每条1分，最多不超过5分，也可由教师单独提问	
	相关药物的药理作用和用途	15	说出所推荐药物的药理作用和用途（或优点、特点等）。每一个正确药理作用、用途各2分，总分不超15分	
	相关药物常见不良反应	10	所推荐药物的不良反应（横纹肌溶解症、肝损害、胃肠道反应等），说出一个正确不良反应得2分，总分不超10分	
合计				

扫码“看小结”

备注：

1. 考核方式：教师在学生模拟演示活动中应进行非介入性评分，个别情况可以临时提问，一般一次考核一个模拟演示组（2或3人）；

2. 考核场所：模拟药房或综合实训室；

3. 学生按号数每次2或3人进入考场，抽取高脂血症（高甘油三酯型高脂血症、高胆固醇型高脂血症、混合型高脂血症）疾病案例，每人准备5分钟后开考；

4. 待考学生由班级学委维持秩序在考场外准备，不得进入考场，有条件的可以现场录像，进行后期集体学习点评等，各地也可以依据考核要求不同，采取同学现场直接观摩等形式。

【实训思考】

1. 不同类型的高脂血症患者使用调血脂药物的时间有何不同？
2. 应从哪些方面指导高脂血症患者合理使用调血脂药物？

目标检测

扫码“练一练”

一、选择题

【A_1/A_2 型题】

1. 治疗高脂血症的首要步骤应该是（　　）

A. 控制饮食　B. 少饮酒、戒烟　C. 考虑药物治疗
D. 应用调血脂药　E. 采用饮食疗法并长期坚持

2. 可引起横纹肌溶解的调血脂药是（　　）

A. 他汀类　B. 贝特类　C. 胆汁酸螯合剂
D. 胆固醇吸收抑制剂　E. 普罗布考

3. 对混合型高脂血症患者，必须联用他汀类和贝特类药物，最佳的治疗方案是（　　）

A. 早晨服用贝特类，晚上服用他汀类

B. 早晨服用他汀类，晚上服用贝特类

C. 早晨联用贝特类和他汀类

D. 晚上联用贝特类和他汀类

E. 每隔两周交替服用贝特类和他汀类

4. 患者，男，58 岁，患有高胆固醇血症，长期服用辛伐他汀 40mg qd，患有用药期间应定期监测的生化指标是

A. BUN　　B. Bb　　C. ALT　　D. RBC　　E. PLT

【A_3 型题】

患者，男，50 岁，诊断为高血压、冠心病。医生处方：氨氯地平 10mg，po，qd；美托洛尔缓释片 47.5mg，qd；贝那普利 20mg，po，qd；辛伐他汀片 40mg，po，qd；苯扎贝特 400mg，po，qd。

5. 该患者治疗后出现肌肉酸痛，实验室检查提示：肌酸激酶（CK）2000U/L，应考虑停用的药物是

A. 氨氯地平片　　B. 美托洛尔缓释片　　C. 贝那普利片

D. 阿司匹林肠溶片　　E. 辛伐他汀片

6. 辛伐他汀和苯扎贝特合用，最佳的治疗方案是

A. 早晨服用苯扎贝特，晚上服用辛伐他汀

B. 早晨服用辛伐他汀，晚上服用苯扎贝特

C. 早晨联用苯扎贝特和辛伐他汀

D. 晚上联用苯扎贝特和辛伐他汀

E. 每隔两周交替服用苯扎贝特和辛伐他汀

【B 型题】

下面为第 7 ~ 9 题的备选答案

A. 吉非贝齐　　B. 阿昔莫司　　C. 考来烯胺　　D. 辛伐他汀　　E. 多潘立酮

7. 烟酸类

8. 贝丁酸类

9. HMG – CoA 还原酶抑制剂

【X 型题】

10. 烟酸的主要不良反应有

A. 刺激胃肠道，恶心、呕吐　B. 致瘙痒及皮肤潮红

C. 减少尿酸排泄，降低糖耐量而使尿酸增高

D. 便秘　　E. 降低血糖

二、问答题

1. 简述高脂血症的治疗原则。

2. 简述不同类型的高脂血症应如何选药？

三、案例分析

案例：张某，男，50 岁，公务员。体胖。因血脂偏高、四肢发麻而就诊。医生处方：多烯康片，每次 1.2g，3 次/日；阿司匹林片，每次 0.1g，1 次/日；复方丹参片，每次 1

扫码“看解析”

片，3 次/日。患者晚上自行服用卵磷脂、深海鱼油。请对该患者进行用药指导。

（熊存全）

扫码“学一学”

任务四　糖尿病用药指导与技能训练

学习目标

知识要求　**1. 掌握**　糖尿病的药物治疗方案、常用药物种类及药物选择。

2. 熟悉　糖尿病的症状、药物治疗原则和药物常见不良反应。

3. 了解　糖尿病的病因、分型及治疗新进展。

技能要求　1. 能对抗糖尿病药的不良反应采取措施，对糖尿病患者进行用药教育。

2. 会根据糖尿病的类型选择药物并说出用法和注意事项。

案例导入

案例：王大哥，48 岁，170cm，90kg。近一年来尿量明显增多，容易饥饿、口渴，体重下降明显，入院检查，空腹血糖 20.4mmol/L，诊断为：糖尿病。医生给予胰岛素，皮下注射。今日上午，使用胰岛素后病人感觉头晕、乏力、出冷汗、心慌、饥饿、肌肉震颤。

讨论：结合这个案例，分析针对糖尿病患者合理用药指导应注意哪些事项，并采取哪些药学服务技能？

理论知识

一、病因与症状

糖尿病是由胰岛素分泌不足或胰岛素作用缺陷（胰岛素抵抗）所引起的以慢性血葡萄糖（简称血糖）水平增高为特征的代谢疾病群，主要表现为“三多一少”的症状，即多尿、多饮、多食、消瘦。随着人们生活水平的提高、饮食结构的改变和体力劳动的减少，糖尿病的发病率与日俱增，已经成为威胁人类健康的第三大杀手，也是全世界非常关注的问题之一。

（一）病因

糖尿病的发病机制复杂，与遗传、环境、肥胖等因素有关。糖尿病存在家族发病倾向，1/4～1/2 患者有糖尿病家族史，临床上至少有 60 种以上的遗传综合征可伴有糖尿病；进食过多，体力活动减少导致的肥胖是糖尿病最主要的环境因素，具有遗传易感性的个体容易发病。

（二）类型

根据患者胰腺的功能状态，糖尿病主要分为两型：1 型，即胰岛素依赖型糖尿病（IDDM），约占5% ~15%；2 型，即非胰岛素依赖型糖尿病（NIDDM），约占85% ~95%。

1. 1 型糖尿病（T1DM） 多发生在儿童和青少年，也可发生于各年龄段。目前认为与自身免疫反应造成的β细胞破坏有关。发病年龄轻，起病比较急剧，症状较重，口渴、多尿、多饮、多食以及乏力消瘦、体重急剧下降等症状十分明显，体内胰岛素绝对不足，容易发生酮症酸中毒，易发生并发症。必须用胰岛素治疗才能获得满意疗效，否则将危及生命。

2. 2 型糖尿病（T2DM） 多在 35 ~40 岁之后发病，占糖尿病患者 90% 以上。与遗传、环境、肥胖等关系密切，随着年龄增加发病率增高。2 型糖尿病患者体内产生胰岛素的能力并非完全丧失，有的患者体内胰岛素甚至产生过多，但胰岛素的作用效果较差，因此患者体内的胰岛素是一种相对缺乏，轻症可通过饮食或口服降血糖药物控制，但到后期仍有一些病人需要使用胰岛素治疗。

3. 其他特殊类型的糖尿病 包括某些遗传缺陷、胰腺病变（胰腺炎、胰腺创伤、胰腺肿瘤）、内分泌病变（生长激素、肾上腺皮质激素、胰高血糖素等）。妊娠期糖尿病是妊娠过程中首次发生的糖耐量异常。

（三）症状

1. 多饮、多尿、多食和消瘦 严重高血糖时出现典型的“三多一少”症状，多见于1型糖尿病。发生酮症或酮症酸中毒时“三多一少”症状更为明显。

2. 疲乏无力，肥胖 多见于2 型糖尿病。2 型糖尿病发病前常有肥胖，若得不到及时诊断，体重会逐渐下降。

3. 糖尿病时长期存在的高血糖，导致各种组织，特别是眼、肾、心脏、血管、神经的慢性损害、功能障碍，引起严重的并发症。

知识链接

糖尿病及其他高血糖的诊断标准

	血糖浓度(mmol/L)		
	静脉血浆	静脉全血	毛细血管全血
糖尿病			
空腹和(或)	≥7.0	≥6.1	≥6.1
服糖后 2 小时	≥11.1	≥10.0	≥11.1
糖耐量降低(IGT)			
空腹(如有检测)和	<7.0	6.1	<6.1
服糖后 2 小时	7.8 ~11.0	6.7 ~9.9	7.8 ~11.0
空腹血糖调节受损(IFG)			
空腹	6.1 ~6.9 *	5.6 ~6.0	5.6 ~6.0
服糖后 2 小时(如有检测)	<7.8	<6.7	<7.8

注：mmol/L 转换 mg/dl 为乘以换算系数 18。

*2003 年 11 月国际糖尿病专家委员会建议将 IFG 的界限值修订为 5.6 ~6.9mmol/L

二、药物治疗学基础与合理用药原则

1. 治疗原则与基本方案 糖尿病的病因和发病机制尚未完全阐明，缺乏病因治疗。治疗原则包括早期治疗、长期治疗、采取积极而理性的治疗措施以及个体化治疗。治疗目标主要为纠正代谢紊乱，消除症状、防止或延缓并发症的发生，维持良好的健康状态和学习、劳动能力，保障儿童生长发育，延长寿命、降低病死率，提高患者生活质量。

糖尿病治疗方案包括医学营养治疗、运动疗法、血糖监测、药物治疗和糖尿病教育。近年来研究发现，糖尿病心血管病的病因及发病机制十分复杂，与高血糖以及多种危险因素有关，全面控制T2DM的危险因素可以降低心血管和微血管病变的发生，应注意保护或逆转胰岛B细胞功能以及改善胰岛素敏感性，而不仅仅是控制血糖，还应纠正脂代谢紊乱、严格控制血压、抗血小板治疗（例如阿司匹林）、控制体重和戒烟等并要求达标，实现综合控制目标。

知识链接

糖尿病病人的血糖控制目标

		理想	良好	差
血糖(mmol/L)	空腹	4.4~6.1	≤7.0	>7.0
	非空腹	4.4~8.0	≤10.0	>10.0
HbAlc(%)		<6.5	6.5–7.5	>7.5

此标准为2002年亚洲－太平洋地区2型糖尿病政策组制定

扫码“看一看”

2. 治疗药物的选用 治疗糖尿病的药物种类繁多，目前临床常用药物主要包括胰岛素、口服降糖药和胰高血糖素样肽－1（GLP－1）受体激动剂等。应根据病人的实际情况，合理选择适当的药物。

（1）1型糖尿病患者 对于1型糖尿病患者，主要选用胰岛素（insulin）。胰岛素口服无效，必须注射，皮下注射吸收快，为常用给药途径，紧急情况还可静脉注射。按照作用时间长短分为速效、短效、中效和长效类胰岛素，是目前治疗1型糖尿病的唯一药物，对胰岛素缺乏的各型糖尿病也有效。胰岛素过量易致低血糖反应，严重者会引起昏迷、惊厥及休克，甚至导致脑损伤及死亡，应予以注意。长期使用，注射部位皮肤发红、皮下硬结甚至脂肪萎缩，应注意更换注射部位。

（2）非肥胖的2型糖尿病患者 对于新诊断的非肥胖的T2DM，在进行饮食控制和运动治疗效果不理想的情况下，可以选择磺酰脲类（SUs）促胰岛素分泌剂。常用的药物有格列本脲、格列齐特、格列吡嗪等，通过刺激胰岛B细胞释放胰岛素、降低胰岛素代谢、增加周围组织对胰岛素的敏感性、增加胰岛素与其受体的结合、抑制胰高血糖素的分泌，降低正常人及胰岛功能尚存的糖尿病患者的血糖，对胰岛素已产生耐受的患者用后可刺激内源性胰岛素的分泌，但对1型糖尿病患者及切除胰腺者则无作用，对严重糖尿病患者疗效差，与胰岛素合用时可减少胰岛素的用量。

（3）餐后血糖增高的2型糖尿病患者 对于以餐后血糖升高为主要症状的T2DM，可以选用α－葡萄糖苷酶抑制剂和格列奈类和二肽基肽酶－4抑制剂。

α-葡萄糖苷酶抑制剂主要有阿卡波糖、伏格列波糖等，可竞争性地抑制葡萄糖苷酶的作用，从而使碳水化合物的水解及产生葡萄糖的速度减慢，延缓了葡萄糖的吸收，对餐后高血糖降低作用最明显，长期服用也可降低空腹血糖。

格列奈类促胰岛素分泌剂主要有瑞格列奈、那格列奈等，是一种新的非磺脲类促胰岛素分泌剂，通过与胰岛B细胞膜上的磺酰脲受体结合，刺激胰腺在进餐后更快、更多地分泌胰岛素，从而有效地控制餐后高血糖。可改善早相胰岛素分泌，降糖作用快而短，主要用于控制餐后高血糖，适用于T2DM早起餐后高血糖阶段或以餐后高血糖为主的老年患者。

二肽基肽酶-4（DPP-4）抑制剂主要有西格列汀、维格列汀等，通过改善胰腺B细胞对葡萄糖的反应性并促进胰岛素的生物合成与释放，降低空腹及餐后血糖水平、餐后胰高血糖素分泌，提高胰岛B细胞功能的作用，改善2型糖尿病患者的血糖控制。

（4）肥胖的2型糖尿病患者　对于肥胖、胰岛素抵抗的T2DM，可以选用双胍类、胰岛素增敏药和胰高血糖素样肽-1受体激动剂。

双胍类主有二甲双胍（甲福明）和苯乙双胍（苯乙福明），通过促进周围脂肪组织对葡萄糖的摄取和利用，抑制葡萄糖在肠道的吸收及糖原异生，抑制胰高血糖素的释放，可明显降低糖尿病患者血糖，适用于肥胖、超重及单用饮食控制无效伴有血脂异常、高血压或高胰岛素血症的患者，可单用或联合应用其他药物。

胰岛素增敏剂主要有罗格列酮和吡格列酮，属噻唑烷酮类化合物（TZDs），能增强靶组织对胰岛素的敏感性而改善胰岛素抵抗性，具有降低血糖，改善脂质代谢紊乱等作用。TZDs可单独或与其他降糖药合用治疗T2DM，尤其是肥胖、胰岛素抵抗明显者。

胰高血糖素样肽-1受体激动剂（GLP-1受体激动剂）通过激动GLP-1受体发挥降血糖作用，目前国内上市的有艾塞那肽、利拉鲁肽，皮下注射给药。前者每日两次，每次5~10μg；后者每日一次即可，每次0.6~1.8mg，且有显著的降低体重作用，尤其适用于肥胖、胰岛素抵抗明显者。

（5）伴有严重并发症的糖尿病患者　对于糖尿病发生各种急性或严重并发症者，如酮症酸中毒及非酮症性高渗性昏迷；或糖尿病伴有并发症如合并重度感染、消耗性疾病、高热、妊娠、创伤以及手术的患者，必须使用胰岛素控制血糖。胰岛素的治疗应在综合治疗的基础上进行，胰岛素的用量取决于血糖的水平、B细胞功能的缺陷程度、胰岛素抵抗程度、饮食和运动状况等，一般从小剂量开始，根据血糖水平逐渐调整。

考点提示

胰岛素的使用方法、各类降糖药的适应证。

3. 不良反应及应对措施　胰岛素应用过程中常见低血糖反应、局部反应、过敏反应、黎明现象等。

（1）低血糖反应　最多见的原因是剂量过大和（或）饮食失调。发生率高，危害性大。如血糖低于2.8mmol/L时病人即有饥饿感、心慌、疲乏、头晕、大汗、面色苍白，如低血糖持续较久或继续下降，会有精神症状、意识障碍甚至昏迷、死亡。对糖尿病的低血糖反应，亦应立足于防；一旦发生，要立即发现，并及时食用能使病人迅速摆脱低血糖状态的食品，如糖果、饼干等，或立即静脉注射50%葡萄糖。

（2）注射部位皮下脂肪萎缩或增生　一般停止使用该部位后可缓慢自然恢复，注意有计划地轮流更换注射部位，减少组织损伤，避免吸收不良。

（3）胰岛素过敏　表现为注射部位瘙痒，出现荨麻疹样皮疹，少见全身荨麻疹，可伴恶心、呕吐、腹泻等胃肠症状，罕见血清病、过敏性休克等严重过敏反应，多为动物来源的胰岛素制剂所致。发现过敏反应后应立即更换胰岛素制剂种类，使用抗组胺药、糖皮质激素及脱敏疗法等，严重者需停用或暂时中断胰岛素治疗。

（4）“黎明现象”　即夜间血糖控制良好，仅于黎明一段时间出现高血糖；“Somogyi现象”，即在夜间曾有低血糖，因在睡眠中未被察觉，继而发生低血糖后反应性高血糖，发现以上情况应及时报告医生，配合医生进行夜间多次血糖测定并遵医嘱调整晚间胰岛素的用量。

扫码“看一看”

（5）口服降糖药的其他不良反应　磺脲类药物的主要副作用是低血糖反应，尤其是优降糖，其他还有恶心、呕吐、肝功能损害、白细胞减少、皮肤瘙痒等，大剂量氯磺丙脲引起嗜睡、眩晕、精神失常、共济失调等；双胍类的常见副作用是胃肠道反应，厌食、恶心、呕吐、口干苦、金属味，偶有过敏反应，严重者可产生乳酸性酸中毒、酮血症；α-葡萄糖苷酶抑制剂主要有腹胀、腹泻、肠鸣音亢进；使用噻唑烷二酮时要注意肝功能损害。一般在餐前30分钟服用，服药要按时、按量，不得随意增减；在治疗过程中，应遵医嘱根据血糖水平和病情变化调整剂量，或联合用药或更换药物种类。

考点提示

胰岛素及各类口服降糖药的不良反应。

4. 用药教育

（1）疗效评价和后续药物治疗指导　根据患者的症状、血糖和糖化血红蛋白的水平可以将糖尿病的疗效分为显效、有效和无效3类。

显效：临床症状明显改善，空腹血糖及餐后2小时血糖下降至正常范围，或空腹血糖及餐后2小时血糖值下降超过治疗前的40%，糖化血红蛋白值下降至6.2%以下，或下降超过治疗前的30%。

有效：临床症状有好转，空腹血糖及餐后2小时血糖下降超过治疗前的20%，但未达到显效标准，糖化血红蛋白值下降超过治疗前的10%，但未达到有效标准。

无效：空腹血糖及餐后2小时血糖无下降或下降未达到有效标准，糖化血红蛋白值无下降，或下降未达到有效标准。

后续药物治疗应根据患者的病情、结合患者的文化水平以及职业特点，制定个体化的治疗方案。口服降糖药物是治疗糖尿病的主要手段之一，在选择时，要综合考虑到病型、胖瘦、血糖水平、年龄、肝肾功能及药物的特点，服用时密切观察有无副作用。对于饮食难以规律的患者，应尽量选择用药时间容易控制的降糖药物，如格列奈类或速效胰岛素等可在就餐时用药，或选择二甲双胍、西格列汀等不易出现低血糖反应的药物，可选择用药时间灵活的药物如噻唑烷二酮类，减少低血糖反应；一些长期酗酒的患者在确保饮酒习惯改变前，应避免使用二甲双胍。因长期用药，应考虑药物经济学，患者了解自己药品的费用，以及可选择的备选药物治疗方案，充分考虑患者的因素，确保治疗的持续性。

（2）特殊人群的合理用药　对于 1 型糖尿病患者、计划受孕和已孕的糖尿病妇女、需要胰岛素强化治疗的糖尿病患者可以选用胰岛素泵来实施，更接近生理性胰岛素分泌模式，在控制血糖方面优于多次皮下注射。

（3）其他方面的用药教育

①口服抗凝血药、同化激素、雄激素、磺胺类、甲氨蝶呤、水杨酸盐、单胺氧化酶抑制剂等可增强胰岛素的作用。

②噻嗪类、呋塞米、二氮嗪等可抑制内源性胰岛素分泌；糖皮质激素、雌激素、口服避孕药、甲状腺激素、肾上腺素、苯妥英钠等均可降低胰岛素的作用。

③β 受体阻断药能阻断低血糖时的代偿性升血糖反应，且可掩盖心率加快等早期低血糖症状，应避免合用。

④除药物治疗外，对糖尿病患者的饮食控制、运动治疗、血糖监测和糖尿病教育同样重要。

饮食控制的目的是既减少碳水化合物的摄入，以减轻胰岛 β 细胞的负担，减轻体重，又达到合理膳食，保证生命活动的需要。与病人和家属共同制定饮食计划并指导病人正确进食，包括每日所需的总热量，蛋白质、脂肪、碳水化合物的分配等。

运动疗法是肥胖的 2 型糖尿病（胰岛素抵抗伴有胰岛素分泌不足型）的主要基础治疗手段，可改善胰岛素敏感性，减轻胰岛素抵抗。可根据自身情况，采取适合的运动方式，运动时宜出汗而不能大汗，运动时间自 30 分钟左右，逐步延长至 1 小时或更久。若运动中出现胸闷、胸痛、视力模糊等，应立即停止并及时处理。应用胰岛素时，要避免低血糖的发生，可随身携带糖果，当出现饥饿感、心慌、出冷汗、头晕及四肢无力或颤抖等症状时应及时服用。

血糖监测是治疗的中心环节之一，只有及时监测糖尿病的病情变化，才能及早调整治疗措施，达到良好的控制。告知患者应学会血糖监测的方法，血糖平稳控制的重要性。

糖尿病教育首先要树立患者的信心，消除患者对疾病的悲观认识，积极配合，规范治疗，保持开朗、平静的心情，通过综合治疗，控制血糖，提高生活质量。其次，要注意并发症，血糖控制不理想可出现高血糖高渗状态、糖尿病酮症酸中毒等急性并发症，导致昏迷等严重后果；长期血糖控制不佳会累及肾脏、视网膜、心血管等重要器官，出现糖尿病肾病、糖尿病性视网膜病变、动脉粥样硬化、神经病变、糖尿病足等慢性并发症，严重影响患者生活质量。第三，坚持长期用药，切不可擅自停药，突然停药将使病情加重。坚持科学的治疗方案，良好的血糖控制有助于避免或延缓糖尿病并发症的发生。

案例解析

王大哥使用胰岛素后病人感觉头晕、乏力、出冷汗、心慌、饥饿、肌肉震颤，为低血糖的表现。应当对王大哥进行如下的合理用药指导：①说明胰岛素使用的注意事项及主要不良反应，②糖尿病不可根治，应合理控制血糖，平时要合理饮食并适当运动，有效控制体重；③学会自测血糖和尿糖方法，观察低血糖反应的表现及处理方法。

技能训练

三、糖尿病患者用药咨询技能训练

【实训目的】

1. 熟悉糖尿病患者用药指导的基本原则和方法。
2. 掌握针对糖尿病患者用药指导的主要特点和方法。

【实训准备】

复习有关糖尿病的病因、分类、临床表现、治疗原则和治疗方法等有关资料，提前分析教育人群情况，确定模拟病人的同学等；准备糖尿病患者用药指导的资料，如宣传单、题板；准备模拟场景训练使用的胰岛素和常用口服降糖药包装及说明书等。

【实训方法】

1. 结合所学知识和课外调查和网络调查，发现或确定糖尿病患者面临的主要健康问题和存在的用药误区。
2. 通过小组讨论等形式，确定针对糖尿病患者开展用药指导方案，研究方法和技巧。
3. 通过模拟表演展示各自的用药指导方案，互相点评，教师讲评，优化确定方案。

【实训步骤】

扫码“看一看”

1. 确定课题　可以根据当地实际，确定对糖尿病患者（1 型糖尿病、2 型糖尿病、妊娠期糖尿病等，可一类也可多类患者）进行治疗糖尿病的用药指导，复习巩固有关知识。

2. 调研拓展　通过问卷调查、网络等手段了解当地人群中糖尿病的发病情况，糖尿病的用药情况、熟悉有关药物的商品名，搜集整理药品说明书和其他辅助材料或道具，如胰岛素注射笔，便携式血糖测定仪等，了解其他治疗方法或手段，并记录整理。

3. 小组研讨　以 4 ~ 10 人为一个小组，根据目的和要求进行合作性研讨，重点分析用药指导所要达到的目标，采用的方法和技巧，拟定方案，并进行组内试讲等。

4. 模拟演练　每组派代表扮演教育者和糖尿病患者，借助药盒、胰岛素笔等道具，在模拟药房和综合实训室具体实施，其他各组同学评价实际效果，教师讲评，并根据考核表进行赋分考核。

5. 拓展实施　根据课程安排的实际情况，有选择的到药店、社区或养老院对糖尿病患者进行实际的用药指导，同时客观记录实际效果，作为方案评价的延展性重要依据。

【实训考核】

任意选取糖尿病患者问病荐药场景，通过训练制定有关用药指导方案，按照以下考核表完成实训技能的考核。

项目	考核内容	标准分（100）	评分标准	得分
职业素养（5 分）	衣帽整洁，仪表端庄	2	学生着工作服；女生不得披头发；男女生不得穿拖鞋	
	报告班级、姓名、操作项目	1	向观摩者和评判者致礼，汇报清晰	
	举止得体，语言清晰	2	仪态大方，吐字清晰，声音适度	

续表

项目	考核内容		标准分（100）	评分标准	得分
实训实施（65分）	沟通能力（10分）	与糖尿病患者的沟通技巧	5	根据不同类型糖尿病患者特点和咨询期望，考生回答沟通技巧内容和要点，说出一点（1分），最多不超过（5分）	
		针对糖尿病患者的问病荐药的礼仪	5	面对咨询者：见面问候（2分），离开道别（2分），其间合理运用礼仪暗示行为（1分）	
	专业能力（55分）	针对患者特点和有关病历资料做出疾病判断	10	能够对糖尿病类型和分期判断正确（5分）；解释判断依据正确（5分）	
		糖尿病病因、临床表现等疾病相关知识	10	所诊断疾病定义（2分）；临床表现，需结合不同类型患者的特点（3分）常用降糖治疗药物（5分）	
		正确推荐药物	15	根据糖尿病患者的特点推荐一个/一组正确的药物（3分），药物的使用方法（2分）最多不超过15分。	
		正确指导糖尿病患者阅读说明书相关知识	10	向患者介绍上述模拟药品的说明书的格式、内容（2分），单独解读说明书中的有效期（2分）；批准文号（2分）；药物的保存方式（2分）；根据说明书指导糖尿病患者的合理用药要点（2分）。 此项内容也可以由教师有针对性提问	
		提示相关注意事项	10	针对糖尿病患者所推荐药物的用药注意事项（5分），并提出健康指导策略（含生活健康知识技能教育、心理行为健康知识技能教育和家属教育）（5分）	

续表

项目	考核内容	标准分（100）	评分标准	得分
理论知识（30分）	疾病的治疗原则或策略	5	正确说出糖尿病的治疗原则或要点，每条1分，最多不超过5分，也可由教师单独提问	
	相关药物的药理作用和用途	15	说出所推荐药物的药理作用和用途（或优点、特点等）。每一个正确药理作用、用途各2分，总分不超15分	
	相关药物常见不良反应	10	所推荐药物的不良反应（低血糖反应、胃肠道反应等），说出一个正确不良反应得2分，总分不超10分	
合计				

备注：

1. 考核方式：教师在学生模拟演示活动中应进行非介入性评分，个别情况可以临时提问，一般一次考核一个模拟演示组（2或3人）；

2. 考核场所：模拟药房或实验室；

3. 学生按学号或随机抽取每次2或3人进入考场，抽取糖尿病（1型糖尿病、2型糖尿病、妊娠期糖尿病、餐后血糖增高者等）疾病案例，每人准备5分钟后开考；

4. 待考学生由班级学委维持秩序在考场外准备，不得进入考场，有条件的可以现场录像，进行后期集体学习点评等，各地也可以依据考核要求不同，采取同学现场直接观摩等形式。

扫码“看小结”

【实训思考】

1. 根据不同人群的特点，如何更好地开展合理用药指导？

2. 糖尿病患者可伴随其他疾病，当不同疾病的用药存在配伍禁忌时，应该如何处理？

目标检测

扫码“练一练”

一、选择题

【A_1/A_2型题】

1. 合并重度感染的糖尿病宜用

A. 苯乙双胍　B. 格列本脲　C. 二甲双胍　D. 胰岛素　E. 甲苯磺丁脲

2. 王阿姨，39岁，体型肥胖，近来自觉口感明显，尿量增加。空腹血糖8.1mmol /L，餐后2小时血糖14.2mmol/L。诊断首先考虑

A. IFG　B. IGT　C. 1型糖尿病　D. 2型糖尿病　E. 代谢综合征

3. 1型糖尿病患者应选用

A. 胰岛素　B. 格列齐特　C. 氯磺丙脲　D. 二甲双胍　E. 格列美脲

【A_3/A_4型题】

（4～6题共用题干）曹女士，28岁。诊断糖尿病2年，经口服降血糖药治疗无效，现改用胰岛素替代疗法。餐前尿糖定性＋＋＋，皮下注射普通胰岛素0.5ml（每瓶10ml含普通胰岛素400单位），10分钟后病人出虚汗，心慌，全身无力，感饥饿。

4. 该病人发生了什么情况
   A. 酮症酸中毒　　B. 低血糖反应　　C. 胃肠道反应
   D. 过敏反应　　E. 反应性高血糖
5. 发生这种情况最可能的原因是
   A. 用药前病人未进食　　B. 用药后未及时进餐　　C. 注射剂量过大
   D. 抽吸剂量不足　　E. 未查空腹血糖
6. 需立即采取的护理措施是
   A. 报告值班医生　　B. 静滴生理盐水　　C. 静滴胰岛素
   D. 静注50%葡萄糖　　E. 抽血查血糖

【B 型题】

A. 胰岛素　　B. 甲硫氧嘧啶　C. 二甲双胍　　D. 甲巯咪唑　　E. 甲苯磺丁脲

7. 胰岛素依赖型重症糖尿病宜用
8. 饮食控制无效的胰岛B细胞功能尚存的2型糖尿病宜用
9. 胰岛功能基本丧失的幼年型糖尿病宜用
10. 肥胖及单用饮食控制无效者宜用

二、简答题

1. 简述胰岛素的不良反应及处理措施。
2. 简述治疗糖尿病的药物选择。

三、案例分析

李某，女，52岁，体检发现血糖偏高，空腹血糖7.8mmol/L，糖化血红蛋白7.5%，体质指数28.9kg/m^2。请根据患者的情况，分析针对患者合理用药指导应注意那些事项，并采取哪些药学服务技能。

（任亚丽）

任务五　甲状腺疾病用药指导与技能训练

扫码“看解析”

学习目标

知识要求　**1. 掌握**　甲状腺疾病的基本治疗方案和治疗药物的种类。
2. 熟悉　甲状腺疾病的症状、治疗原则和不良反应。
3. 了解　甲状腺疾病的发病原因及用药教育。

技能要求　1. 能选用治疗甲状腺疾病的药物，说出应用硫脲类药物的停药指征；
2. 会进行甲状腺疾病的用药教育，提供治疗甲状腺疾病的用药信息服务等。

扫码“学一学”

案例导入

案例：小李同学21岁，是某大学的学生会干部，身体一直比较健康。某周日，与同学一起布置元旦节晚会舞台，因花盆摆放位置意见不合与同学发生的激烈的争吵，并且是汗如雨下，当天下午回到寝室后暴饮暴食，半夜肚子不舒服，前往医院就诊。确诊为：甲亢。小李同学回想近一年来的症状确有出现怕热、多汗、脾气暴躁、多食易饥等，近三个月来症状尤为明显。

讨论：结合这个案例，分析针对甲亢患者合理用药指导应注意哪些事项？并采取哪些药学服务技能？

理论知识

甲状腺是人体最大的分泌腺，其分泌的甲状腺激素能够促进蛋白质的合成，促进骨骼和神经系统的生长发育，是人体正常生长发育所必需的物质；甲状腺激素还能够促进蛋白质、糖、脂肪的正常代谢。如果体内血循环中的甲状腺激素减少，可引起甲状腺功能减退，需用甲状腺激素类药物治疗；而如果是甲状腺激素合成、分泌增多，可引起甲状腺功能亢进，则需要用抗甲状腺药物治疗。

一、甲状腺功能亢进用药指导

（一）病因与症状

甲状腺功能亢进症（简称甲亢），是由于甲状腺腺体本身功能亢进，甲状腺激素合成和分泌增加所致的血循环中甲状腺激素过多而引起的以神经、循环、消化等系统兴奋性增高和代谢亢进为主要表现的一组临床综合征。

扫码“学一学”

临床表现主要为：①甲状腺毒症，怕热、多汗、皮肤潮湿，易饿，多食，消瘦，肠蠕动增快，大便次数增多，腹泻等高代谢症候群；②心率增快，收缩压升高，舒张压正常或者偏低，严重者出现心律失常，甚至心力衰竭等神经和血管兴奋性增强；③容易激动、兴奋、多语、好动、疲乏、失眠、舌及手伸出可有细微颤动，多有肌肉萎缩；④甲状腺弥漫性肿大，并可在肿大的甲状腺上听到血管杂音或者扪及震颤；⑤大部分患者有眼部异常或突眼。

（二）药物治疗学基础与合理用药原则

1. 治疗原则与基本方案 目前治疗措施有手术治疗、药物治疗和放射性碘治疗，还可以结合非药物治疗。药物治疗首选抗甲状腺药物治疗，其主要目的是抑制甲状腺合成甲状腺激素，以减轻或消除甲亢症状。药物治疗疗效肯定，但疗程长，一般为1～2年，需定期随查，停药后复发率较高。

2. 治疗药物的选择 甲亢的治疗药物主要有三类，如硫脲类的丙硫氧嘧啶、甲巯咪唑，碘和碘化物类的碘化钾，还有β受体阻断药，如普萘洛尔、阿替洛尔、美托洛尔等。常用的抗甲状腺药见表6－5－1。

考点提示

甲状腺功能亢进常用治疗药物的种类和特点。

表 6－5－1　常见抗甲状腺药物

抗甲状腺药物分类	代表药物	日剂量（mg）	用法	适应证
硫脲类	丙硫氧嘧啶	300～450	q. d 开始，可增加至 t. i. d	①症状轻，甲状腺轻、中度肿大者；②年龄在20岁以下的青少年及儿童；③妊娠期妇女、高龄或由于其他严重疾病不适宜手术者；④手术前或放射碘治疗前的准备；⑤手术后复发且不适宜放射碘治疗者
碘和碘化物	碘化钾	180～750	t. i. d	单纯性甲状腺肿，应用于甲亢术前准备和甲状腺危象时应合用硫脲类药物
β受体阻断药	酒石酸美托洛尔	25～200	t. i. d	甲亢、甲状腺危象辅助治疗以及甲亢手术前准备

对于甲状腺功能亢进初治患者、新生儿、儿童和20岁以下的患者，首选硫脲类抗甲状腺药物治疗，可以分为三个阶段：①初始阶段。大约需要1～2个月后甲状腺功能恢复正常，如果服药3个月症状仍明显，应检查有无干扰因素。②减药阶段。当症状显著减轻，体重增加，心率下降至80～90次/分，T3或T4接近正常时，可根据病情每2～4周递减药量1次。药物递减不宜过快，应逐步过度至维持阶段，一般约需2～3个月。③维持阶段。甲状腺1～3个月内恢复正常，之后改为维持量，维持期1～1.5年。在疗效不稳定而不愿意采用其它方案者，维持阶段可延长至2～3年或更长。在整个疗程中，应避免间断服药，如有感染或精神因素等应激情况，宜随时酌情增加药师，待稳定后再进行递减。

单纯性甲状腺肿者可选择口服复方碘口服溶液（含碘5%和碘化钾10%），每日1次0.1～0.5ml，2周为1个疗程，共2个疗程，疗程间隔为30～40日。

对于其他类型：①中度甲亢，年龄在25岁以上者；②对抗甲状腺药物有过敏等反应而不能继续使用，或长期无效，或治疗后复发者；③合并心、肝、肾疾病等不宜手术，或术后复发，或不愿手术者等，可以选择进行放射性^{131}I治疗。

案例解析

本案例中的小李同学被诊断出甲亢，出现有怕热、多汗、脾气暴躁易激动、多食易饥等症状，说明症状较轻，可以先选择药物——丙硫氧嘧啶治疗，开始剂量为每日300 mg，每日3次，症状缓解后改维持量每日150 mg，每日1次。应当对小李同学进行如下的合理用药指导：①介绍甲亢常识，告知小李同学或家属需要坚持用药，定期查血象；②说明使用抗甲状腺药物的注意事项；③强调用药应在医生指导下，按照要求使用药物。

扫码"看一看"

3. 不良反应及应对措施　硫脲类药物的主要不良反应有：①粒细胞减少，是最严重的不良反应，常在用药后几周发生，故应定期检查血象，若出现白细胞总数明显降低或患者有咽痛、发热等症状，必须立即停药；②过敏反应，多为瘙痒、药疹等轻症反应，少数伴发热，停药后可自行消退。

碘和碘化物的主要不良反应有过敏反应，对碘过敏者禁用；慢性碘中毒，长期服用碘化物可出现口腔及咽喉烧灼感、鼻炎、唾液分泌增加等症状，停药即可消退；还可能诱发甲状腺功能紊乱，久用可诱发甲亢。所以应避免摄入过多碘。

放射性碘易导致甲状腺功能低下，禁用于妊娠期妇女、20 岁以下及严重肝肾功能不全者。

考点提示

甲亢治疗药的不良反应及用药教育。

4. 用药教育

（1）严格遵医嘱使用硫脲类药物　用药剂量、时间、疗程不可随意改变，用药期间避免食用高碘食物或药物；用药过程中应注意病情的变化，定期检查血象，若白细胞总数低于 3.0×10^9/L 或中性粒细胞低于 1.5×10^9/L 时，应立即停药并给予升白细胞药物治疗。

（2）特殊人群的合理用药　妊娠伴甲亢宜采用最小有效剂量的抗甲状腺药物，首选丙硫氧嘧啶。甲巯咪唑和丙硫氧嘧啶可由乳汁分泌，引起婴儿甲状腺功能减退，故不宜哺乳，若必须用药，首选丙硫氧嘧啶，因其乳汁分泌量较小。

结节性甲状腺肿合并甲亢者、甲状腺癌患者禁用抗甲状腺药物。若患者有白细胞计数偏低、对硫脲类过敏、肝功能异常等情况下慎用。

（3）注意药物的相互作用　硫脲类药物之间存在交叉过敏反应。甲巯咪唑、丙硫氧嘧啶与抗凝药合用可增强抗凝作用。高碘食物或含碘药物可使甲亢病情加重。巴比妥类、酚妥拉明、妥拉唑林、磺胺类、对氨基水杨酸、保泰松、维生素 B_{12}、磺酰脲类等都有抑制甲状腺功能和甲状腺肿大的作用。^{131}I 治疗前后一个月避免用碘剂及其他含碘食物或药物。碘剂应避光存放并做明显标记，避免误服或中毒发生。

（4）配合非药物方法治疗　①忌食含碘量高的食物，如海带、海鱼、紫菜等海产品，改用无碘盐；戒烟戒酒，禁浓茶、咖啡、辛辣食品等。②维持营养均衡，应以高热量、高蛋白、富含维生素饮食为主，多喝水以补充丢失的水分，适当控制膳食纤维的摄入。③保持良好的生活习惯，按时作息，睡眠充足，劳逸结合，避免情绪波动。④拥有平和的心态，保持稳定的情绪。可以告知患者家属及朋友包容患者情绪上的改变，尽量解除患者的紧张情绪，以免病情加重。

二、甲状腺功能减退症用药指导

（一）病因与症状

甲状腺功能减退症（简称甲减）是由于各种原因引起的低甲状腺激素血症或甲状腺激素抵抗而引起的全身性低代谢综合征。甲状腺实质性病变、甲状腺素合成障碍等是主要病因。

根据病变发生部位，可将甲减分为原发性甲减、中枢性甲减、甲状腺激素抵抗综合征；根据发病原因可分为特发性甲减、药物性甲减、手术后甲减、^{131}I 治疗后甲减、垂体或下丘脑肿瘤手术后甲减等；根据甲减的程度又可分为临床甲减和亚临床甲减。

甲减患者的一般早期表现为易疲劳、怕冷、皮肤干燥、少汗、面部浮肿、目光呆滞、眼睑浮肿、心率缓慢、心音低弱、食欲减退、便秘、腹胀、记忆力减退、智力低下、反应迟钝、多瞌睡、精神抑郁等。后期患者皮下组织出现非凹陷性水肿，称为黏液性水肿，严重时可出现黏液性水肿昏迷。除此以外，还可能出现肌肉乏力，暂时性肌强直、痉挛、绞痛、萎缩等，心血管系统疾病等。

（二）药物治疗学基础与合理用药原则

1. 治疗原则与基本方案 根据发病原因可知甲减是甲状腺激素分泌缺乏或不足而出现的综合征，所以在治疗上是以补充治疗为主。临床常用治疗药物主要是甲状腺激素包括左甲状腺素（$L-T_4$）和三碘甲状腺原氨酸（T_3），T_3有很高的生物活性，T_4需转变为T_3后才有活性。

2. 治疗药物的选用 长期甲状腺激素替代治疗患者的治疗目标是将血清 TSH 和甲状腺激素恢复到正常范围内，建议每 2~3 个月监测 1 次 TSH 水平，根据患者年龄及心脏状况，TSH 目标个体化。$L-T_4$的治疗剂量取决于患者的病情、年龄、体重和个体差异。成年患者$L-T_4$替代剂量 50~200μg/d，平均 125μg/d，按照体重计算的剂量是 1.6~1.8μg/（kg·d）；儿童需要较高的剂量，约 2.0μg/（kg·d）；老年患者则需要较低的剂量，约 1.0μg/（kg·d）；妊娠时的替代剂量需要增加 30%~50%；甲状腺癌术后的患者需要剂量大约 2.2μg/（kg·d）。T_4的半衰期是 7 天，所以可以每天早晨服药 1 次。

对于黏液性水肿昏迷的患者，一般首选 T_3静脉注射，每 4 小时 10μg，直到患者症状改善，清醒后改为口服。或 $L-T_4$ 首次静脉注射 300μg，以后每日 50μg 至患者清醒后改为口服。

单纯性甲状腺肿的治疗取决于病因。由于缺碘所致者应补碘。临床上无明显原因，发现症状可给予适量甲状腺激素，补充内源性激素的不足，并可抑制促甲状腺激素过多分泌，缓解甲状腺组织代偿性增生肥大。

考点提示

甲状腺功能减退症的合理用药原则。

3. 不良反应及防控 主要为过量可出现甲状腺功能亢进的临床症状。在老人和心脏病患者中，可发生心绞痛、心肌梗死，宜停用甲状腺激素，并用β受体阻断药对抗。个别病例由于对剂量不耐受或者服用过量，特别是由于治疗开始时剂量增加过快，可能出现甲状腺功能亢进症状，包括手抖、心悸、心律不齐，多汗、腹泻、体重下降、失眠等，必要时需停药，直至不良的反应消失后再从更小的剂量开始。

4. 用药教育

（1）特殊人群的合理用药 妊娠期间不宜用左甲状腺素与抗甲状腺药物共同治疗甲状腺功能亢进症，因加用左甲状腺素会使抗甲状腺药物剂量增加，而与左甲状腺素不同，抗甲状腺药物能通过胎盘而降低胎儿甲状腺功能。

对老年患者、冠心病患者，以及重度或长期甲状腺功能减退的患者，应特别注意在使用甲状腺素治疗的开始阶段选择较低的初始剂量，剂量增加的间隔要长，缓慢增加用量，定期监测血甲状腺素水平。

继发于垂体疾病的甲状腺功能减退症必须确定是否同时伴有肾上腺皮质功能不全，如果存在时，必须首先给予糖皮质激素治疗。

（2）注意药物的相互作用　甲状腺激素与抗凝药如双香豆素合用时，后者的抗凝作用增强，可引起出血；甲状腺激素与三环类抗抑郁药合用时，两类药物的作用及毒副作用增强，应注意调整剂量；服用雌激素或避孕药时，因血液中甲状腺激素结合球蛋白水平增加，合用时甲状腺激素剂量应注意调整；考来烯胺或考来替泊可减弱甲状腺激素的作用，两类药物配伍时，应间隔4～5小时。

（3）其他　建议老年人体检时要注意进行TSH检查，因为甲状腺功能减退症的症状较隐匿、不典型，避免漏诊。某些表现为抑郁、认知功能下降的患者，应常规筛查甲状腺功能，排除是否是甲状腺功能减退引起的上述表现。甲状腺激素替代治疗患者如出现感染、腹泻、手术等应激情况时，需咨询专科医师是否需要调整甲状腺激素的剂量。

考点提示

甲状腺功能减退患者用药注意事项。

技能训练

三、甲状腺疾病用药咨询技能训练

【实训目的】

1. 掌握甲状腺疾病患者用药指导的基本原则和方法。
2. 熟悉针对甲状腺疾病患者用药指导的主要特点和方法。

【实训准备】

复习有关甲状腺疾病的病因、分类、临床表现、治疗原则和治疗方法等有关资料，提前分析教育人群情况，确定模拟病人的同学等；准备甲状腺疾病患者用药指导的资料，如宣传单、题板；准备模拟场景训练使用的丙硫氧嘧啶和常用抗甲状腺药包装及说明书等。

【实训方法】

1. 结合所学知识和课后调查，了解甲亢患者面临的主要健康问题和存在的用药误区。
2. 通过小组讨论等形式，确定针对甲亢患者开展用药指导方案，研究方法和技巧。
3. 通过模拟表演展示各自的用药指导方案，互相点评，教师讲评，优化确定方案。

扫码“看一看”

【实训步骤】

1. 确定课题　可以根据当地实际，确定对甲亢患者进行治疗的用药指导，复习巩固有关知识。

2. 调研拓展　通过问卷调查、网络等手段了解当地人群中甲亢的发病情况，甲亢的用药情况、熟悉有关药物的商品名，搜集整理药品说明书和其他辅助材料或道具，了解其他治疗方法或手段，并记录整理。

3. 小组研讨　以4～10人为一个小组，根据目的和要求进行合作性研讨，重点分析用药指导所要达到的目标，采用的方法和技巧，拟定方案。

4. 模拟演练　每组派代表扮演教育者和甲亢患者，借助道具等，在班内或实训场所具体实施，由其他各组同学评价实际效果，教师讲评。根据意见形成最终方案。

5. 拓展实施　根据课程安排的实际情况，有选择的到药店、社区或养老院对甲亢患者进行实际的用药指导，同时客观记录实际效果，作为方案评价的延展性重要依据。

【实训考核】

任意选取甲亢患者问病荐药场景，通过训练制定有关用药指导方案，按照以下考核表完成实训技能的考核。

<table>
<tr><th>项目</th><th colspan="2">考核内容</th><th>标准分（100）</th><th>评分标准</th><th>得分</th></tr>
<tr><td rowspan="3">职业素养（5分）</td><td colspan="2">衣帽整洁，仪表端庄</td><td>2</td><td>学生着工作服；女生不得披头发；男女生不得穿拖鞋</td><td></td></tr>
<tr><td colspan="2">报告班级、姓名、操作项目</td><td>1</td><td>向观摩者和评判者致礼，汇报清晰</td><td></td></tr>
<tr><td colspan="2">举止得体，语言清晰</td><td>2</td><td>仪态大方，吐字清晰，声音适度</td><td></td></tr>
<tr><td rowspan="8">实训实施（65分）</td><td rowspan="2">沟通能力（10分）</td><td>与甲亢用药者的沟通技巧</td><td>5</td><td>根据不同类型甲亢患者特点和咨询期望，考生回答沟通技巧内容和要点，说出一点（1分），最多不超过（7分）</td><td></td></tr>
<tr><td>针对甲亢患者的问病荐药的礼仪</td><td>5</td><td>面对咨询者：见面问候（2分），离开道别（2分），其间合理运用礼仪暗示行为（1分）</td><td></td></tr>
<tr><td rowspan="6">专业能力（55分）</td><td>针对患者特点和有关病历资料做出疾病判断</td><td>10</td><td>能够对甲亢的疾病类型判断正确（5分）；解释判断依据正确（5分）</td><td></td></tr>
<tr><td>甲亢病因、临床表现等的疾病相关知识</td><td>10</td><td>所诊断疾病定义（2分）；临床表现，需结合甲亢患者的特点（3分）
常用甲亢治疗的药物（5分）</td><td></td></tr>
<tr><td>正确推荐药物</td><td>20</td><td>根据甲亢患者的病情特点推荐一个/一组正确药物（3分），药物的使用方法和注意事项（2分），最多不超过20分</td><td></td></tr>
<tr><td>正确指导甲状腺疾病患者阅读说明书相关知识</td><td>10</td><td>向甲亢患者介绍上述模拟药品的说明书的格式、内容（2分）；单独解读说明书中的有效期（2分）；批准文号（2分）；药物的保存方式（2分）；根据说明书指导患者的合理用药要点（2分）
此项内容也可以由教师有针对性提问</td><td></td></tr>
<tr><td>提示相关注意事项</td><td>5</td><td>针对甲亢患者所推荐药物的用药注意事项（2分），并提出健康指导策略（含生活健康知识技能教育和家属教育）（3分）</td><td></td></tr>
</table>

续表

项目	考核内容	标准分（100）	评分标准	得分
理论知识（30分）	疾病的治疗原则或策略	5	正确说出甲亢的治疗原则或要点，每条1分，最多不超过5分，也可由教师单独提问	
	相关药物的药理作用和用途	15	所推荐药物的药理作用和用途。说出一个正确药理作用和用途各2分，总分不超15分	
	相关药物常见不良反应	10	所推荐药物的不良反应，说出一个正确不良反应得2分，总分不超10分	
合计				

备注：

1. 考核方式：教师在学生模拟演示活动中应进行非介入性评分，个别情况可以临时提问，一般一次考核一个模拟演示组（2或3人）；

2. 考核场所：模拟药房或实验室；

3. 学生按号数每次2或3人进入考场，抽取甲亢/甲减疾病案例，每人准备5分钟后开考；

4. 待考学生由班级学委维持秩序在考场外准备，不得进入考场，有条件的可以现场录像，进行后期集体学习点评等，各地也可以依据考核要求不同，采取同学现场直接观摩等形式。

扫码"看小结"

【实训思考】

1. 根据甲状腺疾病患者特点，如何更好地开展合理用药指导？
2. 如何对甲状腺疾病患者进行健康宣教？

目标检测

一、选择题

【A_1 型题】

1. 治疗呆小病可选用（　　）

A. 甲状腺激素　　B. 丙硫氧嘧啶　　C. 他巴唑
D. 球蛋白　　E. 大剂量碘

2. 成人甲状腺素缺乏可导致（　　）

A. 呆小病　　B. 先天愚型　　C. 猫叫综合征
D. 侏儒症　　E. 黏液性水肿

【A_2 型题】

3. 陈某，女，37岁，甲状腺功能减退病史1年，近期有所加重，治疗首选（　　）

A. 甲硫氧咪唑　　B. 丙硫氧嘧啶　　C. 甲巯咪唑
D. 甲状腺片　　E. 普萘洛尔

4. 尹某，女，27 岁，甲状腺功能亢进症病史 1 年，妊娠 4 个月后甲状腺功能亢进症加重，治疗首选（　　）

A. 甲硫氧咪唑　　B. 丙硫氧咪唑　　C. 甲巯咪唑

D. 卡比马唑　　E. 普萘洛尔

【A_3 型题】（5 ~6 题共用题干）

杨女士，33 岁。自述全身乏力，心慌，怕热，每日大便 3 ~4 次，某医院诊为甲亢，经治疗病情好转后自行停药，半年后心率增快，上述症状又复出现，且体重下降 5kg。护理体检发现患者情绪激动，目光炯炯有神，甲状腺Ⅱ度肿大，质软，局部可闻及杂音，心率 120 次/min。

5. 患者最可能发生的问题是（　　）

A. 伴发糖尿病　　B. 甲亢复发　　C. 伴发心脏病

D. 出现甲减　　E. 发生亚急性甲状腺炎

6. 不正确的护理措施是（　　）

A. 嘱患者不能随便中断治疗或自行变更药物剂量

B. 应用普萘洛尔

C. 嘱用药维持时间 1. 5 ~2 年

D. 嘱患者多吃含碘丰富的食物

E. 不宜紧张和劳累

【X 型题】

7. 以下是甲状腺激素的生理作用的是（　　）

A. 维持神经系统兴奋性　　B. 促进生长发育

C. 促进新陈代谢　　D. 使机体产热增加

E. 提高机体对去甲肾上腺素的敏感性

8. 以下是甲亢非药物治疗方法的是（　　）

A. 改用无碘盐　　B. 忌食海鲜　　C. 增强维生素摄入量

D. 控制饮水量　　E. 改善紧张等不良情绪

9. ^{131}I 治疗甲状腺功能亢进症有一定适应证，下列哪项不是其适应证（　　）

A. 儿童患者　　B. 不能手术治疗患者

C. 不能药物治疗患者　　D. 经药物治疗复发患者　　E. 哺乳期妇女

10. 以下哪些药物与甲状腺激素合用，该药物的作用会明显增强甚至发生中毒反应（　　）

A. 双香豆素　　B. 丙米嗪　　C. 雌二醇

D. 丙硫氧嘧啶　　E. 考来烯胺

二、问答题

1. 甲亢病人可以采用哪些非药物方式治疗？

2. 常用的甲状腺激素有哪些？有何作用及用途？

三、案例分析

案例：张某，女，33 岁。消瘦、怕热、心悸、出汗、多食 1 个月余。1 个月前，患者出现食欲亢进，但体重下降，并有出汗伴心悸，性格有明显改变，暴躁易怒。查体：甲状腺无明显肿大，遂入院血液检查：T_3、T 均升高，TSH 降低。诊断：甲状腺功能亢进症。

问题：

（1）该患者可以首选哪类药物进行治疗？

（2）选择该类药物应注意哪些事项？

（3）如果应用此类药物停药的指征是什么？

扫码“看解析”

（朱链链 张 庆）

任务六 消化性溃疡用药指导与技能训练

扫码“学一学”

学习目标

知识要求 **1. 掌握** 消化性溃疡的基本治疗方案、治疗药物种类。

2. 熟悉 消化性溃疡的症状、治疗原则、不良反应种类和表现。

3. 了解 消化性溃疡的病因和发病。

技能要求 1. 能选用治疗消化性溃疡的药物，说出不良反应的表现和防治策略。

2. 会进行消化性溃疡的用药教育，提供治疗的用药信息服务。

案例导入

案例：王某，男，52岁，嗜烟酒，近日无明显诱因出现上腹部烧灼痛，反复发作，常发生于夜间或空腹时，伴有反酸、嗳气等症状，服用法莫替丁后症状缓解。1周前因连续加班数日，疼痛加剧，服用法莫替丁症状无明显缓解而就诊。查体：生命体征正常，脐周右上方有局限性压痛。胃液分析提示胃酸分泌增加。细菌学检查：幽门螺杆菌阳性。医生诊断为消化性溃疡。

讨论：结合这个案例，分析该患者应该选用何药治疗，并采取哪些药学服务技能。

理论知识

消化性溃疡（peptic ulcer，PU）是指在各种致病因子的作用下，消化道黏膜发生的炎症与坏死性病变，病变通常穿越黏膜下层，深达肌层甚至浆膜层，主要包括胃溃疡（gastric ulcer，GU）和十二指肠溃疡（duodenal ulcer，DU），临床上十二指肠溃疡更常见。本病可发生于任何年龄，胃溃疡多发于青壮年，十二指肠多发于中老年，男性患病率高于女性，为全球性常见病。消化性溃疡多在秋冬之交或冬春之交发病，表现出季节性发作的特点。

一、病因与症状

消化性溃疡是一种多因素疾病，其形成与胃酸－胃蛋白酶的消化作用有关，一般是由胃及十二指肠局部黏膜损伤因素和黏膜保护因素之间失去平衡所致。比较明确的病因包括：

①黏膜损伤因素增加，如幽门螺杆菌（Hp）感染、胃酸和胃蛋白酶分泌过多、长期服用非甾体抗炎药（NSAIDs）或刺激性食物、嗜烟酒、胆汁反流等；②黏膜保护因素减少，如黏膜血液循环减弱、上皮细胞更新减少、黏膜 – HCO_3^- 屏障减弱、局部前列腺素减少等；③遗传、免疫、心理、应激等因素。幽门螺杆菌和阿司匹林等非甾体抗炎药是导致该病发生最常见的病因。

消化性溃疡具有发作呈周期性、慢性过程和节律性发作等特点。上腹部节律性、周期性疼痛为其典型症状，也可表现出灼痛、钝痛或饥饿样痛。除腹痛外，可伴随反酸、唾液增多、嗳气、腹胀、恶心、呃逆、呕吐等消化道症状，或伴有失眠、多汗等自主神经系统症状。精神紧张、劳累过度、药物影响、气候突变和饮食不慎等因素易诱发或加重症状。腹痛与饮食有明显的节律性和相关性：胃溃疡疼痛多在餐后 1 小时内发生，经 1 ~ 2 小时后逐渐缓解；十二指肠溃疡疼痛多在两餐之间发生，进食后或可缓解。部分消化性溃疡患者起初无任何临床症状或症状较轻，以出血、穿孔等并发症为首发症状。急性穿孔可导致急性弥散性腹膜炎，表现为腹痛突然加剧；亚急性或慢性穿孔可导致局限性腹膜炎、肠粘连或肠梗阻等征象，短期内可好转。消化性溃疡还可能并发幽门梗阻，患者感到上腹饱胀不适，常伴有食欲减退、反酸、嗳气等，尤以餐后明显，甚至餐后 30 ~ 60min 后出现呕吐。少数胃溃疡可并发癌变。

考点提示

消化性溃疡的临床表现。

二、药物治疗学基础与合理用药原则

（一）治疗原则

消化性溃疡的治疗目的在于消除病因、缓解症状、促进溃疡愈合、防治并发症和防止复发。在常规治疗的同时配合并发症的治疗和溃疡愈合后的维持治疗，维持期用药量应少于常规治疗期。合理使用地西泮等镇静催眠药和止血药等，及时复查，判定疗效并防止漏诊某些早期癌变。

知识链接

消化性溃疡的非药物治疗

消化性溃疡在对因对症治疗的同时，也应强调规律饮食、休息、戒烟酒等一般治疗，建立良好的生活习惯，避免过度劳累和精神紧张。避免食用咖啡、浓茶、浓肉汤、辣椒、醋等刺激性调味品或饮品。当溃疡活动期症状较重时，建议卧床休息数天乃至 1 ~ 2 周，尤其可缓解十二指肠溃疡患者的疼痛等症状。

扫码“看一看”

（二）治疗药物的选用

药物治疗的策略为：保护胃黏膜、抑制胃酸分泌、促进溃疡愈合、根除幽门螺杆菌、防止溃疡复发。需根据患者具体情况，选用不同药物。

1. 抑制过多的胃酸分泌是治疗消化性溃疡的主要手段。消化性溃疡活动期的治疗首选质子泵抑制药（PPI）或H_2受体拮抗药等胃酸分泌抑制药，合并有出血等并发症以及其他治疗失败的病例应优先使用PPI治疗。

质子泵抑制药（proton pump inhibitors，PPI）是首选的抑酸药物，可通过抑制胃壁细胞内的质子泵，有效抑制基础胃酸和各种刺激后的胃酸分泌，抑酸作用强且持久。此外，PPI还具有保护胃黏膜、抗幽门螺杆菌等作用。PPI不耐酸，服药时不宜嚼碎。标准剂量为每日1次，早餐前服药，可使胃溃疡6～8周愈合、十二指肠溃疡4周愈合，对胃泌素瘤引起的消化性溃疡疗效优于H_2受体拮抗药。常用药物有奥美拉唑（第一代PPI）、兰索拉唑（第二代PPI）、泮托拉唑（第三代PPI）等。

扫码"学一学"

H_2受体阻断药能选择性阻断组胺与受体结合，有效抑制胃酸分泌，对消化性溃疡起到缓解疼痛、促进溃疡愈合的作用。H_2受体阻断药主要用于消化性溃疡，对十二指肠溃疡的疗效较好，也可用于胃及食管反流性疾病、胃泌素瘤的治疗。餐后服用效果好，睡前服用效果最佳。常用药物有西咪替丁、雷尼替丁、法莫替丁等。

2. 对于胃溃疡患者，可考虑联合应用胃酸分泌抑制药和胃黏膜保护药。胃黏膜保护药可增加黏膜的防御和修复作用，显著提高溃疡的愈合质量，包括前列腺素及其衍生物、铋剂、硫糖铝等。前列腺素衍生物对防治NSAIDs导致的溃疡有一定作用，可作为长期服用NSAIDs患者的二线用药。

扫码"学一学"

（1）前列腺素及其衍生物能增加胃黏膜HCO_3^-离子的分泌，增加胃黏膜局部血流量，抑制基础胃酸及组胺、促胃液素、食物刺激等因素引起的胃酸分泌和胃蛋白酶分泌，促进胃黏膜细胞的修复。主要用于消化性溃疡及急性胃炎引起的消化道出血，尤其是非甾体抗炎药引起的慢性胃出血。常用药物有米索前列醇、罗沙前列醇、恩前列素等。

（2）铋剂在胃内酸性条件下能在溃疡基底膜上形成蛋白质-铋复合物保护层，促进胃黏膜局部保护因子PGE_2释放，还具有抗幽门螺杆菌作用。主要用于消化不良、胃溃疡及十二指肠溃疡。常用药物有枸橼酸铋钾、胶体果胶铋等。

（3）硫糖铝在胃内酸性条件下能黏附于溃疡面和上皮细胞，增加黏膜保护层厚度，减轻胃酸和胃蛋白酶的侵蚀，还能促进血管和黏膜增生，促进溃疡愈合。主要用于胃溃疡和十二指肠溃疡。餐前0.5～1小时服药较好。

（4）蒙脱石能覆盖于消化道黏膜上，增加黏膜的屏障作用，促进胃黏膜上皮修复而起到抗溃疡作用，也可用于腹泻的治疗。

3. 对腹痛症状明显的患者，在治疗初始阶段加用抗酸药，有助于迅速缓解疼痛。抗酸药又称中和胃酸药，常用药物有碳酸氢钠、碳酸钙、氢氧化铝、氧化镁、三硅酸镁等，均为弱碱性无机盐。抗酸药口服后能在胃内直接中和过多的胃酸，升高胃内pH，解除胃酸对胃及十二指肠黏膜的侵蚀及对溃疡面的刺激，缓解疼痛。同时由于酸度下降，胃蛋白酶活性也下降，利于溃疡愈合。餐后1～2小时用药较好。临床常使用复方氢氧化铝片（胃舒平片）等复方制剂。

4. 消化性溃疡合并十二指肠胃反流或腹胀症状明显的患者可联合使用促胃动力药。某些消化性溃疡患者恶心、呕吐和腹胀明显，主要是由于消化道动力不足导致胃内容物滞留、排空迟缓、胆汁反流或胃食管反流等临床表现。促胃动力药可以加速胃排空，减少促胃液素分泌，减轻胃酸对胃黏膜的损害。常用的药物如多潘立酮、莫沙必利、西沙必利等。

5. 消化性溃疡伴有幽门螺杆菌感染时，必须联合应用抗菌药物以根治 Hp。杀灭幽门螺杆菌（Hp）是控制和根治 Hp 阳性溃疡的主要手段。对 Hp 感染的治疗主要是应用抗菌药物，Hp 阴性溃疡则不宜使用抗 Hp 药。由于大多数抗菌药物在胃内低 pH 环境中活性降低，不能穿透黏液层到达细菌，因此 Hp 感染不易根除。常用药物有阿莫西林、四环素、克拉霉素、甲硝唑、左氧氟沙星等。另外铋剂能抑制 Hp 产生的蛋白酶、尿激酶和磷脂酶，从而防止 Hp 对黏液层的降解而保护其完整性。四环素、呋喃唑酮、阿莫西林耐药率低，治疗失败后不易产生耐药，为优先选择药物，必要时可重复应用。

对于 Hp 阳性溃疡患者，不论是初发还是复发、活动还是静止、有无并发症，均应进行抗 Hp 药物治疗。迄今为止，尚无单一药物能有效根除 Hp，一般需 2～3 种药物合用，以提高治愈率，并应注意减少耐药性的发生。

根据药物组合情况，根除 Hp 的治疗方案可分为二联、三联和四联疗法，常用治疗方案及用法用量如表 6－6－1 所示。其中临床推荐的一线治疗方案是四联疗法。

表 6－6－1　根除 Hp 的常用治疗方案

方案	用法用量	疗程（日）	根除率（%）
四联	胶体次枸橼酸铋 480mg/d，甲硝唑 800mg/d，阿莫西林 1000～2000mg/d，以上三种药物分 2 次或 4 次服用；奥美拉唑 40mg/d，分 2 次服用	7	98
以铋剂为主的三联	胶体次枸橼酸铋 480mg/d，甲硝唑 800mg/d，阿莫西林 1000～2000mg/d，以上三种药物分 2 次或 4 次服用	14	85～88
以 PPI 为主的三联	奥美拉唑 40mg/d，克拉霉素 500mg/d，阿莫西林 2000mg/d，以上三种药物分 2 次服用	7	79～96

案例解析

本任务导入案例中的王某经诊断患有消化性溃疡，胃酸分泌增加，幽门螺杆菌阳性。为了根除 Hp 感染，应该选用四联疗法，联合使用能够提高治愈率，减少耐药性的产生。药学服务：①奥美拉唑服药时间应在晨起餐前半小时，服用时不要嚼碎；②阿莫西林宜饭后服用以减轻胃肠道反应。

考点提示

消化性溃疡治疗药物的合理选用。

（三）不良反应及应对措施

消化性溃疡应用药物种类较多，引起的不良反应主要包括：

1. 腹泻　含镁的抗酸药可引起腹泻，前列腺素衍生物可引起痉挛及腹痛。

2. 便秘 含铝的抗酸药如氢氧化铝可能引起便秘甚至肠梗阻可引起便秘；硫糖铝久服可致便秘，习惯性便秘者不宜服用。

3. 肝功能损害 长期服用 H_2受体拮抗药可导致转氨酶升高，血小板减少性紫癜、粒细胞减少等，能透过胎盘屏障，并进入乳汁，引起胎儿和婴儿肝功能障碍，故孕妇和哺乳期妇女禁用。

4. 骨骼损害 长期服用氢氧化铝可能导致骨软化，老年人应用时应尤其注意骨质疏松可能；四环素可抑制胎儿骨骼发育，并具有致畸作用，妊娠期妇女禁用；可能引起乳儿严重不良反应，哺乳期妇女禁用；可在任何骨组织中形成稳定的钙化合物，在牙齿发育期间应用会导致恒齿黄染、牙釉质发育不良和骨生长抑制，故 8 岁以下儿童不宜使用。

5. 心血管障碍 克拉霉素可导致心律失常，缺血性心脏病、充血性心力衰竭等心脏病患者禁用。

6. 水钠潴留 甲硝唑服用期间减少钠盐摄入，摄入过多可引起水钠潴留。

（四）用药教育

1. 疗效评价和后续药物治疗指导

（1）规范用药　在确定治疗方案后，提醒患者必须坚持治疗 4 ~ 6 周，期间不宜随意更换药物，疗程结束后及时复查。

（2）维持治疗　在活动性溃疡得到控制后，可选用正规维持治疗、间隙全剂量治疗、按需治疗等三种方案。正规维持治疗适用于经常复发、症状持久不缓解、伴有并发症或合并多种危险因素者，方案为标准剂量的一半，即西咪替丁 400mg 或法莫替丁 20mg 或雷尼替丁 150mg，睡前 1 次服用，正规长程维持治疗一般至少维持 1 ~ 2 年，对老年人预期溃疡复发可发生严重后果者可终身维持；当患者出现严重症状复发时，可给予 1 个疗程的全剂量治疗即间隙全剂量治疗；在症状复发时按需给予短程治疗，症状消失后立即停药，目的在于控制症状而让溃疡自发愈合。

（3）避免使用的药物　消化性溃疡患者要注意避免同时使用对胃、十二指肠黏膜有损伤作用的药物，如阿司匹林等非甾体类抗炎药、甲硝唑、红霉素、糖皮质激素、抗凝药和抗肿瘤药物等。如需同时使用，遵医嘱进行。尽可能停用 NSAIDs 药物，并告诫患者今后慎用 NSAIDs 药物。

（4）并发症的处理　如出现急性穿孔、幽门梗阻、大出血等并发症，及时送往医院治疗。

2. 特殊人群的合理用药 儿童消化性溃疡通过抑制胃酸分泌、强化黏膜防御功能和抗 Hp 治疗来治愈。初期治疗以 H_2受体拮抗剂或奥美拉唑作为首选药物，硫糖铝也可作为一线治疗药物，Hp 阳性患儿同时进行抗 Hp 治疗。抗酸药物停用后可用柱状细胞稳定剂、丙谷胺维持治疗，

3. 其他方面

（1）抗酸药　不宜与四环素类药物合用，两者可络合影响四环素类药物的吸收；碳酸钙与噻嗪类利尿药合用，易引发高钙血症，故有肾结石倾向或病史的患者禁用。

（2）质子泵抑制药　使用前应首先排除溃疡性癌症的可能，以免延误治疗；餐前半小时服用，血药浓度最大，对较多的质子泵发挥抑制作用；抑酸作用在晨起服用效果最强，因此服药时间应在晨起餐前半小时；多为肠溶剂型，服用时不要嚼碎，以免药物在胃中过

早分解失效；奥美拉唑为药酶抑制剂，易发生药物相互作用，如与四环素合用可使四环素不易吸收；对经肝细胞色素 P450 酶代谢的药物影响较大，不应与地西泮、苯妥英钠等药物合用。

（3）H_2受体阻断药　西咪替丁价格便宜，但抑酸作用弱，副作用相对较大；法莫替丁抑酸作用强，副作用轻微，但价格较贵；雷尼替丁抑酸作用中等，副作用轻微，价格便宜，性价比较高；抗酸药能使该类药物吸收减少，降低疗效，故两类药物不宜同服，如需合用，服用时间至少间隔 1 小时；该类药物可降低胃内酸度，不利于铁剂的吸收；氨基糖苷类抗生素与该类药物合用可引起呼吸抑制；西咪替丁、雷尼替丁在与普萘洛尔、地西泮、氯氮平等药物合用时，可降低其他药物的代谢，使其药理活性或毒性增强；服用西咪替丁期间，进食香蕉、鱼子酱、香肠、鸡肝、橘子等富含酪胺的药物，可引发剧烈头痛和高血压反应。

（4）胃黏膜保护药　铋剂、前列腺素衍生物不宜与抗酸药合用；服用一种铋剂期间不得服用其他铋剂，且不宜长期大量服用；硫糖铝不宜与钙剂、牛奶、碱性药物合用。铋剂服药期间舌、粪染黑。

（5）抗幽门螺杆菌药　阿莫西林口服制剂仅用于轻中度感染，宜饭后服用以减轻胃肠道反应，由于本品在胃肠道内吸收不受食物影响，因此可与牛奶等食物同服；甲硝唑服用期间应禁酒，代谢产物可使尿液呈深红色；克拉霉素与红霉素及其他大环内酯类药物有交叉过敏及交叉耐药性，会升高经细胞色素 P450 酶代谢的血清浓度，如华法林、奥美拉唑、雷尼替丁等，可空腹口服，也可与牛奶等食物同服，吸收不受食物影响；四环素宜餐前 1 小时或餐后 2 小时服用，避免食物影响吸收。

考点提示

消化性溃疡的治疗方案。

技能训练

三、消化性溃疡的用药指导技能训练

【实训目的】

1. 熟悉消化性溃疡患者用药指导的基本原则和方法。
2. 掌握针对消化性溃疡患者用药指导的主要特点和方法。

【实训准备】

复习有关消化性溃疡的病因、分类、临床表现、治疗原则和治疗方法有关资料，提前分析教育人群情况，确定模拟病人的同学等；准备消化性溃疡用药指导的资料，如宣传单、题板等；准备模拟场景训练使用的药品包装及说明书等。

【实训方法】

1. 结合所学知识和课外调查和网络调查，发现或确定消化性溃疡患者面临的主要健康问题和存在的用药误区。
2. 通过小组讨论等形式，确定针对消化性溃疡患者开展用药指导方案，研究方法和

技巧。

3. 通过模拟表演展示各自的用药指导方案，互相点评，教师讲评，优化确定方案。

【实训步骤】

扫码“看一看”

1. 确定课题　可以根据当地实际，确定对消化性溃疡患者进行用药指导，复习巩固有关知识。

2. 调研拓展　通过问卷调查、网络等手段了解当地消化性溃疡的发病情况，糖尿病的用药情况、熟悉有关药物的商品名，搜集整理药品说明书等，了解其他治疗方法或手段，并记录整理。

3. 小组研讨　以4～10人为一个小组，根据目的和要求进行合作性研讨，重点分析用药指导所要达到的目标，采用的方法和技巧，拟定方案，并进行组内试讲等。

4. 模拟演练　每组派代表扮演药学工作人员和患者，借助哪些道具，在模拟药房和实训室具体实施，其他各组同学评价实际效果，教师讲评，并根据考核表进行赋分考核。

5. 现场实施　到药店或模拟药房进行实际的用药指导，同时客观记录实际效果，作为方案评价的延展性重要依据。

【实训考核】

任意选取消化性溃疡问病荐药场景，通过训练制定有关用药指导方案，按照以下考核表完成实训技能的考核。

<table>
<tr><th>项目</th><th colspan="2">考核内容</th><th>标准分（100）</th><th>评分标准</th><th>得分</th></tr>
<tr><td rowspan="3">职业素养（5分）</td><td colspan="2">衣帽整洁，仪表端庄</td><td>2</td><td>学生着工作服；仪表规范得体，女生不得披头发；男女生不得穿拖鞋等</td><td></td></tr>
<tr><td colspan="2">报告班级、姓名、操作项目</td><td>1</td><td>向观摩者和评判者致礼，汇报清晰</td><td></td></tr>
<tr><td colspan="2">举止得体，语言清晰</td><td>2</td><td>仪态大方，吐字清晰，声音适度</td><td></td></tr>
<tr><td rowspan="4">实训实施（65分）</td><td rowspan="2">沟通能力（10分）</td><td>与患者沟通技巧</td><td>5</td><td>根据不同类型消化性溃疡患者特点和咨询期望，考生回答沟通技巧内容和要点，说出一点（1分），最多不超过（5分）</td><td></td></tr>
<tr><td>针对患者问病荐药的礼仪</td><td>5</td><td>面对咨询者：见面问候（2分），离开道别（2分），其间合理运用礼仪暗示行为（1分）</td><td></td></tr>
<tr><td rowspan="2">专业能力（55分）</td><td>针对患者特点和有关病历资料做出疾病判断</td><td>10</td><td>能够对消化性溃疡类型判断正确（5分）；解释判断依据正确（5分）</td><td></td></tr>
<tr><td>消化性溃疡的疾病相关知识</td><td>10</td><td>所诊断疾病定义（2分）；临床表现，需结合不同类型患者的特点（3分）；常用治疗药物（5分）</td><td></td></tr>
</table>

续表

项目	考核内容		标准分（100）	评分标准	得分
实训实施（65分）	专业能力（55分）	正确推荐药物	15	根据患者特点推荐一个/一组正确的药物（5分），药物的使用方法和注意事项（2分）最多不超过15分	
		正确指导消化性溃疡患者阅读说明书相关知识	10	向患者介绍上述模拟药品的说明书的格式、内容（2分），单独解读说明书中的有效期（2分）；批准文号（2分）；药物的保存方式（2分）；根据说明书指导糖尿病患者的合理用药要点（2分）。 此项内容也可以由教师有针对性提问	
		提示相关注意事项	10	针对患者所推荐药物的用药注意事项（5分），并提出健康指导策略（含生活健康知识技能教育、心理行为健康知识技能教育和家属教育）（5分）	
理论知识（30分）	疾病的治疗原则或策略		5	能正确说出消化性溃疡的治疗原则或要点，每条1分，最多不超过5分，也可由教师单独提问	
	相关药物的药理作用和用途		15	说出所推荐药物的药理作用和用途（或优点、特点等）。每一个正确药理作用、用途各2分，总分不超15分	
	相关药物常见不良反应		10	所推荐药物的不良反应（腹泻、便秘等），说出一个正确不良反应得2分，总分不超10分	
合计					

备注：

1. 考核方式：教师在学生模拟演示活动中应进行非介入性评分，个别情况可以临时提问，一般一次考核一个模拟演示组（2或3人）；

2. 考核场所：模拟药房或实验室；

3. 学生按学号或随机抽取每次2或3人进入考场，抽取消化性溃疡疾病案例，每人准备5分钟后开考；4. 待考学生由班级学委维持秩序在考场外准备，不得进入考场，有条件的可以现场录像，进行后期集体学习点评等，各地也可以依据考核要求不同，采取同学现场直接观摩等形式。

扫码“看小结”

【实训思考】

1. 根据消化性溃疡的特点，如何更好地开展合理用药指导？

2. 当消化性溃疡患者出现出血时，应该如何处理？

扫码“练一练”

目标检测

一、选择题

【A_1/A_2型题】

1. 下列治疗消化性溃疡的药物中，抑酸最强、疗效最佳的是
   A. 西咪替丁　B. 阿托品　C. 硫糖铝
   D. 奥美拉唑　E. 枸橼酸铋钾胶囊

2. 消化性溃疡活动期的治疗首选药是
   A. 抑酸药　B. 抗酸药　C. 硫糖铝
   D. 阿莫西林　E. 促胃肠动力药

3. 与消化性溃疡发病有关的细菌是
   A. 大肠埃希菌　B. 金黄色葡萄球菌　C. 幽门螺杆菌
   D. 溶血性链球菌　E. 铜绿假单胞菌

4. 在消化性溃疡形成过程中起决定性作用的因素是
   A. 胃酸　B. 胃蛋白酶　C. 饮食不规则
   D. 精神因素　E. 遗传因素

5. 通过抑制 H^+，K^+ – ATP 酶而用于治疗消化性溃疡的药物是
   A. 异丙嗪　B. 肾上腺皮质激素　C. 雷尼替丁
   D. 奥美拉唑　E. 苯海拉明

【A_3/A_4 型题】

（6～8 题共用题干）患者，女性，42 岁，近 3 年反复上腹痛伴反酸，近两个月疼痛加剧，服用抗酸药等不能缓解。近 1 周来上腹疼痛伴呕吐，呕吐物带有发酵味。查体：上腹部压痛，有振水音。诊断为十二指肠溃疡。

6. 该患者最可能发生的并发症是（　　）。
   A. 上消化道大量出血　B. 幽门梗阻　C. 溃疡穿孔
   D. 溃疡癌变　E. 肝性脑病

7. 以下哪项治疗是错误的
   A. 奥美拉唑　B. 西咪替丁　C. 硫糖铝
   D. 山莨菪碱　E. 胶体次枸橼酸铋

8. 为迅速缓解症状，选用强烈的抑酸药物，作用最强的是
   A. 西咪替丁　B. 雷尼替丁　C. 哌仑西平
   D. 法莫替丁　E. 奥美拉唑

【X 型题】

9. 根除幽门螺杆菌感染联合用药治疗方案中包括以下哪三种药物
   A. 奥美拉唑　B. 阿莫西林　C. 雷尼替丁
   D. 甲硝唑　E. 硫糖铝

10. 消化性溃疡药物的治疗目的是
   A. 止痛　B. 保护胃黏膜防止复发
   C. 促进溃疡的愈合　D. 减弱消化道分泌功能

E. 促进有害物质排泄

二、问答题

1. 消化性溃疡病的常见并发症有哪些？

2. 抗酸药治疗消化性溃疡的作用主要体现在哪些方面？

三、案例分析

患者，男，38岁，4年前饮食不当后出现上腹痛，伴恶心，嗳气，无呕吐，自服“胃药”好转，此后常于秋冬、冬春交际时出现餐后上腹胀痛。近日因劳累，少量喝酒后疼痛加重。体格检查：上腹部轻压痛。胃镜检查：幽门螺杆菌阳性。

分析该患者应该选用何药治疗，并采取哪些药学服务技能？

扫码“看解析”

（黄泓轲）

任务七　骨质疏松症用药指导与技能训练

扫码“学一学”

学习目标

知识要求　**1. 掌握**　骨质疏松症的基本治疗方案和治疗药物的种类。

2. 熟悉　骨质疏松症的症状、治疗原则和不良反应。

3. 了解　骨质疏松症的发病原因及用药教育。

技能要求　1. 能选用治疗骨质疏松症的药物，说出预防骨质疏松加重的非药物治疗方法。

2. 会进行骨质疏松症的用药教育，提供治疗骨质疏松症的用药信息服务等。

案例导入

案例：75岁的李奶奶于15年前无诱因逐渐出现腰部、双膝关节及双手、双足疼痛，时轻时重，偶伴晨僵，不影响活动，于当地医院检查提示骨关节病、骨质疏松，长期口服钙尔奇D片，坚持每日喝牛奶，仍间断发作，期间出现多次骨折。今年3月份不慎摔倒后左股骨粗隆骨折，于医院行内固定术，开始服用骨化三醇1片/天，5月份开始拄拐下地活动，左髋关节活动有所受限，仍有骨折处、腰部、膝关节等疼痛现象。入院诊断：严重骨质疏松症、左股骨粗隆骨折术后，骨关节炎。

讨论：结合这个案例，分析针对骨质疏松症患者合理用药指导应注意那些事项，并采取哪些药学服务技能。

理论知识

骨质疏松症（osteoporosis，OP）现已成为中老年群体中的一种多发病和常见病，它所导致的骨痛、骨折等严重影响患者的生活质量。骨质疏松症以全身骨量减少，骨组织微结构退变为特征，引起骨强度降低、脆性增加以及骨折危险性增加。

OP 可分为原发性、继发性及特发性三种类型。其中原发性骨质疏松症发病率最高，是随着年龄增长必然发生的一种生理性退行性骨骼病变。原发性骨质疏松症又可分为两型：Ⅰ型为绝经后骨质疏松症，呈高转换型，即骨吸收和形成均加速，但骨吸收大于骨形成，主要与绝经后雌激素水平降低有关；Ⅱ型为老年性骨质疏松症，呈低转换型，为高龄所致的骨形成低下，一般发生在 70 岁以上的老年人。继发性骨质疏松症是指有具体的病因，如多发性骨髓瘤、甲状旁腺功能亢进症、肾小管性酸中毒及药物等。特发性骨质疏松主要发生在青少年，病因尚不明确。治疗骨质疏松症的药物主要有骨吸收抑制药、骨形成促进药和骨矿化促进药等。

一、病因与症状

（一）骨质疏松症的发病原因

1. 激素和代谢的改变 主要表现为：①性激素的降低，如自然绝经、大量使用孕激素、化疗等。②代谢改变：如甲状旁腺激素分泌增多、维生素 D 代谢的改变、甲状腺功能亢进、皮质类固醇激素增多、1 型糖尿病等。

2. 营养因素 包括钙、维生素 D 等缺乏；各种疾病引起的营养不良；高磷饮食、咖啡因、酒精摄入过多等。

3. 药物 包括糖皮质激素、甲状腺素、抗惊厥药、细胞毒药物等。

4. 疾病 营养缺乏性疾病、骨发育不良、肥大细胞增多症、肾上腺萎缩等。

5. 外伤性继发因素 外伤引起的骨关节炎、脊髓损伤、周围神经损伤等均会引起骨量减少继而增加骨折的危险性。

6. 制动 制动是骨量丧失的重要原因，骨量丧失的部位主要是负重部位，且骨质疏松明显多于骨皮质。

（二）骨质疏松症的临床表现

疼痛、脊柱变形和发生脆性骨折是骨质疏松症最典型的临床表现，但部分骨质疏松症患者早期常无明显的自觉症状。

1. 疼痛 是骨质疏松症最常见、最主要的症状。患者常感觉腰背痛或周身酸痛，在晚上和清晨常无明显的自觉症状。醒来时运动或者用力稍大时疼痛加剧或活动受限；严重时，翻身、起坐及行走有困难。

2. 脊柱变形 骨质疏松严重者可有身高缩短和驼背。椎体压缩性骨折会导致胸廓畸形，腹部受压，影响心脏功能等。

3. 脆性骨折 轻度外伤或日常活动后发生骨折为脆性骨折。发生脆性骨折的常见部位为胸腰椎，髋部，桡、尺骨远端和肱骨近端。其他部位亦可发生骨折。发生过一次脆性骨折后，再次发生骨折的风险明显增加。

二、药物治疗学基础与合理用药原则

（一）治疗原则

缓解疼痛，延缓骨量丢失，提高骨密度，预防骨折是治疗骨质疏松症的基本原则。药物治疗主要是对症治疗，需要长期用药。

（二）治疗药物的选用

骨质疏松症可发生于不同性别和年龄，对于老年人来说，一旦发生骨质疏松性骨质，生活质量下降，生活依赖，大大增加了老年人的病残率和死亡率。因此，预防比治疗更重要。

1. 补充钙剂和维生素 D

（1）钙剂　包括碳酸钙、葡萄糖酸钙、枸橼酸钙、乳酸钙等，以碳酸钙和葡萄糖酸钙较常用。我国营养学会制定的成人每日钙摄入推荐量 800mg（元素钙量），是维护骨骼健康的适宜剂量，如果饮食中钙供给不足可选用钙剂补充，绝经后女性和老年人每日钙摄入推荐量为 1000～1200mg。我国老年人平均每日从饮食中获得钙量约为 400mg，故每日应补充的元素钙量为 500～600mg。

扫码“看一看”

（2）维生素 D　有维生素 D（骨化醇）、维生素 D_3（胆骨化醇）、骨化三醇、阿法骨化醇。成年人每日摄入推荐量为 8001U，老年人因摄入和吸收问题、户外活动减少而日照不足以及皮肤合成维生素 D 的能力下降（约为成人的 40%），维生素 D 缺乏普遍存在。老年人维生素 D 推荐剂量为 800～1200IU/d。口服补充天然维生素 D_3最为安全。

2. 不同类型骨质疏松症的药物选择　一般多采用联合用药的方案治疗骨质疏松症，不同骨质疏松症在药物选择上也有所不同。药物包括：①促进骨矿化剂，钙制剂、维生素 D；②骨吸收抑制剂，双膦酸盐、雌激素或选择性雌激素受体调节剂、降钙素；③骨形成刺激剂：甲状旁腺素、氟制剂等。

（1）老年性骨质疏松症　钙剂、维生素 D 和一种骨吸收抑制剂（以双膦酸盐尤其是阿仑膦酸钠为主）的三联药物治疗为目前较为公认的治疗方案。

（2）绝经后骨质疏松症　对于有绝经期症状和（或）骨质疏松症和（或）骨质疏松危险因素的女性，提倡绝经早期开始应用激素替代治疗（HRT）。在基础治疗即钙制剂＋维生素 D 基础上，联合雌激素或选择性雌激素受体调节剂治疗是防治女性绝经后骨质疏松症的有效措施。除此以外，还可以选择降钙素、双膦酸盐和甲状旁腺素。常见骨质疏松症的药物分类及注意事项见下表。

考点提示

骨质疏松症常用药物及特点。

表 6－7－1　常见骨质疏松症的药物分类及注意事项

药物分类	适应证	典型药物	剂量及用法	注意事项
钙剂	防治骨质疏松症	碳酸钙	0.5g qd 或 bid	用药期间宜多吃一些青菜和水果，多饮水，以防止尿路结石、便秘
维生素 D	绝经后和老年性骨质疏松症	骨化三醇	0.25μg qd 或 0.25μg/d 与 0.5μg/d（分 2 次服）隔日交替服	定期监测血钙水平和尿钙排量

续表

药物分类	适应证	典型药物	剂量及用法	注意事项
降钙素	主要用于老年性骨质疏松、恶性肿瘤骨转移后的骨溶解、变形性骨炎等	鲑鱼降钙素	50IU qd 或 100IU qod，皮下或肌注；200IU qd 或 qod，鼻喷	用药前补充钙剂和维生素 D 数日，鼻喷剂会增加鼻炎的风险
双膦酸盐	①绝经期后骨质疏松；②其他原发性骨质疏松、老年性骨质疏松等；③癌症辅助用药；④大剂量用于防止人工骨和关节的钙沉积	阿仑膦酸钠	10 mg/d 或 70 mg/w	空腹用水送服，服药后保持直立、不进食≥30min；用药期间需要补充钙剂
甲状旁腺素	严重骨质疏松症患者	特立帕肽	20μg/d，不应超过24个月	禁用于Paget病或有骨骼放疗史的患者；治疗1年后改用双膦酸盐或雷洛昔芬1年
雌激素受体调节剂	预防绝经期后骨质疏松	雷洛昔芬	60mg/d	常用于预防
雌激素	更年期综合征等	替勃龙	1.25～2.5mg po qd	降低心血管疾病风险；但有雌激素依赖性肿瘤者，阴道出血原因不明、血栓性疾病患者，孕妇和哺乳期妇女禁用

（3）继发性骨质疏松症　继发性骨质疏松症往往具有特定的病因，如甲状旁腺功能亢进症、多发性骨髓瘤、肾小管性酸中毒及药物等。对于糖皮质激素所致的骨质疏松症，治疗时可选用双膦酸盐、补钙和维生素 D；对于抗癫痫药物所致的骨质疏松症，治疗时需要长期口服维生素 D，推荐剂量为 400～800IU/d。

案例解析

本案例中的李奶奶作为一位 75 岁的老年人，自身发生过多次骨折，随着年龄的增加，身体激素水平和营养水平下调，活动功能受限，其发生骨质疏松的概率就大大增加。应当对李奶奶进行如下的合理用药指导：①介绍骨质疏松症的常识，指导李奶奶或家属学会合理安排饮食及营养；②说明使用骨质疏松症用药的注意事项；③强调老年骨质疏松症患者的用药应在医生指导下，按照要求使用药物。

3. 中成药简介　中医认为骨质疏松与肾脏亏虚关系密切，治疗时应以补肾养肝、强筋壮骨为主，以下药物可选用：

（1）六味地黄丸　由熟地黄、山茱萸、山药、泽泻、丹皮、茯苓六味中药组成，有滋阴补肾的功效。

(2) 金匮肾气丸（桂附八味丸） 为在六味地黄丸的基础上加温阳之桂枝、附子二品，温补肾阳，长期可促进骨形成、降低骨折发生率、强骨延衰。

(3) 济生肾气丸 温补元气、壮肾益阳、化气利水、消肿止渴、引火归原、纳气固本，主治由肾阳虚所致的多种疾病，老年性骨质疏松长期服用可改善腰背疼痛、日常生活障碍。

此外，还有防风狗脊汤、仙灵骨葆胶囊、骨松灵汤等。

（三）不良反应及应对措施

在治疗骨质疏松症的药物中，雌激素会引起体重增加、多毛、水肿等，大剂量可引起阴道出血，应定期补充孕激素。在用药期间要定期监测血浆雌激素水平，定期检查盆腔、乳房、血脂、骨密度等指标。降钙素和促进骨形成药的不良反应主要都是有胃肠道反应。双膦酸盐的不良反应常见的有恶心呕吐、腹泻、咽喉灼热感等胃肠道反应和肾损害等，其中最主要的是食管炎，为了避免消化道不良反应也可静脉给药。

（四）用药教育

1. 应在医师或药师指导下用药 骨质疏松症的病因复杂，药物治疗多应在医师的指导下进行。有些患着可在药师的指导下使用非处方药。对于用药后症状没有明显改善者，建议去医院就诊。

2. 合理选择治疗药物

(1) 老年性骨质疏松一般首选钙制剂 + 维生素 D + 骨吸收抑制剂（双膦酸盐）。

(2) 继发性骨质疏松一般首先治疗原发病，同时使用降钙素。若为抗癫痫药所致的骨质疏松，则长期口服维生素 D。

(3) 妇女绝经后骨质疏松为钙制剂 + 维生素 D + 雌激素或雌激素受体调节剂。

3. 注意药物的相互作用 双膦酸盐不宜与 NSAIDs 联合应用。与抗酸药、铁剂或含二价金属离子的药物合用，会降低生物利用度。建议在服用双膦酸盐后 1 小时才可服用抗酸药、钙剂等。防止出现高钙血症和高尿钙症，不宜与噻嗪类利尿剂和强心苷类药物合用，糖皮质激素对维生素 D 有拮抗作用，可减少消化道对钙、磷的吸收，降低血钙浓度，须定期测定尿钙水平。雌激素可增加钙吸收，合用时应相应减少活性维生素 D 用量。

阿法骨化醇与含镁制剂并用，可致高镁血症，应予慎用。考来烯胺、矿物油、硫糖铝等均能减少小肠对维生素 D 的吸收。

4. 配合非药物治疗 这是预防骨质疏松加重的关键。一旦发生骨质疏松性骨折，生活质量就会下降，生活依赖，可致残或致死。因此，骨质疏松症的预防比治疗更为重要。

考点提示

不同类型骨质疏松症选用的药物。

拓展阅读

骨质疏松症的非药物治疗

1. 饮食治疗　可以通过均衡饮食，多摄入含钙及蛋白质的食物如牛奶、鱼、鸡、牛肉、豆制品等。同时限制饮酒、喝咖啡和吸烟等。

2. 运动治疗　积极参加体育锻炼，适当参加户外活动，接受阳光，利于钙的吸收。

3. 营养治疗　可以服用钙剂、维生素 D 或复方钙剂等。

4. 情绪治疗　保持积极乐观平和的心态。

技能训练

三、骨质疏松症的用药咨询技能训练

【实训目的】

1. 掌握骨质疏松症患者用药指导的基本原则和方法。

2. 熟悉针对骨质疏松症患者用药指导的主要特点和方法。

【实训准备】

复习有关骨质疏松症病因、分类、临床表现、治疗原则和治疗方法等有关资料，提前分析教育人群情况，确定模拟病人的同学等；准备骨质疏松症用药指导的资料，如宣传单、题板等；准备模拟场景训练使用的碳酸钙和常用骨质疏松症药物的包装及说明书等。

【实训方法】

1. 结合所学知识和课外调查和网络调查，发现或确定骨质疏松症患者面临的主要健康问题和存在的用药误区。

2. 通过小组讨论等形式，确定针对骨质疏松症患者开展用药指导方案，研究方法和技巧。

3. 通过模拟表演展示各自的用药指导方案，互相点评，教师讲评，优化确定方案。

【实训步骤】

扫码“看一看”

1. 确定课题　可以根据当地实际，确定对骨质疏松症患者（老年性、绝经后、继发性等，可一类也可多类患者）进行治疗骨质疏松症用药指导，复习巩固有关知识。

2. 调研拓展　通过问卷调查、网络等手段了解当地骨质疏松症患者的发病情况，用药情况、熟悉有关药物的商品名，搜集整理药品说明书和其他辅助材料或道具，了解其他治疗方法或手段，并记录整理。

3. 小组研讨　以 4～10 人为一个小组，根据目的和要求进行合作性研讨，重点分析用药指导所要达到的目标，采用的方法和技巧，拟定方案。

4. 模拟演练　每组派代表扮演教育者和骨质疏松症患者，借助药盒等道具，在模拟药房和综合实训室具体实施，其他各组同学评价实际效果，教师讲评，并根据考核表进行赋分考核。

5. 拓展实施　根据课程安排的实际情况，有选择的到药店、社区或养老院对骨质疏松症患者进行实际的用药指导，同时客观记录实际效果，作为方案评价的延展性重要依据。

【实训考核】

任意选取骨质疏松症问病荐药场景，通过训练制定有关用药指导方案，按照以下考核表完成上实训技能的考核。

项目	考核内容		标准分（100）	评分标准	得分
职业素养（5分）	衣帽整洁，仪表端庄		2	学生着工作服；女生不得披头发；男女生不得穿拖鞋	
	报告班级、姓名、操作项目		1	向观摩者和评判者致礼，汇报清晰	
	举止得体，语言清晰		2	仪态大方，吐字清晰，声音适度	
实训实施（65分）	沟通能力（10分）	与骨质疏松症用药者的沟通技巧	5	根据不同类型骨质疏松症患者特点和咨询期望，考生回答沟通技巧内容和要点，说出一点（1分），最多不超过（5分）	
		针对骨质疏松症的问病荐药的礼仪	5	面对咨询者：见面问候（2分），离开道别（2分），其间合理运用礼仪暗示行为（1分）	
	专业能力（55分）	针对骨质疏松症患者的有关病历资料做出疾病判断	10	能够对骨质疏松症的类型判断正确（5分）；解释判断依据正确（5分）	
		骨质疏松症的病因、临床表现等疾病等相关知识	10	所诊断疾病定义（2分）；临床表现，需结合不同类型患者的特点（3分）常用治疗药物（5分）	
		正确推荐药物	15	根据骨质疏松症患者的病情的特点推荐一个/一组正确药物（3分），药物的使用方法和注意事项（2分）最多不超过15分。	
		正确指导患者阅读说明书相关知识	10	向患者介绍上述模拟药品的说明书的格式、内容（2分），单独解读说明书中的有效期（2分）；批准文号（2分）；药物的保存方式（2分）；根据说明书指导骨质疏松症患者的合理用药要点（2分）。 此项内容也可以由教师有针对性提问	
		提示相关注意事项	10	针对骨质疏松症所推荐药物的用药注意事项（5分），并提出健康指导策略（含生活健康知识技能教育和家属教育）（5分）	

续表

项目	考核内容	标准分（100）	评分标准	得分
理论知识（30分）	疾病的治疗原则或策略	5	正确说出骨质疏松症的治疗原则或要点，每条1分，最多不超过5分，也可由教师单独提问	
	相关药物的药理作用和用途	15	说出所推荐药物的药理作用和用途。每一个正确药理作用和用途各1分，总分不超15分	
	相关药物常见不良反应	10	所推荐药物的不良反应（胃肠道反应、肾损害等），说出一个正确不良反应得2分，总分不超10分	
合计				

备注：

1. 考核方式：教师在学生模拟演示活动中应进行非介入性评分，个别情况可以临时提问，一般一次考核一个模拟演示组（2或3人）；

2. 考核场所：模拟药房或实验室；

3. 学生按号数每次2或3人进入考场，抽取骨质疏松症（老年性骨质疏松症、绝经后骨质疏松症、继发性骨质疏松等）疾病案例，每人准备5分钟后开考；

4. 待考学生由班级学委维持秩序在考场外准备，不得进入考场，有条件的可以现场录像，进行后期集体学习点评等，各地也可以依据考核要求不同，采取同学现场直接观摩等形式。

扫码“看小结”

【实训思考】

1. 根据骨质疏松症的发病特点，如何更好地开展合理用药指导？

2. 常用于治疗骨质疏松症的药物的优缺点分别是什么？

目标检测

扫码“练一练”

一、选择题

【A_1/A_2型题】

1. 防治绝经后骨质疏松症的首选药是（　　）

A. 雄激素　　B. 孕激素　　C. 雌激素

D. 甲状腺激素　　E. 甲状旁腺激素

2. 患者，男，65岁，患有骨质疏松症，根据患者饮食习惯，每日需补充元素钙600mg，药师为其推荐碳酸钙（0.5g/片），该患者适宜的用法用量是（　　）

A. 1片 t. i. d　　B. 2片 t. i. d　　C. 4片 q. d

D. 6片 q. d　　E. 8片 t. i. d

3. 患者，男，70岁，近期发现骨痛，疲乏，驼背。临床诊断为老年性骨质疏松症。该

患者不宜选用的药物是（　　）

A. 降钙素　　B. 维生素 D　　C. 阿仑膦磷酸钠

D. 碳酸钙　　E. 雷洛昔芬

【X 型题】

4. 防治原发性Ⅰ型骨质疏松症常选用（　　）

A. 双膦酸盐类　　B. 降钙素　　C. 钙制剂

D. 雌激素　　E. 糖皮质激素

5. 防治原发性Ⅱ型骨质疏松症可选用（　　）

A. 雌激素　　B. 维生素 D　　C. 钙制剂

D. 同化激素　　E. 氟制剂

扫码"看解析"

二、问答题

1. 请问老年性骨质疏松症和绝经后骨质疏松症有什么区别？在治疗时分别可以选择哪些药物进行治疗？

2. 骨质疏松症的典型临床表现有哪些？

三、案例分析

董奶奶，女，71 岁，经常感觉脚底下没根，像踩了棉花样的感觉，周身疼痛，从 40 岁开始就发现个子逐渐变矮，由原来的 1 米七，矮到了现在的一米六五，背也驼成了弓形，在去年的夏天，带着 6 岁的小孙子去公园遛弯，小孙子和伙伴们玩耍的过程中，跑到了湖边，董奶奶担心小孙子掉到湖里，着急心切，一个疾跑不幸摔倒，摔倒后没有爬起来，周围很多人进行围观，好心人打了 120 电话，通知了家人，医生诊断为重度骨质疏松。

请问：

（1）患者发生严重骨质疏松症原因是什么？

（2）针对该病因可以选择哪些药物进行治疗？

（3）可以为患者提供哪些药学服务？

（朱链链）

任务八　痛风用药指导与技能训练

学习目标

知识要求　**1. 掌握**　秋水仙碱的作用、用途、不良反应。

2. 熟悉　常用痛风治疗药物的种类和特点。

3. 了解　丙磺舒、苯溴马隆、磺吡酮、别嘌醇等药物的特点。

技能要求　1. 能观察药物的疗效及不良反应，指导患者合理用药。

2. 会帮助患者正确选用抗痛风药，并进行相应用药指导。

案例导入

案例：老张是一名出租司机，今年53岁，1年前出现左足第一跖趾关节疼痛，逐渐扩展到左踝关节，医院经检查诊断为：痛风，经治疗症状缓解。1天前饮酒后左足第一跖趾关节疼痛再次发作，渐渐累及左踝及膝关节。查体：左足第一跖趾关节、左踝及膝关节局部红肿灼热，左耳轮处可见痛风结节，血尿酸及血沉明显升高。医生医嘱给予口服秋水仙碱片治疗。

讨论：使用秋水仙碱片的目的是什么？药师应如何完成用药指导？对该患者进行健康教育。

扫码"学一学"

临床上痛风是指持续、显著的高尿酸血症，在多种因素影响下，过饱和状态的单水尿酸钠微小结晶析出，沉积于关节内、关节周围、皮下、肾脏等部位，引发急、慢性炎症和组织损伤，出现临床症状和体征。

理论知识

一、病因与症状

痛风形成的根本原因是血液中尿酸过高。人体的尿酸增高主要有两种原因：一是外源性，如摄入过多含嘌呤的食物，如肉类、海鲜、饮酒等。二是内源性，如体内合成尿酸过多，或尿酸排泄减少。

痛风分为原发性痛风和继发性痛风两大类。原发性痛风指体内嘌呤代谢障碍造成高尿酸血症，合并关节或者肾脏的病变，常伴家族遗传史。继发性痛风是指继发于其他疾病发生的痛风，如慢性肾功能不全，血液疾病等。临床特点为高尿酸血症、反复发作的痛风性关节炎、痛风石、慢性关节炎，严重者发生关节畸形和功能障碍。

知识链接

痛风的急性发作

痛风的急性发作是尿酸盐以结晶形式沉积在关节及关节周围组织引起的急性炎症反应，表现为关节液和关节滑膜的中性白细胞趋化、聚集并吞噬尿酸盐，同时释放一些炎症介质引起关节炎。如未及时治疗可发展为慢性痛风性关节炎或肾病变。

扫码"看一看"

随着人们生活水平的提高，饮食结构的改变，痛风发病率正在直线上升，年龄正在年轻化，已成为我国的一种常见病、多发病。通过有效治疗，轻者可维持正常的工作与学习，但如果治疗不当，病情反复发作可导致关节僵硬、畸形，最终导致患者生活质量下降。

二、药物治疗学基础与合理用药原则

1. 治疗原则 生活方式干预与合理适时的药物治疗是治疗痛风病最重要的两个方面。生活方式干预主要包括饮食的控制，以及预防相关慢性疾病的发作。药物治疗的目标是在急性发作期缓解关节疼痛和炎症，在发作间歇期控制血尿酸水平，预防复发和慢性痛风所

导致的多系统损害。

2. 治疗药物的选用 常用的抗痛风药包括以下五类。

（1）抑制粒细胞浸润药 对急性痛风性关节炎有选择性抗炎作用，治疗急性痛风性关节炎，如秋水仙碱。痛风急性发作期，建议首选低剂量的秋水仙碱。常用方法是一是一次0.5～1mg，每1～2小时1次，直至关节症状缓解，或出现腹泻或呕吐，达到治疗量一般为3～5mg，24小时内不宜超过6mg，停服72小时后一日0.5～1.5mg，分次服用，连用7日。

（2）促进尿酸排泄药 可促进尿酸盐排泄，减少关节的损伤，用于治疗慢性痛风，如苯溴马隆、丙磺舒、磺吡酮等。苯溴马隆的常用方法是：成人起始剂量50mg（1片），每日一次，早餐后服用，1～3周后据血尿酸水平调整剂量至50或100mg/d。肾功能不全时（肌酐清除率<60ml/min）推荐剂量为50mg，每日一次。

（3）抑制尿酸生成药 可使尿酸的生成减少，适用于慢性痛风、痛风性肾病，如别嘌醇，非布司他等。别嘌醇的一般用法：成人初始剂量一次50mg，一日1～2次，每周可递增50～100mg，至一日200～300mg，分2～3次服，一日最大量不得大于600mg。儿童6岁以内每次50mg，一日1～3次；6～10岁，一次100mg，一日1～3次。非布司他在2013年于我国上市，2016年中国痛风诊疗指南指出非布司他在有效性与安全性方面优于别嘌醇，一般用法为40mg或80mg，一日一次。

（4）解热镇痛抗炎药 主要是发挥抗炎镇痛的作用，适用于急性痛风性关节炎，如布洛芬、双氯芬酸、萘普生、舒林酸、吲哚美辛等。吲哚美辛为急性期的基本用药，不但能镇痛抗炎，还能抑制尿酸盐的吞噬。常用方法是首剂一次25～50mg，继之25mg，一日2～3次，直到疼痛缓解。

（5）糖皮质激素类 本类药物有强大抗炎作用，仅用于秋水仙碱和解热镇痛抗炎药治疗无效、不能耐受或有禁忌证时，如泼尼松等。泼尼松常用方法为30 mg/d，3～7天后迅速减量或停药。

考点提示

急性痛风发作选用的药物及主要特点。

知识链接

正确选择抗痛风药

1. 急性痛风性关节炎治疗 首选秋水仙碱，并加用解热镇痛抗炎药，必要时可选用糖皮质激素加强症状的控制。

2. 痛风间歇期和慢性期治疗 降尿酸治疗，以促进尿酸排泄药和抑制尿酸生成药为主，如丙磺舒、磺吡酮、苯溴马隆、别嘌醇和非布司他。 单用一类效果不好、血尿酸>535μmol/L、痛风石大量形成者可两类药物合用。

3. 不良反应及防控 秋水仙碱的不良反应与剂量大小有明显相关性。常见腹痛、腹泻、呕吐及食欲缺乏，发生率可达80%。如发生呕吐、腹泻等反应，应减小用量，严重者应立即停药。偶见肌肉、周围神经病变，罕见骨髓抑制、休克。长期服用可引起脱发、皮疹、发热及肝损害等。治疗急性痛风时，每一疗程间应停药3天，以免发生蓄积中毒。用药期间应定期检测血象及肝肾功能。

促尿酸排泄药会引起尿酸盐晶体在尿路的沉积，因此服用期间应多饮水，维持每日尿量在2000ml以上，并使用碳酸氢钠片。

抑制尿酸生成药如别嘌醇的不良反应常见为过敏，重度过敏者（迟发性血管炎，剥脱性皮炎）常致死，因此禁用。肾功能不全增加重度过敏的发生危险，应用时应注意监测。

传统的COX－1抑制药可引起胃肠道黏膜出血、肾脏损伤等不良反应，有活动性溃疡者禁用，伴肾功能不全者慎用。而COX－2抑制药如塞来昔布则不损伤胃肠道黏膜，但需注意心血管不良反应。

4. 用药教育

（1）药物相互作用 秋水仙碱可导致可逆性的维生素 B_{12} 吸收不良，同时可使中枢神经系统抑制药增效，拟交感神经药的反应性加强。苯溴马隆促进尿酸排泄的作用可因水杨酸盐和苯磺唑酮而减弱。

酒精、呋塞米、吡嗪酰胺或噻嗪类利尿剂均可增加别嘌醇在血清中尿酸含量；与抗凝药如双香豆素等同用时，抗凝药的效应可加强，应注意调整剂量；别嘌醇与巯嘌呤同用时，后者的用量一般要减少1/4～1/3；与环磷酰胺同用时，对骨髓的抑制可更明显；与尿酸化药同用时，可增加肾结石形成的可能；不宜与铁剂同服。

丙磺舒与阿司匹林或其他水杨酸盐同用时，可抑制其的排尿酸作用；与吲哚美辛、萘普生等同用时，后者的血药浓度增高，毒性因而加大；与各类青霉素、头孢菌素、甲氨蝶呤同用时，后者的血药浓度增高，毒性因而加大；与口服降糖药同用时，后者的效应增强；与利福平同用时，使利福平的血药浓度增高并时间延长、毒性加大；与磺胺药同用时，使其血药浓度升高。

（2）健康教育 调整生活方式有助于痛风的预防和治疗。痛风患者应遵循下述原则：①限酒禁烟。抽烟饮酒可能增加痛风发作的风险，相较葡萄酒，喝啤酒和白酒风险更高。②减少高嘌呤食物的摄入，增加新鲜蔬菜的摄入。建议患者不食或少食高嘌呤食物如动物内脏、浓肉汤、大部分鱼类、贝类以及豆类等。③防止剧烈运动或突然受凉。大数据显示，剧烈运动是男性和女性痛风患者发作的第三位诱因。突然受凉是女性痛风发作的第二位诱因，是男性的第五位诱因。④减少富含果糖饮料的摄入。饮用富含果糖的饮料增加痛风发作风险。⑤大量饮水（每日2000ml以上），以促进尿酸排出。⑥规律饮食和作息，规律运动，控制体重，减少痛风发作的风险。

考点提示

对痛风患者进行健康教育的要点。

案例解析

本任务导入案例中的老张饮酒后急性痛风发作。使用秋水仙碱是为了治疗急性痛风性关节炎。应当对老张进行如下的合理用药指导：①介绍痛风的治疗原则，包括生活干预方式与药物治疗。②介绍秋水仙碱的用法。③介绍秋水仙碱的不良反应，如常见腹痛、腹泻、呕吐等。

对老张进行健康教育：饮酒（啤酒与白酒），大量食用肉类、海鲜（如贝类）、动物内脏，饮用富含果糖的饮料，剧烈运动，突然受凉，肥胖，疲劳，饮食、作息不规律，吸烟等均为痛风的危险因素了；而规律作息和锻炼，食用新鲜蔬菜是痛风的保护因素。在生活中，应避免危险因素的发生，同时增加保护因素的发生率。

技能训练

三、痛风的用药指导技能训练

【实训目的】

1. 掌握针对痛风患者用药指导的主要方法。
2. 熟悉针对痛风患者的生活干预的方法。

【实训准备】

复习有关痛风的病因、临床表现、治疗原则和治疗药物等有关资料，提前分析教育人群情况，确定模拟病人的同学等；准备痛风患者用药指导的宣传单；准备模拟场景训练使用的常用药物的包装及说明书等。

【实训方法】

1. 结合所学知识和课外调查和网络调查，发现或确定痛风患者面临的主要健康问题和存在的用药误区。
2. 通过小组讨论等形式，确定针对痛风患者开展用药指导方案，研究方法和技巧。
3. 通过模拟表演展示各自的用药指导方案，互相点评，教师讲评，优化确定方案。

【实训步骤】

1. 确定课题　可以根据当地实际，确定对痛风（急性发作期、间歇期、慢性期，可一类也可多类患者）的患者进行用药指导与健康教育，复习巩固有关知识。

2. 调研拓展　通过问卷调查、网络等手段了解当地人群中痛风的发病情况，用药情况、熟悉有关药物的商品名，搜集整理药品说明书和其他辅助材料或道具，了解其他治疗方法或手段，并记录整理。

3. 小组研讨　以4～10人为一个小组，根据目的和要求进行合作性研讨，重点分析用药指导所要达到的目标，采用的方法和技巧，拟定方案，并进行组内试讲等。

4. 模拟演练　每组派代表扮演教育者和痛风患者，借助药盒、说明书，宣传单等道具，在模拟药房和综合实训室具体实施，其他各组同学评价实际效果，教师讲评，并根据考核表进行赋分考核。

5. 拓展实施　根据课程安排的实际情况，有选择的到药店、社区对痛风患者进行实际的用药指导，同时客观记录实际效果，作为方案评价的延展性重要依据。

5. 现场实施　到社区进行实际的用药指导，同时客观记录实际效果，作为方案评价的主要依据。

扫码“看一看”

【实训考核】

任意选取痛风患者用药指导场景，通过训练制定有关用药指导方案，按照以下考核表完成上实训技能的考核。

项目	考核内容		标准分（100）	评分标准	得分
职业素养（5分）	衣帽整洁，仪表端庄		2	学生着工作服；女生不得披头发；男女生不得穿拖鞋	
	报告班级、姓名、操作项目		1	向观摩者和评判者致礼，汇报清晰	
	举止得体，语言清晰		2	仪态大方，吐字清晰，声音适度	
实训实施（70分）	沟通能力（10分）	与痛风患者的沟通技巧	5	参考人际沟通知识和痛风患者的临床表现，考生回答沟通技巧的内容，说出一点（2分），最多不超过（5分）	
		针对患者的问病荐药的礼仪	5	面对患者：见面问候（2分），离开道别（3分）	
	专业能力（60分）	针对痛风患者的特点和有关病历资料，做出判断	5	根据患者自述，疾病判断正确（3分）；解释正确（2分）	
		痛风的疾病相关知识	15	痛风的定义（5分） 痛风的临床表现（5分） 常用的痛风治疗药物（5分）	
		正确推荐药物	10	根据痛风患者的病情的特点推荐一个/一组正确药物（5分）；解释推用药的原因（5分）	
		正确指导痛风患者使用药物，并提示相关注意事项	15	针对所推荐的药物，指出用法用量（5分），可能产生的不良反应（5分）及应对措施（5分）	
		针对痛风患者提出健康教育	15	生活健康知识技能教育与心理行为健康知识技能教育（每点2分，最多不超过10分）；家属教育（5分）	

续表

项目	考核内容	标准分（100）	评分标准	得分
理论知识（25分）	痛风药物的治疗原则或策略	10分	说出痛风治疗原则或要点，每条2～3分，最多不超过5分	
	抗痛风药的作用、用途、不良反应	15分	说出常用抗痛风药的代表药名称、作用机制、不良反应，每个2～3分，最多不超过15分	
合计				

备注：

1. 考核方式：教师与学生一（或二）对一考试；
2. 考核场所：模拟药房或实验室；
3. 学生按号数每次2或3人进入考场，针对痛风的疾病案例（急性发作期、间歇期、慢性期），每人准备5分钟后开考；
4. 待考学生由班级学委维持秩序在考场外准备，不得进入考场。

扫码“看小结”

【实训思考】

1. 根据不同的患者的不同生活习惯，如何更好地开展合理用药指导？
2. 痛风患者常同时患有多种疾病，当不同疾病的用药存在配伍禁忌时，应该如何处理？

目标检测

扫码“练一练”

一、选择题

【A_1/A_2 型题】

1. 对痛风无效的药物是（ ）
   A. 吲哚美辛　B. 对乙酰氨基酚　C. 别嘌醇
   D. 丙磺舒　E. 秋水仙碱
2. 对急性痛风性关节炎有效的药物是（ ）
   A. 苯溴马隆　B. 磺吡酮　C. 别嘌醇
   D. 丙磺舒　E. 秋水仙碱
3. 慢性痛风患者宜选择的治疗药物是（ ）
   A. 苯溴马隆　B. 吲哚美辛　C. 泼尼松
   D. 吡罗昔康　E. 秋水仙碱

【A_3/A_4 型题】

（4～6题共用病例）

男性，56岁，既往有高血压病史，服用吲达帕胺片至今已有4年。1年前患者出现踝、膝关节红肿、疼痛，服用布洛芬或者双氯芬酸缓解，但症状发作逐渐频繁，近日再次发作，到医院就诊，检查发现血尿酸明显升高，诊断为痛风。

4. 试分析，该患者痛风发作与何种因素有关（　　）

A. 与服用布洛芬有关　　B. 与服用吲达帕胺有关

C. 与服用双氯芬酸有关　　D. 与年龄有关

E. 与高血压病有关

5. 可选择的治疗药物是（　　）

A. 苯溴马隆　　B. 磺吡酮　　C. 别嘌醇

D. 丙磺舒　　E. 秋水仙碱

6. 以下用药护理措施错误的是（　　）

A. 告知患者多卧床休息　　B. 指导患者秋水仙碱应饭前服用

C. 多饮水　　D. 禁酒

E. 避免进食高蛋白和高嘌呤的食物如动物内脏、海鲜等

扫码“看解析”

二、简答题

1. 抗痛风药的类别有哪些？分别列举一例代表药物。

2. 如何对痛风患者进行健康教育？

三、案例分析

1. 患者，男性，52 岁，2 年前因大量饮啤酒以后，于凌晨突然出现左足第一跖趾关节剧痛，难以忍受，以后症状反复发作。2 天前再次饮啤酒，足背及踝关节出现红肿疼痛，到医院就诊检查发现：血尿酸升高，诊断为痛风。

试分析：

（1）可选用什么药物治疗？

（2）应采取哪些用药指导？

（舒　阳　张　庆）

任务九　缺铁性贫血用药指导与技能训练

扫码“学一学”

学习目标

知识要求　**1. 掌握**　缺铁性贫血的治疗原则及治疗药物。

2. 熟悉　缺铁性贫血的症状及病因。

3. 了解　口服铁剂的注意事项。

技能要求　1. 熟练掌握缺铁性贫血病症的问病荐药方法。

2. 能够运用所学知识对缺铁性贫血患者进行正确的用药指导。

案例导入

案例：患者，女性，34 岁。1 年前无明显诱因出现面色苍白、头晕、乏力，曾到医院检查，血红蛋白含量 Hb：64g/L，外周血涂片红细胞以小红细胞为主，给予铁剂口服治疗 1 周。患者进食正常，有挑食习惯，睡眠好，体重有明显变化。尿色无异常，无便血和黑便，无鼻出血和齿龈出血。近 2 个月经量增多，而且病情也突然加重。

讨论：该患者是什么原因导致病情突然加重？用铁剂的注意事项有哪些？

缺铁性贫血（iron deficiencyanemia，IDA）是指由体内贮存的铁缺乏，影响血红蛋白的生成而发生的贫血。在红细胞的产生受到限制之前，体内的铁贮存已耗尽，此时称为缺铁。这种贫血特点是骨髓、肝、脾及其他组织中缺乏可染色铁，血清铁浓度和血清转铁蛋白饱和度均降低，呈现小细胞低色素性贫血。

理论知识

一、病因与症状

缺铁性贫血为多因素发病，主要原因有：①铁丢失增加：如钩虫病、痔疮、溃疡病、鼻出血、月经量过多等慢性失血性疾病；②长期铁摄入不足：如偏食，长期应用非铁制品的烹饪用具；②需铁量增加：如妇女妊娠或哺乳期、儿童生长发育期等；④铁元素吸收不良：如萎缩性胃炎、胃功能紊乱、胃大部切除术后、胃酸缺乏、慢性腹泻等。

缺铁性贫血可以分为三期：①铁负平衡期：身体所需要的（或丢失的）铁超过从饮食中吸收的铁，机体动员贮存铁代偿，铁贮存检查出现异常，包括血清铁蛋白下降或骨髓铁染色显示缺铁。②缺铁造血期：贮存铁耗竭，血清铁开始下降。当血清铁 $<15\mu g/L$ 时提示贮存铁耗竭，但是只要血清铁正常，红细胞造血就不会受到影响。③缺铁性贫血期：此时转铁蛋白饱和度下降至 10% ~15%，血红蛋白和红细胞比容开始下降。

扫码“看一看”

缺铁性贫血的发生大都是隐伏的，起病缓慢，任何年龄均可发病，以 6 个月 ~2 岁最多。临床表现与贫血的程度、进展的速度有关。皮肤黏膜逐渐苍白、以唇、口腔黏膜、甲床最明显。头发枯黄、倦怠乏力、不爱活动或烦躁、注意力不集中，记忆力减退、学习成绩下降，智力多较同龄儿低。常有食欲不振、少数有异食癖（如冰块、黏土、淀粉等）。重者出现口腔炎、舌乳头萎缩、吸收不良综合征、反甲、心脏扩大或心力衰竭等。患儿易患呼吸道感染、中耳炎等。年长儿童可诉头昏、耳鸣。

缺铁性贫血是贫血中的最常见类型之一，可发生在各年龄组，成长中的婴幼儿、青少年和月经期、妊娠期、哺乳期妇女都是缺铁性贫血的高发人群。据中国疾病预防控制中心的调查显示，中国儿童贫血率在 25% 左右，妇女贫血率在 20% 左右，孕妇贫血率高达 35%，成年男子贫血率则在 10% 左右。大于 65 岁的老年人群中贫血的发生率比普通人群高 4 ~6 倍。

知识链接

缺铁性贫血的诊断

急性失血时为正色素性贫血；慢性缺铁性贫血表现为小细胞低色素性贫血，可以从血常规报告单上快速判断:通常 Hb 与 RBC 比例约为 3∶1 (如 Hb 120g/L，RBC 4.0 $\times 10^{12}$/L)；血液血涂片检查可见红细胞大小不等、中心浅染；血清铁、血清铁蛋白含量下降，总铁结合力升高。经铁剂治疗有效。

一、药物治疗学基础与合理用药原则

1. 治疗原则 首先是应尽可能地去除导致缺铁的病因，其次是补足贮存铁。对于中重度贫血需要补铁治疗。急性重度贫血需要输血治疗。

2. 治疗药物的选择

（1）口服铁剂 铁剂是治疗缺铁性贫血的首选方法。常用亚铁制剂（硫酸亚铁、乳酸亚铁、葡萄糖酸亚铁、琥珀酸亚铁或富马酸亚铁）。①硫酸亚铁片剂：预防量一日 300mg；治疗量成人一次 300mg，儿童一次 50～100mg，一日 3 次。②乳酸亚铁片剂：成人一次 400mg，一日三次，饭后服用。③葡萄糖酸亚铁胶囊：成人预防用，一次 300mg，一日一次；治疗用，一次 300－600mg，一日三次。儿童每次用量按每千克体重 10mg 计算，一日三次。④富马酸亚铁片剂：成人预防用，一日 200mg；治疗用，一次 200mg～400mg，一日三次。儿童 1 岁以下，一次 35mg，一日三次；1～5 岁，一次 70mg，一日三次；6～12 岁，一次 140mg，一日三次。⑤琥珀酸亚铁片剂：成人预防用，一次 100mg，一日一次；治疗用，一次 100mg～200mg，一日三次。儿童使用减半。

（2）注射铁剂 一般主张口服补铁剂，仅在下列情况下采用注射铁剂：①肠道对铁的吸收不良，例如胃切除或胃肠吻合术后、慢性腹泻等；②胃肠道疾病可由于口服铁剂后症状加重，例如消化性溃疡，溃疡性结肠炎、胃切除后胃肠功能紊乱及妊娠时持续呕吐等；③口服铁剂虽经减量但仍有严重胃肠道反应。常用的注射铁剂有右旋糖酐铁及山梨醇枸橼酸铁，有两种给药方式，一种为大剂量给药，每次至少 500mg；另一种为小剂量长期给药，在血液透析患者中较为常用，每次给予元素铁 100mg 10 周以上，以增强机体促红细胞生成素治疗的反应。个体需要的总补铁量（mg）计算公式＝体重（kg）×2.3×［150－目前 Hb（g/L）］＋500 或 1000（储存铁）。

考点提示

药物治疗缺铁性贫血的首选方法。

3. 不良反应及防控 补铁过量者会出现恶心、呕吐、腹泻等消化道不适症状。服用铁剂后可出现黑便，可掩盖消化道出血或引起认为出血的担心，应事先向患者说明。静脉注射铁剂能引起严重的过敏反应，因此在首次用药前，应先给予试验剂量，并且应具备治疗过敏反应的应急措施，1 小时内无过敏反应再给予足量治疗。

4. 用药教育

（1）药物相互作用　四环素、考来烯胺等阴离子药物可在肠道与铁结合或络合，影响铁的吸收；碳酸氢钠可与亚铁生成难以溶解的碳酸铁，阻碍铁剂的吸收；维生素 C 作为还原剂可促进铁转变为二价铁，或与铁形成络合物，从而促进吸收。口服铁剂应同时并用维生素 C。

右旋糖酐铁注射液不能和口服铁制剂同时服用，因为口服铁的吸收会降低。右旋糖酐铁注射液可能会导致血浆胆红素水平的提高和血浆钙水平的降低。

知识链接

亚铁盐服用指导

空腹服用亚铁盐吸收最好，但其胃肠道反应大，常使患者不能耐受，因此建议进餐时或餐后服用，以减少药物对胃肠道的刺激。铁剂忌与茶同服，因易与茶叶中的鞣酸结合成不溶解的沉淀，不易被吸收。牛奶、蛋类、钙剂、磷酸盐、草酸盐等可抑制铁剂的吸收；但肉类、果糖、氨基酸、脂肪可促进铁剂的吸收。

（2）健康教育　除补铁外，合理膳食同样重要。宜多食含铁丰富的食物如猪肝、黄豆、蔬菜、水果、大枣、蜂乳、芝麻、黑木耳等。提倡使用铁锅烹饪或煮粥，会有助于铁元素的补充。同时注意要有足够蛋白质的摄入。老年人用药数量多，应事先核查药物，注意与其他药物之间的相互作用。注意避免同时服用影响铁吸收的药物或者食物。服药前需要向患者解释：①铁剂可引起肠道蠕动减慢、引起便秘；②部分患者胃肠道反应较重，可在餐后服用；③铁剂使大便颜色变黑，可掩盖消化道出血或引起认为出血的担心。

考点提示

对缺铁性贫血患者进行健康教育的要点。

案例解析

本案例中导致病情加重的原因是月经量增多，使缺铁性贫血加重。

服用铁剂时应注意其胃肠道反应，餐中或餐后服用较为适宜。同时不能与茶、牛奶、蛋类、钙剂同服，影响其吸收。

技能训练

三、缺铁性贫血的用药指导技能训练

【实训目的】

1. 熟悉缺铁性贫血患者用药指导的基本原则和方法。

2. 掌握缺铁性贫血患者的用药及注意事项。

3. 掌握缺铁性贫血患者的健康教育。

【实训准备】

复习有关缺铁性贫血的知识，提前分析教育人群情况，准备缺铁性贫血用药指导及生活干预的资料，如宣传单、题板等。

复习有关缺铁性贫血的病因、分类、临床表现、治疗原则和治疗方法等有关资料，提前分析教育人群情况，确定模拟病人的同学等；准备缺铁性贫血患者用药指导的资料，如宣传单；准备模拟场景训练使用的药盒及说明书等。

【实训方法】

1. 结合所学知识、课外调查和网络调查，发现或确定缺铁性贫血患者面临的主要健康问题和存在的用药误区。

2. 结合所学知识和课后调查，通过小组讨论等形式，确定针对缺铁性贫血患者开展用药指导方案及生活干预方案，研究方法和技巧。

3. 通过模拟表演展示各自的用药指导方案，互相点评，教师讲评，优化确定方案。

【实训步骤】

1. 确定课题　可以根据当地实际，确定对缺铁性贫血患者（不同对象—婴幼儿、青少年和月经期、妊娠期、哺乳期妇女，可一类也可多类患者。）进行缺铁性贫血的用药指导，复习巩固有关知识。

2. 调研拓展　通过问卷调查、网络等手段了解当地人群中缺铁性贫血的发病情况，用药情况。熟悉有关口服药物的商品名，搜集整理药品说明书和其他辅助材料或道具，如药盒、宣传单等，了解其他治疗方法或手段，并记录整理。

扫码“看一看”

3. 小组研讨　以4～10人为一个小组，根据目的和要求进行合作性研讨，重点分析用药指导所要达到的目标，采用的方法和技巧，拟定方案，并进行组内试讲等。

4. 模拟演练　每组派代表扮演教育者和缺铁性贫血患者，借助药盒说明书等道具，在模拟药房和综合实训室具体实施，其他各组同学评价实际效果，教师讲评，并根据考核表进行赋分考核。

5. 拓展实施　根据课程安排的实际情况，有选择的到药店，或社区对缺铁性贫血患者进行实际的用药指导，同时客观记录实际效果，作为方案评价的延展性重要依据。

【实训考核】

任意选取缺铁性贫血患者问病荐药场景，通过训练制定有关用药指导方案，按照以下考核表完成上实训技能的考核。

项目	考核内容		标准分（100）	评分标准	得分
职业素养（5分）	衣帽整洁，仪表端庄		2	学生着工作服；女生不得披头发；男女生不得穿拖鞋	
	报告班级、姓名、操作项目		1	向观摩者和评判者致礼，汇报清晰	
	举止得体，语言清晰		2	仪态大方，吐字清晰，声音适度	
实训实施（70分）	沟通能力（10分）	与缺铁性贫血患者的沟通技巧	5	参考人际沟通知识和痛风患者的临床表现，考生回答沟通技巧的内容，说出一点（2分），最多不超过（5分）	
		针对患者的问病荐药的礼仪	5	面对患者：见面问候（2分），离开道别（3分）	
	专业能力（60分）	针对缺铁性贫血患者的特点和有关病历资料，做出判断	5	根据患者自述，疾病判断正确（2分）；解释正确（3分）	
		缺铁性贫血的疾病相关知识	15	缺铁性贫血的定义（5分） 缺铁性贫血的临床表现（5分） 常用治疗药物（5分）	
		正确推荐药物	10	根据缺铁性贫血患者的病情的特点推荐一个/一组正确药物（5分），解释推用药的原因（5分）	
		正确指导缺铁性贫血患者使用药物，并提示相关注意事项	15	针对所推荐的药物，指出用法用量（5分），可能产生的不良反应（5分）及应对措施（5分）	
		针对缺铁性贫血患者提出健康教育	15	生活健康知识技能教育与心理行为健康知识技能教育（每点2分，最多不超过10分）；家属教育（5分）	
理论知识（25分）	缺铁性贫血药物治疗原则或策略		10	说出缺铁性贫血药物治疗原则或要点，每条2～3分，最多不超过10分	
	相关药物的作用机制、用途、不良反应		15	说出相关药物的作用机制、不良反应，每条2～3分，最多不超过15分	
合计					

扫码“看小结”

备注：

1. 考核方式：教师与学生一（或二）对一考试；

2. 考核场所：模拟药房或实验室；

3. 学生按号数每次2或3人进入考场，抽取缺铁性贫血的疾病案例（不同对象：婴幼儿、青少年和月经期、妊娠期、哺乳期妇女），每人准备5分钟后开考；

4. 待考学生由班级学委维持秩序在考场外准备，不得进入考场。

【实训思考】

1. 根据不同的患者的不同的饮食习惯，如何更好地开展合理用药指导？

2. 缺铁性贫血患者可能同时患有多种疾病，当不同疾病的用药存在配伍禁忌时，应该如何处理？

目标检测

扫码“练一练”

一、选择题

【A_1/A_2 型题】

1. 贫血是指外周血单位体积中（　　）

A. 红细胞数低于正常

B. 红细胞压积低于正常

C. 红细胞数及血红蛋白量低于正常

D. 红细胞数、血红蛋白量和红细胞压积低于正常

E. 循环血量较正常者减少

2. 口服铁剂治疗缺铁性贫血的正规疗程应该是（　　）

A. 不间断地服用 6～8 周

B. 一直服用到血红蛋白达到正常水平

C. 到略低于正常血红蛋白值然后待其自然增长到正常水平

D. 服用至血红蛋白高于正常水平，以免复发

E. 血红蛋白达正常后再继续服一个月，6 个月时还可复治 3～4 周

用于胃切除后所致缺铁性贫血的治疗措施是（　　）

A. 切脾术　　B. 糖皮质激素　　C. 雄激素

D. 右旋糖酐铁注射　　E. 输血

【A_3/A_4 型题】

患者男性，45 岁，自感心慌、乏力、食欲缺乏、记忆力减退，无头疼、头晕、咳嗽，无齿龈出血，到医院就诊，检查发现血红蛋白减少，诊断为缺铁性贫血。

3. 试分析，患者下列哪种症状不符合缺铁性贫血（　　）

A. 心慌　　B. 食欲缺乏　　C. 记忆力减退关

D. 咳嗽　　E. 乏力

4. 可选择的治疗药物是（　　）

A. 富马酸铁　　B. 维生素 C　　C. 葡萄糖酸钙

D. 右旋糖酐铁注射液　　E. 枸橼酸铋钾

5. 以下用药指导措施错误的是（　　）

A. 可与鸡蛋同服　　B. 可多食肉类　　C. 餐后服用

D. 服用期间可能会出现黑便　　E. 避免与牛奶、茶同服

二、简答题

1. 缺铁性贫血药物的类别有哪些？分别列举一例代表药物。

2. 如何对缺铁性贫血患者进行健康教育？

三、案例分析

患者陈某，男，31 岁，一月前劳累或活动后出现乏力、困倦、心慌、气短、食欲减退、无头疼、头晕、无咳嗽，休息可缓解。查体发现皮肤黏膜及其面色苍白。血象 Hb 45g/L，RBC 1.93×10^{12}/L，WBC 4.7×10^{9}/L，PLT120×10^{9}/L，铁蛋白 3.5ug/L。大便隐血（+）。

试分析：

（1）分析此患者可能的疾病及原因？

（2）应采取哪些用药指导？

（舒　阳）

扫码“看解析”

任务十　抑郁症用药指导与技能训练

ER－06101　抑郁症用药指导与技能训练课件（PPT）

扫码“学一学”

学习目标

知识要求　**1. 掌握**　氟西汀、文拉法辛等抑郁症药物基本治疗方案、常用药物种类。

2. 熟悉　抑郁症的症状、治疗原则、典型不良反应及对策。

3. 了解　抑郁症的病因、临床药物治疗的新进展。

技能要求　1. 能正确判断抗抑郁药不良反应，采取应对策略，进行用药教育。

2. 会正确的选用治疗抑郁症的常用药物，说出药物治疗方案。

案例导入

案例：患者，女，21 岁，某大学三年级学生。半年前与男朋友分手后出现失眠、记忆力减退症状。以后逐渐感觉心情抑郁、情绪低落，学习也一落千丈，感觉人生渺茫，生命毫无意义，开始悲观厌世，慢慢有了自杀的念头。家人发现及时，入院诊断为抑郁症。医生医嘱给予盐酸氟西汀胶囊治疗。经过近两个月的规范服药，患者症状有所缓解，但是体形明显发胖，遂产生不想再继续服药或想减少用药量的想法，家人将此情况反映给医生和药师并寻求帮助。

讨论：结合这个案例，请同学们思考将如何对该患者和家人进行用药教育？

理论知识

抑郁症是一种最常见的情感障碍性精神疾病之一，以显著而持久的情绪低落为主要特征的综合征。其疾病症状包含情绪低落、思维迟钝、兴趣缺乏，伴有自杀观念、躯体症状或行为等，严重者出现幻觉、幻听等精神病症状。发病年龄主要在20～50岁，近年来，青春期抑郁症的发病情况受到社会关注，经过正规综合治疗，涉及心理治疗、药物治疗、家庭支持等方面，首次发病后规范治疗的治愈率较高。

一、病因与临床表现

抑郁症患者有反复发作的倾向，引起抑郁症的原因是多方面的，是生物、心理、社会等因素综合的结果。

1. 遗传因素 研究发现遗传性基因与抑郁症发生有一定的关系。

2. 生物因素 抑郁的病因和发生机制尚不清楚，比较公认的神经生化假说是单胺类神经递质假说，即脑内5－羟色胺（5－HT）、去甲肾上腺素（NE）功能活动降低、浓度异常可导致抑郁。

3. 心理因素 对有压力的负性生活事件的应激反应调适能力较差，自身承受不住生活压力导致抑郁，心理治疗应贯穿治疗全过程，家人的支持和鼓励，可以提高患者的疗效和依从性，对预防复发有帮助。

4. 环境因素 患者所生活的家庭和工作环境较差，缺乏沟通和交流，以致情感长期压抑而出现心理应激反应，主动改变环境以及调整心态对治疗会有积极的作用。

抑郁症临床表现的心境低落与其处境不相称。该病具有高发病、高复发、高致残的特点。伴随有自我评价感下降，睡眠障碍、食欲不振等，多数呈现出抑郁伴焦虑状态。

二、药物治疗学基础与合理用药原则

1. 治疗目标 提高抑郁症的临床治愈率，最大限度减少病残率和自杀率，提高生存质量，恢复社会功能，预防复发。

2. 治疗原则

（1）个体化治疗，治疗前知情告知药物的种类、用法、用量、不良反应及策略。

（2）有效用药的疗程治疗，剂量逐步递增，尽可能采用最小有效量，尽可能单一用药，如疗效不佳可考虑转换治疗、增效治疗或联合心理治疗，因其高复性的问题，应坚持长期维持性治疗，还需要注意药物相互作用。

（3）密切观察病情变化和不良反应，及时治疗与抑郁共病的其他躯体疾病、物质依赖、焦虑障碍等。

（4）定期评估与换药原则，根据患者的躯体症状、耐药性、既往用药史等问题，定期需要进行治疗效果的评估，便于适当的调整治疗方案，如单药无效或是足疗程无效者，是否考虑2种抑郁症期药物合用，停药时应缓慢减量，避免“撤药综合征”和复发。

考点提示

抑郁症适宜选用的常用药物、典型不良反应、用药注意事项。

3. 治疗药物的选用

（1）选择性 5 - 羟色胺再摄取抑制剂（SSRIs） 选择性抑制 5 - HT 再摄取，使突触间隙 5 - HT 浓度增高而达到治疗目的。氟西汀、帕罗西汀、舍曲林、氟伏沙明、西酞普兰及艾司西酞普兰等为临床一线抗抑郁药物。可用于各种抑郁症，包括轻至重度抑郁症，双向情感性精神障碍抑郁相等。氟西汀、帕罗西汀、舍曲林、氟伏沙明、西酞普兰合称为抗抑郁药物的五朵金花。

（2）三环类抗抑郁药（TCAs） 本类药物为突触前摄取抑制剂。是突触间隙中 NE 和 5 - HT 浓度增高从而达到治疗目的。包括丙咪嗪、阿米替林、多塞平等，为第一代非选择性单胺摄取抑制剂。主要适用于内因性抑郁症及其他疾病中出现的抑郁症状，还可用于治疗症及惊恐发作。此类药物不良反应较多，严重心肝肾病患者禁用。

（3）单胺氧化酶抑制剂（MAOIs） 主要通过抑郁制单胺氧化酶（MAO），减少中枢神经系统内单胺类递质的破坏，增加突触间隙内的浓度，起到提高情绪的作用。吗氯贝胺是一种可逆性、选择性单胺氧化酶 A 抑制剂，适用于各类抑郁发作，无镇静作用，禁止与交感胺、SSRIs、SNRIs 等药联用

（4）5 - HT 与 NE 再摄取抑制剂（SNRIs） 主要抑制突触前膜对 5 - HT 和 NE 的再摄取，对 DA 再摄取也有轻度抑郁作用。代表药物为文拉法辛和度洛西汀。此类药物安全性和耐受性较好，疗效与剂量有关。主要用于抗抑郁症和广泛性焦虑症，对 SSRIs 无效的严重抑郁症患者也有效。

（5）选择性 NE 再摄取抑制药（NRIs） 主要抑制突触前膜对 NE 的重摄取与 α_2受体，升高突触间隙的 NE 浓度而发挥抗抑郁作用。代表药物为瑞波西汀。

（6）去甲肾上腺素能及特异性 5 - HT 能抗抑郁药（NaSSAs） 阻断中枢去甲肾上腺素能神经元突触前膜 α_2自身受体，增加 NE 和 5 - HT 的释放。有镇静作用，适用于各种抑郁，尤其适用于重度抑郁和明显焦虑、激越及失眠的患者。代表药物为米氮平。

（7）α_2受体拮抗和 $5-HT_1$、$5-HT_2$受体拮抗药 选择性抑制突触前膜上的 α_2受体，促进 NE 的释放。代表药物为米安色林。

（8）5 - HT 受体拮抗和再摄取抑制药（SARIs） 阻断 $5-HT_{2A}$受体，从而抑制突触前 5 - HT 的再摄取。代表药为曲唑酮和奈法唑酮。

（9）去甲肾上腺素及多巴胺再摄取抑制药（NDRIs） 代表药为安非他酮，适用于对其他抗抑郁药疗效不明显或不耐受的抑郁患者治疗。

扫码“看一看”

4. 不良反应及应对措施 常见为困倦、口干、视物模糊、便秘、心跳加快、排尿困难和体位性低血压，这类副作用一般不影响治疗，在治疗过程中可逐渐适应。能引起嗜睡，在从事驾驶、仪器操作或其他要集中精神才能完成的操作时应谨慎使用。应避免与酒精或其他能引起嗜睡作用的药物合用。

严重的心血管副作用、尿潴留和肠麻痹少见，可诱发躁狂发作，过量可致急性中毒甚至死亡，必要时加强监护，原有心血管疾病的患者不宜使用。

5. 用药教育

（1）抑郁症实施全程治疗，急性期治疗至少 3 个月；其中症状完全消失者进入巩固期治疗 4 ~ 9 个月，复发病例在巩固期后视复发次数和频度还应进行 1 ~ 5 年的维持期治疗。抗抑郁药物多数需要至少 2 周才会有显著的情绪反应，12 周后才会有完整的治疗效果。

（2）各种抗抑郁药均不宜与 MAOIs 类药物联合使用，在单胺氧化酶使用的 14 天内不能使用抗抑郁药物。

（3）大多数抗抑郁药通过个体差异较大的肝脏细胞色素 P450 酶降解代谢。SSRI 对妊娠或准备怀孕的妇女及哺乳期妇女慎用；对重度肾功能不全患者慎用；肝病患者宜减少 SSRI 剂量与使用频率。

（4）长期阻断某些神经递质再摄取，会出现戒断症状。戒断反应常被误判为症状复发，适当放慢减药速度可以减少戒断反应。

（5）抗抑郁药物能引起嗜睡，在从事驾驶、仪器操作或其他药集中精神才能完成的操作时应谨慎使用。应避免与酒精或其他能引起嗜睡作用的药物合用。

（6）抑郁症患者常有消极悲观厌世观念，有意或误服过量的抗抑郁药中毒自杀时有发生，治疗中应提高警惕，及早发现和积极治疗。

（7）鼓励患者多食粗粮、多饮水、腹部按摩等缓解便秘症状，必要时加服缓泻剂；尤其注意老年患者的排尿、排便、视觉变化等不良反应。必要时采取导尿和预防便秘的其他护理措施。

（8）抑郁症在服用抑郁症药药物至少 6 ~ 9 月，症状才有所缓解。服药初期出现体重增加或停药后体重继续增加等问题，无须特殊处理。如果擅自停药，极易导致复发。

（9）抑郁症药物无成瘾性物质，无成瘾性。

（10）为防止漏服药物，抑郁症药物必须每天同一时间服用。

案例解析

本任务导入案例中该患者表现为典型的抑郁症状并有自杀倾向。该病例中患者服用的盐酸氟西汀胶囊属选 SSRIs 与传统的 TCAs 疗效相当，能显著改善患者的抑郁症状的同时还可改善其焦虑症状，不良反应少，有利于提高患者用药的依从性。

针对患者进行用药教育：①药物治疗的周期很长，请患者按照治疗方案坚持药物服用，突然断药会增大疾病复发可能性；②患者处于青春期，比较在意形体问题，需将选择氟西汀治疗抑郁的原因以及坚持服用药物治疗疾病的重要性告知患者，同时要给患者解释清楚，服用氟西汀可能出现体重增加的不良反应，也是患者服用药物心态变好的体现之一，鼓励患者坚持治疗，树立信心，提高服药的依从性。

技能训练

三、抑郁症用药指导技能训练

【实训目的】

1. 掌握抑郁症患者常用药物的选择方法。
2. 熟悉抑郁症患者典型不良反应及对策、用药指导的要点。
3. 能对抑郁患者开展用药指导方案的分析，以及开展规范的用药教育。

【实训准备】

复习有关抗抑郁药知识和抑郁疾病的有关资料，请学生提前从网上或教材中选用几个抑郁症案例，准备抑郁症药物用药指导的资料，如宣传单、题板，以及常用抑郁症药物药品说明书等。

【实训方法】

1. 结合所学知识，实训课前小组组织拓展学习，更深一步了解抑郁症患者面临的主要健康问题，查阅有关抑郁症治疗的临床指南或药物手册，熟悉常用药物药品说明书的正确解读方法。

2. 小组自己准备抑郁症案例，根据教材中实训考核所示的临床思维，采用模拟表演的形式，展示用药指导全过程，小组间互相点评，教师讲评，优化确定方案。

扫码“看一看”

【实训步骤】

1. 小组研讨以 4 ~ 10 人为一个小组，根据实训目的和要求进行合作性研讨，重点分析用药指导所要达到的目标，采用的方法和技巧，拟定方案。

2. 确定实训案例，准备实训所需要的相关的材料，以小组为单位复习巩固有关抑郁症用药知识。

3. 小组中成员分角色和熟悉考核评分细则。

4. 每组选派代表扮演教育者和抑郁症患者，借助道具模拟演练，在班内或实训场所具体实施，由其他各组同学评价实际效果，教师讲评，综合意见形成最终方案。

5. 小组成员做实训学习小结。

【实训考核】

选取抑郁患者问病荐药场景，通过训练制定有关用药指导方案，按照以下考核表完成上实训技能的考核。

<table>
<tr><th>项目</th><th colspan="2">考核内容</th><th>标准分（100）</th><th>评分标准</th><th>得分</th></tr>
<tr><td rowspan="3">职业素养（5分）</td><td colspan="2">衣帽整洁，仪表端庄</td><td>1</td><td>学生着工作服，仪态大方、自然</td><td></td></tr>
<tr><td colspan="2">尊重患者，尽职尽责</td><td>2</td><td>对待患者的态度和严谨的工作作风</td><td></td></tr>
<tr><td colspan="2">专业扎实，语言清晰</td><td>2</td><td>理论基础好，能较好开展专业指导</td><td></td></tr>
<tr><td rowspan="2">实训实施（65分）</td><td rowspan="2">沟通能力（10分）</td><td>与抑郁症患者的沟通技巧</td><td>5</td><td>参考人际沟通知识和抑郁患者特点，考生回答沟通技巧的内容</td><td></td></tr>
<tr><td>针对抑郁症患者的问病荐药的礼仪</td><td>5</td><td>面对模拟患者：见面问候（2分），离开道别（3分）</td><td></td></tr>
</table>

续表

项目	考核内容		标准分（100）	评分标准	得分
实训实施（65分）	专业能力（55分）	针对抑郁症患者情况或病历资料，做出疾病进程的正确判断	10	判断疾病进程正确（5分）；解释正确（5分）	
		确定抑郁症患者的治疗目标	10	需结合抑郁患者特点，对所诊断疾病临床表现进行准确评估（2分）；正确对临床治疗目标进行评价（3分）；与患者有效沟通，让患者及家属增强依从性（5分）	
		正确推荐药物	10	根据抑郁患者病情的特点推荐一个/一组正确药物（5分）。阐明剂量逐步递增的方案的依据，提高服药的依从性（5分）	
		正确指导抑郁症患者阅读说明书相关知识	15	指出说明书的格式内容（2分）；教师展示一份说明书，考生能正确解读（3分）；能正确解释药物将会对机体和疾病的影响情况，阐明药物的性质、作用、可能发生的不良反应及对策（5分）；根据说明书指导抑郁患者的用法、用量，鼓励患者足疗程用药（5分）	
		正确实施用药教育	10	针对抑郁患者及家属所推荐药物的用药注意事项（5）；提出定期评估及评估的方法。（3分）；健康指导策略。含生活健康知识技能教育和家属教育（2分）	
理论知识（30分）	疾病的治疗原则或策略		5	抑郁患者的常用药物的治疗原则或要点	
	相关药物的药理作用和用途		15	所推荐药物的药理作用和用途。说出一个正确药理作用和用途各2分，此项得分不超10分，能准确表达（5分）	
	抑郁症药物常见不良反应		10	所推荐药物的不良反应（恶心、呕吐、发胖），说出一个正确不良反应得2分，此项得分不超过8分，能准确表达（2分）	
合计					

扫码“看小结”

备注：

1. 考核方式：教师与学生一（或二）对一考试；
2. 考核场所：模拟药房或实验室；
3. 学生按号数每次2或3人进入考场，选取一个抑郁症案例，每人准备5分钟后开考；
4. 待考学生由班级学委维持秩序在考场外准备，不得进入考场。

【实训思考】

1. 根据抑郁症患者特点，如何更好地开展合理用药指导？

2. 当抑郁症患者同时患有多种疾病，当不同疾病的用药存在配伍禁忌时，应该如何处理？

目标检测

扫码“练一练”

一、选择题

【A_1/A_2型题】

1. 丙咪嗪抗抑郁的机制是（　　）

A. 抑制突触前膜 NA 的释放　B. 抑制突触前膜 NA 和 5 – HT 再摄取
C. 使脑内单胺类递质减少　D. 使脑内儿茶酚胺类耗竭
E. 使脑内 5 – HT 缺乏

2. 属于三环类抗抑郁药的是（　　）

A. 曲唑酮　B. 氟西汀　C. 氯丙嗪　D. 丙米嗪　E. 吗氯贝胺

3. 属于选择性 5 – HT 再摄取抑制药的是（　　）

A. 氯氮平　B. 氟西汀　C. 阿米替林　D. 丙米嗪　E. 吗氯贝胺

4. 属于单胺氧化酶抑制药（MAOI）的是（　　）

A. 氯氮平　B. 氟西汀　C. 氯丙嗪　D. 丙米嗪　E. 吗氯贝胺

5. 对于有睡眠障碍的抑郁症患者，适宜选用的抗抑郁药是（　　）

A. 地西泮　B. 雷美尔通　C. 米氯平　D. 佐匹克隆　E. 唑吡坦

6. 患者，女，诊断为抑郁症，服用文法拉辛（75mg，bid），用药 10 天效果不佳，咨询药师原因，正确的是（　　）

A. 至少用药两周才会有显著效果，继续服用
B. 单一用药无效，建议联合使用其他药物
C. 建议换用丙米嗪
D. 建议换用氟西汀
E. 加大药物剂量

7. 下列药物中，可用于治疗抑郁症的药物有（　　）

A. 艾司唑仑　B. 氟伏沙明　C. 阿普唑仑　D. 度洛西汀　E. 氯米帕明

扫码“看解析”

二、问答题

请问抑郁症药物的一线药物类别有哪些？

三、案例分析

患者，女，35 岁，某公司高级管理人员，一个月前由于工作失误招致老板批评，逐渐出现失眠、情绪低落、思维缓慢，工作中连续出错。于是病情加重，感到悲观厌世，多次企图自杀均被阻止。入院诊断为抑郁症。服用盐酸丙米嗪片一次 50mg，一日 2 次，两周后增加到一日 200mg，出现口干、震颤、眩晕、心动过速、视物模糊、排尿困难、便秘。

1. 请分析药物治疗的合理性。

2. 在药物治疗过程中应采取哪些用药教育?

3. 请说出对患者和家属的用药注意事项。

（姚永萍　施　蕊）

任务十一　帕金森病用药指导与技能训练

扫码“学一学”

学习目标

知识要求　**1. 掌握**　复方左旋多巴等帕金森病药物的作用、不良反应和用药注意事项；掌握药物治疗的基本方案。

2. 熟悉　帕金森病的症状，药物治疗原则、药物不良反应及对策。

3. 了解　帕金森病的病因。

技能要求　1. 能够正确对帕金森病患者进行用药指导。

2. 会观察帕金森病患者的临床疗效及不良反应，对患者和家属开展规范使用药物的宣教工作。

案例导入

案例：患者王某，男，58岁。患者2012年无明显诱因开始出现双手无力，左侧下肢肢体震颤，僵直，一个月后出现左侧上肢肢体震颤，僵直。意识清楚，回答切题，言语含糊，反应较迟钝。帕金森步态，行走困难，步幅小，行走前冲，走路双上肢无前后摆动。左侧肢体震颤明显，直立试验阳性。初步诊断：帕金森病。治疗方案及效果口服多巴丝肼片（每片含左旋多巴20mg苄丝肼50mg），1/4片/次，3次/日，半小时后起效维持约2个小时，效果较好。随后药物疗效逐渐下降，加大剂量到半片，4～5次/日，2017年出现右侧下肢肢体震颤、僵直，加服苯海索2mg. 早晚各－次，经治疗后患者病情明显改善，治疗后患者每次服药后45～80分钟症状即完全缓解，每天约有10～13小时完全无症状。

讨论：结合这个案例，①分析患者用药合理性；②若患者病情加重如何用药?

理论知识

帕金森病（Parkinson's disease，PD）又名震颤麻痹，是一种中老年常见的慢性进行性中枢神经系统退行性疾病。主要病变在黑质和纹状体。震颤、肌强直及运动减少是本病的主要临床特征，震颤常常出现于首发症状，所以也称“震颤麻痹综合征”。根据临床表现分为两类症状，一类是多巴胺能神经元减少50%所致的运动型临床症状，另一类是非多巴胺能神经元引起的非运动型临床症状。

一、病因、类型与临床表现

1. 病因 帕金森病的病因迄今尚不明了，既往的研究表明可能与诸多因素有关。帕金森病运动症状最主要的病理改变是中脑黑质多巴胺（DA）能神经元的变性死亡，由此而引起纹状体 DA 含量显著性减少而导致乙酰胆碱的兴奋性增强，引起椎体外系功能紊乱所致的疾病。年龄老化、遗传因素、环境毒物、感染、氧化应激及自由基形成等，均可能参与帕金森病多巴胺能神经元的变性死亡过程。帕金森病非运动临床症状引起的原因，主要是病变累及非多巴胺能神经元，如胆碱能、肾上腺素能、5－羟色胺能、谷氨酸能神经元等所致。

2. 帕金森病运动型临床症状 帕金森病临床起病隐匿、缓慢进展，常以少动、迟钝或姿势改变为首发症状，表现如下：

（1）静止性震颤 约 70% 的患者以震颤为首发症状，多始于一侧上肢远端，静止时出现或明显，随意运动时减轻或停止，精神紧张时加剧，入睡后消失。手部静止性震颤在行走时加重，典型的表现是频率为 4～6Hz 的“搓丸样”震颤，部分患者可合并姿势性震颤。

（2）肌强直 检查者活动患者的肢体、颈部或躯干时可觉察到有明显的阻力，这种阻力的增加呈现各方向均匀一致的特点，类似弯曲软铅管的感觉，故称为“铅管样强直”。

扫码“看一看”

（3）运动迟缓 指动作变慢，始动困难，主动运动丧失。患者的运动幅度会减少，尤其是重复运动时。根据受累部位的不同运动迟缓可表现在多个方面：面部表情动作减少，瞬目减少称为面具脸；说话声音单调低沉、吐字欠清；写字可变慢变小，称为“小写征”；洗漱、穿衣和其他精细动作可变的笨拙、不灵活；行走的速度变慢，常曳行，步距变小，手臂摆动幅度会逐渐减少甚至消失，因不能主动吞咽至唾液不能咽下而出现流涎等。

（4）姿势步态障碍 往往在疾病的中晚期出现，患者不易维持身体的平衡，稍不平整的路面即有可能跌倒，PD 患者行走时常常会越走越快，不易止步，称为慌张步态；晚期帕金森病患者可出现冻结现象，表现为行走时突然出现短暂的不能迈步，须停顿数秒钟后才能再继续前行或无法再次启动。

帕金森病非运动型临床主要表现为情绪低落、焦虑、睡眠障碍、认知障碍等，可能还伴随出现疲劳感以及多汗、流涎等自主神症神经症状。

二、药物治疗学基础与合理用药原则

1. 本病的药物治疗目标是使患者尽快地恢复功能，延缓病程进展，尽可能延长症状控制的年限，但无法根治。

2. 治疗原则 帕金森病的治疗原则是采取全面综合的治疗，提倡早期诊断、早期治疗。治疗方法和手段主要有药物治疗、手术治疗、运动疗法、心理疏导及照料护理等。针对帕金森病尚无有效治疗，仅为对症治疗，故药物治疗为首选，是整个治疗过程中的主要治疗手段，在病程晚期多数治疗效果不佳；手术治疗则是对药物治疗的一种有效补充，患者家属的精心照料在疾病治疗和康复过程中起到重要的作用，可以有效改善患者的情绪，增强患者治疗的依从性。药物治疗坚持“LOW”和“SLOW”原则。从小剂量开始，缓慢递增剂量，以最低维持剂量达到满意效果，并充分考虑患病因素，做到个体化给药。

考点提示

掌握帕金森病治疗药物的选择、禁忌证。

3. 治疗药物的选用

（1）常用治疗药物　主要包括增强中枢多巴胺能神经功能或降低中枢胆碱能神经功能而缓解帕金森病症状的药物，分为中枢拟多巴胺药和中枢抗胆碱药两大类。

中枢拟多巴胺药：①多巴胺前体药物。代表药物为左旋多巴，左旋多巴为多巴胺（DA）的前体药物，本身无药理活性，通过血脑屏障进入中枢，经多巴脱羧酶作用转化成DA而发挥药理作用。可以治疗各型PD病人，但对氯丙嗪类等抗精神病药引起的PD无效，对轻症及年轻患者疗效好，对重症或年老体弱者疗效较差，治疗效果与残存神经元数量有关；对肌肉僵直及运动困难疗效好，对肌肉震颤疗效较差，作用慢、持久、随用药时间延长，疗效增加，1～6个月可获最好疗效。临床目前多用复方左旋多巴，包括左旋多巴/苄丝肼和左旋多巴/卡比多巴，初始用量为62.5～125.0mg，2～3次/日，根据病情而逐渐增加剂量至疗效满意和不出现副作用的适宜剂量维持治疗，餐前1小时或餐后1.5小时服药。活动性消化道溃疡者慎用，闭角型青光眼、精神病患者禁用。②左旋多巴的增效剂。临床上为提高左旋多巴治疗帕金森病的效果，常选用多巴胺或多巴代谢酶的药物，被称为左旋多巴增效剂，主要有三种：一是外周多巴脱羧酶抑制剂。主要有卡比多巴，阻滞DA氧化应激过程中氧自由基的形成，保护黑质DA神经元，延缓PD症状的发展，抑制外周多巴脱羧酶的活性与含量，提高脑内多巴胺浓度。临床上用卡比多巴与左旋多巴按1∶10或1∶4配伍制成复方制剂。二是选择性单胺氧化酶抑制剂（MAO－B），司来吉兰是MAO－B的代表药，能迅速通过血脑屏障，发挥抑制纹状体内多巴胺降解的功能，消除长期应用左旋多巴产生的“开－关”现象，是其辅助用药。三是儿茶酚氧位甲基转移酶（COMT）抑制药。包括恩他卡朋和托卡朋，服用此药可减少了多巴胺的降解，提高左旋多巴的生物利用度和在纹状体中的浓度。③促多巴胺释放药。代表药物为金刚烷胺，主要通过增强多巴胺功能发挥治疗作用，单用时疗效优于中枢抗胆碱药，但不及左旋多巴，与左旋多巴合用产生协同作用。④多巴胺受体（DR）激动剂主要有麦角类，代表药物是溴隐亭和非麦角类，如普拉克索、罗匹尼罗、吡贝地尔、罗替戈汀和阿朴吗啡等。麦角类因可导致心脏瓣膜病变和肺胸膜纤维化，已不主张使用。目前大多使用非麦角类DR激动剂，适用于早期帕金森病患者，也可与复方左旋多巴联用治疗中晚期患者。

中枢抗胆碱能药物：此类药物主要是通过抑制脑内乙酰胆碱的活性，适用于震颤明显而其他抗PD药物效果不佳时使用，相应提高多巴胺效应。临床常用的是盐酸苯海索，剂量为1～2mg，3次/日。主要适用于震颤明显且年龄较轻的患者，老年患者慎用，窄角型青光眼及前列腺肥大患者禁用。

（2）早期帕金森病的治疗　早发型患者采取预防病情进展的干预治疗，可以选择单胺氧化酶B（MAO－B）抑制剂，或复方左旋多巴＋儿茶酚氧位甲基转移酶（COMT）抑制剂。以震颤为主的早期帕金森患者，年龄在65岁以下可用中枢抗胆碱药，如采用苯海索＋金刚烷胺。

晚发型或伴有认知功能减退的患者首选复方左旋多巴治疗，疗效减退时可添加非麦角类多巴胺受体（DR）激动剂、MAO－B 抑制剂或 COMT 抑制剂治疗。

（3）中晚期帕金森病的治疗　中期治疗早期首选 DR 激动剂、MAO－B 抑制剂或金刚烷胺/抗胆碱能药物治疗的患者，发展至后期阶段，症状改善已不明显，此时应添加复方左旋多巴治疗；早期即选用低剂量复方左旋多巴治疗的患者，中期应适当加大剂量或添加 DR 激动剂、MAO－B 抑制剂、金刚烷胺或 COMT 抑制剂。

晚期治疗晚期由于疾病本身的进展和药物不良反应或并发症的参与，临床表现极其复杂，应结合患者具体情况制定合理的治疗方案，以期尽量延缓运动并发症的出现，延长患者有效治疗的时间窗。

4. 不良反应及应对措施

（1）胃肠道反应　初期恶心、呕吐、食欲减退，80% 与延髓呕吐中枢（CTZ）有关，如长期偶见溃疡、出血和穿孔等，应及时就诊对症治疗。

（2）心血管反应　治疗初期易致直立（体位）性低血压、心律失常等症状，由于是多巴胺兴奋心脏所致，故可用 B 受体阻断药对症治疗。

（3）不自主异常运动　可能出现不自主的异常运动，如咬牙、吐舌、点头、做怪相及舞蹈样动作等。还可出现“开－关现象”，“开”时患者活动正常或几近正常，“关”时而后又出现全身性或肌强直性运动不能，严重妨碍病人的正常活动，此时宜减少左旋多巴的用量。

（4）精神障碍　表现为激动、焦虑、失眠、多梦等，需减量或停药，精神病患者禁用。

5. 用药教育

（1）帕金森病是神经系统退行性变性疾病，所有药物治疗均只能改进患者生活和工作质量，但不能阻止疾病发展，患者最终将丧失生活能力。引起帕金森病死亡的主要原因为疾病晚期由于少动引起的并发症，如褥疮及败血症、心衰、和泌尿系感染等，严重者引起肺部感染或肺栓塞等可能引起死亡的严重后果。

（2）维生素 B_6 是多巴脱羧酶的辅酶，可增强外周组织脱羧酶的活性，使 DA 生成增多，副作用加重。抗精神病药和利血平都可产生类似震颤麻痹的症状，前者阻断 DA 受体，后者耗竭中枢 DA，它们都能使左旋多巴失效，因此不宜与之合用。肾上腺素受体激动药加重左旋多巴（实为多巴胺）对心脏的不良反应，故不宜合用。

（3）饮食特殊要求服用左旋多巴制剂的患者用药应与进餐间隔开，应于餐前 1 小时或餐后 2 小时用药。便秘的患者应多饮水、多进食富含纤维的食物。

（4）适当的运动对患者的功能恢复有一定帮助。早期患者日常生活可自理，晚期多数患者需要一定程度的帮助，晚期患者日常生活需要照料。吞咽困难、饮水呛咳的患者可给予鼻饲饮食。长期卧床患者应定期翻身拍背，以避免压疮和坠积性肺炎的发生，尿失禁者需行导尿。

（5）老年男性患者尽可能不用苯海索，如有严重震颤影响生活质量者，可按照医生或药师指导下服用。

案例解析

结合案例患者情况，该用药方案合理，其原因：①一般使用左旋多巴治疗的“蜜月期”为5年左右，在患者PD发病的第1年，使用左旋多巴疗效最为显著，患者症状得以控制，此类药物能显著改善帕金森病的肌肉低直和运动困难，对静止性震颤效果不佳，对改善姿势不稳步态不良、跌倒等无效，不能阻止该病的进展。多巴丝肼是增加左旋多巴利用度的复合药物，也是目前临床上最常用的治疗帕金森病药物。使用这类药物5年的患者，约50%可出现运动障碍和运动功能波动如“开关现象”等并发症。②苯海索是乙酰胆碱抑制药，对震颤的效果较好，是左旋多巴类药物不可替代的。由于此患者病程进展发生变化，出现明显震颤症状，单用多巴丝肼症状控制效果不佳，患者自身不存在用药禁忌证，在使用多巴丝肼基础上加用苯海索是合理的。

若病情加重，可考虑在左旋多巴基础上加用多巴胺受体激动药（溴隐亭、培高利特、吡贝地尔）这类药物通过兴奋多巴胺受体面改善帕金森病的临床表现，与左旋多巴类药物合用，不但可以减少后者的用量，还能控制和预防后者引起的运动障碍并发症缩短开关现象中的“关”时相。

技能训练

三、帕金森病用药指导技能训练

【实训目的】

1. 掌握针对帕金森患者的临床类型及药物治疗原则。
2. 熟悉帕金森病用药后的不良反应及注意事项。

【实训准备】

提供案例：男性患者，60岁，明确诊断帕金森病1年$^+$，服用左旋多巴有胃肠道不适的症状，听邻居介绍服用维生素B_6有缓解胃肠道症状的作用，擅自到社区药店购买维生素B_6，当药店员工得知患者的患者的用药情况后，拒绝给予销售。请同学们分析原因，准备帕金森病患者用药指导的资料，如宣传单、题板等。

【实训准备】

复习有关帕金森病的病因、分类、临床表现、治疗原则和治疗方法等有关资料，提前分析教育人群情况，确定模拟病人的同学等；准备帕金森病患者用药指导的资料，如宣传单、题板；准备模拟场景训练常用药品包装及说明书等。

【实训方法】

1. 结合所学知识和课外调查和网络调查，发现或确定帕金森病患者面临的主要健康问题和存在的用药误区。
2. 通过小组讨论等形式，确定针对帕金森病患者或家属开展用药指导方案，研究方法和技巧。
3. 通过模拟表演展示各自的用药指导方案，互相点评，教师讲评，优化确定方案。

【实训步骤】

1. 选择案例　可以根据实际情况，确定对帕金森病患者和家属进行治疗帕金森病的用药指导，复习巩固有关知识。

2. 调研拓展　通过问卷调查、网络等手段了解当地人群中帕金森病的发病情况以及用药依从性情况，熟悉有关药物的商品名，搜集整理药品说明书和其他辅助材料或道具等，了解其他治疗方法或手段，并记录整理。

3. 小组研讨　以4～10人为一个小组，根据目的和要求进行合作性研讨，重点分析用药指导所要达到的目标，采用的方法和技巧，拟定方案，并进行组内试讲等。

4. 模拟演练　每组派代表扮演教育者和帕金森病患者，借助药品说明书、专业视频等道具，在模拟药房和综合实训室具体实施，其他各组同学评价实际效果，教师讲评，并根据考核表进行赋分考核。

5. 拓展实施　根据课程安排的实际情况，有选择的到社区或医院对帕金森病患者进行实际的用药指导，同时客观记录实际效果，作为方案评价的延展性重要依据。

6. 现场实施到社区或医院进行实际的用药指导，同时客观记录实际效果，作为方案评价的主要依据。

扫码"看一看"

【实训考核】

任意选取帕金森案例以及问病荐药场景，通过训练制定有关用药指导方案，按照以下考核表完成上实训技能的考核。

项目	考核内容		标准分（100）	评分标准	得分
职业素养（5分）	衣帽整洁，仪表端庄		1	学生着工作服，仪态大方、自然	
	尊重患者，尽职尽责		2	对待患者的态度和严谨的工作作风	
	专业扎实，语言清晰		2	理论基础好，能较好开展专业指导	
实训实施（65分）	沟通能力（10分）	与帕金森症患者的沟通技巧	5	参考人际沟通知识和帕金森症者特点，考生回答沟通技巧的内容	
		针对帕金森症患者的问病荐药的礼仪	5	面对考官的：见面问候（2分），离开道别（3分）	
	专业能力（55分）	针对帕金森症患者情况或病历资料，做出疾病进程的正确判断	10	判断疾病进程正确（5分）；解释正确（5分）	
		确定帕金森症患者的治疗目标	10	需结合帕金森症患者的病程特点，对所诊断疾病类型及临床表现进行准确评估（2分）；正确对临床治疗目标进行评价（3分）；与患者有效沟通，让患者及家属增强依从性（5分）	

续表

项目	考核内容		标准分（100）	评分标准	得分
实训实施（65分）	专业能力（55分）	正确推荐药物	10	根据帕金森症患者病情的特点推荐一个/一组正确药物（5分）。阐明剂量逐步递增的方案的依据，实施个体化方案，提高服药的依从性（5分）	
		正确指导帕金森症患者阅读说明书相关知识	15	指出说明书的格式内容（2分）；教师展示一份说明书，考生能正确解读（3分）；能正确解释药物将会对机体和疾病的影响情况，阐明药物的性质、作用、可能发生的不良反应及对策（5分）；根据说明书指导帕金森症患者的用法、用量，鼓励患者足疗程用药（5分）	
		正确实施用药教育	10	针对帕金森症患者及家属所推荐药物的用药注意事项（5）；提出定期评估及评估的方法。（3分）；健康指导策略。含生活健康知识技能教育和家属教育，重点讨论用药禁忌（2分）	
理论知识（30分）	疾病的治疗原则或策略		5	帕金森患者的药物治疗原则或选药要点	
	相关药物的药理作用和用途		15	所推荐药物的药理作用和用途。说出一个正确药理作用和用途各1分，此项得分不超过10分，能准确表达（5分）	
	相关药物常见不良反应		10	所推荐药物的不良反应（体位性低血压/开-关现象），说出一个正确不良反应得2分，此项得分不超过8分，能准备表达（2分）	
合计					

备注：

1. 考核方式：教师与学生一（或二）对一考试；

2. 考核场所：模拟药房或实验室；

3. 学生按号数每次2或3人进入考场，抽取帕金森疾病案例，每人准备5分钟后开考；

4. 待考学生由班级学委维持秩序在考场外准备，不得进入考场，有条件的可以进行视频同步录播，用于后期集体点评和学生回顾评价等。

扫码“看小结”

【实训思考】

1. 根据帕金森患者的特点，如何更好地开展合理用药指导？

2. 当帕金森患者同时患有多种疾病，当不同疾病的用药存在配伍禁忌时，应该如何处理？

目标检测

扫码"练一练"

一、选择题

【A_1/A_2型题】

1. 帕金森病的核心症状是

A. 肌肉无力　　B. 姿势不稳　　C. 运动减少
D. 静止性震颤　　E. 自主神经功能紊乱

2. 左旋多巴治疗帕金森病的机制是

A. 旋多巴在脑内转变为 DA，补充纹状体内 DA 的不足
B. 提高纹状体中乙酰胆碱的含量
C. 提高纹状体中 5 - HT 含量
D. 降低黑质中乙酰胆碱的含量
E. 阻断黑质中胆碱受体

3. 帕金森病的主要原因是

A. 脑干网状结构胆碱能系统受损
B. 脑桥蓝斑去甲肾上腺素能系统受损
C. 低位脑干 5 - 羟色胺能系统受损
D. 中脑黑质多巴胺能系统受损
E. 纹状体 GABA 能系统受损

4. 下述哪项不符合震颤麻痹的症状

A. 面具脸　　B. 慌张步态　　C. 搓药丸样动作
D. 小写症　　E. 动作时震颤加剧

5. 男，69 岁。动作缓慢、走路前倾小步 2 年，伴手部震颤。查体：对答切题而具体，四肢肌力正常，肌张力增高，头颅 CT 未见明显异常。最可能的诊断是

A. 脊髓血管病　　B. 亚急性脊髓联合变性　　C. 帕金森病
D. 进行性脊髓萎缩症　　E. 脊髓空洞症

【X 型题】

6. 帕金森病药物治疗的原则有

A. 疾病早期适当暂缓用药
B. 需要开始症状性治疗的标志是影响日常生活
C. 药物治疗坚持"LOW"和"SLOW"
D. 药物治疗的目标是延缓病程，直到痊愈
E. 治疗方案要结合共病因素而确定，应为个体化给药

二、问答题

治疗帕金森病的药物主要有哪几类，代表药物是什么？

三、案例分析

扫码“看解析”

患者刘先生，男，68岁，于2015年4月到医院就诊，家人告知患者近1年来身体右侧出现了比较严重的身体变化，四肢震颤严重。而且患者右侧肢体明显肌肉萎缩，肌强直，口水不能自主下咽，流涎，沉默不语，“面具脸”，面部、手、脚颜色呈暗红色。以碎步、前冲动作行走，身体向前弯曲，走路、转身动作特别缓慢、困难。刘先生在行走时上肢协同摆臂动作消失，步幅缩短。

1. 该患者可能患有什么疾病？
2. 请为该患者推荐治疗药物？

（姚永萍　施　蕊）